Francisco Fajardo, D.O. MROE

Académico de la Academia Costantiniana de Letras,
Arte y Ciencia de Palermo, Italia.
"En reconocimiento al excepcional mérito al servicio
de la cultura universal y por la afirmación del valor
en el conocimiento humano"

TRATADO DE OSTEOPATÍA
Tomo V

- Osteopatía visceral I:
  - Conceptos generales y anatomía urogenital femenina
  - El útero
  - Las trompas uterinas y los ovarios
  - La vejiga
  - El suelo pélvico
  - El síndrome premenstrual
  - La frigidez
  - Las amenorreas
  - Enfoque osteopático de preembarazo, embarazo y posparto

Editorial Dilema
Madrid, 2021

© Francisco Fajardo Ruiz
© Editorial Dilema, 2021
Ibáñez Marín, 11, bajo.
28019 Madrid
Teléfonos: 91 472 90 71 y 670 367 479
info@editorialdilema.com
www.editorialdilema.com
ISBN. Tomo V: 978-84-9827-702-9

Maquetación e impresión: GRUPO DILEMA.
Portada: María Pérez-Aguilera
        mariap.aguilera@gmail.com

Agradecimientos

A Editorial Elsevier-Masson
A Editorial Médica Panamericana
A Editorial Wolters Kluwer/Lippincott Williams & Wilkins
A Editorial Maloine

Cuyas obras citadas en la bibliografía han enriquecido
el presente libro

A Beatriz Solana Otegui por sus fotografías

A Andrea Sánchez Solana por hacer de modelo

Índice

Introducción

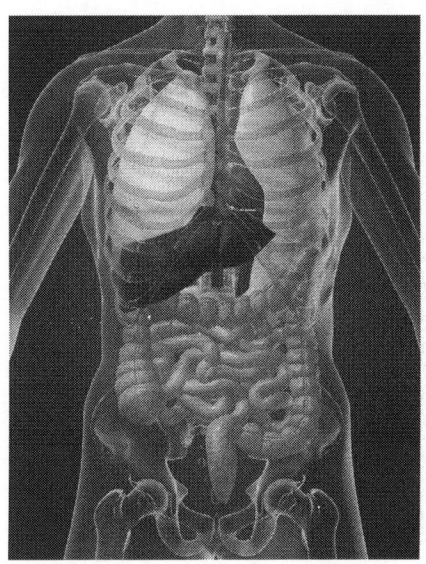

La osteopatía visceral

HISTORIA DE LA OSTEOPATÍA VISCERAL

A finales del siglo xix, en Suecia, un fisioterapeuta y militar llamado THURE BRANDT (06/02/1819-05/08/1895) elaboró un método manual diagnostico y terapéutico para tratar las afecciones de los órganos del abdomen y particularmente de la esfera genital, y más particularmente en el ámbito ginecológico. Posteriormente, sus métodos fueron desarrollados por un ginecólogo francés, STAPFER.

Otro médico francés de la ciudad de Vichy, llamado GLENARD, hizo un estudio profundizado de los órganos y de las vísceras del abdomen y elaboró métodos de examen que permiten determinar las anomalías de funcionamiento.

La manipulación osteopática de las vísceras comenzó con A. T. Still, quien describió el tratamiento de muchas molestias digestivas, respiratorias y urogenitales.

Para Still casi todas las enfermedades podían tratarse en forma osteopática, en algunos casos con fines curativos y en otros con fines sintomáticos. Still dejó pocas descripciones de este tipo de técnicas. Este, realizó una descripción inicial del tratamiento de las vísceras abdominales en su primer caso de "diarrea" o disentería en un niño de 4 años.

Otros osteópatas han promovido el uso de técnicas directas de manipulación en las vísceras abdominales:

- Hazzard describió la forma de examinar el abdomen y comentó los abordajes terapéuticos para varias enfermedades de las vísceras abdominales.
- Conrad dedicó una sección de su libro a las enfermedades del abdomen, en un tratado bastante extenso del abdomen, especial-

mente a las enfermedades del estómago, los intestinos, el hígado, los riñones y el bazo.

- McConnell se explayó acerca del abordaje terapéutico del plano ventral del cuerpo y describió la "técnica ventral".
- Frank Chapman describió los puntos hipersensibles como "contracciones gangliformes", siendo denominados reflejos de Chapman. Owens publicó el único texto de refencia conocido respecto de este tema.
- Kuchera y Kuchera se han orientado en círculos funcionales, por ejemplo, disfunción abdominal superior o disfunción abdominal inferior.
- Hermann demostró que el tratamiento manipulativo osteopático (TMO) antes de la cirugía abdominal reducía en gran medida la incidencia del ílion posoperatorio y que este se podía tratar con éxito tras la cirugía.
- Radjieski estableció que el uso del TMO podía reducir en forma significativa la duración del ingreso hospitalario en los pacientes con pancreatitis aguda.
- Finet y Williame han establecido un método de tratamiento fascial de las vísceras.
- Percy H.Woodall desarrolló técnicas osteopáticas ginecológicas.
- Barral y Mercier, en Europa son indudablemente la forma de trabajo más conocida en osteopatía visceral. Conciben los órganos como articulaciones viscerales, que resultan comparables a las articulaciones parietales, con dos componentes articulares, superficies articulares, ejes y planos de movimiento que proporcionan al osteópata una correcta estructura para el tratamiento de los órganos internos.

En los años 1970, estos dos osteópatas franceses, Jean-Pierre Barral, D.O. y Pierre Mercier, D.O., describieron un ritmo propio de las vísceras. Llamaron a este movimiento la motilidad visceral, cuya frecuencia es de 6 a 8 ciclos por minuto. Es un movimiento de dos tiempos: uno, llamado "espir", lleva el órgano hacia el eje mediano del cuerpo; el otro, "inspir", lo aleja de él. Actualmente los modelos de tratamiento osteopático visceral de Barral son los más utilizados en el mundo osteopático, aunque no los únicos.

Andrew Taylor Still decía *"el funcionamiento del hombre es uno e indivisible; cualquiera que sea la alteración de un órgano repercutirá, necesariamente, en todo el organismo"*.

Como en todas las ciencias el tiempo y la experiencia clínica permiten que la base de conocimientos aumente. La base de datos actual se ha expandido hasta abarcar todos los órganos del tórax, el abdomen y la pelvis. La mayoría de las enfermedades y los dolores musculoesqueléticos poseen un componente que puede abordarse a través de técnicas osteopáticas. Autores y educadores contemporáneos dedicados a la técnica visceral son Bensky, Barral, Mercier, Lossing, Finet y Willame, Davidson y Blackman.

DEFINICIÓN

La osteopatía visceral es, según la American Osteopathic Association:

> *La disfunción visceral es el compromiso o la alteración de la función de los componentes relacionados del sistema visceral, que abarca los ligamentos, las fascias, los canales linfáticos y vasculares, las conexiones nerviosas y el sistema esquelético. Las disfunciones viscerales pueden asociarse con síntomas locales (p. ej., reflujo gastroesofágico o incontinencia de esfuerzo), síntomas a distancia (dolor en el hombro secundario a enfermedad vesicular) o con patrones de tensión presintomáticos.*

Y según la Educational Council on Osteopathic principles (ECOP):

> *Un sistema de diagnósticos y tratamientos dirigidos a las vísceras con el fin de mejorar la función fisiológica; las vísceras suelen moverse hacia sus inserciones faciales hasta un punto de equilibrio fascial; también se denominan técnicas ventrales.*

GENERALIDADES

La tensión mecánica anormal prolongada en los tejidos afecta el intercambio de líquidos y la nutrición en forma adversa, estimula en forma excesiva el sistema nervioso para producir su facilitación, reduce el intercambio de presiones y sobrecarga los mecanismos homeostáticos del organismo.

Cualquier proceso patológico produce lo que se denomina una fijación visceral: la víscera deja de ser libre en la cavidad a la que pertenece y se solidariza con otra estructura. Si el cuerpo no logra adaptarse a esta situación, desarrollará un trastorno funcional, el cual, si la adaptación es inadecuada, producirá a su vez un trastorno estructural.

Las vísceras y órganos internos de nuestro cuerpo, tienen una relación directa con la unidad funcional. A través del sistema fascial tendremos una solicitación constante con:

- el sistema músculo-esquelético,
- el tendón central,
- el eje cráneo-sacro,
- otras vísceras,
- el sistema nervioso autónomo,
- el sistema nervioso central,
- la libre circulación de los fluidos, que en general se verá afectada.

PRINCIPALES ETIOLOGÍAS DE DISFUNCIÓN VISCERAL

- Desequilibrios nutricionales.
- Desequilibrios emocionales.
- Disfunciones vertebrales.
- Operaciones quirúrgicas.
- Infecciones e inflamaciones de órganos y vísceras.
- La degeneración característica de la edad.

PRÓLOGO

Han pasado más de 11 años desde que publiqué el primer libro de la colección Cuadernos de Osteopatía. Desde entonces, mi carrera profesional como osteópata ha evolucionado de manera exponencial y he adquirido un grado de madurez personal y profesional que son la base para estos nuevos libros.

A día de hoy, son ya casi 31 años de profesional y cerca de 31.000 tratamientos realizados en consulta: mucho esfuerzo, sudor y sangre en pro de la osteopatía; y en beneficio del pilar fundamental de esta nueva colección, la experiencia.

Esta nueva colección, que hoy arranca con este primer tomo, es ante todo un material de texto que utilizamos en el Instituto Internacional de Osteopatía Avanzada (IIOA), y en el Centro de Investigación y Desarrollo Osteopático (CIDO), para nuestros alumnos.

Igualmente, va dirigido a toda aquella persona, estudiante o profesional, que quiera poseer un libro moderno, actualizado al último detalle y con un gran contenido informativo y formativo sobre la osteopatía. No es un libro de tantos, que habla sobre la osteopatía. Es un libro que desarrolla la teoría y práctica de la osteopatía al más alto nivel académico.

Siguiendo los principios de Still, en esta obra se desarrollan ampliamente la anatomía y la fisiología de cada área corporal que posteriormente abordamos osteopáticamente. Una anatomía y fisiología con orientación clínica hacia nuestro trabajo de osteopático, porque aunque la anatomía es la misma para un médico que para un osteópata, el uso que le da cada uno está claramente diferenciado. El osteópata vive de tocar y reconocer con el tacto cada parte integrante de nuestro cuerpo, diferenciando así su correcta fisiología o la alteración de la misma, desembocando con ello en la patología e implicación de otras estructuras cercanas o lejanas, internas o externas.

Still siempre decía que *todo lo que un osteópata necesita es anatomía, anatomía y anatomía.*

La osteopatía es mi profesión... mi pasión. Me ha dado y me sigue dando tantas satisfacciones que es difícil expresar con palabras lo que siento por ella. Espero que estas obras puedan transmitir toda la magia y belleza que aporta la osteopatía y que tú también consigas el Gen... el Gen osteopático, impreso en cada célula de tu cuerpo.

Francisco Fajardo
Donostia, 15 de julio de 2016

¿QUÉ ES LA OSTEOPATÍA?

La osteopatía es una filosofía, una ciencia, un arte y una terapéutica manual cuya finalidad, partiendo de una escucha y un enfoque global, es restaurar en el hombre las movilidades tisulares y el equilibrio funcional estimulando sus fuerzas auto-curativas naturales.

Su filosofía esgrime el concepto de la unidad de la estructura y función del organismo vivo en la salud y en la enfermedad.

Su contenido científico comprende los conocimientos biológicos, conductuales, químicos, físicos y espirituales relacionados con el mantenimiento y el restablecimiento de la salud, así como la identificación, la prevención, la curación y el alivio de la enfermedad. Exige una idoneidad especial, un profundo conocimiento del cuerpo humano y de las interacciones entre los distintos sistemas del cuerpo.

Su arte consiste en la aplicación de esta filosofía en el ejercicio de la profesión de la osteopatía, por profesionales con talento y convicción, quienes apoyándose sobre un concepto filosófico, sobre su experiencia y su intuición detectan los desequilibrios y tensiones que liberan gracias a sus percepciones y su tacto especial, siguiendo progresivamente las tensiones del proceso patológico. Esta práctica del toque preciso, minucioso, exacto es la base de la osteopatía. La intervención del osteópata siempre está perfectamente dosificada. Es la búsqueda del gesto mínimo indispensable y benefactor.

Es una terapéutica únicamente manual opuesta en este punto a la medicina clásica pero, sin embargo, totalmente complementaria e interactiva con ella en la búsqueda de la salud del individuo.

Lo que caracteriza el estado de salud de un organismo humano es el equilibrio entre todos los elementos que componen su estructura y todos los que componen sus funciones. Uno de los principios básicos de la osteopatía es que la primera manifestación de la vida es el movimiento. Uno de sus objetivos esenciales es pues, restaurar las movilidades necesarias a la vida del hombre con buena salud para restablecer los equilibrios perturbados en todos los planos funcionales del cuerpo humano.

La osteopatía es pues un acercamiento al hombre como ejemplar único. A través de las manos del osteópata se buscarán los desequilibrios psicofisiológicos.

La meta final de la osteopatía es pues permitir que el paciente se encuentre de nuevo libre sobre sus bases cuales sean, y empezar no sólo a existir sino a ser.

¿CUÁL ES LA SITUACIÓN ACTUAL DE LA OSTEOPATÍA EN ESPAÑA?

Es lamentable asistir cada día a la guerra que se libra en nuestro país por apoderarse de la osteopatía desde los diferentes colectivos, especialmente algunos fisioterapeutas, los cuales dicen públicamente, en sus web y en diversos medios de prensa, que la osteopatía en España es exclusiva de los fisioterapeutas o que para ser osteópata hay que ser obligatoriamente fisioterapeuta.

A día de hoy, 15 de julio de 2016, no existe ninguna ley que así lo recoja en nuestro país. Por lo tanto, quienes afirman tales cosas mienten.

De hecho, no existe ningún país del mundo donde la osteopatía sea exclusiva de ningún colectivo sanitario. Excluyendo, por supuesto, a aquellos países que tienen la osteopatía como carrera universitaria (USA, Reino Unido, Australia, Nueva Zelanda...).

Personalmente creo que una regulación académica solucionaría toda esta absurda polémica y pondría a cada uno en su lugar. Como dijo Confucio *donde hay educación no hay distinción de clases.*

Casi 20 países del mundo tienen la osteopatía reglada, pero nosotros seguimos esperando a que nuestros *ilustres* políticos se decidan a igualarnos con otros países de la Comunidad Europea a la que pertenecemos.

En estados Unidos, donde he trabajado impartiendo clases de osteopatía durante 4 años, la osteopatía es una carrera a parte de la medicina, donde el osteópata es médico-osteópata. Además, en USA, el masaje, la acupuntura y la naturopatía están igualmente reguladas y perfectamente legisladas. Cada uno tiene su campo de acción y de actuación perfectamente demarcado, evitando así las absurdas polémicas que se crean en este país.

A ver cuando tenemos el mismo talante para igualarnos con los países más grandes del mundo. Hay que regular a todos, y no aniquilar o pretender sacar leyes que prohíban el ejercicio profesional de unos en beneficio de otros.

En este país existen varias asociaciones de osteópatas, todas con la misma validez legal. Cada una viene a ser, más o menos, lo mismo que un partido político, las cuales defienden sus intereses a capa y espada contra los de las otras asociaciones. Y como ocurre siempre en política, el juego sucio está a la orden del día, así como el descrédito hacia quienes no son *"como yo"* o no han tenido su misma línea formativa.

En Europa, la osteopatía NO es una especialidad de otra profesión. Se desarrolló como profesión independiente de tal manera que responde a las necesidades de una población atraída por su simplicidad, su ausencia de peligro y su eficacia.

El 29 de mayo de 1997 el Parlamento Europeo votó una resolución (ley) sobre las medicinas no convencionales del diputado Paul LANNOYE, A4-0075/1997.

La Organización Mundial de la Salud (OMS) considera la Osteopatía una profesión sanitaria de primera intención e independiente de otras (por ejemplo medicina o fisioterapia), y define el acceso formativo a la misma en su documento "WHO Benchmarks for Training in Osteopathy" (apps.who.int/medicinedocs/documents/s17555en/s17555en. pdf), publicado en 2010. Muchos grandes osteópatas han sido médicos o fisioterapeutas, pero ninguno ha apoyado a una osteopatía fagocitada por otra rama sanitaria ni exclusiva de ellas.

La osteopatía es una profesión independiente reconocida por la OMS.

Una titulación reglada (en otra área sanitaria, puesto que la osteopatía no lo está) no siempre garantiza la calidad profesional de quien trabaja como osteópata. De la misma manera que no todos los osteópatas sin una formación reglada de base son excelentes profesionales.

Hay que saber que no existe un título de masajista-osteópata, de fisioterapeuta-osteópata, de médico-osteópata (salvo en USA). Que algunos lo utilizan para esconder su incapacidad como osteópata detrás de un masaje, un aparato de electroterapia o una infiltración de cortisona.

La osteopatía no precisa de ningún colectivo sanitario que la parasite y menos que la fagocite. La osteopatía tiene su propia filosofía y su propia idiosincrasia.

Yo defiendo la osteopatía clásica tal y como la creo Andrew Taylor Still. Y digo No a la fisioterapización y a la medicalización de la osteopatía, puesto que no suponen más que una tergiversación de los principios y las doctrinas de su fundador, A.T.Still.

La osteopatía es mucho más que una profesión, es un estilo de vida. Y esto, muy pocos lo entienden.

Para finalizar, unas palabras de nuestro gran maestro, A.T. Still, padre de la osteopatía, que ya desde su época opinaba sobre esta temática:

> *Creemos que nuestra casa terapéutica se ajusta solamente al tamaño de la osteopatía y que cuando otros métodos pretenden entrar en ella, necesariamente una parte de la osteopatía debe salir de esa casa.*

LA OSTEOPATÍA Y EL OSTEÓPATA: LA SALUD EN SUS MANOS

Existen muchas formas para definir o clasificar la osteopatía. Mucho se ha escrito sobre esto, y hoy día la inmensa mayoría de la población sigue arrugando la cara cuando alguien le habla de esta profesión de salud (reconocida como tal en casi 20 países del mundo). Conclusión: el desconocimiento de esta técnica está casi tan extendida como su popularidad.

El osteópata es una persona que ha decidido dedicar su vida profesional al servicio de la salud. Pero no ha elegido el camino de la medicina, a pesar de existir médicos osteópatas; tampoco a elegido el camino de la fisioterapia, a pesar de existir fisioterapeutas osteópatas; tampoco a elegido el camino de la odontología, a pesar de existir odontólogos osteópatas...ni el de la enfermería, acupuntura, naturopatía, homeopatía, etc, a pesar de existir osteópatas provenientes de todas estas ramas que velan por la salud de sus pacientes.

El osteópata es, fundamental y mayoritariamente, un profesional independiente, formado con rigor, cuya labor es la de valorar y solventar todo tipo de desequilibrios o alteraciones funcionales que se presentan a diario en el ser humano. Se desmarca y destaca de otras disciplinas afines o similares porque:

1. Sólo utiliza, exclusivamente, sus manos como única herramienta.
2. Considera a la persona como un todo indivisible. O sea, si hay un dolor o sufrimiento (síntoma), esto no es algo aislado, sino el resultado de un desequilibrio global del cuerpo (causa). No enferma un tobillo, la columna lumbar o nuestro estómago: es la persona en conjunto quien lo hace.
3. El osteópata no trata enfermedades, trata personas.

Un osteópata es un profesional cualificado, con una base científica proveniente de una formación basada en dos pilares fundamentales:

4. La anatomía, dentro de ella la biomecánica, fundamentalmente, y
5. La neurología

Además, el osteópata está formado en fisiología, clínica, radiología, biología... y terapia manual.

Nuestro Instituto de Osteopatía, así como la mayoría de países del mundo, dedica 5 años a la formación de los osteópatas en el modelo tipo I, dirigido a personal no sanitario. Y 6 años de formación al modelo tipo 2, dirigido a personal sanitario. A continuación, seguimos ofreciendo todos los años formación continuada a nuestros ex alumnos u otros de otras escuclas y de otros países.

De entre las herramientas con que cuenta un osteópata destacan las técnicas de tejido blando, los estiramientos analíticos miofasciales, las técnicas globales correctivas posturales, las normalizaciones articulares, los bombeos y tracciones manuales, las técnicas sacro-craneales, las manipulaciones viscerales, las técnicas de liberación energética y emocional, etc.

Cuando un paciente acude a un osteópata aquejado de un dolor, éste, buscará el origen de dicho dolor, restableciendo la totalidad de todas y cada una de las estructuras y tejidos que encuentre en desequilibrio (no solamente en el área del dolor o síntoma), con la misión de devolver la armonía al conjunto del organismo de la persona afectada. De este modo, las tensiones, dolores, disfunciones o alteraciones que sufre el paciente remitirán al haberse restablecido de manera coherente los focos primarios disfuncionales que originaban fenómenos patológicos, localmente o a distancia.

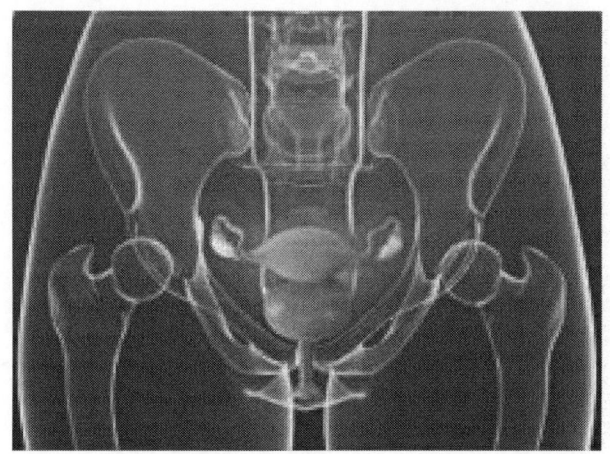

Capítulo I

CONCEPTOS GENERALES
Y ANATOMÍA UROGENITAL
FEMENINA

El buen funcionamiento de una víscera depende de su movilidad fisiológica (motricidad, movilidad y motilidad), de su buena vascularización y drenaje, y de su correcta inervación.

Actualmente, el modelo de trabajo osteopático visceral más representativo en Europa es el de Jean-Pierre Barral, D.O.

No obstante, existen muchos métodos diagnóstico y terapéuticos para abordar el sistema visceral. En este libro voy a exponer mi experiencia profesional y lo que denominaré mi *propio método de trabajo* en base a los muchos años de profesional en la osteopatía y a las influencias recibidas por parte de mis grandes maestros, así como de otros autores que me han ilustrado sobre esta materia.

1. FISIOLOGÍA DEL MOVIMIENTO DE LOS ÓRGANOS

En los órganos internos se diferencian tres movimientos diferentes:

- La motricidad
- La movilidad
- La motilidad

LA MOTRICIDAD

Son los movimientos resultantes del SNC y que engloban a toda la movilidad voluntaria.

La motricidad es el desplazamiento pasivo de los órganos desencadenado por el movimiento voluntario del aparato locomotor. Esta movilidad es producto de la movilización de las estructuras óseas por la acción de los músculos estriados derivada del impulso del SNC. La movilidad se demuestra fácilmente: la marcha, el movimiento del tronco, etc.

La motricidad modifica las relaciones anatómicas entre dos vísceras contiguas; es una fuente de movimientos pasivos de las vísceras: es un factor de la movilidad visceral.

LA MOVILIDAD

Se entiende por movilidad el movimiento entre dos órganos o entre un órgano y la pared del tronco, el diafragma u otra estructura del aparato musculoesquelético. Es similar a la motricidad (y de hecho en parte es causada por ella), pero con la diferencia de que esta última está controlada por el SNC mientras que la movilidad está controlada principalmente por el SNA.

Como motores de la movilidad tenemos a la motricidad y a diversos automatismos. Por automatismo se entiende un movimiento que tiene lugar de manera voluntaria o involuntaria en la musculatura lisa o estriada. Como automatismos se diferencian:

1. El movimiento respiratorio del diafragma
2. El latido cardíaco
3. El peristaltismo de los órganos huecos del estómago y del tubo digestivo

LA MOTILIDAD

Se define como el movimiento intrínseco de los órganos con una frecuencia lenta y una amplitud limitada. Constituye la expresión cinética de los movimientos de los tejidos de los órganos. Es una repetición rítmica del movimiento embrionario hacia el lugar de origen y un nuevo retroceso a la posición final posnatal.

Tiene una relación con el ritmo cráneo-sacro, aunque con una frecuencia diferente.

Se distingue una fase de espiración, es decir, el movimiento hacia la línea media, y una fase de inspiración, o sea, el movimiento opuesto que se aleja de la línea media.

La frecuencia de la motilidad es de 7-8 ciclos por minuto, compuesto cada uno de la fase espiratoria e inspiratoria.

2. PATOLOGÍA DEL MOVIMIENTO DE LOS ÓRGANOS

La correcta fisiología del movimiento de los órganos y vísceras puede verse comprometida debido a:

- Disfunciones de la estructura que se manifiestan a través de las relaciones vasculares, nerviosas o fasciales.
- Por una afectación local de la víscera en el momento actual.
- Por la afectación de otra víscera vecina.
- Como consecuencia de antiguas intervenciones quirúrgicas y sus secuelas generadas por las cicatrices internas y externas.
- Mediante afectaciones del eje cráneo-sacro.
- Por disfunción del tendón central.
- Por bajadas bruscas de peso.
- Por desequilibrios emocionales.
- Etcétera.

DISFUNCIONES DE LA MOVILIDAD

Un órgano pierde parcial o totalmente su capacidad de movimiento por:

1. Restricciones articulares viscerales. Esto puede provocar trastornos de la motilidad y de la movilidad. Cuando sólo está alterada la motilidad, pero no la movilidad, se habla de adherencias. Cuando están limitadas las dos, hablamos de fijaciones.

Causas

- Infecciones
- Inflamaciones
- Intervenciones quirúrgicas
- Traumatismos no penetrantes

2. Restricciones musculares. El visceroespasmo sólo afecta a los órganos huecos. La irritación de un órgano puede provocar una contracción no fisiológica de la musculatura lisa con perturbaciones de la función del órgano.

Como consecuencia se produce una alteración de la motilidad. La movilidad se altera cuando debido al visceroespasmo también sufren las sujeciones del mismo.

Causas

- Inflamaciones
- Alteraciones de la inervación vegetativa
- Reacciones alérgicas
- Influencias psicosomáticas

3. Pérdida de la elasticidad ligamentaria (ptosis)

Es la laxitud exagerada de los medios de unión de la víscera, lo cual conduce a la ptosis (caída) del órgano. Estos medios de unión son los ligamentos, mesos y epiplones, que en definitiva son refuerzos de los repliegues del peritoneo o de la pleura.

Causas

- Consecuencias de adherencias
- Tipo constitucional asténico
- Anorexia o adelgazamiento rápido de otro origen
- Pérdida de elasticidad en la vejez
- Depresión con reducción generalizada del tono
- Laxitud generalizada al final del embarazo y tras el parto
- Multíparas

Resumen de las alteraciones de la movilidad

- Adherencias y fijaciones
- Visceroespasmo
- Ptosis

DISFUNCIONES DE LA MOTILIDAD

Puede estar alterada en su amplitud. La magnitud del movimiento puede estar disminuida en una o ambas direcciones.

Causas

- Pérdida generalizada de vitalidad del órgano como signo precoz de patología
- Restricción articular del entramado visceral
- Ptosis
- Visceroespasmo

3. LA ARTICULACIÓN VISCERAL

Los órganos que tienen una relación estructural entre sí se comportan de manera análoga a una articulación del aparato locomotor.

SISTEMA DE DOBLE HOJA

Donde nos encontramos una película de líquido:

- Peritoneo
- Pleura
- Pericardio

Los órganos están separados entre sí por este líquido, pero al mismo tiempo también ligados por el mismo. Se comportan como dos láminas de cristal separadas entre sí por una gota de líquido: pueden deslizarse, pero existe una fuerza de adherencia que las mantiene unidas.

SISTEMA LIGAMENTARIO

En osteopatía visceral los ligamentos son pliegues pleurales o peritoneales, que unen un órgano con la pared del tronco o los órganos entre sí.

TURGENCIA Y PRESIÓN INTRACAVITARIA

La turgencia o presión intravisceral es la propiedad de un órgano de ocupar el máximo espacio posible. Las causas de esta tendencia son:

- La elasticidad
- Los efectos vasculares (disminución o aumento de la irrigación sanguínea)
- Presencia de gases en los órganos huecos

La presión intracavitaria es la suma de todas las presiones intraviscerales más la presión que existe entre los órganos. Los órganos ejercen presión mutuamente y están fijados unos con otros.

4. METODOLOGÍA DE INTERVENCIÓN

Mi metodología de trabajo es muy personal y está basada en la experiencia con miles de pacientes.

Bajo mi punto de vista, el tratamiento de las vísceras se ha de integrar dentro del trabajo global de la persona, ya que no debemos olvidar que los osteópatas no tratamos enfermedades, tratamos personas. Personas que han perdido el equilibrio y que tienen mermada su vitalidad debido a disfunciones físicas, nutricionales y/o emocionales.

En cada tratamiento de osteopatía visceral hemos de procurar:

1. Reequilibrar la estructura, especialmente los segmentos vertebrales en relación neurológica con el órgano afectado, garantizando una correcta inervación somática, simpática y parasimpática del órgano afectado. Y especial atención a los niveles vertebrales en relación con el nervio vago, X.
2. Desparasitar globalmente a la cadena estática visceral.
3. Mejorar el movimiento del diafragma.
4. Garantizar el libre movimiento de los fluidos, especialmente en relación con los órganos afectados.
5. Devolver los movimientos fisiológicos a la víscera afectada.
6. Aconsejar a cada paciente sobre los alimentos más dañinos y más beneficiosos en relación a su patología.

5. EL SISTEMA NERVIOSO AUTÓNOMO

El sistema nervioso autónomo (SNA), vegetativo o visceral es la parte del sistema nervioso que se encarga de inervar las estructuras u órganos relacionados con las actividades involuntarias internas necesarias para el funcionamiento del organismo, como el corazón, el músculo liso y las glándulas. Los centros reguladores de las funciones autonómicas se localizan en el tronco encefálico y cerebro, estableciéndose conexiones con otras estructuras cerebrales formando la red autonómica central. Las vías eferentes están formadas por dos tipos de neuronas, que son las preganglionares (que se originan en la parte torácica y lumbar de la médula espinal) y las posganglionares (viajan de un ganglio a un órgano efector); la sinapsis entre dichas fibras, forman los ganglios autónomos. Los impulsos aferentes van desde los receptores viscerales, quimiorreceptores, osmorreceptores y barorreceptores hasta el sistema nervioso central.

Las fibras preganglionares simpáticas que inervan las áreas de la cabeza y del cuello inician su recorrido entre el primero y el tercero segmento torácico (T1-T3) de la médula espinal. Luego de pasar por el ramo comunicante blanco llegan al ganglio simpático, continuando su recorrido como fibras preganglionares hasta hacer sinapsis en alguno de los tres ganglios cervicales colaterales. Las fibras posganglionares se dirigen a los efectores periféricos de la cabeza o a los órganos abdominales y pelvianos por medio de plexos periarteriales o nervios espinales.

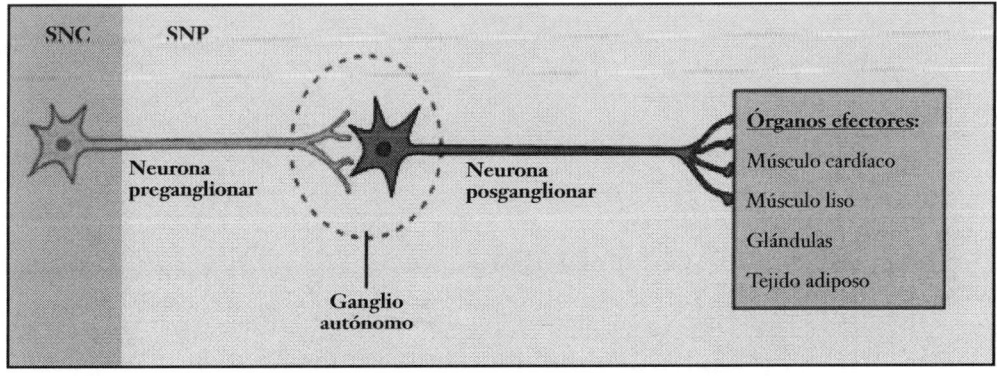

Figura 3. Anatomía de las vías autónomas del SNS.

Junto con el sistema endocrino, ocasiona ajustes internos finos necesarios para lograr un medio interno óptimo en el organismo.

Se divide en tres sistemas que, por razones didácticas, se explican por separado, pero que a nivel funcional forman una unidad: el sistema simpático (SNS) y el sistema parasimpático (SNPS) y el sistema nervioso entérico (SNE), existiendo en ambas partes fibras nerviosas aferentes y eferentes distribuidas a lo largo del sistema nervioso central y del sistema nervioso periférico. La mayoría de las vísceras están controladas por SNS y SNPS de forma antagónica.

DIVISIÓN SIMPÁTICA

El sistema simpático es la división más grande del sistema autónomo y se distribuye ampliamente en todo el cuerpo e inerva el corazón y los pulmones, el músculo de las paredes de muchos vasos sanguíneos, los folículos pilosos, y las glándulas sudoríparas y muchas vísceras abdominopelvianas.

La función del sistema simpático es preparar al organismo para una emergencia:

- La frecuencia cardíaca aumenta.
- Se contraen las arteriolas de la piel y del intestino.
- Se dilatan las arteriolas del músculo esquelético.
- Se eleva la presión arterial.
- Existe una redistribución de la sangre, de modo que abandona la piel y tracto gastrointestinal y pasa hacia el encéfalo, el corazón y el músculo esquelético.
- Se dilatan las pupilas.
- Se inhiben los músculos lisos de los bronquios, el intestino y la pared vesical.
- Se cierran los esfínteres.
- Se produce piloerección y sudoración.

El sistema simpático consiste en fibras eferentes desde la médula espinal, dos troncos simpáticos con ganglios, ramas importantes, plexos y ganglios regionales.

Troncos simpáticos

Los troncos simpáticos son dos troncos nerviosos con ganglios que se extienden en toda la longitud de la columna vertebral (figuras 4 y 5). En el cuello, cada tronco posee 3 ganglios; en el tórax, 11 o 12; en la región lumbar, 4 o 5; y en la pelvis, 4 o 5. En el cuello, los troncos se ubican por delante de las apófisis transversas de las vértebras cervicales; en el tórax, se localizan por delante de las cabezas de las costillas o los costados de los cuerpos vertebrales; en el abdomen se ubican anterolaterales a los lados de los cuerpos vertebrales lumbares y en la pelvis son anteriores al sacro. Por abajo los 2 troncos terminan uniéndose entre sí para formar un único ganglio, el ganglio impar.

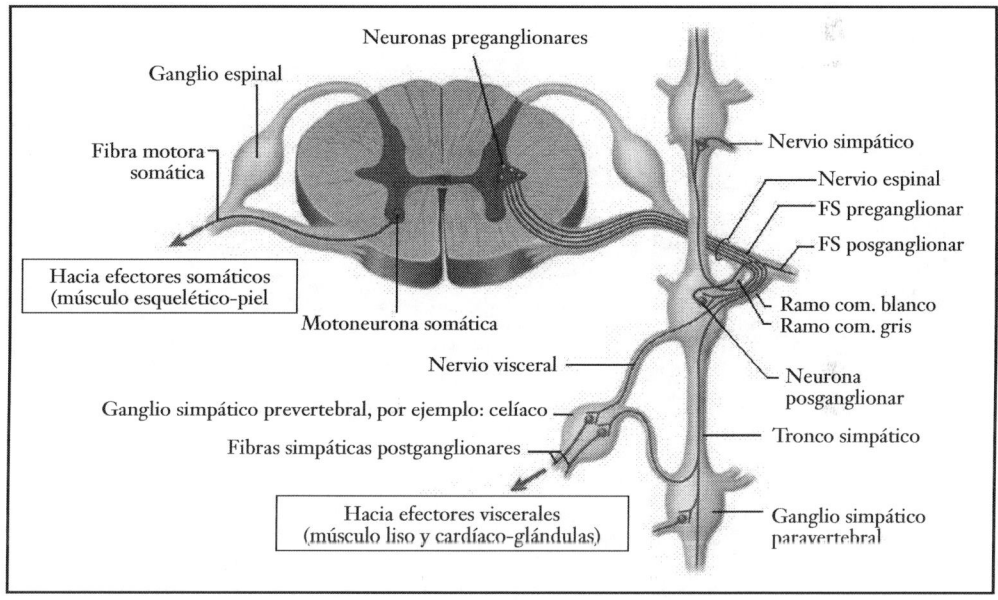

Figura 4. Ganglios del sistema nervioso simpático

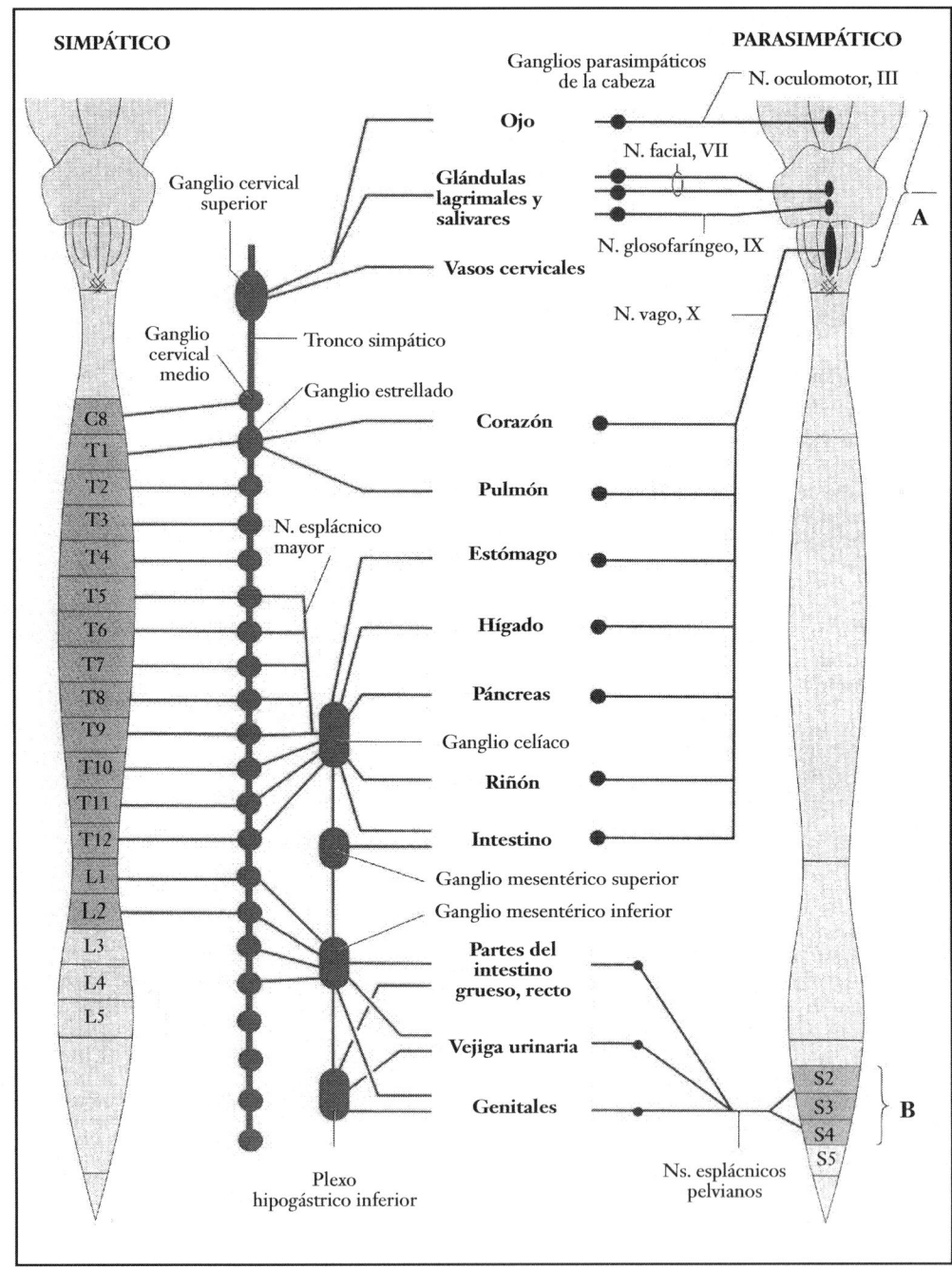

Figura 5. Constitución del sistema nervioso vegetativo.
A: tronco encefálico con regiones nucleares parasimpáticas (región cervical)
B: Médula sacra con regiones nucleares parasimpáticas.

DIVISIÓN PARASIMPÁTICA

Las divisiones de la actividad parasimpática del sistema nervioso autónomo están dirigidas a conservar y restablecer la energía:

- La frecuencia cardíaca disminuye
- Las pupilas se contraen
- Aumenta el peristaltismo y la actividad glandular
- Los esfínteres se abren
- La pared vesical se contrae

Troncos parasimpáticos

Las células nerviosas conectoras de la división parasimpática del sistema nervioso autónomo se ubican en el tronco encefálico y en los segmentos sacros de la médula espinal (figuras 5 y 6).

Las células nerviosas ubicadas en el tronco encefálico forman parte de los núcleos de los siguientes nervios craneanos:

- Oculomotor, III par craneal
- Facial, VII par craneal
- Glosofaríngeo, IX par craneal
- Vago, X par craneal (el de mayor importancia de todos)

Los axones de estas células nerviosas son mielínicos y salen del encéfalo dentro de los nervios craneanos.

Las células nerviosas conectoras sacras se encuentran en la sustancia gris del segundo, tercero y cuarto segmentos sacros de la médula espinal.

Los ganglios parasimpáticos craneales son:

- El ciliar
- El pterigopalatino
- El submaxilar
- El ótico

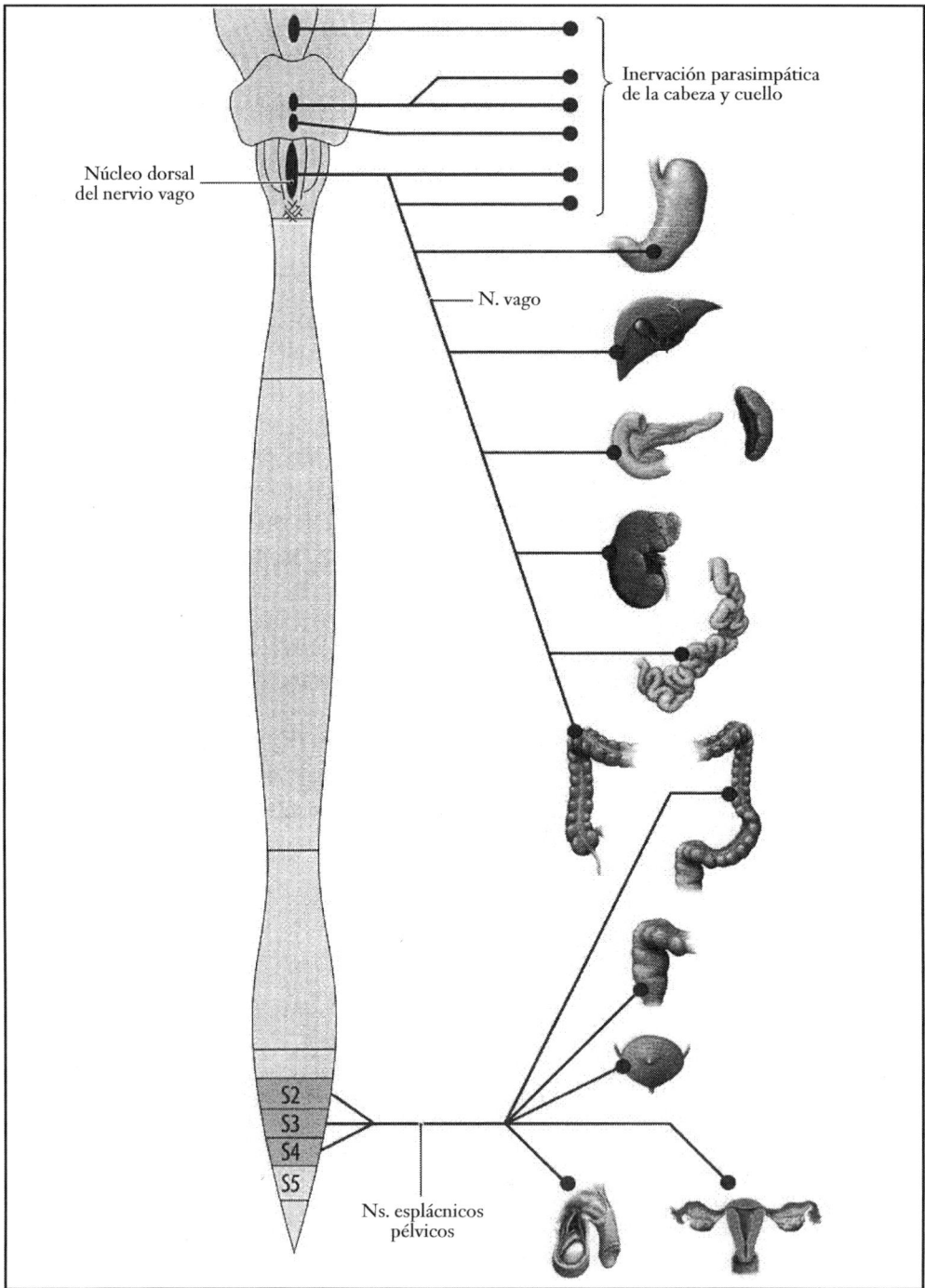

Inervación parasimpática de la cabeza y cuello

Núcleo dorsal del nervio vago

N. vago

S2
S3
S4
S5

Ns. esplácnicos pélvicos

Figura 6. Organización del sistema parasimpático en el abdomen y en la pelvis.

Esquema de la sinapsis del sistema nervioso vegetativo

La 1ª neurona central (neurona preganglionar) contiene el neurotransmisor acetilcolina en el simpático y en el parasimpático (neurona colinérgica); en el simpático hace sinapsis con una neurona noradrenérgica en los ganglios, en el parasimpático el neurotransmisor acetilcolina también se encuentra en la 2ª neurona (neurona posganglionar).

Excepciones: fibras posganglionares simpáticas que inervan las glándulas sudoríparas y algunos vasos sanguíneos en músculos esqueléticos.

A grandes rasgos podemos decir que el principal neurotransmisor en el sistema simpático es la adrenalina (A) y la noradrenalina (NA), sistema adrenérgico; el principal neurotransmisor del sistema parasimpático es la acetilcolina (ACh), sistema colinérgico.

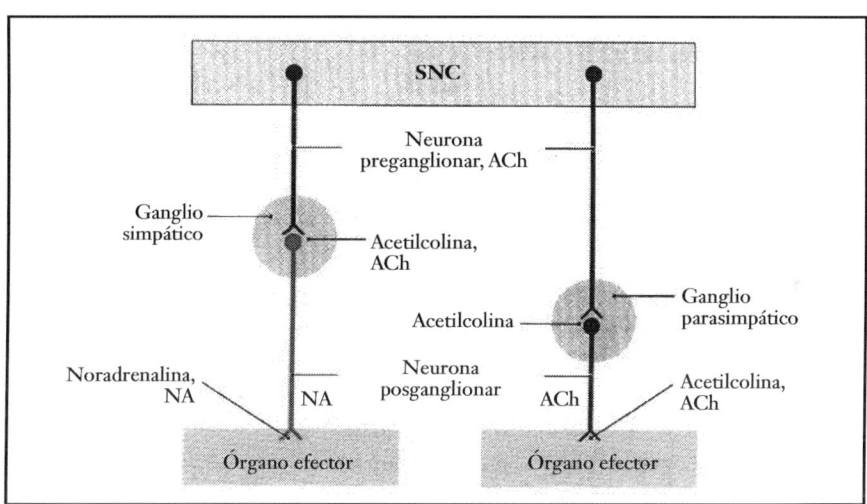

Figura 7. Esquema de la sinapsis del SNV.

Los grandes plexos autónomos

Grandes conjuntos de fibras nerviosas eferentes simpáticas y parasimpáticas y sus ganglios asociados, junto con las fibras aferentes viscerales, forman los plexos nerviosos autónomos del tórax, el abdomen y la pelvis. Ramas provenientes de estos plexos inervan las vísceras. En el tórax se encuentran los plexos:

- Cardíaco
- Pulmonar
- Esofágico

En el abdomen, los plexos están asociados con la aorta y sus ramas y las subdivisiones de estos plexos autónomos se denominan de acuerdo con la rama de la aorta a lo largo de la cual se ubican:

- Plexos celíaco (solar)
- Plexo aórtico: compuesto por el ganglio mesentérico superior y el ganglio mesentérico inferior
- Plexo hipogástrico (superior e inferior)

En la pelvis se encuentran los plexos hipogástrico superior e inferior.

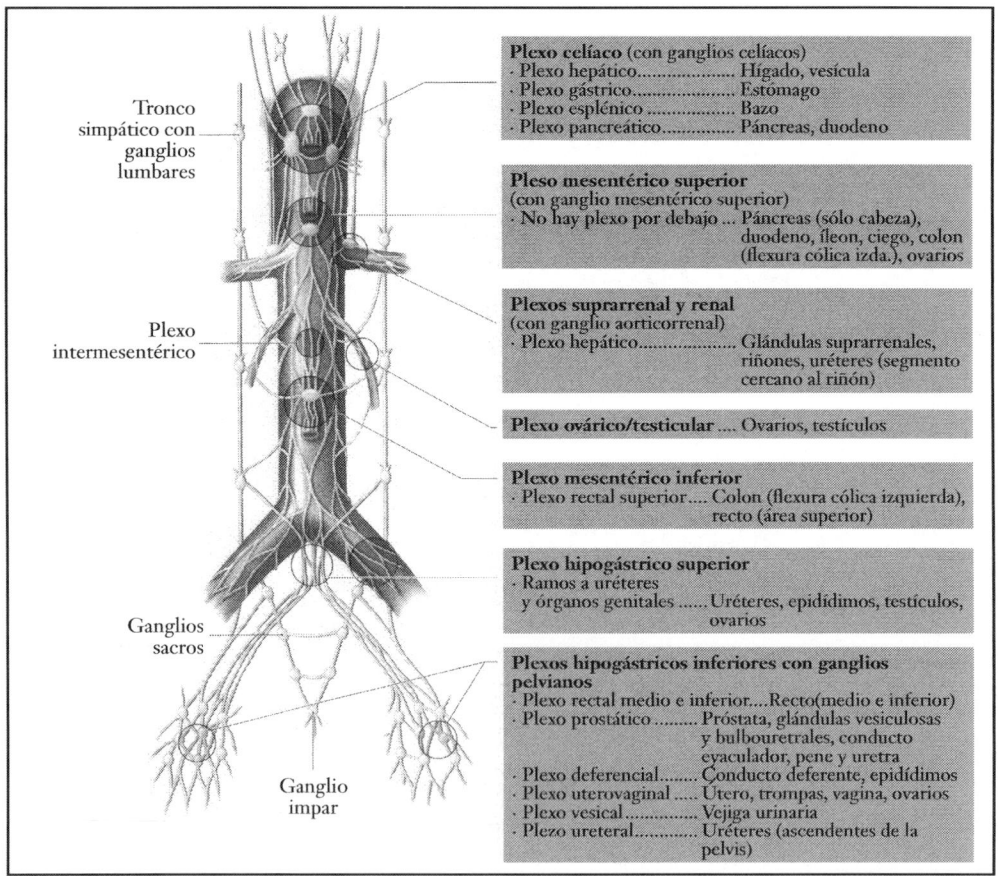

Figura 8. Organización de los ganglios vegetativos y plexos en el abdomen y en la pelvis.

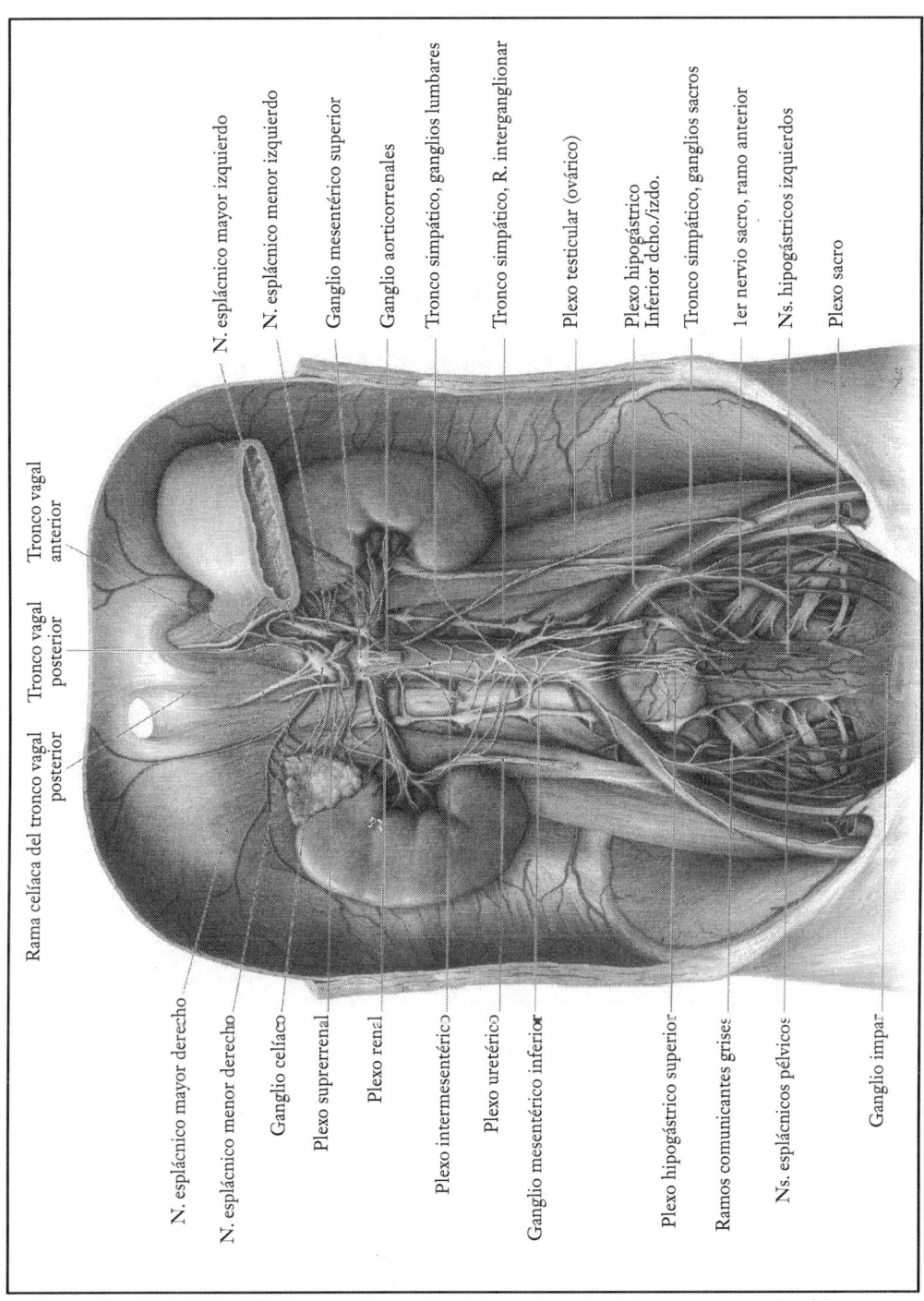

Figura 9. Ganglios vegetativos y plexos del abdomen y pelvis, visión general.

Esquema del simpático y del parasimpático

1. El simpático es la parte activadora del sistema nervioso autónomo, reacciones de huida: ¡lucha o corre!
2. El parasimpático coordina las fases de descanso y digestión del cuerpo: ¡descansa y digiere!
3. A pesar de que ambas partes contengan regiones nucleares separadas, en la periferia se encuentran anatómica y funcionalmente muy unidas.
4. El neurotransmisor del órgano de destino en el parasimpático es la acetilcolina, y en el simpático la noradrenalina.
5. Las estimulaciones del simpático y del parasimpático causan en los distintos órganos los efectos siguientes:

Órgano	Simpático	Parasimpático
Ojo	Dilatación de pupilas	Contracción de pupilas y mayor curvatura del cristalino
Glándulas salivales	Reducción de la secreción salival	Aumento de la secreción salival
Corazón	Aumento de frecuencia cardíaca	Reducción de frecuencia cardíaca
Pulmón	Disminución de la secreción bronquial y dilatación de los bronquios	Aumento de la secreción bronquial y constricción de los bronquios
Tracto gastrointestinal	Disminución de la secreción/motricidad	Aumento de la secreción/motricidad
Páncreas	Disminución de la secreción en la porción endocrina	Aumento de la secreción
Órganos sexuales masculinos	Eyaculación	Erección
Útero	Contracción o relajación según la situación hormonal: • Contracción: estrógenos, oxitocina y prostaglandinas. • Relajación: progesterona.	

Órgano	Simpático	Parasimpático
Piel	Vasoconstricción, secreción de sudor, erección pilosa	Sin reacción
Hígado	Hidrólisis de glucógeno a glucosa. Relajación. Disminuye la producción por la contracción de las arterias	Contracción
Vesícula biliar	Relajación	Contracción
Riñón	Contracción	Relajación

ARCO REFLEJO VISCEROCUTÁNEO Y ZONAS DE HEAD

Se supone que las aferencias dolorosas de los órganos internos (dolor visceral) y el dolor de los dermatomas (dolor somático) terminan en la misma neurona prodesadora en el asta procesador de la médula espinal. Debido a esta mezcla de cifras visceroaferentes y somatoaferentes, se pierde la división estricta entre el origen del dolor y la percepción del dolor. Entonces el córtex atribuye los impulsos dolorosos del estómago a la pared abdominal. Este fenómeno se define como dolor referido (referred pain). Debido a que los impulsos dolorosos provenientes de un determinado órgano interno se proyectan siempre sobre las mismas áreas cutáneas definidas, esta proyección dolorosa nos proporciona importantes indicaciones sobre el órgano afectado. Las áreas cutáneas sobre las que determinados órganos proyectan sus impulsos dolorosos, son denominadas según la persona que las describió, el neurólogo inglés Sir Henry Head, siendo las zonas de Head. Este modelo explicativo considera únicamente el procesamiento periférico de impulsos que son percibidos en el córtex como dolor. El problema del dolor es, en general, complejo y requiere procesamiento central además del procesamiento periférico.

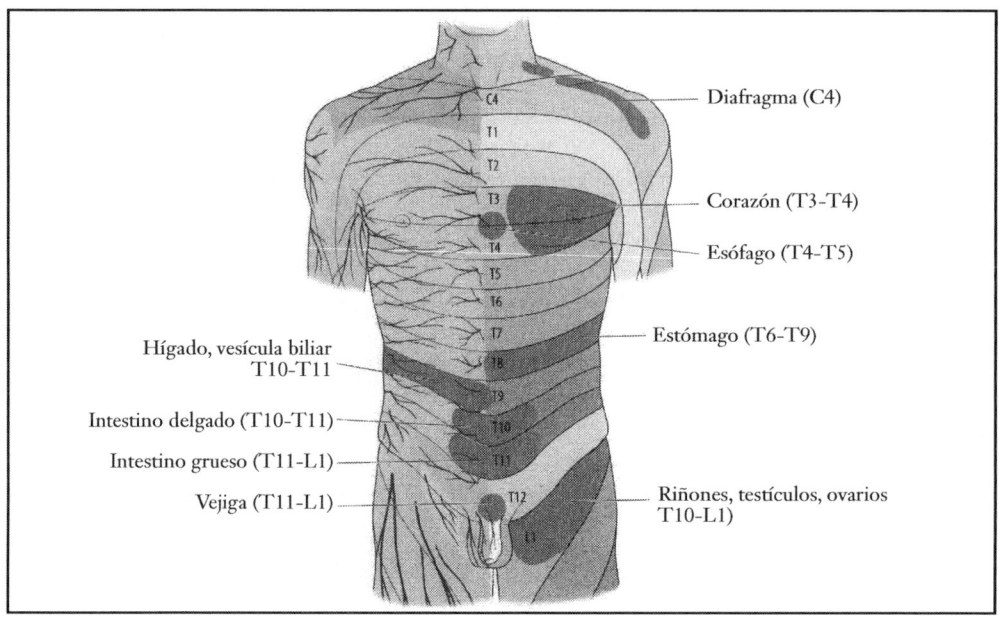

Figura 10. Zonas de Head anteriores.

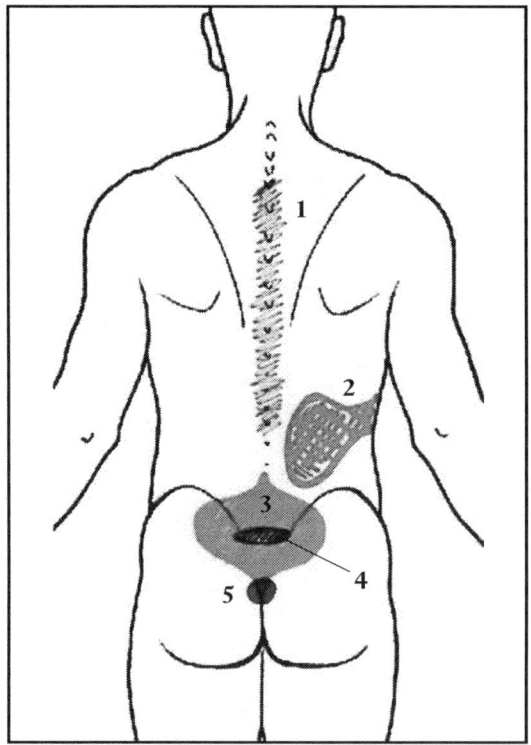

Figura 11. Principales dermalgias reflejas viscerocutáneas posteriores en la mujer.
1. Dorsolumbalgias provocadas por las metástasis secundarias a tumores de mama.
2. Algunas afecciones renales y de las glándulas suprarrenales afectan una zona amplia que se prolonga desde la región abdominal hasta la zona baja de la espalda del mismo lado.
3. Las afecciones del útero reflejan su dolor a una zona lumbar baja que engloba parte de las articulaciones sacroilíacas.
4. En la zona más central de la localización anterior se proyectan los dolores derivados del cáncer de cuello uterino.
5. Hay afecciones rectales y vesicales que se acompañan de coxigodinias rebeldes al tratamiento.

EL SISTEMA NERVIOSO ENTÉRICO

El sistema nervioso entérico (SNE) se considera una de las tres partes del sistema nervioso vegetativo. El tracto gastrointestinal se aloja un segundo cerebro muy similar al que tenemos en la cabeza. Efectivamente, el tubo digestivo está literalmente tapizado por más de 100 millones de células nerviosas, casi exactamente igual que la cifra existente en toda la médula espinal, estructura que junto al encéfalo (cerebro, cerebelo y tronco encefálico) forma el denominado sistema nervioso central (SNC).

En el Libro "El Segundo Cerebro", del Doctor Michael D. Gershon (jefe del departamento de Anatomía y Biología Celular, de la Universidad de Columbia, en Nueva York), nos muestra:

- Que se han identificado más de 30 sustancias transmisoras, liberadas por las terminaciones nerviosas, o axones de los distintos tipos de Neuronas Gastrointestinales.
- La multiplicidad de NEUROTRANSMISORES EN LOS INTESTINOS.
- Las células del Sistema Nervioso Intestinal, es tan rico y complejo, como el del CEREBRO.

Se debe recordar, que el doctor Gershon, es el descubridor de la SEROTONINA ENTÉRICA.

Para varios científicos es el padre de la NEUROGASTROENTEROLOGÍA, una disciplina científica dedicada al Estudio del Sistema Nervioso Entérico.

El segundo cerebro, llamado también el pequeño cerebro, o sistema nervioso entérico, que habita en el vientre, tiene la facultad de operar de FORMA AUTÓNOMA.

Los NERVIOS DEL VIENTRE SON Estimulados por la:

- Irritación de la Mucosa Intestinal.
- Una Distención Excesiva del Intestino.
- La presencia de Ciertas Toxinas y Microbios patógenos en la luz Intestinal.

No es un secreto que el aparato gastrointestinal tiene el cometido de aportar al organismo un suministro continuo de agua, electrolitos y elementos nutritivos. Para conseguirlo, requiere conducir la comida a lo largo del tubo digestivo mediante unos movimientos ondulatorios llamados peristálticos, secretar jugos digestivos, digerir los alimentos, absorber los productos digeridos, los electrolitos y el agua; transportar este material hasta el sistema circulatorio y, finalmente, expulsar los productos de desecho. Todas estas tareas están bajo control, en mayor o menor grado, del cerebro abdominal o sistema nervioso entérico (SNE).

Desde la boca hasta el esófago, el dominio corresponde al cerebro. La mente entérica se hace notar en los movimientos peristálticos.

La Actividad Gastrointestinal está en manos de dos Plexos:

1. El Plexo Mientérico de Auerbach, localizado entre las capas musculares longitudinales y la capa circular de la pared intestinal.

2. El Plexo de Meissner, que ocupa la zona submucosa que controla fundamentalmente la secreción y el flujo sanguíneo local.

EL SEGUNDO CEREBRO, comienza a nivel del estomago, y se extiende a lo largo del intestino delgado, el duodeno, colon, recto y se conecta con el páncreas y la vesícula biliar, para el control con determinadas hormonas como:

• La Secretina, liberada por las células duodenales.
• La Bilis.

Anatomía del tubo digestivo

Tanto los movimientos del tracto gastrointestinal como sus secreciones están gobernados por el sistema nervioso entérico que depende de las ramas simpática y parasimpática del sistema nervioso central. Las fibras nerviosas simpáticas que acaban en el plexo intramural gastrointestinal son fibras adrenérgicas postgangliónicas cuyos cuerpos celulares se sitúan en los ganglios vertebrales y paravertebrales.

La activación de los nervios simpáticos:

- Inhibe:
  - La actividad motora de la capa circular externa
  - La actividad secretora

- Estimula:
  - La contracción de la mucosa muscular y algunos esfínteres

Las fibras nerviosas parasimpáticas llegan desde el cerebro al plexo intramural por algunas ramas del nervio vago. Algunas partes del colon, recto y ano reciben fibras parasimpáticas de los nervios pélvicos. Estas fibras parasimpáticas son preganglónicas y predominatemente colinérgicas.

La excitación de las fibras parasimpáticas:

- estimula la actividad secretora
- estimula la actividad motora

Relación del SNE y las emociones

Hoy día sabemos que parte de los mensajes del SNE llegan al SISTEMA LÍMBICO.

El cometido del SNE va más allá que el de supervisar los ya de por sí complejos procesos digestivos. Al igual que el recluido en las paredes craneales, el cerebro entérico produce sustancias psicoactivas que influyen en el estado anímico, como los neurotransmisores serotonina y dopamina, así como diferentes opiáceos que modulan el dolor. Además, sintetiza benzodiazepinas, compuestos químicos que tienen el mismo efecto tranquilizante que el Valium.

Se sabe a ciencia cierta que un déficit de serotonina y dopamina son los causantes de diferentes trastornos emocionales. La emoción no sólo reside en el encéfalo, sino que puede manifestarse en cualquier órgano del cuerpo.

De cada 10 comunicaciones entre el sistema nervioso central y el cerebro entérico, 9 proceden de este último. Muchos mensajes llegan al sistema límbico, estructura cerebral que amortigua y elimina las leves molestias que pueda ocasionar la actividad intestinal.

EL HIPOTÁLAMO

El hipotálamo tiene una influencia controladora sobre el sistema nervioso autónomo y parece integrar los sistemas autónomo y neuroendocrino, con lo cual preserva la homeostasis corporal. Este proceso de homeostasis lo consiguen el hipotálamo y la hipófisis mediante un sistema de realimentación negativa, es decir, que el sistema lo que hace es responder en la dirección contraria a la señal.

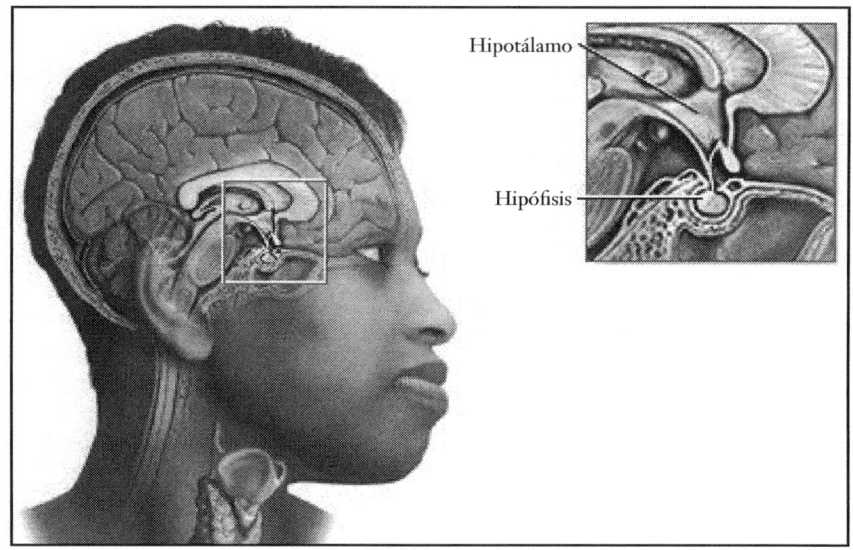

Figura 12. Hipotálamo e hipófisis.

El hipotálamo es un área del cerebro que se halla situado debajo del tálamo y que puede enmarcarse dentro del diencéfalo. A través de la liberación de hormonas, el hipotálamo se encarga de la regulación de la temperatura del cuerpo, la sed, el hambre, el estado anímico y otras cuestiones de gran importancia.

El hipotálamo actúa sobre el sistema nervioso autónomo y el sistema límbico, además de ser considerado como la estructura integradora del sistema nervioso vegetativo. Se encuentra conectado al sistema endocrino, a los nervios cerebrales y a la médula espinal.

El hipotálamo recibe entradas desde varias fuentes. Desde el nervio vago, adquiere información sobre la presión sanguínea y la distensión del abdomen (o sea, el volumen de nuestro estómago). Desde la formación reticular en el tronco cerebral, obtiene información sobre la temperatura de la piel. Desde el nervio óptico, recibe información sobre la luz y la oscuridad.

Desde neuronas no usuales que forran los ventrículos, recibe información sobre los contenidos del fluido cerebroespinal, incluyendo a las toxinas que llevan al vómito. Y desde otras partes del sistema límbico y los nervios olfatorios (del olfato), se recibe información que ayuda a regular la comida y la sexualidad. El hipotálamo también tiene algunos receptores propios, que le proveen información sobre el balance iónico y la temperatura de la sangre.

El hipotálamo envía instrucciones al resto del cuerpo de dos formas. La primera de ellas es hacia el sistema nervioso autonómico. Esto permite al hipotálamo tener el control último de cosas como la presión sanguínea, la tasa cardíaca, la respiración, la digestión, el sudor, y todas las funciones simpáticas y parasimpáticas.

La otra forma en la que el hipotálamo controla las cosas es mediante la glándula pituitaria. Está neurológica y químicamente conectada a la pituitaria, la cual bombea de forma alternada hormonas llamadas factores de liberación en el torrente sanguíneo. Como sabemos, la pituitaria es llamada "glándula maestra" o hipófisis, y esas hormonas son de importancia vital en la regulación del crecimiento y el metabolismo.

Comentario osteopático

La hipófisis se encuentra situada sobre la silla turca del esfenoides, rodeada horizontalmente por el diafragma de la silla turca. Este diafragma se inserta en los bordes laterales de la silla turca donde se funde con la duramadre, rodeando la hipófisis. Presenta conexiones con el esfenoides a través de la unión que tiene con la tienda del cerebelo; a través del hiato diafragmático deja penetrar el pedúnculo de la hipófisis.

Los cambios de la sutil movilidad del esfenoides influyen sobre la función de la hipófisis. La apertura en el diafragma de la silla para el pedúnculo hipofisario aumenta de tamaño durante la fase de inspiración de la SEB y disminuye de tamaño en la fase de espiración, de forma que cuando existen estados anormales de tensión en el diafragma de la silla la hipófisis puede verse afectada. Además de ello, la hipófisis puede ser perjudicada por las tensiones en las paredes del seno cavernoso.

De aquí la influencia de las lesiones del esfenoides (especialmente la flexión lateral-rotación), del sacro, del eje cráneo-sacro y del tendón central sobre la hipófisis.

Así mismo, podemos entender las relaciones entre el esfenoides y los genitales femeninos a través del eje neuroendocrino hipotálamo-hipófisis-ovarios.

INERVACIÓN VEGETATIVA DEL APARATO GENITAL FEMENINO

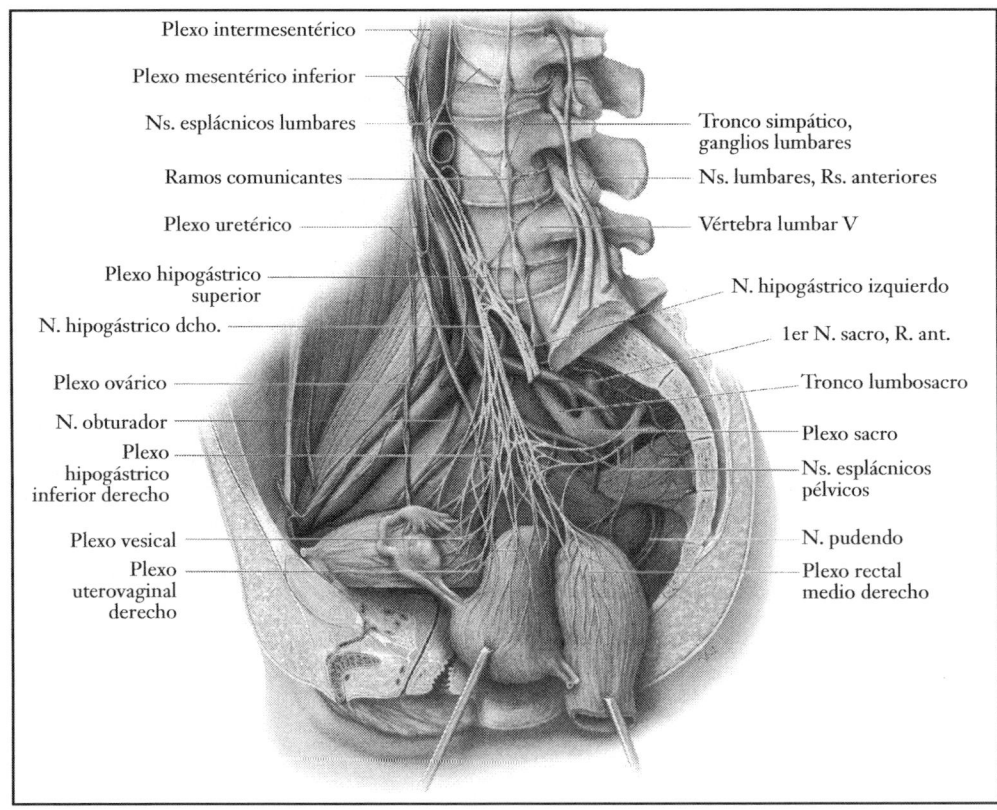

Figura 13. Inervación vegetativa del aparato genital femenino.

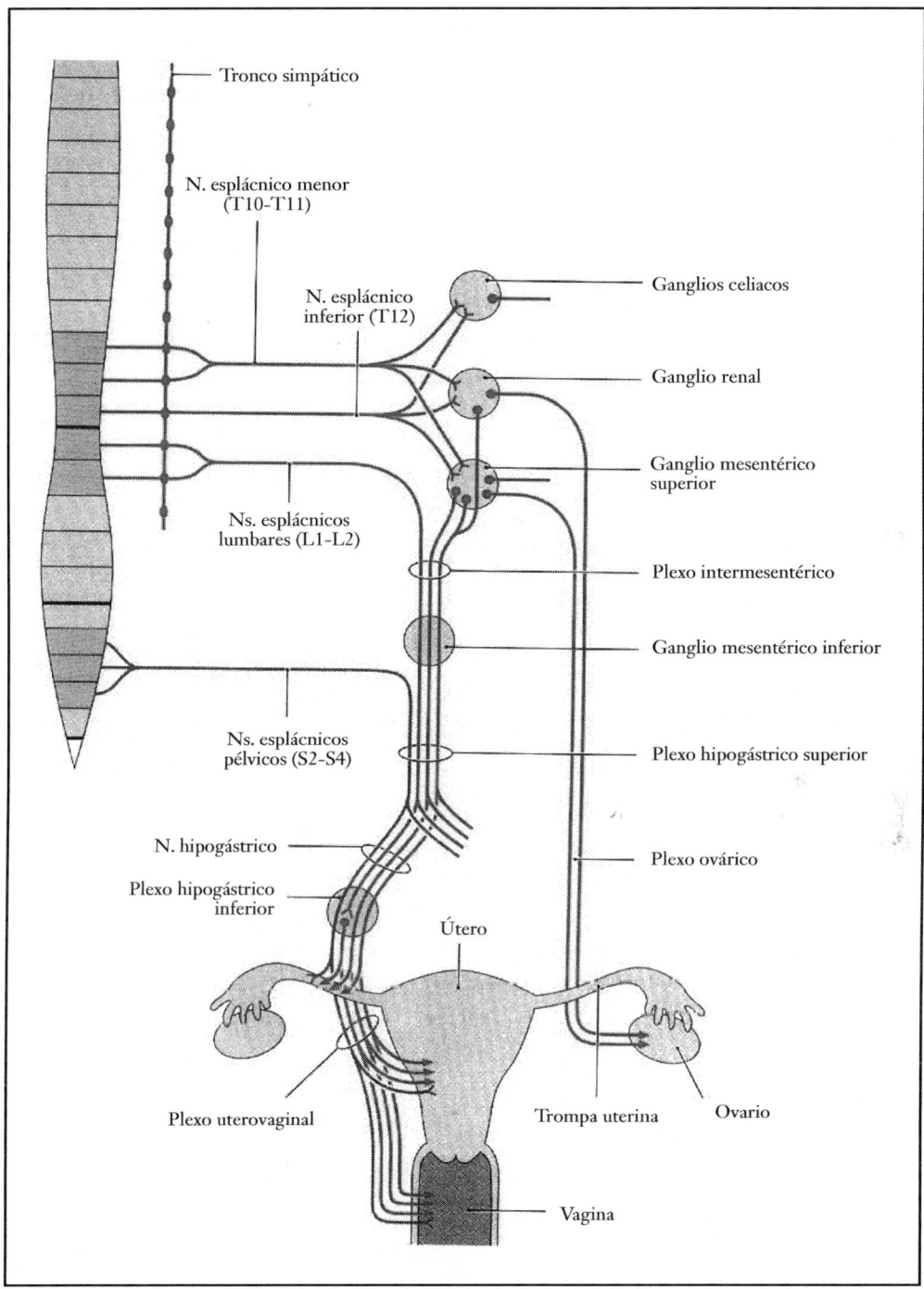

Figura 14. Inervación vegetativa del aparato genital femenino.

Tabla 2
Inervación vegetativa del aparato genital femenino

1ª neurona	Órgano diana	Efecto
Simpática: T10-T12 (Ns. esplácnicos menor e inferior) L1-L2 (Ns. esplácnicos lumbares)	Ovarios Útero Trompas uterinas Vagina	Vasoconstricción Contracción en el útero (dependiendo de la situación hormonal) Vasoconstricción
Parasimpática: S2-S4 (Ns. esplácnicos pélvicos)	Útero, trompas uterinas Vagina Clítoris	Vasoconstricción Transudación Erección

CONCEPTOS OSTEOPÁTICOS DEL SISTEMA NERVIOSO AUTÓNOMO

Como indica el Dr. Irvin M. Korr (1909-2004), ex profesor del Colegio de Medicina Osteopática de Texas, uno de los mitos todavía presentes y que debemos destruir de una vez por todas, es la impresión general de que la vida es esencialmente una lucha entre el sistema simpático y el parasimpático, que es suficiente realizar un equilibrio entre los dos, que son iguales y opuestos como las dos caras de una moneda. No existe nada más lejano a la realidad. Son sistemas totalmente diferentes, con orígenes, una organización funcional y una distribución propia. Ambos operan cada uno en su zona, y no actúan de la misma manera, en beneficio de la economía general del organismo.

Considerando que el cuerpo está en movimiento y que cada acto de la vida es realizado por los músculos y las articulaciones del cuerpo, el mecanismo músculo-esquelético, para ser operacional, debe ser aprovisionado de energía motriz y debe incluir el papel del sistema nervioso. De ahí surge el nombre de sistema neuro-músculo-esquelético. A.T. Still definía la osteopatía mediante las palabras "Movimiento-Materia-Espíritu"; el espíritu y la materia no pueden existir sin movimiento.

El sistema nervioso simpático y el glandular tienen la responsabilidad, sobre todo termo-reguladora, de adaptar en todo momento la actividad visceral, circulatoria y metabólica a las exigencias músculo-esqueléticas.

El sistema simpático representa el mediador entre el mecanismo neuro-músculo-esquelético y el mecanismo de apoyo visceral. El sistema parasimpático se ocupa de los ajustes a largo plazo, destinadas a las exigencias del medio.

La división parasimpática vigila las reservas de combustibles, alimentos, y el organismo extrae estas reservas mediante la intervención y responsabilidad del sistema nervioso simpático.

Hiperactividad simpática

Una lesión osteopática articular, un traumatismo o un estrés del aparato músculo-esquelético originan una hiperactividad segmentaria del sistema simpático.

El sistema nervioso simpático influencia igualmente sobre la respuesta de los tejidos a las agresiones exteriores y a los procesos inflamatorios.

La hiperactividad simpática crónica es a menudo un factor desfavorable en los síndromes clínicos tales como el edema pulmonar neurógeno, la úlcera gástrica, la arterioesclerosis, las lesiones cardíacas, osteodistrofias, etc.

Estas perturbaciones parecen estar en relación con una respuesta anormal de los mecanismos de retracción locales y regionales.

Estos reflejos anormales se vuelven crónicos y se mantienen ellos mismos, dificultando a menudo la cicatrización o la curación.

Una perturbación de los reflejos somato-simpáticos origina una disfunción segmentaria, pudiendo asimilarse a las "relaciones segmentarias" del dolor irradiado.

Una normalización osteopática eficaz suaviza el impulso aferente, disminuyendo así la hiperactividad simpática.

En lo que se refiere al sistema nervioso autónomo, no hay que olvidar:

- Que es el mediador entre el sistema músculo-esquelético y las funciones de apoyo,
- Que el sistema simpático posee un campo de acción extendido:
  - a los reflejos somato-visceral, víscero-somático y víscero-visceral
  - al mecanismo músculo-esquelético
  - a la circulación sanguínea
  - al papel visceral
  - a las reacciones inmuno-endocrinas y a la síntesis de las hormonas y enzimas
  - a la transmisión neuro-muscular
  - al fenómeno de crecimiento
  - a los procesos inflamatorios

- Que el dolor aumenta la descarga simpática, y por consiguiente, la hiperactividad simpática, forma un círculo vicioso que incluso puede intensificar los estados patológicos,
- Que la hiperactividad simpática está implicada en numerosas patologías endocrinas obstétricas y ginecológicas, presentando un estado congestivo pélvico o trastornos de la contracción uterina.

INERVACIÓN SOMÁTICA DEL APARATO GENITAL FEMENINO

Los nervios somáticos que inervan el sistema urogenital femenino previenen del plexo lumbar, sacro y pudendo.

Plexo lumbar

Está formado por las ramas anteriores de las raíces de L1 a L4. Sólo algunas ramas participan en la inervación de la pelvis y del periné:

- nervio iliohipogástrico,
- nervio ilioinguinal,
- nervio genitofemoral.

Las ramas genitales caminan en el canal inguinal inervan los tegumentos del pubis y de los labios mayores.

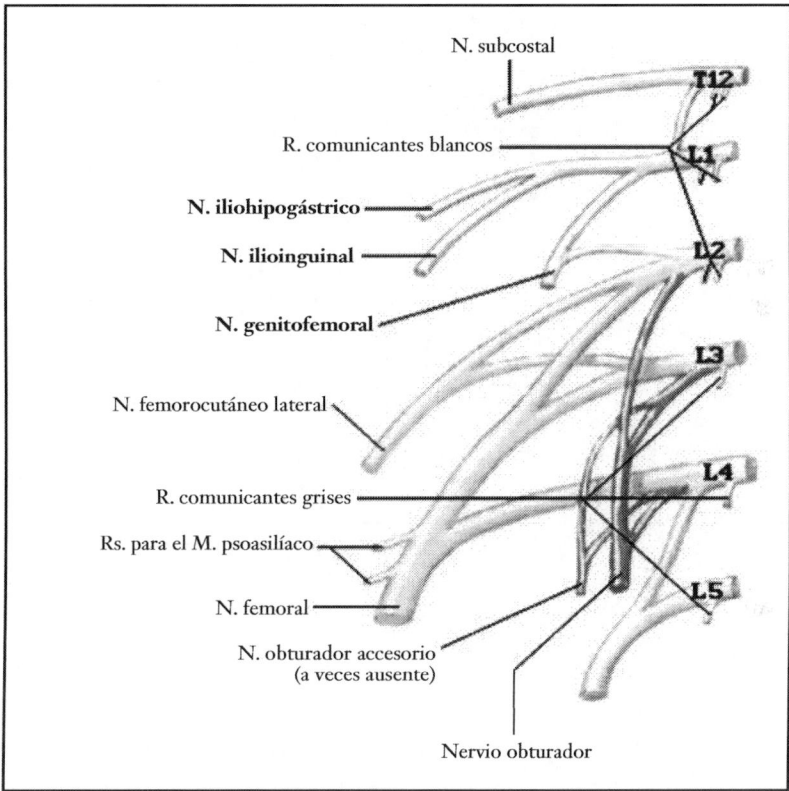

Figura 15. Plexo lumbar.

Plexo sacro

Está formado por la unión del tronco lumbo-sacro (raíces L4-L5) y de la ramas anteriores de las tres o cuatro primeras raíces sacras. El plexo tiene forma de triángulo plano sobre la cara anterior del músculo piramidal, que constituye una parte de la pared postero-lateral de la cavidad pelviana.

El plexo sacro da una rama cutánea al periné mediante la intermediación del nervio cutáneo posterior del muslo.

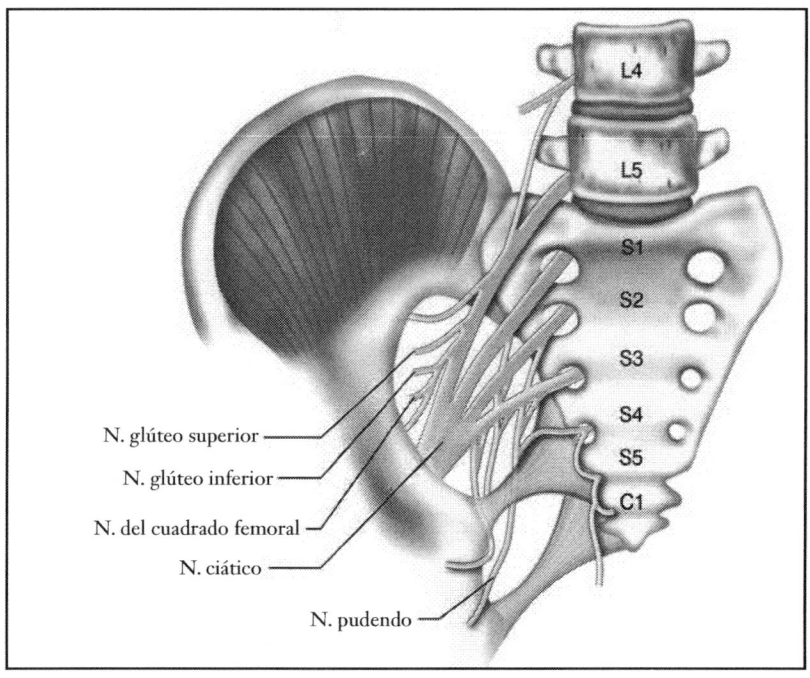

Figura 16. Plexo sacro. Vista anterior.

Plexo pudendo

El nervio pudendo (figuras 16, 17 y 18) está formado de las ramas anteriores de las raíces S2, S3 y S4 del plexo sacro, siendo S3 el segmento con mayor contribución. La anatomía de las terminaciones nerviosas es muy compleja y tiene muchas variantes. Sin embargo, el conocimiento de las áreas sensitivas inervadas por el nervio pudendo, nos va a permitir relacionar el dolor con su posible origen.

El nervio pudendo posee tres ramas terminales:

A. Nervio rectal inferior. En la mayoría de las pacientes comienza en el canal de Alcock (fascia del músculo obturador). Sus ramas terminales sensitivas inervan el canal anal, el tercio caudal del recto, la piel posterior de la zona vulvar y perianal. Además, posee terminaciones perineales cutáneas dorsales. Las terminaciones motoras alcanzan el nivel anal del elevador y el esfínter anal externo.

B. Nervio perineal. Emerge del NP a la salida del canal de Alcock. Sus ramas sensitivas envuelven el tercio inferior de la vagina y de la uretra, los labios mayores y menores. Las ramas motoras cruzan el diafragma perineal ventral y terminan en el esfínter estriado de la uretra.

C. Nervio dorsal del clítoris/pene. Comienza también a la salida del canal de Alcock.

Este nervio posee dos ramas, la rama clitorídea o peneana y la rama pubiana, que tienen terminaciones que van más allá de la sínfisis púbica, y que alcanzan al conducto inguinal.

Resulta evidente que la compresión de estos elementos vásculo-nerviosos pueden traer graves consecuencias en la fisiología de los órganos genitales. Los movimientos de abducción alteran la irrigación de la esfera genital causando dolores durante las relaciones sexuales en la mujer, pudiendo ser también una causa de impotencia en el hombre.

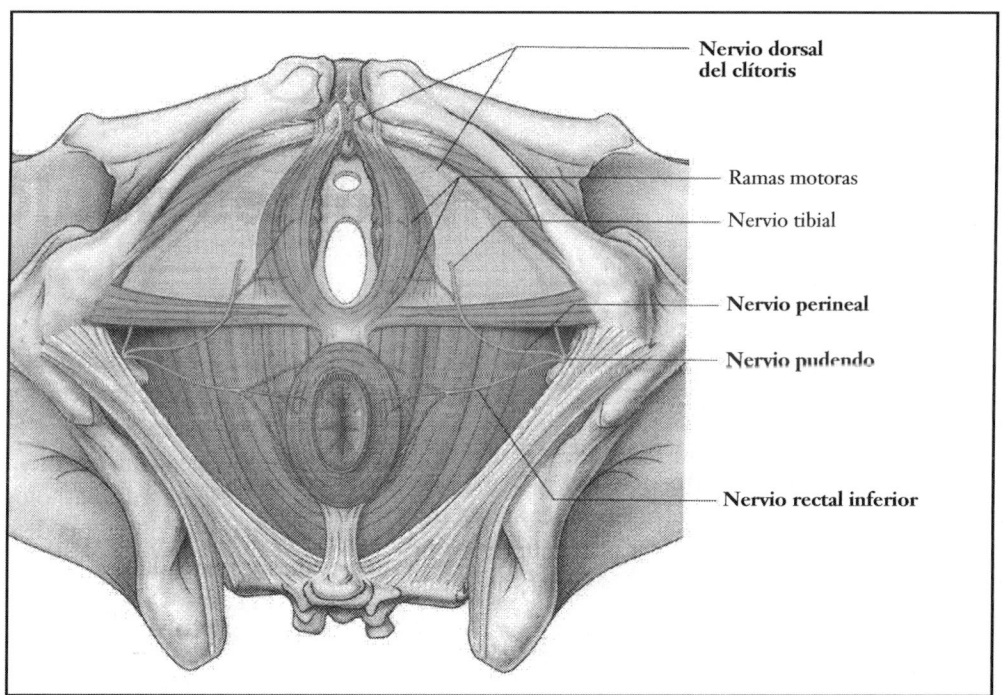

Figura 17. Plexo pudendo. Vista caudal.

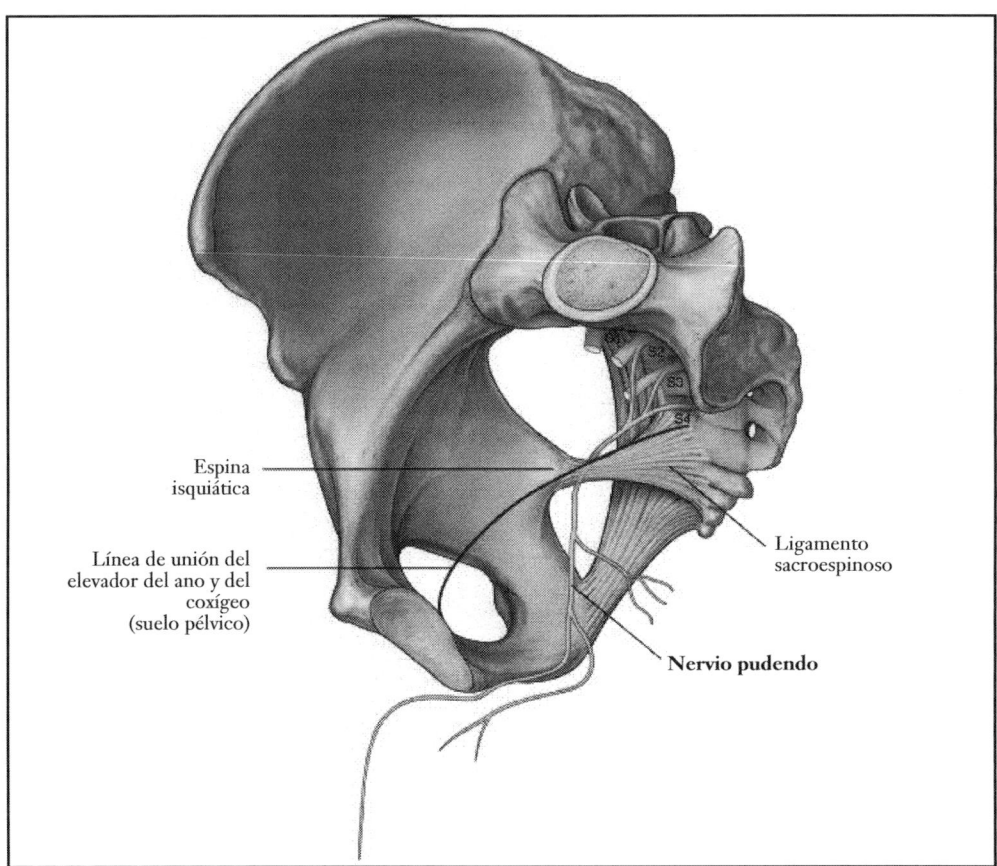

Espina
isquiática

Línea de unión del
elevador del ano y del
coxígeo
(suelo pélvico)

Ligamento
sacroespinoso

Nervio pudendo

Figura 18. Nervio pudendo. Vista anterolateral izquierda.

Plexo coxígeo

El plexo coxígeo (figura 19) se reduce a la unión de la rama anterior de S5 y del nervio coxígeo; recibe también una contribución mínima de S4.

Uniéndose al ganglio simpático prevertebral mediante dos ramas comunicantes.

Se origina por detrás del músculo coxígeo que atraviesa dando sus ramas colaterales. Son los nervios ano-coxígeos dando ramas para el plexo hipogástrico inferior, después penetrando en los ligamentos sacro-espinosos y sacro-tuberosos. Su trayecto finaliza convirtiéndose superficial e inervando la piel de la región coxígea.

Mecanorreceptores

Las vísceras y los diferentes tejidos de la cavidad pélvica están ricamente provistos de mecanorreceptores. Estos receptores sirven, en su mayoría, al sistema nervioso autónomo para percibir las variaciones del medio interno. Son sensibles a la movilización, distensión e irritación. Intervienen en los bucles reflejos motrices, así como en los fenómenos de regulación vegetativa autónoma.

La activación de estos receptores es la mayoría de las veces inconsciente. Esto explica ciertamente la pobreza de sensaciones engendradas por la puesta en juego de este sistema nervioso. Las únicas informaciones alcanzan a la consciencia como el dolor o la sensación de urgencia miccional o rectal.

De hecho, sólo la estimulación de los nervios simpáticos es capaz de reproducir una sensación específica y, a un grado además, una sensación de dolor visceral.

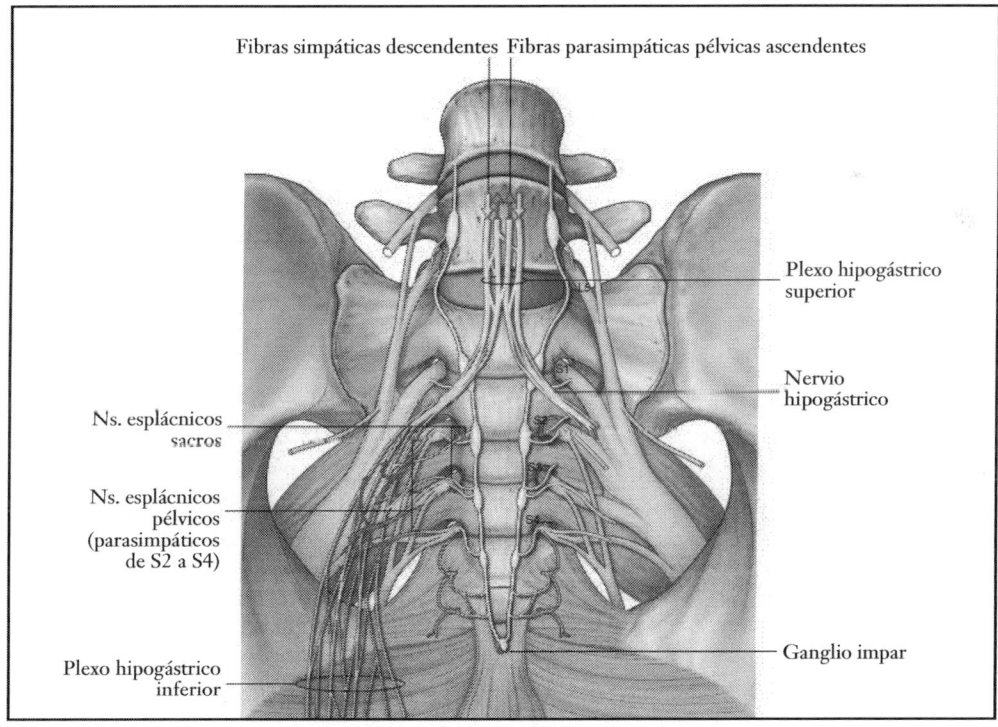

Figura 19. Principales plexos nerviosos de la pelvis.

6. VASCULARIZACIÓN Y DRENAJE LINFÁTICO A LOS ÓRGANOS DE LA PELVIS FEMENINA

SUMINISTRO ARTERIAL Y DRENAJE VENOSO DE LOS ÓRGANOS DE LA PELVIS FEMENINA

Suministro arterial: el útero recibe la sangre por la A. uterina, que entrega una rama al conducto ovárico (R. tubárica) y al ovario (R. ovárica). La vejiga urinaria recibe su suministro arterial por las Aa. vesicales superiores (con Rs. uretéricas al uréter) e inferiores. El recto recibe una A. rectal media directamente de la A. ilíaca interna y una A. rectal inferior procedente de la A. pudenda interna, que provee el suelo pelviano y también el órgano genital femenino externo. Una singularidad lo forma el ovario, con dos vasos: debido a su descenso embrionario, el ovario toma sus vasos (A. ovárica) del epigastrio y los baja hacia la pelvis (allí la A. ovárica entrega también una R. tubárica para el conducto ovárico) donde se une adicional mente a la A. uterina. La A. uterina discurre a través del Lig. ancho hacia el útero, mientras el uréter la cruza por debajo (ver figura 20). Alcanza el útero aproximadamente en el límite del cuerpo y del cuello. Aquí suele entregar una R. vaginal a la vagina y a partir de este punto discurre muy serpenteante al fondo del útero. Este tramo serpenteante permite su estiramiento en caso de un aumento uterino por embarazo.

Drenaje venoso: el drenaje venoso del útero se efectúa a través del plexo uterino a la V. uterina, que presenta un curso análogo a la arteria. La V. uterina desemboca en la V. ilíaca interna. La V. ovárica lleva la sangre del ovario, a la derecha, directamente a la V. cava inferior, a la izquierda por el desvío de la V. renal izquierda. El drenaje venoso de la vejiga urinaria se efectúa por las Vv. vesicales casi siempre directamente a la V. ilíaca interna. Los segmentos del recto alimentados arterialmente por ramas de la A. ilíaca interna conducen su sangre venosa por venas del mismo nombre a la V. ilíaca interna.

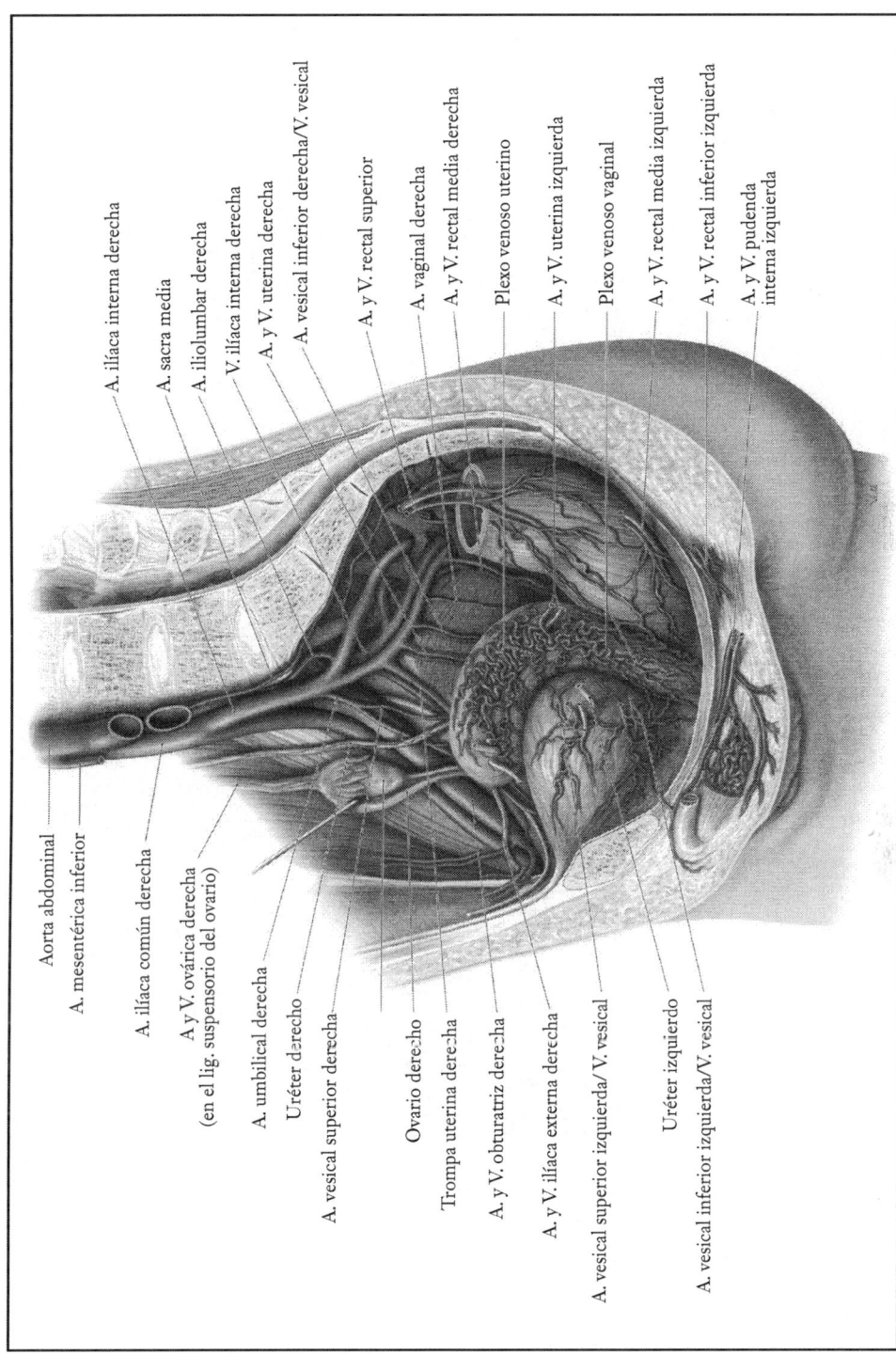

Aorta abdominal
A. mesentérica inferior
A. ilíaca común derecha
A y V. ovárica derecha
(en el lig. suspensorio del ovario)
A. umbilical derecha
Uréter derecho
A. vesical superior derecha
Ovario derecho
Trompa uterina derecha
A. y V. obturatriz derecha
A. y V. ilíaca externa derecha
A. vesical superior izquierda/ V. vesical
Uréter izquierdo
A. vesical inferior izquierda/V. vesical

A. ilíaca interna derecha
A. sacra media
A. iliolumbar derecha
V. ilíaca interna derecha
A. y V. uterina derecha
A. vesical inferior derecha/V. vesical
A. y V. rectal superior
A. vaginal derecha
A. y V. rectal media derecha
Plexo venoso uterino
A. y V. uterina izquierda
Plexo venoso vaginal
A. y V. rectal media izquierda
A. y V. rectal inferior izquierda
A. y V. pudenda
interna izquierda

Figura 20. Suministro arterial y drenaje venoso de los órganos de la pelvis femenina (visión general). Vista lateral izquierda.

VASCULARIZACIÓN DEL APARATO GENITAL INTERNO

El aparato genital interno femenino recibe su aporte arterial a través de dos grandes arterias o ramas:

- Ovario: recibe dos afluentes arteriales: sobre todo de la A. ovárica así como de la R. ovárica de la A. uterina (figuras 21 y 22)
- Útero: de la A. uterina
- Trompa uterina: cada una de una rama tubárica de la A. ovárica y de la A. uterina.

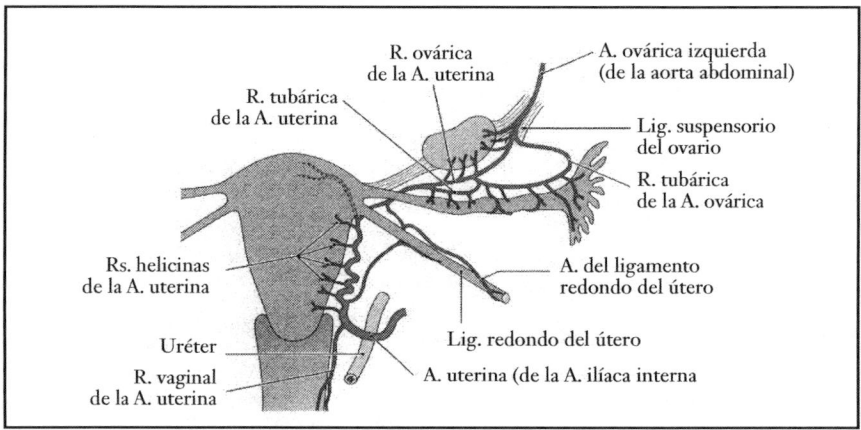

Figura 21. Aporte arterial del aparato genital femenino.

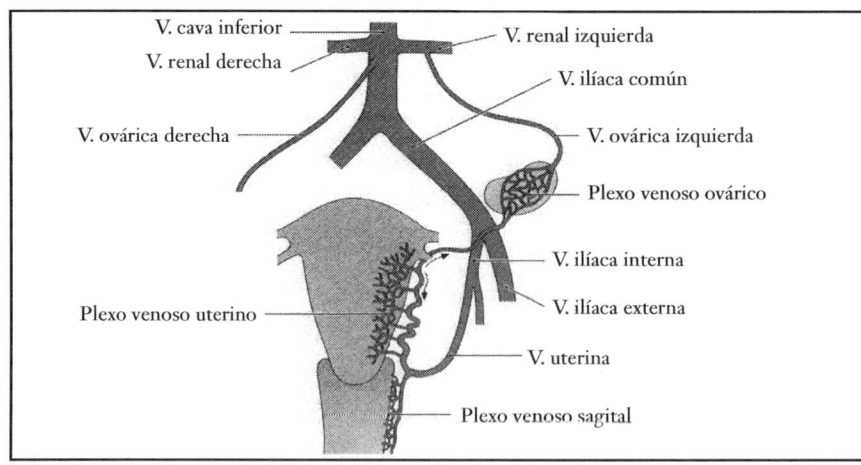

Figura 22. Drenaje venoso del aparato genital femenino.

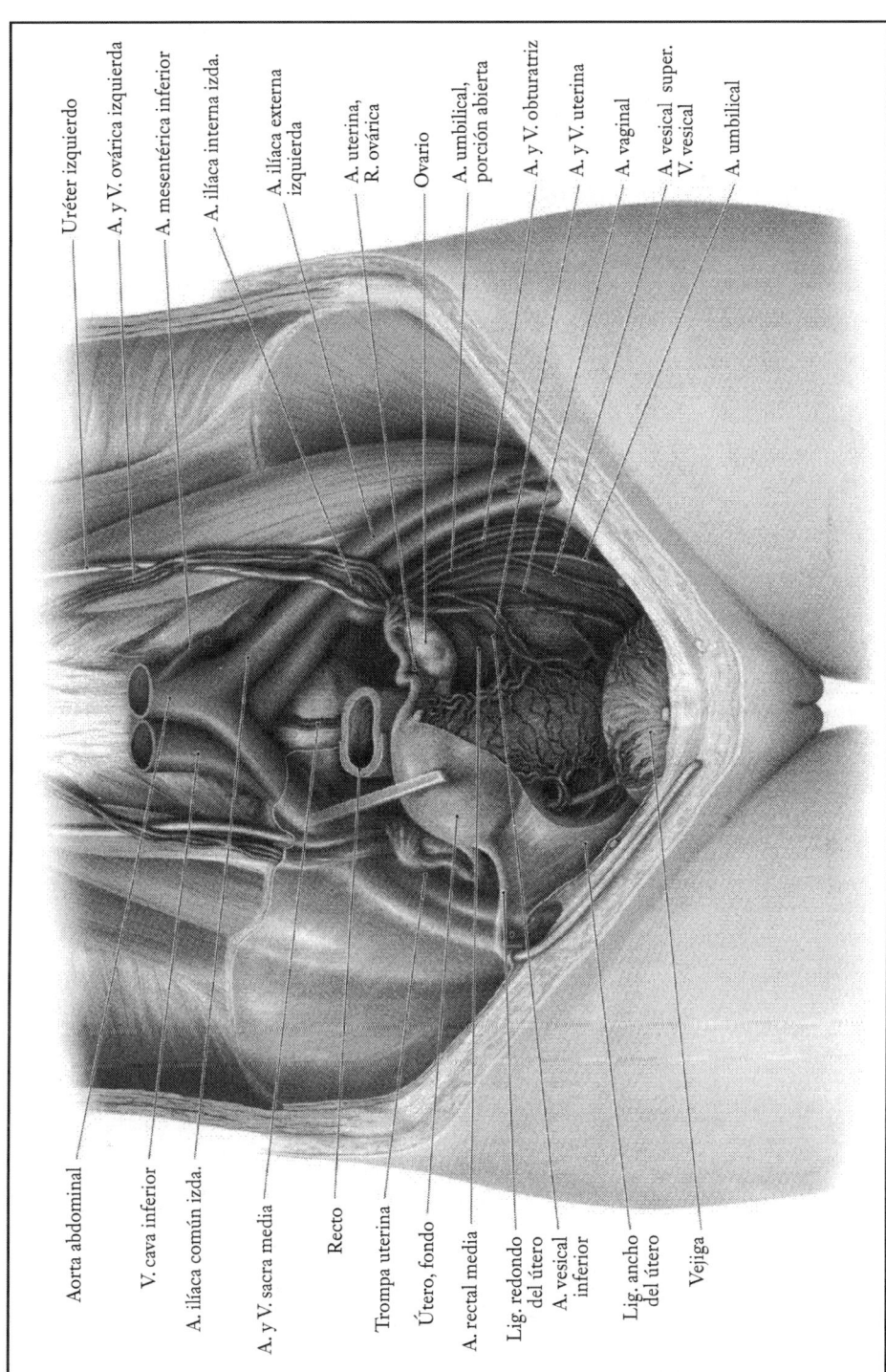

Figura 23. Vascularización del aparato genital interno. Peritoneo a la izquierda totalmente suprimido y parcialmente a la derecha; útero levantado e inclinado hacia la derecha.

Uréter izquierdo
A. y V. ovárica izquierda
A. mesentérica inferior
A. ilíaca interna izda.
A. ilíaca externa izquierda
A. uterina, R. ovárica
Ovario
A. umbilical, porción abierta
A. y V. obturatriz
A. y V. uterina
A. vaginal
A. vesical super. V. vesical
A. umbilical

Aorta abdominal
V. cava inferior
A. ilíaca común izda.
A. y V. sacra media
Recto
Trompa uterina
Útero, fondo
A. rectal media
Lig. redondo del útero
A. vesical inferior
Lig. ancho del útero
Vejiga

RELACIÓN ENTRE LA POSICIÓN DE LA A. UTERINA Y EL URÉTER

La A. uterina discurre en el Lig. ancho (en la figura 24 para una mejor visión, suprimido junto con el peritoneo, a la izquierda permanece in situ) hacia el útero, mientras el uréter la cruza por debajo (peligro de dañar el uréter en intervenciones quirúrgicas del útero).

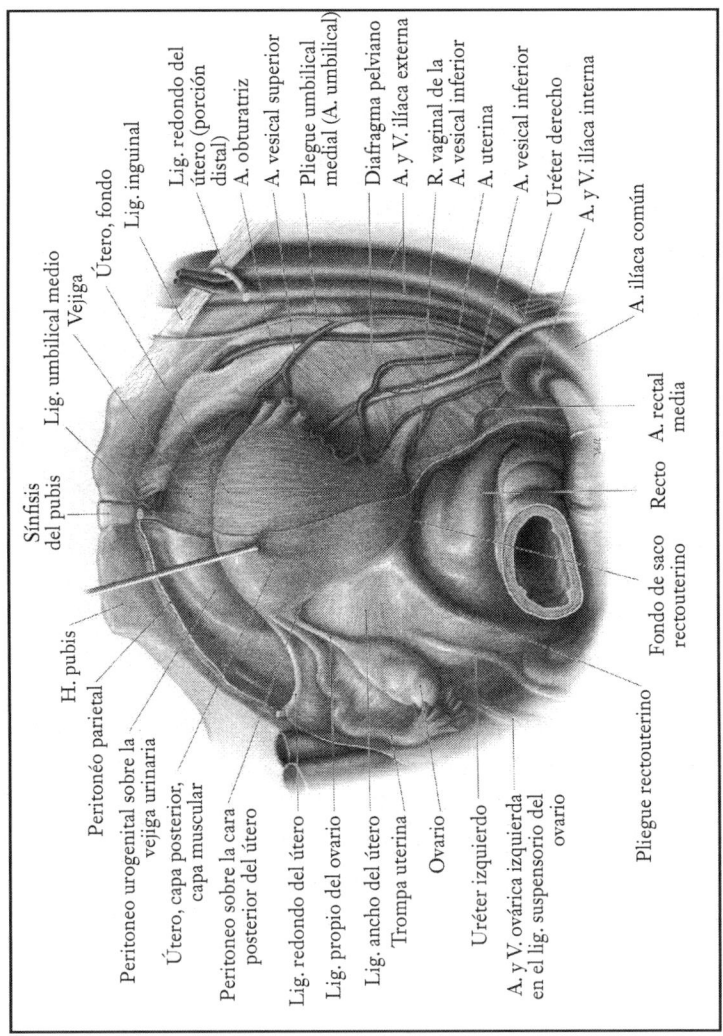

Figura 24. Relación entre la posición de la A. uterina y el uréter. Visión craneal de una pelvis femenina, el peritoneo derecho en gran parte suprimido, el intestino grueso separado, dejando visible sólo un pequeño trozo del recto; el útero está estirado hacia ventral.

VÍAS LINFÁTICAS Y GANGLIOS DEL APARATO GENITAL FEMENINO EXTERNO E INTERNO

En la pelvis femenina (figura 25), la linfa del aparato genital interno fluye sobre todo a los ganglios ilíacos y lumbares, la linfa del aparato genital externo principalmente a los ganglios inguinales. Los ganglios inguinales, en lenguaje clínico, se dividen en un tracto horizontal y un tracto vertical, es decir, que el drenaje linfático de los genitales externos se efectúa preferentemente en el tracto vertical.

Nota: los ovarios, a pesar de su localización en la pelvis, drenan a través de ganglios linfáticos lumbares. Gran parte de los vasos linfáticos del útero discurren por el Lig. ancho, de manera que una extensión linfógena de un tumor uterino maligno se efectúa por el Lig. ancho, lateralmente, en dirección a la pared pelviana.

DRENAJE LINFÁTICO DEL APARATO GENITAL FEMENINO

Todo el aparato genital femenino (figura 26) conduce su linfa a través de distintos grupos ganglionares parietales hasta los ganglios lumbares alrededor de la aorta abdominal y la V. cava inferior.

Aparato genital externo (y porción inferior de la vagina): a los ganglios inguinales superficiales y profundos; por una vía secundaria (aquí sin representar) directamente a los ganglios ilíacos.

Aparato genital interno:

- Ovarios y segmentos tubáricos (sobre todo, alejados del útero): vía de drenaje larga, hasta los ganglios lumbares alrededor de la aorta abdominal y la V. cava inferior;
- Fondo y cuerpo del útero y segmentos tubáricos (sobre todo, cercanos al útero): drenaje por los ganglios sacros; por los ilíacos internos y externos;
- Útero (cuello) así como segmentos medios y superiores de la vagina: por los ganglios inguinales profundos.

Nota: pequeños ganglios linfáticos viscerales del útero y de la vagina (ganglios parauterinos, ganglios paravaginales, sin representar en figura 26) se sitúan próximos al órgano en el tejido conectivo regional de la pelvis (parametrio y paracolpio).

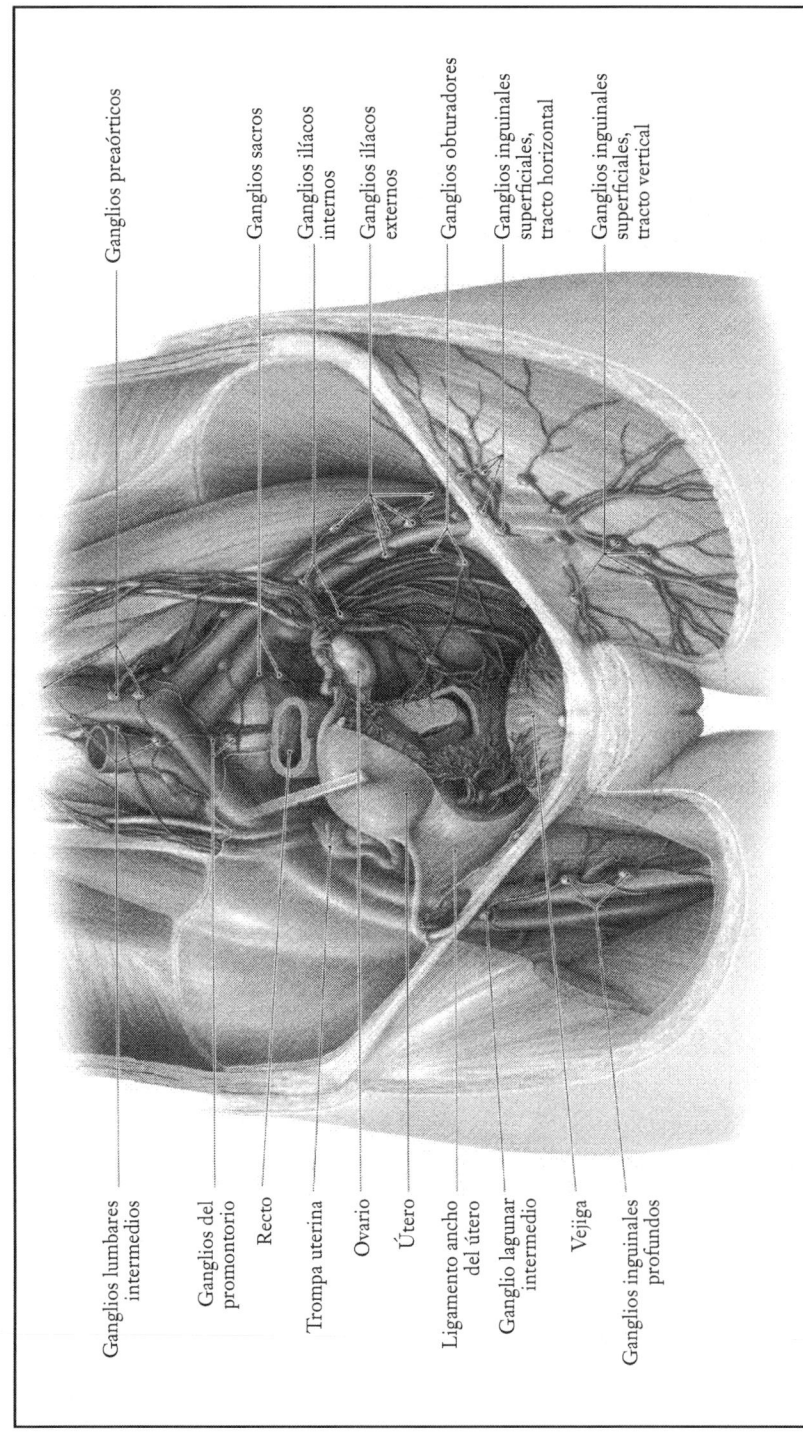

Figura 25. Vías linfáticas y ganglios del aparato genital femenino externo e interno. Visión ventral, se ha desplazado el útero hacia la derecha. El Lig. ancho está suprimido a la izquierda, y a la derecha parcialmente presente y abierto para mostrar los numerosos ganglios linfáticos que por allí discurren. En interés de una mayor comprensión, sólo se ha representado algún ganglio de determinados grupos ganglionares.

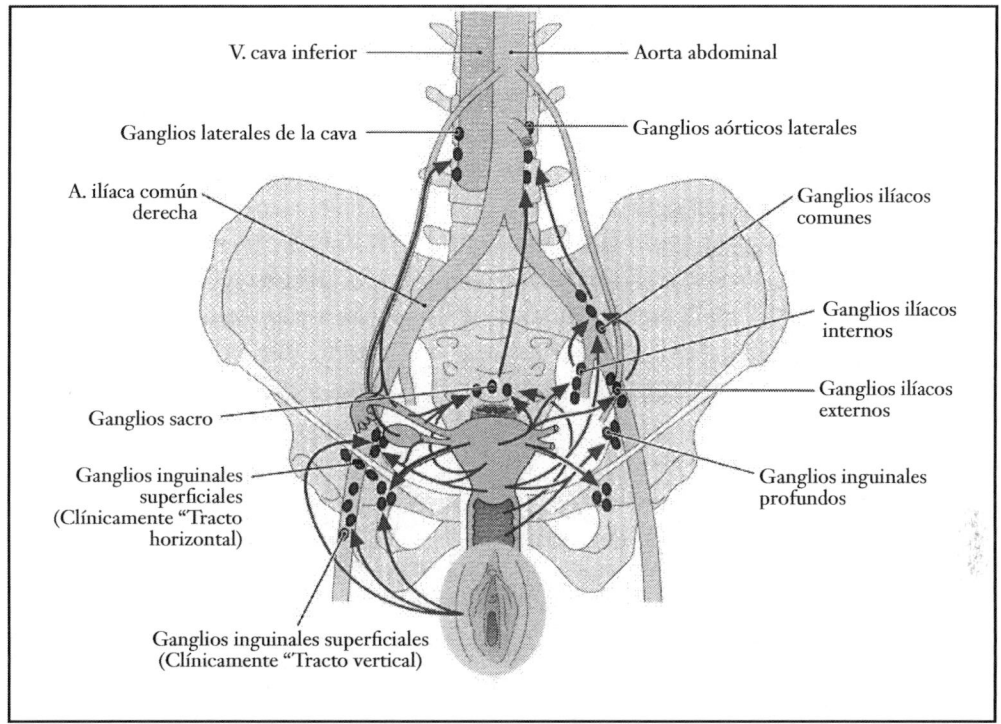

Figura 26. Drenaje linfático del aparato genital femenino.

7. CONEXIONES CON LA ESFERA UROGENITAL

Un tratamiento osteopático debe siempre investigar y tratar aquellas áreas en relación privilegiada con el órgano en disfunción. Ciertos órganos mantienen una estrecha relación con el área urogenital, así como diversos niveles estructurales. La anatomía nos permite comprender la interdependencia de estas estructuras y explica que la disfunción de una puede repercutir sobre la otra.

La mayoría de las veces, el sistema urogenital se encuentra afectado por la fijación de una de estas vísceras, excepto el riñón que, como veremos más adelante, puede ser la víctima de un esquema patológico o culpable del mismo.

CONEXIONES VISCERALES

El hígado

El hígado presenta una doble relación con la esfera pelviana: vascular y hormonal.

- Desde un punto de vista vascular: el drenaje del sistema genitourinario está esencialmente asegurado por las venas uterinas, que se drenan en la vena ilíaca interna, que drenan en la vena cava inferior. En caso de congestión hepática, existe una resistencia anormal al drenaje de la sangre portal. El aumento de la presión venosa portal provoca la apertura de las anastomosis porto-cavas generando un flujo de sangre venosa suplementaria en el sistema cava. Esta sobrecarga en el compartimiento cava disminuye el drenaje venoso procedente de la esfera pelviana, pudiendo ser el origen de fenómenos congestivos al nivel de los plexos venosos perivesicales y peri-uterinos.
- Desde un punto de vista hormonal: el hígado juega un papel fundamental en la regulación hormonal en compañía del eje hipotálamo-hipofisario. En efecto, es el encargado de catabolizar las hormonas sexuales; de hecho, las disfunciones hepáticas pueden ser el origen de un desarreglo hormonal que se refleja sobre la fisiología útero-ovárica.

El intestino delgado

Es sobre todo por sus relaciones anatómicas por lo que hay que contemplar la influencia del intestino delgado sobre el sistema genitourinario, porque directamente reposa en la cara postero-superior del útero y sobre la cara superior de la vejiga.

En caso de congestión entérica por estasis venosa, el apoyo sobre el útero y la vejiga se encuentra aumentado, perturbando fuertemente su dinámica o su estática.

Además, en caso de malposición o en caso de fijación uterina, las asas intestinales tienden a insinuarse en el receso pelviano que acentúa las disfunciones y perturba el mecanismo de las presiones.

El ciego

Esencialmente es en la intervención de la apendicectomía donde el ciego puede perturbar la esfera genitourinaria. Las adherencias cicatrizales, y los frenos que se originan como consecuencia de ellas, afectan la movilidad y la motilidad del útero, de la trompa y del ovario derechos, con posibles consecuencias sobre la fertilidad.

Por otro lado, las inflamaciones frecuentes del peritoneo tienen un efecto negativo sobre la movilidad y motilidad intestinal por las micro-adherencias y las lesiones de falta de viscosidad y de falta de serosidad que provocan.

Señalar que el apéndice vermiforme a menudo está en relación con el ovario derecho a través de un repliegue peritoneal llamado ligamento apendiculoovárico.

El recto-sigmoides

Se relaciona por su cara inferior a la vejiga, al útero y en el fondo de saco recto-uterino incluso vésico-uterino. El mesosigmoides se une al ligamento ancho izquierdo mediante un repliegue peritoneal, el ligamento infundibulopélvico.

En caso de estreñimiento crónico, el peso de esta porción del marco cólico se apoya sobre órganos subyacentes y participa en los fenómenos de ptosis y de prolapsos vésico-uterinos.

Los estreñimientos severos también favorecen el desplazamiento uterino hacia delante, y generan un útero en retroversión, cuando se combinan con una replección vesical.

Riñón izquierdo

Osteopáticamente se le denomina "riñón genital", porque aparte de la unión anatómica directa con el uréter que le une a la vejiga, el riñón izquierdo está en estrecha relación con el sistema genitourinario mediante una disposición particular de su drenaje venoso.

En efecto, las venas ováricas derechas e izquierdas no tienen el mismo destino. La derecha drena directamente sobre la vena cava inferior, mientras que la izquierda drena en la vena renal izquierda.

Las ptosis y las fijaciones del riñón izquierdo modifican la orientación de su pedículo vascular, así como la compresión de la vena renal izquierda tras el cierre de la pinza aórtico-mesentérica, favorecen la congestión del riñón izquierdo y los fenómenos de estasis de la pelvis menor, más particularmente al nivel del ovario izquierdo.

CONEXIONES OSTEOARTICULARES

Las relaciones osteoarticulares en conexión más directa con el área urogenital son:

Las vértebras lumbares, sacro y coxis

Estas zonas vertebrales están en relación estrecha con la zona genitourinaria. Encontramos frecuentemente fijaciones lumbo-sacras en los problemas urogenitales, por efecto reflejo o mecánico, con una mención particular para la articulación sacro-coxígea.

Vértebras torácicas

A menudo las encontramos fijadas, esencialmente por efecto reflejo, a causa de la existencia de la cadena ganglionar simpática laterovertebral, ya que la zona genital se proyecta al nivel de T10 a L2.

Vértebras cervicales, clavícula y 1ª costilla

En esta región, las disfunciones ostéo-articulares encuentran su origen en las conexiones que mantienen las estructuras que la componen con el sistema neurohormonal.

Las disfunciones genitales generadas por desórdenes hormonales suelen producir fijaciones vertebrales preferentes:

- Al nivel de la unión cérvico-torácica, las disfunciones de C7, T1, de la 1ª costilla y de la clavícula, por sus efectos sobre el ganglio estrellado y el tiroides, pueden afectar a la esfera hormonal genital;
- Al nivel cervical alto, las fijaciones pueden explicarse mediante la relación hormonal entre el eje hipotálamo-hipofisario y la esfera urogenital.

Miembros inferiores

Toda fijación urogenital se acompaña casi sistemáticamente de una fijación del miembro inferior, y más particularmente del pie.

Las fijaciones más frecuentes son las de la articulación tibio-peronea inferior, del escafoides y del 5º metatarsiano. Se puede objetivar un movimiento vesical durante una presión bajo el navicular, mientras que la misma presión sobre el cuboides no lo produce.

Las secuelas de un esguince del pie a menudo tienen una resonancia sobre la pelvis menor; recíprocamente una disfunción urogenital puede facilitar y debilitar una articulación subyacente.

El cráneo

Se encuentran bastante a menudo fijaciones del occipucio y de los huesos en relación con éste. Las disfunciones urogenitales restringen la movilidad del sacro, creando así tensiones sobre el eje cráneo-sacro que se reflejan sobre el cráneo mediante el juego de la membrana de tensión recíproca. A la inversa, una disfunción craneal puede perturbar el funcionamiento del eje hipotálamo-hipofisario y modificar el equilibrio hormonal de la esfera pelviana.

Comentario osteopático

La inmensa mayoría de las fijaciones articulares son una compensación y una adaptación de fijaciones viscerales situadas a distancia. Un ejemplo que ilustra bien esto es la articulación sacro-ilíaca que se encuentra fijada unilateralmente en la mayoría de los pacientes. La simple relajación de los tejidos blandos vecinos casi siempre le devuelve su movilidad. En muchas ocasiones hay que comenzar por normalizar las vísceras de la región pelviana antes de querer tratar las fijaciones osteo-articulares asociadas con ellas.

No existe una osteopatía estructural, una osteopatía visceral y una osteopatía sacro-craneal. Existe la osteopatía, global e integrando todas las disfunciones y desequilibrios presentes en cada paciente.

Capítulo II

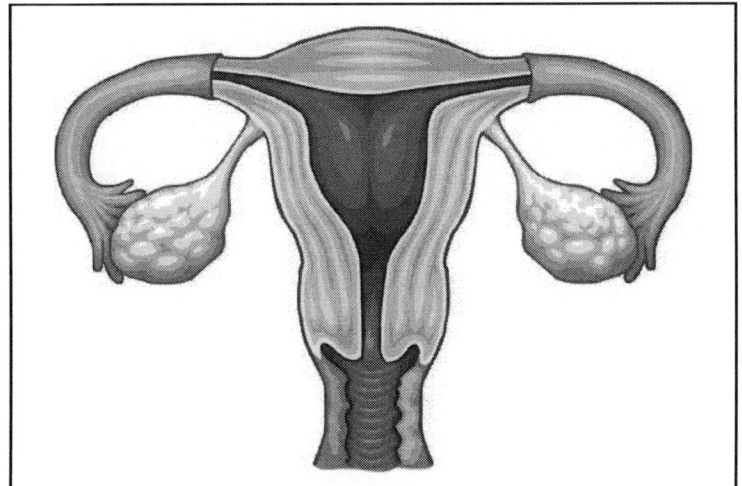

El útero

ANATOMÍA Y CARACTERÍSTICAS DEL ÚTERO

El útero (músculo liso) es un órgano intrapélvico, situado en el centro de la excavación pelviana entre la vejiga y el recto, cuya misión más importante es albergar el huevo fecundado durante toda la gestación.

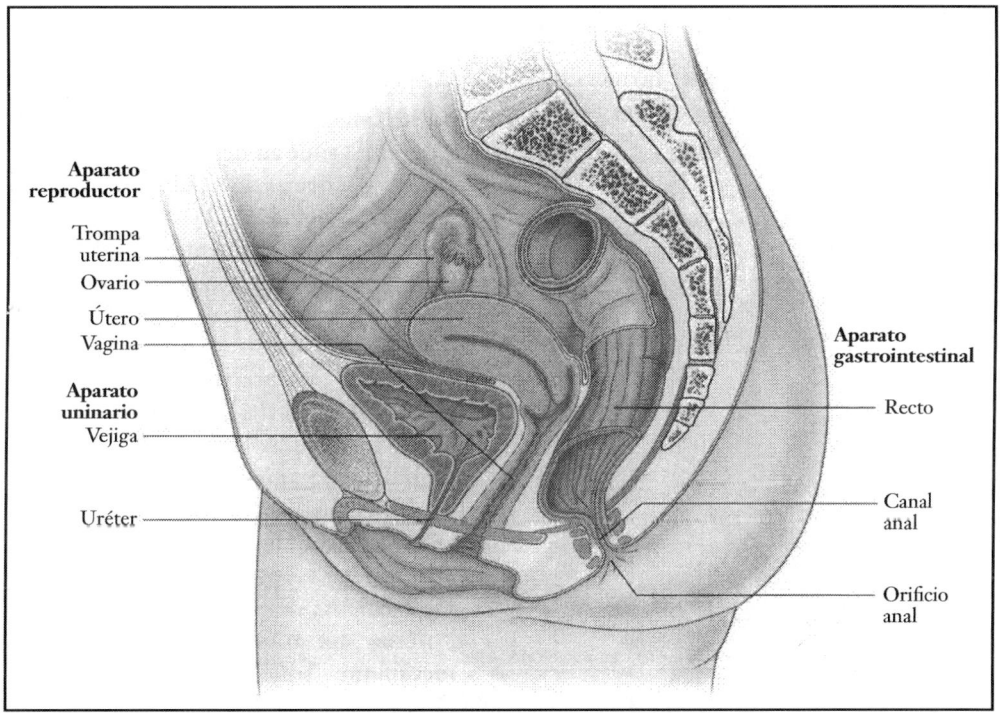

Figura 28. Situación del útero en la pelvis. Vista lateral izquierda.

ASPECTO MACROSCÓPICO

El útero es un órgano hueco y único. Clásicamente se compara con una pera aplanada de delante hacia atrás y con su extremidad superior más voluminosa. Sus dimensiones varían con la edad y con la paridad de la mujer (figura 29); pero por término medio podemos establecer que su longitud oscila entre 6 y 9 cm, su anchura entre 3 y 4 cm y su profundidad o espesor entre 2 y 3 cm. El peso del útero varía entre 70 y 100 g, y ocupa el centro de la pelvis menor entre la vejiga y el recto.

El útero se compone de dos partes anatómicas y funcionalmente distintas (figura 30), el cuerpo y el cuello, que están separadas por el istmo, que es una pequeña zona, mal delimitada, situada entre el cuello y el cuerpo. En la gestación esta zona aumenta sus dimensiones y adquiere gran importancia funcional, pero fuera del periodo de embarazo tiene escasa importancia.

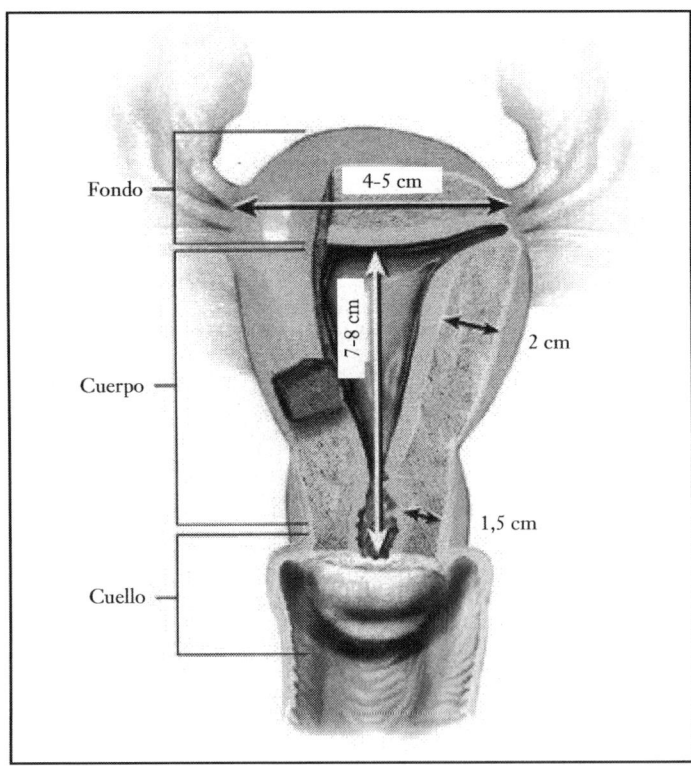

Figura 29. Proporciones del útero.

Cuerpo uterino. En la mujer sexualmente madura representa las dos terceras partes del volumen total del útero. Ocupa la porción superior del útero y es una formación eminentemente muscular. En su centro posee una cavidad aplanada de delante hacia atrás y de perfil burdamente triangular. Esta cavidad se comunica en su extremidad superior con las trompas, y en su extremidad inferior, a través del istmo, con el cuello uterino.

Cuello uterino. Tiene forma cilíndrica. Su longitud varía entre 2,5 y 3 cm. En su extremidad superior se continúa, insensiblemente con el istmo. Su extremidad inferior, cónica, termina haciendo protrusión en la porción superior de la vagina y se denomina portio u hocico de tenca.

A lo largo de la vida de la mujer, el útero sufre cambios importantes que se reflejan fundamentalmente en la relación entre el volumen del cuerpo y el del cuello y en la estructura histológica de su mucosa.

El eje del cuerpo uterino forma con el eje del cuello un ángulo abierto hacia delante de 160° aproximadamente (anteflexión). A su vez, el eje del cuello uterino forma con el eje de la vagina un ángulo abierto hacia delante de unos 90° (anteversión) figura 37.

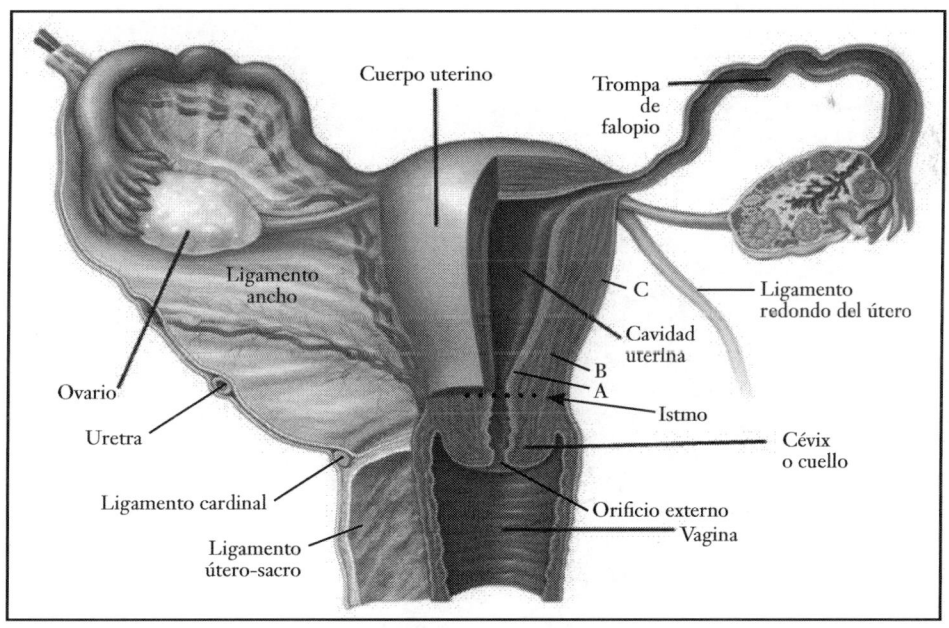

Figura 30. Anatomía del útero.
A: Endometrio. B: Miometrio. C: Perimetrio.

MEDIOS DE FIJACIÓN DEL APARATO GENITAL

1. Sistema de sostén del útero

Está constituido fundamentalmente por los músculos elevadores del ano y, muy particularmente, por sus haces puborrectales, complementado por el diafragma urogenital. Forman el suelo de la pelvis constituyendo el plano inferior de soporte del útero.

Músculo elevador del ano. Se inserta en la pared pelviana, en la cara posterior del pubis y en la tuberosidad del isquion. Entre estos dos puntos, como el ilion está revestido por el músculo obturador, se inserta en la llamada línea blanca, que en realidad depende de la fascia del obturador. Desde allí forma una especie de hamaca, cuyos haces posteriores e inferiores terminan en la punta y en el borde del coxis, en la sutura (rafe) anocoxígea y en la pared del recto.

En conjunto, ambos músculos elevadores tienen una forma de embudo, ya que sus inserciones externas están en un plano más superior que la interna, y con una hendidura en la porción anterior por donde pasan la uretra, la vagina y el recto.

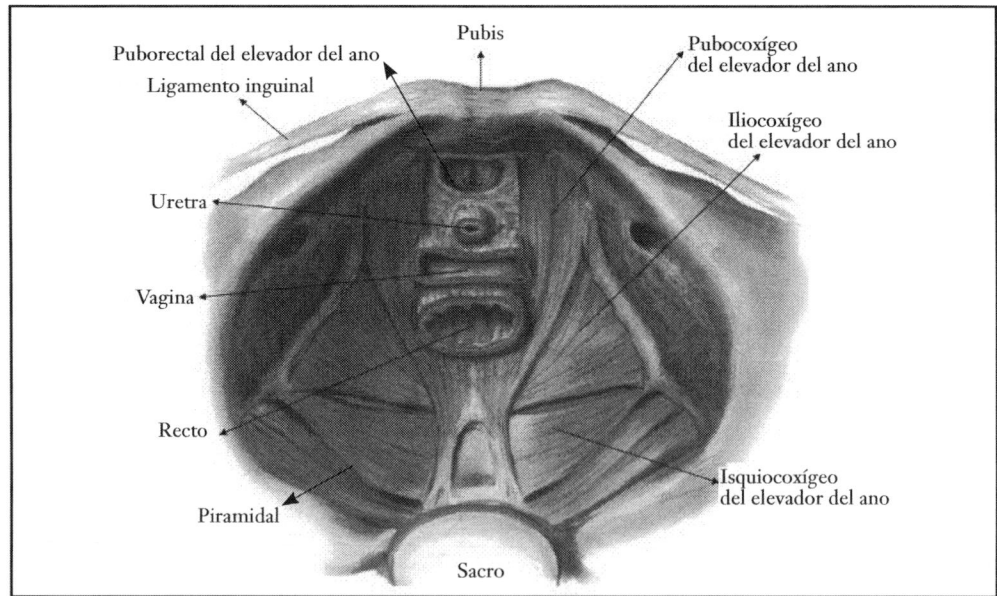

Figura 31. Músculo elevador del ano. Vista craneal.

Los músculos coxígeos, entre el coxis y el isquion, y el piriforme contribuyen a cerrar la pelvis en su región posterior. Figura 31.

Diafragma urogenital. Complementa la acción de sostén de los músculos elevadores del ano (figura 32). Está constituido por los siguientes músculos:

1.   Esfínter estriado externo del ano, cuyas fibras parten del rafe anocoxígeo y del coxis, rodean el ano y terminan en el rafe medio. Es un músculo voluntario.

2.   Los músculos isquiocavernosos se extienden desde los cuerpos cavernosos hasta el isquion y cooperan en el mantenimiento de la erección del clítoris.

3.   Los bulbocavernosos rodean la terminación inferior de la vagina y se extienden desde los cuerpos cavernosos hasta el rafe medio del perineo.

4.   Los músculos transversos del perineo, que extienden desde la tuberosidad isquiática al rafe medio del perineo existente entre el ano y la vagina. En realidad, los músculos transversos constituyen dos planos: transversos superficiales y transversos profundos.

5.   El esfínter estriado y externo de la uretra, que rodea la uretra y se inserta en las paredes de la vagina.

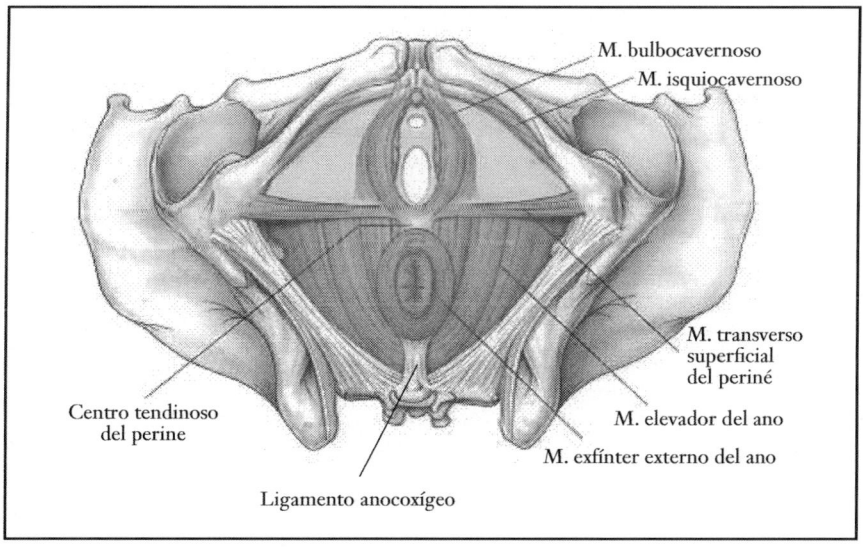

Figura 32. Diafragma urogenital.

Constitución del suelo pelviano femenino

Las tres placas musculares y de tejido conectivo que constituyen el suelo pelviano están dispuestas en tres pisos:

- **Piso superior:** diafragma pelviano.
- **Piso medio:** diafragma urogenital.
- **Piso inferior:** músculos orbiculares y cavernosos del tracto urogenital e intestinal.

El diafragma pelviano, con forma de embudo, está principalmente formado por el M. elevador del ano y sus fascias musculares superior e inferior (fascias diafragmáticas superior e inferior de la pelvis). El diafragma urogenital se extiende a modo de placa horizontal, compuesta de tejido muscular y conectivo, entre el isquion y el pubis, y está principalmente formado por el M. transverso profundo del periné y sus fascias musculares superior e inferior (fascias diafragmáticas superior e inferior del periné). Entre los músculos orbiculares y cavernosos se cuentan los músculos. bulbocavernosos, isquiocavernosos, esfínter uretral y esfínter externo del ano con sus fascias individuales. Ver figura 33.

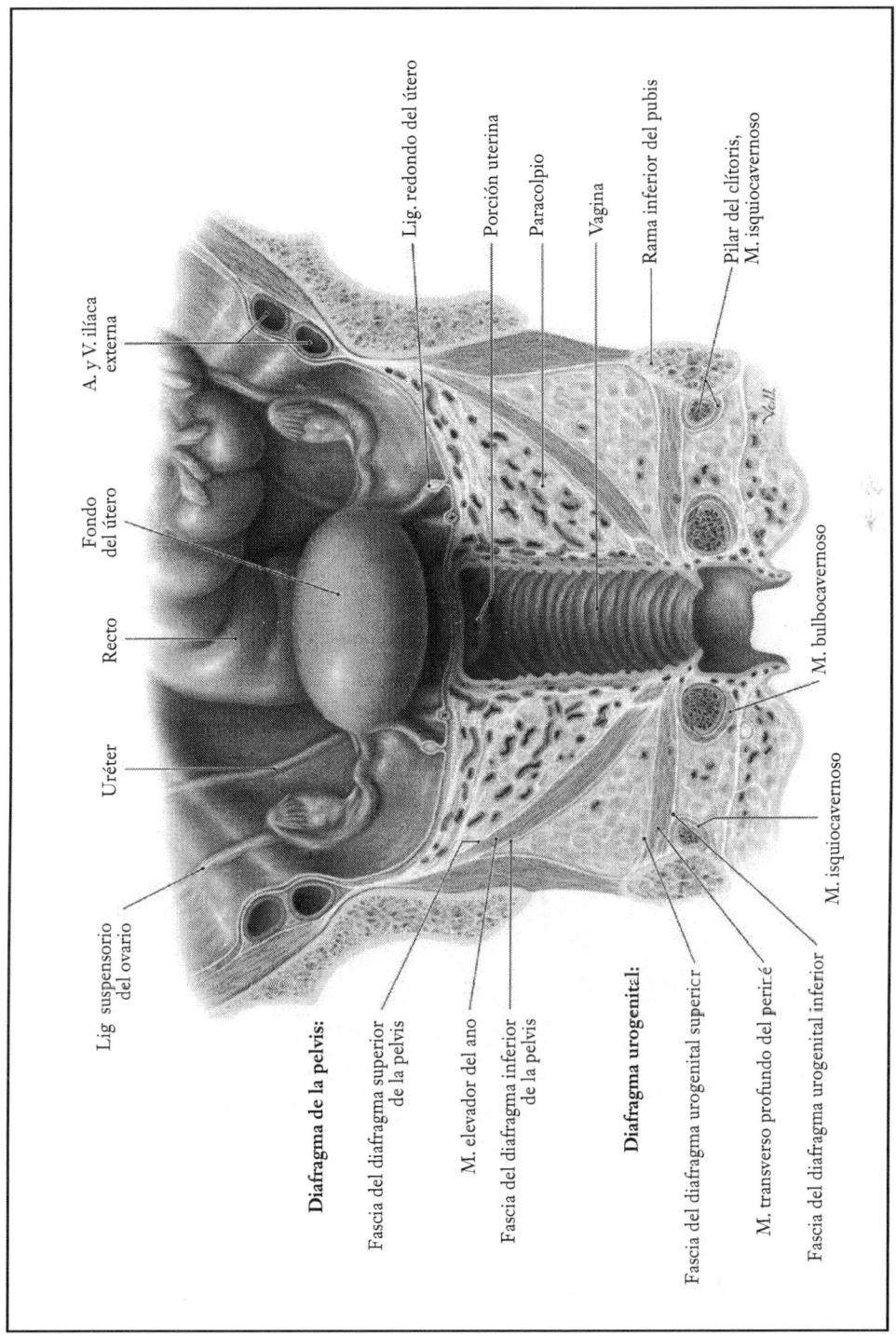

Figura 33. Constitución del suelo pélvico femenino. Vista anterior.

2. Sistema de suspensión del útero

Lo constituyen formaciones mioconjuntivas que desde el cuello uterino se irradian a la paded pelviana; forman hacia los lados los ligamentos cardinales de McKenroth, o ligamento cervical transverso, hacia atrás los ligamentos uterosacros, que terminan en las vértebras sacras, y hacia delante los pilares de la vejiga, que se continúan con los ligamentos pubovesicales.

Estas formaciones mioconjuntivas constituyen el plano medio de soporte del útero y la vagina. Ver figura 34.

3. Sistema de orientación del útero

Está formado por los ligamentos redondos y los ligamentos anchos. Los ligamentos redondos son dos cordones de unos 12 cm que se insertan en ambos cuernos uterinos, por debajo de la salida de la trompa, y se extienden hacia la pared abdominal hasta el conducto inguinal y a través de él llegan los labios mayores.

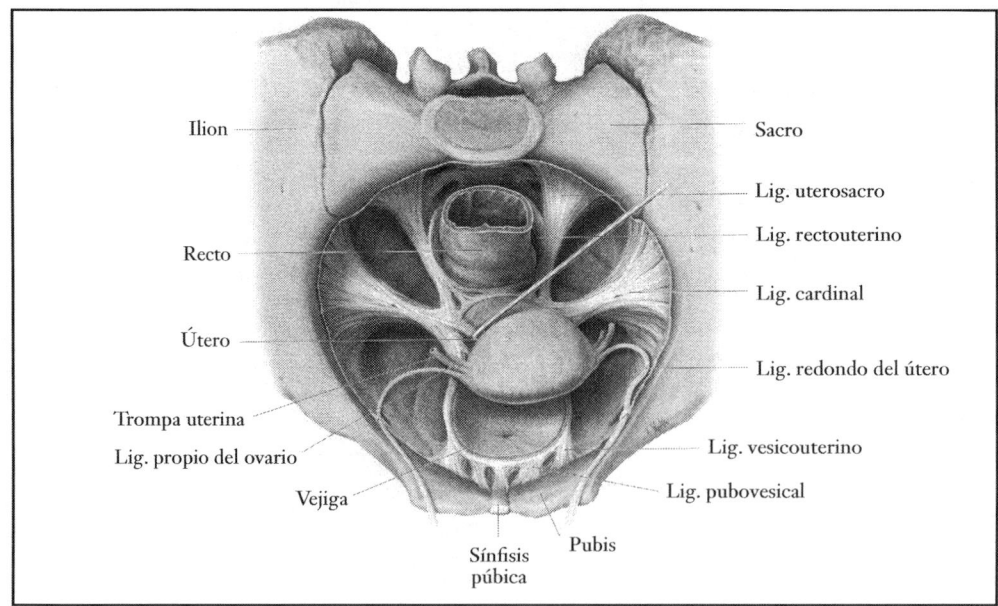

Figura 34. Ligamentos de suspensión y orientación del útero.

Los ligamentos anchos (figura 30) se extienden desde los bordes del útero a la pared pelviana. Están constituidos por dos hojas peritoneales que contienen tejido conjuntivo, vasos y nervios.

Forman el soporte superior del útero y contribuyen a la anteversión de este, formando el eje de este órgano, un ángulo recto con el eje de la vagina.

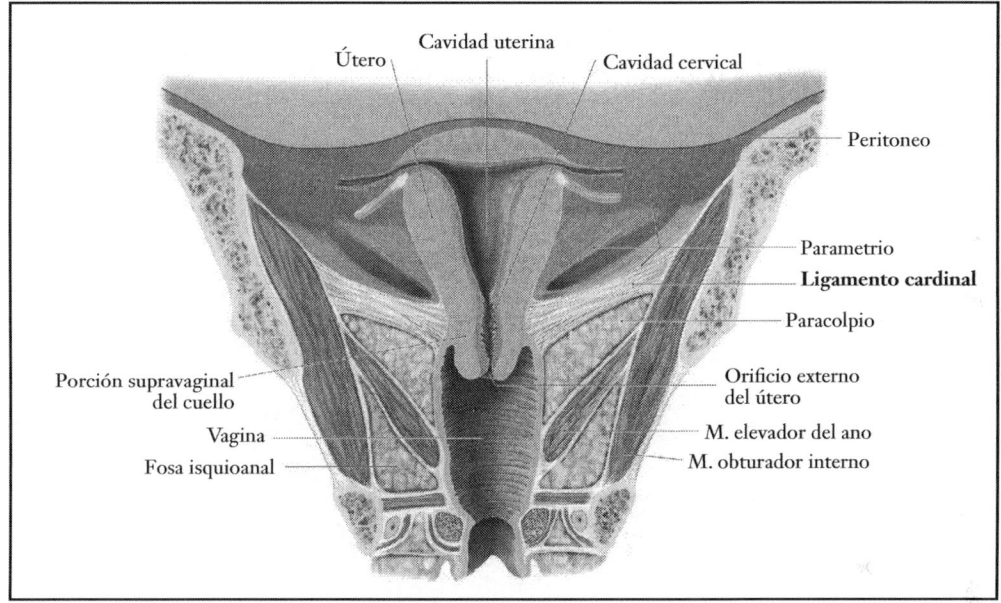

Figura 35. Ligamentos cardinales de Mckenroth.

RELACIONES ENTRE EL ÚTERO Y EL PERITONEO

El peritoneo reposa como una sábana sobre el útero y da origen a callejones sin salida (fondos de saco) y ligamentos que lo unen al útero. Ver figura 36.

El peritoneo recubre completamente el cuerpo, el istmo y la cara posterior del segmento supravaginal del cuello del útero.

• Hacia delante: el peritoneo se refleja al nivel del istmo y se continúa con el peritoneo de la cara superior de la vejiga formando el fondo de saco vesico-uterino.
• Hacia atrás: el peritoneo desciende a la cara posterior de la vagina y se refleja más bajo. Se continúa con el peritoneo de la cara

anterior del recto para formar el fondo de saco recto-uterino de Douglas; es el punto más caudal de la cavidad peritoneal.

- Lateralmente: el peritoneo se continúa para formar los ligamentos anchos.

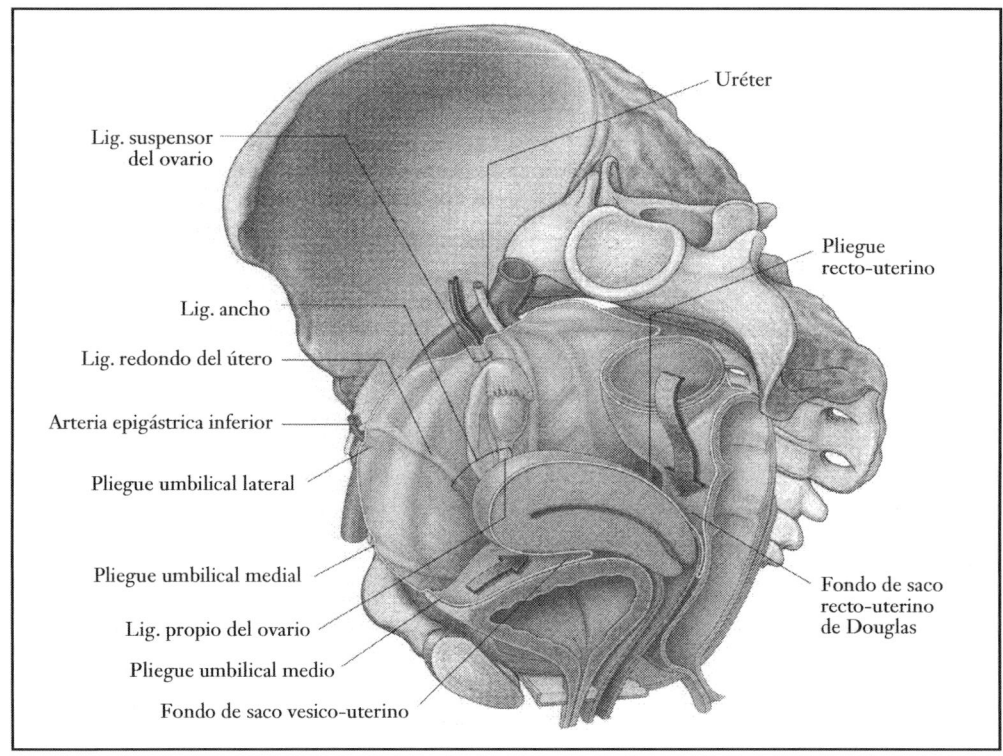

Figura 36. Relaciones entre el útero y el peritoneo.

POSICIÓN FISIOLÓGICA DEL ÚTERO

El útero se encuentra centrado en la pelvis (figura 37). El eje del cuello uterino forma con el eje de la vagina un ángulo abierto hacia delante de unos 90°-100°, denominado **ángulo de anteversión.**

A su vez, el eje del cuerpo uterino forma con el eje del cuello un ángulo abierto hacia delante de unos 100°-120°, denominado **ángulo de anteflexión.**

Por lo tanto el útero normal es *anteverso-anteflexo*, situado en el eje medio de la pelvis.

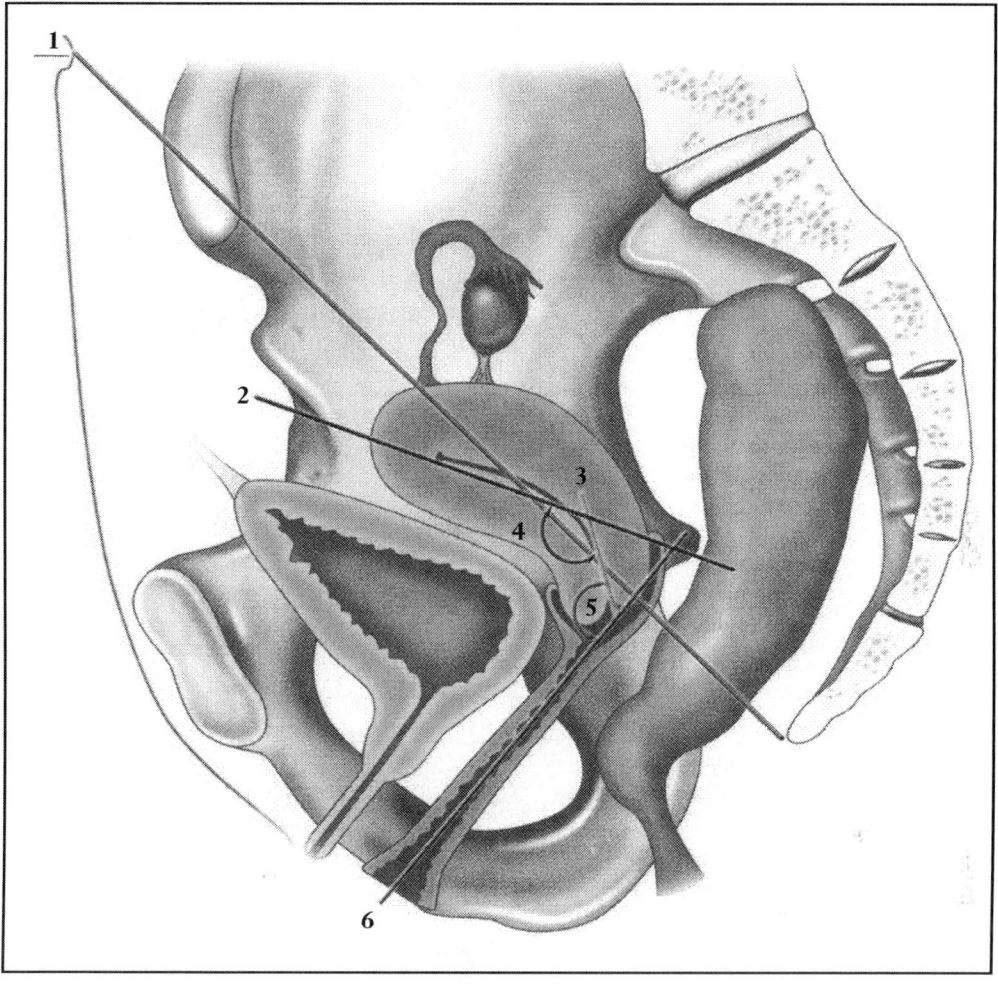

Figura 37. Orientación fisiológica del útero
1. Eje ombligo-coxis
2. Eje del cuerpo del útero
3. Eje del cuello uterino
4. Ángulo de anteflexión (formado entre 2 y 3)
5. Ángulo de anteversión (formado entre 3 y 6)
6. Eje de la vagina

CONDICIONES MECÁNICAS LOCALES EN LOS DESPLAZAMIENTOS DEL ÚTERO

Estas solicitaciones pueden provenir del sacro, de la vejiga, del recto o de la masa intestinal.

- Vejiga llena: el útero es comprimido hacia atrás
- Recto lleno: el útero es comprimido hacia delante
- Recto y vejiga llenos: el útero es comprimido hacia arriba

El sacro

Una torsión sacra hacia delante sobre un eje oblicuo es capaz de producir un estiramiento de uno de los dos ligamentos útero-sacros. Esta tensión puede modificar la estática uterina, entrañando una repercusión sobre los ligamentos largos. Ver figura 38.

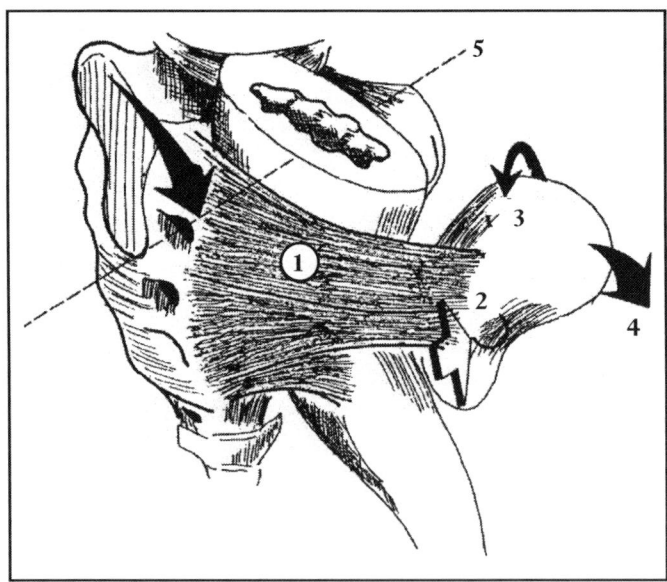

Figura 38. Posición uterina con respecto al sacro.
Torsión sacra izquierda-izquierda. 1, ligamento útero-sacro; 2, el cuello uterino es desplazado hacia atrás y hacia arriba. Se encuentra desviado a la izquierda; 3 y 4, el cuerpo uterino está en lateroversión derecha, con tendencia a la anteversión, si la unión cuello-cuerpo está rígida; 5, eje oblicuo sacro izquierdo. Lesión: lateroflexión uterina derecha.

La vejiga

Pasando del estado de vacuidad al de repleción, la vejiga rechaza hacia atrás al útero que se acerca un poco a la vertical, lo alcanza y hasta lo sobrepasa. Luego, cuando el depósito urinario vuelve a su posición inicial, tras la micción, el útero también vuelve a su posición inicial, inclinándose tanto hacia adelante en relación a la reducción de volumen de la vejiga.

El cuerpo del útero se desplaza pues, bajo la influencia de los cambios de volumen de la vejiga, alternativamente de adelante hacia atrás y de atrás hacia delante: estos desplazamientos se efectúan según un arco de círculo que está colocado en el plano antero-posterior y que puede alcanzar, según los casos, 60° a 70°. Ver figura 39.

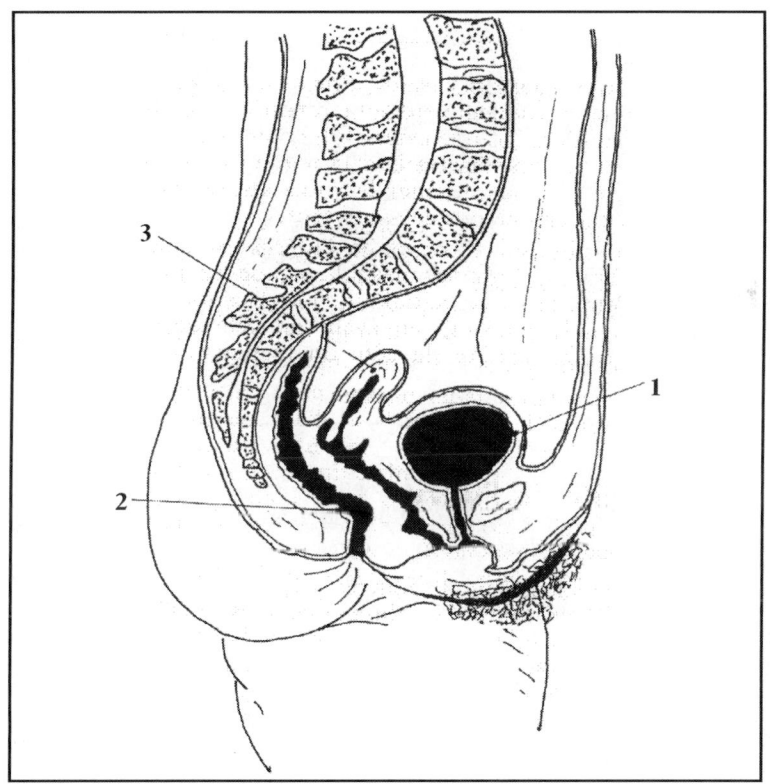

Figura 39. Posición uterina con respecto a la vejiga.
1, vejiga llena; 2, recto; 3, útero en posición posterior. La vejiga llena rechaza el útero hacia atrás.
El útero pierde su anteflexión fisiológica.

El recto

Distendido por las materias fecales, el recto puede, a su vuelta, rechazar el útero hacia delante. En ausencia de estreñimiento este desplazamiento, de origen rectal, es moderado y momentáneo. Ver figura 40.

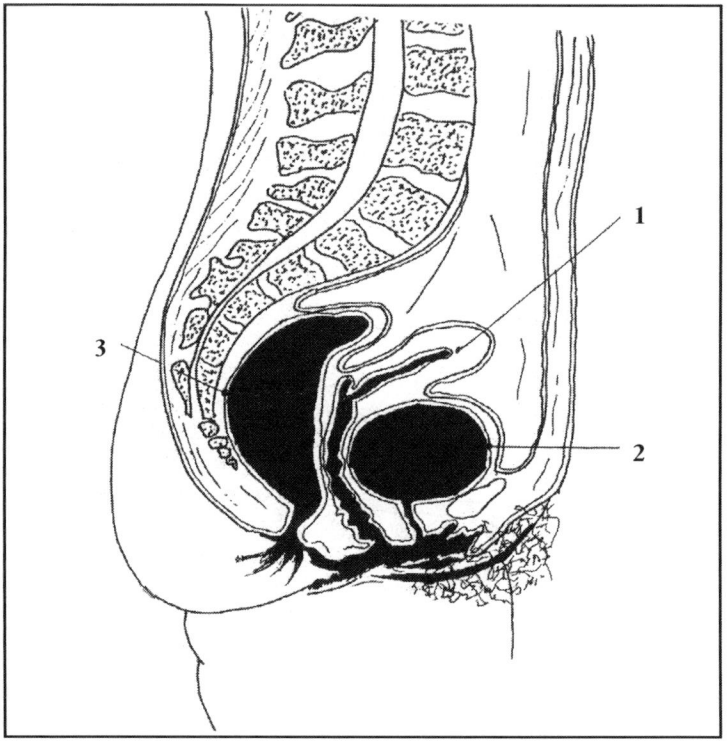

Figura 40. Posición uterina con respecto al recto.
El recto está lleno de materia fecal y la vejiga está llena. El útero es ascendido perdiendo su anteflexion fisiológica. 1, el útero es elevado, perdiendo su anteflexión fisiológica; 2, vejiga llena; 3, recto lleno de materia fecal.

Las asas intestinales

Las asas intestinales tienen en la estática del útero una importancia considerable en la cual no se insiste bastante: sobre varios cortes de sujetos congelados donde el útero fue manifiestamente desplazado Testut encontró, sobre su contorno, asas intestinales llenas o no de materias fecales.

Las asas intestinales, en efecto, que son un peso muerto sobre las vísceras contenidas en la pelvis pueden, comprimiendo de arriba abajo el fondo del útero, modificar más o menos su ángulo de curvatura. Por otra parte, se insinúan por todas partes dónde encuentran un espacio para recibirlos: así es como descienden, según las circunstancias, unas veces en el fondo de saco vésico-uterino, y otras en el fondo de saco recto-vaginal. En el primer caso, rechazan el cuerpo del útero hacia atrás, mientras que en el segundo caso, lo inclinan por delante del lado de la vejiga. Ver figura 41.

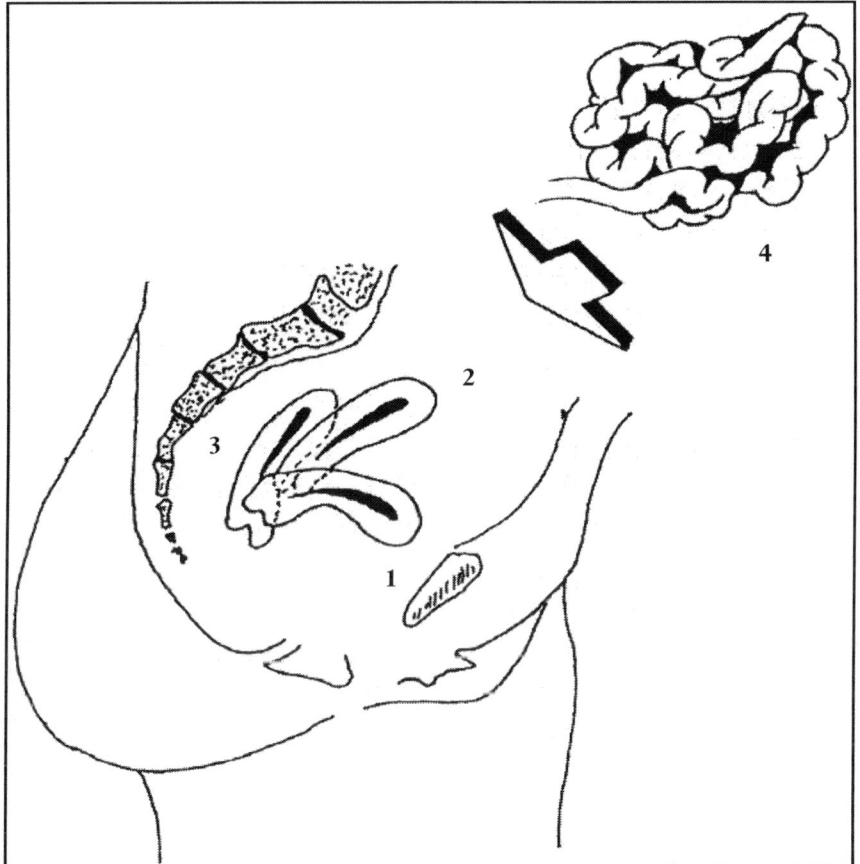

Figura 41. Posición uterina con respecto a las asas intestinales.
1, Posición del útero cuando la vejiga y el recto están vacíos; 2, elevación del útero cuando la vejiga y el recto están llenos; 3, posición del útero cuando la vejiga está llena y el recto vacío. La vejiga rechaza el útero hacia atrás que se acerca a la vertical; 4, compresión del útero por las asas intestinales.

ANOMALÍAS DE POSICIÓN UTERINA

El útero se sitúa normalmente en posición de anteversión-anteflexión en la cavidad pelviana.

Numerosos acontecimientos individuales en cada mujer pueden dar como resultado un número de malposiciones uterinas que a continuación pasaremos a describir. Las etiologías de estas malposiciones son variadas:

- La edad,
- Constitución física,
- La gestación,
- Los partos,
- Intervenciones quirúrgicas, etc.

Cualquiera de estos factores puede afectar al tono del útero y a la tensión de sus sistemas de sostén, suspensión y orientación, modificando de esta manera sus grados de versión y flexión.

La estática uterina es funcional mientras su posición fisiológica sea respetada.

1. ÚTERO EN RETROVERSIÓN

Es la disfunción posicional uterina más frecuente, especialmente en la mujer embarazada.

La retroversión es la rotación posterior del útero: el fondo uterino se posterioriza y se sitúa hacia atrás del eje de la excavación pelviana (línea ombligo-coxis), figura 37, mientras que el orificio del cuello mira más adelante.

La retroversión tiene tres grados disfuncionales (figura 42):

- **Primer grado:** el fondo se proyecta entre la línea ombligo-coxis y el promontorio sacro.
- **Segundo grado:** el fondo se proyecta en frente de S1. El útero se alinea con el eje de la vagina, lo cual predispone a futuros prolapsos del útero.

- **Tercer grado:** el fondo se proyecta en frente de la articulación sacro-coxígea. El útero ha basculado completamente hacia atrás, con su cara posterior reposando sobre la cara anterior del recto, separándose completamente de la vejiga y dejando un espacio libre donde pueden precipitarse las asas intestinales.

La retroversión del útero puede ser congénita o adquirida con más frecuencia se encuentra como consecuencia de:

- Abortos.
- Tras procesos inflamatorios.
- En la mujer multípara. En este último caso, los ligamentos del útero (sobre todo los ligamentos redondos), sujetos a repetidas distensiones se vuelven flácidos y se distienden, perdiendo el útero el principal medio de suspensión que lo mantenía hacia delante.
- Durante el embarazo. Con el útero en retroversión las venas sufren una torsión que produce estasis sanguínea, favoreciendo la producción de hemorragias deciduales (sangrado vaginal en las mujeres durante el embarazo), que a su vez despiertan la contractilidad del útero dando lugar a amenazas de abortos. Esto ocurre especialmente cuando la posición del útero está fijada por adherencias que pueden haberse motivado por viejas supuraciones o infecciones de los órganos contenidos en la pelvis o por operaciones ginecológicas que trajeron consigo estas secuelas.
- El recto también se comprime enormemente, dificultándose la evacuación de gases y materia fecal, lo que agrava progresivamente la alteración de la paciente.

Existen varias reacciones de las mujeres frente a este fenómeno: algunas no experimentan ningún problema, quedan fácilmente embarazadas y los embarazos se ejecutan con normalidad. Otras, sin embargo, se quejan de dolor en la región lumbar, que es mayor en el período premenstrual. Y otras sienten una sensación persistente de estirar hacia abajo, sufriendo unas relaciones sexuales dolorosas, así como la interferencia con la vejiga, el intestino o dolencias vagas y generales, tales como dolor de cabeza, tos nerviosa, estreñimiento, irritabilidad, malestar estomacal.

El útero en retroversión puede ser la causa de infertilidad y abortos de repetición.

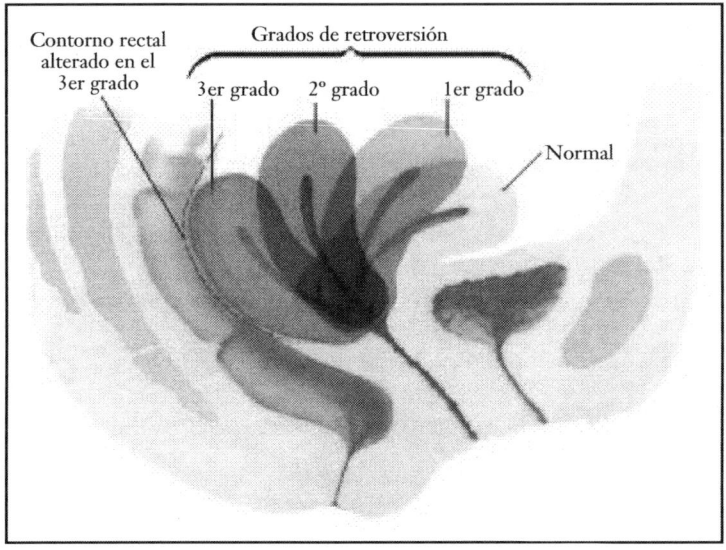

Figura 42. Grados disfuncionales en la retroversión uterina.

2. ÚTERO EN ANTEVERSIÓN

Es una rotación anterior del útero: el fondo uterino cae hacia abajo y hacia delante mientras que el orificio del cuello mira más hacia atrás. El útero está anteverso pero no anteflexo (figura 44).

Cuando la anteversión es exagerada y fijada (hiper-anteversión), la cara anterior del cuerpo uterino se apoya sobre la cara superior de la vejiga; aumenta por lo tanto la presión intravesical, favoreciendo así la incontinencia urinaria o la urgencia miccional. Esta situación es frecuente cuando los ligamentos útero-sacros o los ligamentos redondos están excesivamente tensos o retraídos.

Etiologías

- Partos traumáticos
- Abortos
- Atrofia menopáusica

- Endometriosis
- Tumor del fondo uterino
- Ptosis intestinal
- Lesiones de extensión sacra, mediante la intermediación de los ligamentos útero-sacros.

Signos clínicos

- Irritabilidad de la vejiga con constantes ganar de orinar.
- Cistitis.

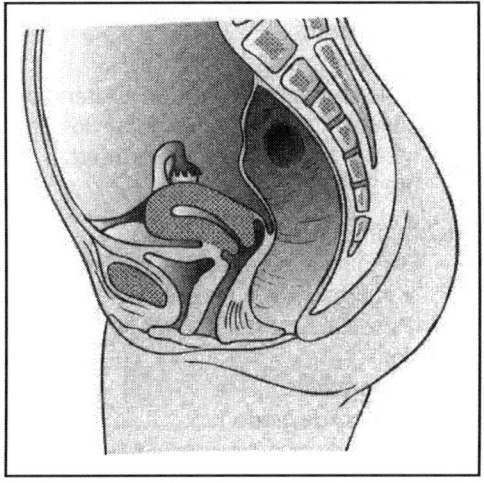

Figura 43. Posición uterina normal.

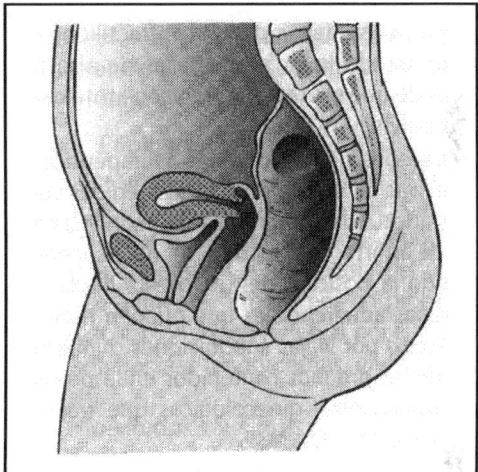

Figura 44. Anteversión uterina.

3. LATEROVERSIÓN UTERINA

El útero se inclina en el plano frontal hacia la derecha o izquierda. Muy a menudo están asociadas a retroversiones o retroflexiones de grado 1 o 2, pero nunca a grado 3 (figura 45).
Pueden ser:

a. Primitivas. Debidas a:

- Cortedad relativa de uno de los ligamentos redondos.
- Tensión excesiva de una de los ligamentos anchos.

- Torsiones sacras anteriores.
- Asimetría en el desarrollo de los conductos de Müller (conducto embriológico derivado del mesodermo del que se desarrollan posteriormente las trompas de Falopio, el útero y el cuello uterino, cérvix).

Suelen ser asintomáticas y sólo representan variaciones no patológicas de la posición uterina.

b. Secundarias. Como consecuencia a una serie de procesos patológicos de los cuales se deriva su importancia:

- Tumores.
- Procesos inflamatorios.
- Retracciones cicatriciales o adherencias.

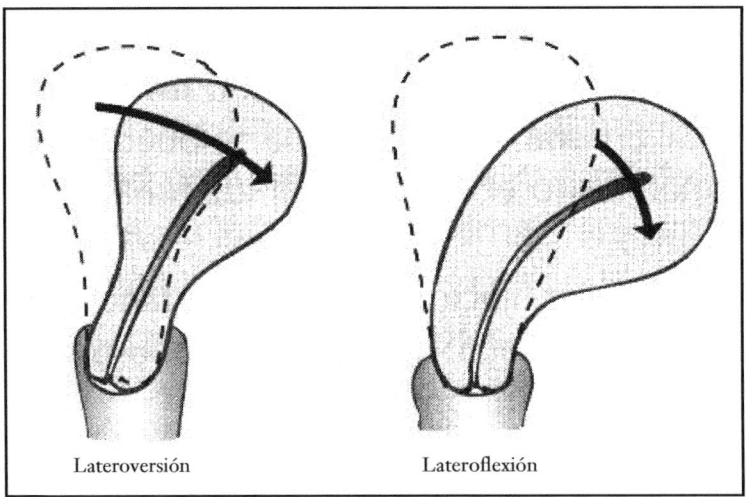

Lateroversión   Lateroflexión

Figura 45. Lateroversión y lateroflexión uterina.

4. ANTEFLEXIÓN UTERINA

En las anteflexiones uterinas el cuerpo del útero se inclina hacia delante en relación al cérvix, formando una angulación (ángulo de flexión, figura 37).

El ángulo de anteflexión es marcadamente superior a 100°. Puede deberse a:

- Hipoplasia uterina (congénita).
- Tras partos o infecciones que cursen con parametritis.
- Hiperlordosis e hipercifosis que cursen con ptosis viscerales.

Las anteflexiones uterinas se han venido asociando a casos de dismenorrea e infertilidad funcional.

La sintomatología fundamentalmente está marcada por dismenorrea, infertilidad e irritación de la vejiga.

Nota: las anteflexiones pueden ir acompañando a las anteversiones. En este caso la sintomatología es más marcada.

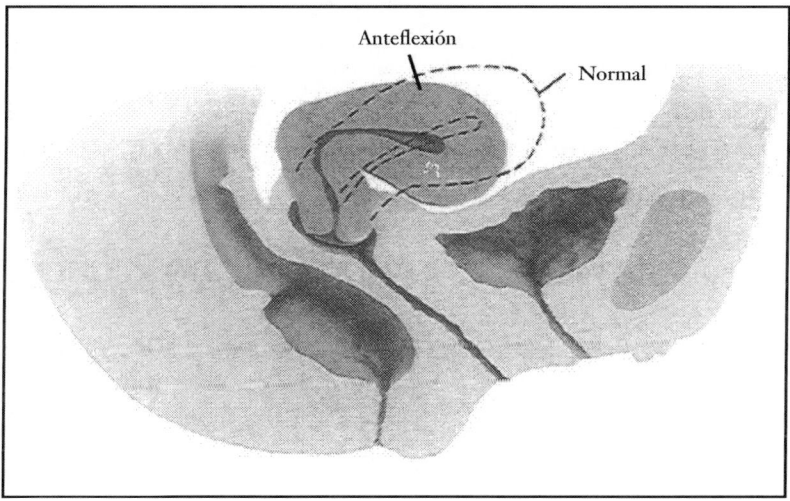

Figura 46. Anteflexión uterina.

5. EXTENSIÓN UTERINA, RETROFLEXIÓN

En las retroflexiones uterinas el cuerpo del útero se inclina hacia atrás en relación al cérvix, formando una angulación (ángulo de extensión, figura 37).

Es más rara que la anteflexión, pero cuando se presenta es más patógena.

Se asocia frecuentemente a la retroversión, por lo que los síntomas clínicos son los mismos.

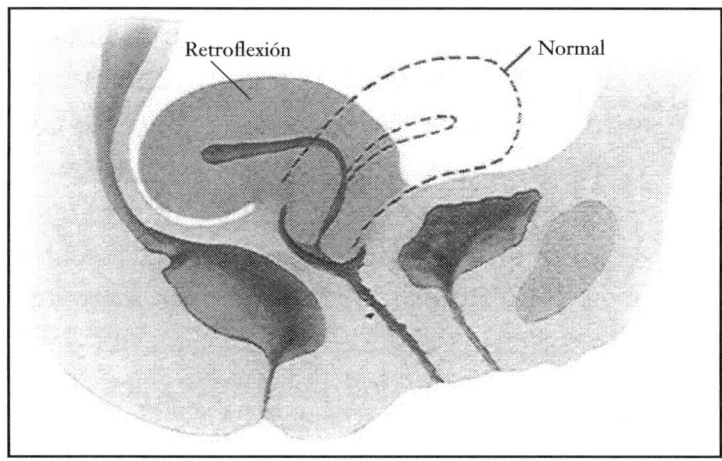

Figura 47. Retroflexión uterina.

6. PROLAPSO UTERINO

Es el descenso en la vagina del útero desde su posición topográfica, que suele arrastrar con él a los órganos adyacentes (recto, vejiga y uretra). Debe ser considerado como una hernia muy particular, dado que independientemente de la incomodidad de la situación, suelen por lo general llevar añadidos condicionamientos del sistema urológico (micción) y digestivo (incontinencia anal). Figura 48.

Las formas más importantes se dan en el 5%-10% de las mujeres, si bien formas menores se dan en más del 90% de las mujeres que han parido. Así pues, los partos tienen un papel preponderante, aunque no exclusivo en su etiología.

Etiologías

- Se encuentra una relajación del periné después de un parto (las episiotomías juegan un papel importante) y un desgarro del sistema ligamentoso suspensor del útero.
- Envejecimiento y debilitamiento de los músculos, en especial los del suelo pélvico.
- Si hay una mala nutrición de los ligamentos y de los músculos éstos pierden su tono.
- Falta de estrógenos después de la menopausia.
- Antecedentes de cirugía pélvica.
- Afecciones que ejerzan presión sobre los músculos pélvicos, como la tos crónica y la obesidad.
- Tumor genitales o extragenitales.
- Estreñimiento.
- Fajas muy apretadas.

Sintomatología

- Presión o pesadez en la pelvis o la vagina (sensación de bulto o peso en los genitales externos).
- Problemas con las relaciones sexuales.
- Incontinencia urinaria o ganas repentinas de orinar.
- Molestias defecatorias.
- Lumbago.
- Protrusión del útero y el cuello uterino hacia la abertura vaginal.
- Infecciones vesicales repetitivas.
- Sangrado vaginal.
- Aumento del flujo vaginal.

Grados

- **De primer grado:** el cuello uterino desciende en la cavidad pélvica hacia el introito (orificio) vaginal. Suele ir acompañado de un cistocele, que es el descenso de la vejiga en la pared vaginal anterior, generalmente acompañado de uretrocele, que es el descenso o prolapso de la uretra por la pared anterior de la vagina.

- **De segundo grado:** el cuello uterino asoma por el plano vulvar. El cistocele es más voluminoso, acompañado por un rectocele, que se corresponde al descenso o prolapso del recto en la parte posterior de la vagina.

- **De tercer grado:** tanto el cuello como el resto del útero han descendido por fuera de la vagina. Va acompañado de un voluminoso cistocele y rectocele.

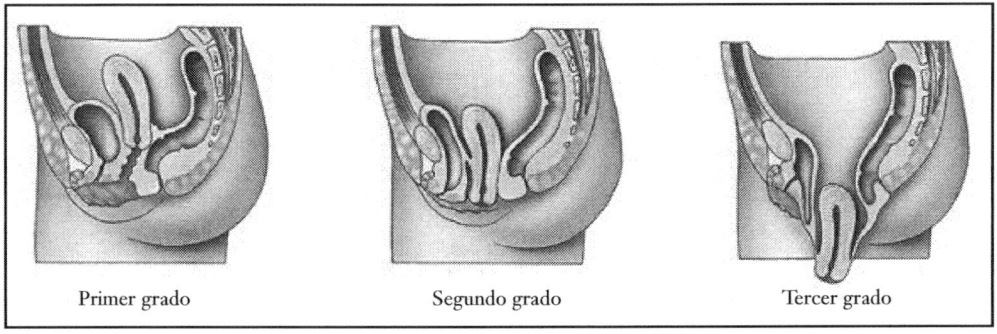

Primer grado   Segundo grado   Tercer grado

Figura 48. Prolapso uterino.

CONCEPTO OSTEOPÁTICO DEL ÚTERO. DIAGNÓSTICO

CONDICIONES DESENCADENANTES Y FACTORES GENERALES DE LA PATOLOGÍA UTERINA

- Intervenciones quirúrgicas
- Partos
- Infecciones de los órganos sexuales
- Traumatismos, sobre todo golpes en el sacro y coxis

SIGNOS CLÍNICOS

Genitales

- Síndrome premenstrual
- Menorragia (menstruación anormalmente profusa y duradera)
- Dismenorrea (irregularidad de la función menstrual y especialmente la mentruación difícil o dolorosa)
- Oligomenorrea (menstruación escasa o poco frecuente: hipomenorrea)
- Amenorrea (falta de menstruación, ver página 415)
- Metrorragia (hemorragia por el útero irregulares o continuas, que hace perder el carácter cíclico de la hemorragia menstrual normal)
- Leucorrea (flujo blanco)
- Flujo excesivo
- Dispareunia (dolores en las relaciones sexuales, sobre todo durante la penetración)
- Pesadez en la región hipogástrica

Urológicos

- Irritación de la vejiga
- Incontinencia urinaria

- Cistitis
- Molestias al orinar
- Dolores en la región renal izquierda

Vasculares

- Hemorroides
- Varices
- Celulitis

Osteoarticulares

- Cefaleas y dolores en la nuca
- Dolor bilateral en los hombros
- Dolor en el tórax
- Dolor en la charnela lumbo-sacra
- Dolor en la articulación sacro-ilíaca
- Dolor en la ingle
- Dolor en la cara interna de la rodilla
- Sensación de pesadez en las extremidades inferiores
- Disminución de la fuerza física

MUSCULATURA RELACIONADA

Los siguientes músculos puede encontrarse disfuncionales en presencia de patología del útero:

- Diafragma
- Psoas
- Musculatura abdominal
- Músculos del suelo pélvico
- Musculatura paravertebral
- Piramidal de la pelvis
- Obturador interno
- Aductores del muslo

INERVACIÓN DEL ÚTERO

Para la correcta funcionalidad del útero, es imprescindible que los niveles articulares relacionados con la inervación del mismo estén totalmente liberados de toda restricción de movilidad articular.

- Sistema nervioso simpático: L1-L2 (Ns. esplácnicos lumbares)
- Sistema nervioso parasimpático: S2 a S4 (Ns. esplácnicos pélvicos)

RELACIONES TOPOGRÁFICAS DEL ÚTERO CON OTRAS ESTRUCTURAS

El útero puede tener dificultades para realizar correctamente su fisiología dependiendo del parasitismo proveniente de estructuras vecinas, mediante relación ligamentaria, fascial y/o muscular. Por ello, en los tratamientos del útero debemos tener en cuenta las siguientes estructuras:

- Sacro
- Sínfisis del pubis
- Diafragma pélvico
- Vejiga
- Ovarios
- Trompas
- Recto
- Colon sigmoide
- Ciego

MOVILIDAD

Puede concluirse que el útero es móvil, que depende de su sistema de sostén y que, sobre todo, presenta una movilidad anteroposterior. Esta movilidad se expresa bien en las variaciones de posición ocasionadas por los órganos que con él se relacionan:

- si la vejiga está llena, el útero es empujado hacia atrás;
- si el recto está lleno, el útero es empujado hacia delante;
- si los dos están llenos, el útero se verticaliza;
- la gravedad tiende a empujarlo hacia abajo;
- los desplazamientos laterales son más infrecuentes y a menudo consecutivos a un estado fibrótico o cicatrizal.

MOTILIDAD

La motilidad del útero es exactamente la misma que en la vejiga. Durante la fase de inspir, se dirige primero hacia atrás y luego hacia arriba; durante la fase de espir se produce el movimiento opuesto.

INDICACIONES

- Tras una intervención quirúrgica.

Cualquier mujer sometida a una intervención quirúrgica del sistema genitourinario debería consultar a un osteópata, debido a todos los procesos de irritación y cicatrización propias de la cirugía. Cualquier serosa, una vez abierta, tiende a sufrir irritación, a fijarse y a formar adherencias. Estas últimas perturban la movilidad y la motilidad fisiológicas de los órganos que afecta.

- Posparto.

Pasada la cuarentena podemos abordar osteopáticamente al sistema visceral de la mujer que ha sufrido las consecuencias del embarazo y posterior parto, con todas las consecuencias para los diferentes órganos; especialmente el sistema urogenital, donde lo más común son los prolapsos uterinos y vesicales.

- Secuelas de infección.

El sistema genital femenino es un sistema abierto (a diferencia del hombre que es cerrado), por lo que es habitual que muchos microorganismos lo invadan: microbios, virus, hongos, etc. perturbando la función genital.

- Disfunciones genitourinarias.

Síndrome premenstrual, amenorreas, dismenorreas, frigidez, infertilidad, etc.

- Alteraciones de la estática genital.

Dependen de numerosos factores como la edad, la hipotonía, la pérdida de peso, los trastornos hormonales, el sedentarismo, alteraciones de la estática general del cuerpo, disfunciones del tendón central, disfunciones del eje cráneo-sacro, etc.

- Dolores lumbosacros.
  - En las ocasiones en las que el tratamiento estructural del sacro o de un nivel vertebral con afectación discal, cuya sintomatología no responde al tratamiento convencional, debemos pensar en el sistema genito-urinario como responsable primario de esta disfunción.
  - Dispareunias: cuando no son primarias sino consecutivas al parto o a una caída.
  - Trastornos congestivos que afectan a la libre circulación de los fluidos.
  - Traumatismos sacro-coxígeos.

CONTRAINDICACIONES

- Cautela con las pacientes que llevan un DIU (dispositivo intrauterino).

No es una contraindicación absoluta, pero hay que ser prudente. La movilización del DIU a causa de las manipulaciones osteopáticas puede favorecer un embarazo no deseado.

- Manipulaciones por vía interna en las mujeres embarazadas.
- Riesgos hemorrágicos en pacientes que recibieron radioterapia.

La enfermedad tromboembólica y la diátesis hemorrágica son frecuentes en pacientes con cáncer.

- Infecciones e inflamaciones en estado agudo.
- Ante la sospecha de que la mujer esté embarazada.

DIAGNÓSTICO DE LAS DISFUNCIONES UTERINAS

A. TEST POR VÍA EXTERNA

1. Anamnesis

La anamnesis representa uno de los puntos más importantes del diagnóstico.

Con respecto al útero, la paciente presentará síntomas característicos de este órgano:

- Dolores pélvicos
- Dismenorreas
- Disfunciones miccionales
- Dispareunias
- Infertilidad funcional
- Etc.

Es importante informarnos sobre:

- El ciclo menstrual
- Problemas asociados al ciclo
- Medios de contracepción utilizados
- Antecedentes médicos
- Antecedentes quirúrgicos
- Antecedentes obstétricos
- Dolores pélvicos

Dependiendo de la sintomatología que presente nuestra paciente, de su edad, y de otras patologías asociadas urogenitales que iremos desarrollando en este libro, la anamnesis podrá sufrir diversas variaciones.

2. Escucha global en bipedestación

En esta técnica utilizamos la reacción del organismo de la paciente. Cuando un tejido está en disfunción desorganiza todo el equilibrio membranoso del paciente. Este tejido se convierte en el nuevo eje y punto sobre el que gira la movilidad y motilidad del cuerpo.

Paciente en bipedestación con los ojos cerrados. El osteópata en bipedestación detrás de la paciente; apoyamos la mano dominante sobre el vértex de la cabeza de la paciente y la otra mano sobre la región tóraco-lumbar.

De forma gradual, la mano va a dirigirse hacia donde se encuentra la fijación más intensa. Es una prueba global de indicación general. La inclinación del cuerpo indica el lado de la lesión: en el caso que nos ocupa, la esfera urogenital, el cuerpo de la paciente parte en dirección de anteflexión con un ángulo de "disfunción" situado a la altura de la región supra púbica, pero no podremos saber si se trata de una disfunción uterina o vesical hasta realizar otros test que se confrontaran con la anamnesis.

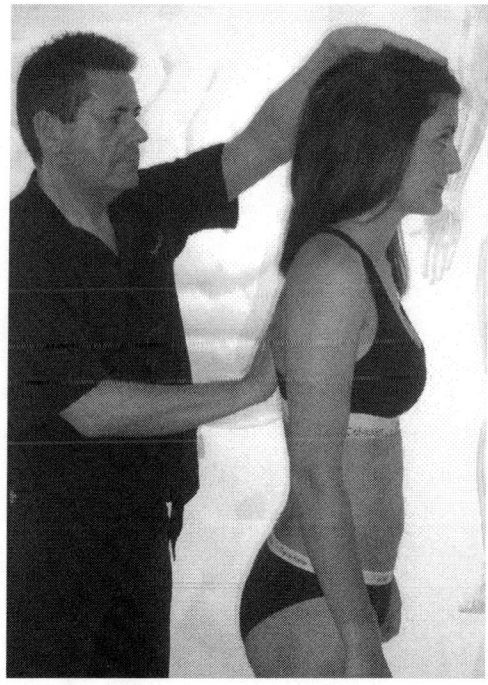

Foto 1. Escucha global.

3. Escucha local abdómino-pelviana

Este test nos permite confirmar el diagnóstico del test de escucha global en bipedestación. Foto 2.

La paciente en decúbito supino con la rodillas en semiflexión. El osteópata en bipedestación o sedestación a un lado de la paciente. Situamos nuestra mano dominante sobre la región hipogástrica, con los dedos dirigidos cranealmente. Debemos situarnos lo más cómodos posible, con el fin de optimizar nuestras percepciones. No hay que ir con ideas preconcebidas o sugeridas por la anamnesis. Debemos abordar el test lo más neutros posible. Dejamos nuestra mano desplazarse y ser atraída por los tejidos en tensión. La mano va a pararse espontáneamente en relación con la zona afectada. Es la palma de la mano la que escucha y no los dedos.

Analizamos las sensaciones recogidas por nuestra mano:

- ¿Se queda en la superficie o es atraída en profundidad?
- ¿La zona es pequeña o ancha? ¿Con límites precisos o vagos?
- ¿Nuestra palma efectúa una rotación? ¿Hay una inclinación cubital o radial de la mano?
- ¿Nuestra mano da la impresión de ser rechazada?

A continuación interpretamos lo que hemos sentido:

En general, cuanto la mano más efectúe una rotación precisa cubital o radial, el problema es más localizado al nivel orgánico o estructural. Cuando la mano se queda en superficie con una zona de apoyo ancho, esto va más a favor de una disfunción global del órgano.

En relación a diferentes órganos:

- **Vejiga-útero:** en el momento de una disfunción de la vejiga o del cuerpo uterino, el talón de la mano se hunde en los tejidos en dirección posterior. La mano se queda sobre la línea umbílico-pubiana y no es atraída hacia el pubis.
- **Cuello del útero:** la palma de la mano efectúa una rotación cubital o radial. El pisiforme o la eminencia tenar se pega lateralmente con relación a la línea media contra el pubis que se hunde profundamente. La experiencia muestra que, en más de 75 % de los

casos, es el pisiforme el que se pega en rotación cubital, firmando una fijación posterior e izquierda del cuello uterino.

- **Trompas:** la palma de la mano es atraída lateralmente muy próxima de la línea media, hacia el lado fijado, antes de ejecutar una rotación cubital para la trompa derecha o radial para la trompa izquierda. Durante la rotación, la palma se hunde imperceptiblemente hacia atrás. En el momento de las afecciones trompas, la mano prácticamente es atraída siempre al nivel de unión útero-trompa, independientemente del tipo de patología.
- **Ovarios:** el talón de la mano es atraído lateralmente del lado de la fijación ovárica, y se fija a media distancia entre la sínfisis pubiana y la EIAS. Paradójicamente, el talón se hunde poco en la profundidad efectuando una inclinación cubital o radial.
- **Ciego:** la palma de la mano es atraída lateralmente hacia la fosa ilíaca derecha. Queda plana y apenas se hunde en los tejidos, ya que el ciego es relativamente superficial.
- **Sigmoide:** la palma de la mano es atraída lateralmente hacia la fosa ilíaca izquierda. Queda plana y acaba su movimiento mediante una rotación ligera cubital hundiéndose un poco en los tejidos.
- **Recto:** la palma de la mano se hunde muy profundamente en los tejidos, como atraída por la región coxígea. Se queda sobre la línea media sin movimiento de rotación o de inclinación.
- **Intestino delgado:** la palma de la mano es atraída hacia el ombligo quedando medial, desplazándose lateralmente a la derecha o a la izquierda en función a la fijación. En todos los casos, la palma queda superficial y no se hunde. Las asas intestinales están en contacto con la cara superior del útero. El hecho de que la palma de la mano quede superficial marca la diferencia con la escucha del cuerpo uterino.

Nota: la sensación de que la mano es rechazada verticalmente por los tejidos, a menudo es un signo a favor de un fibroma uterino.

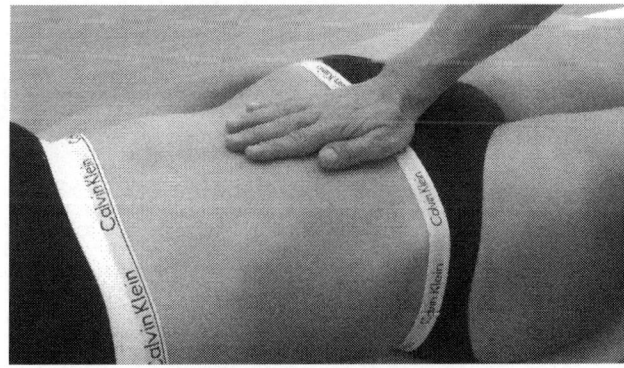

Foto 2. Escucha local abdómino-pelviana.

4. Test de motilidad del útero

La paciente en decúbito supino con las piernas semiflexionadas. El osteópata en sedestación a un lado de la paciente a la altura de su pelvis; su mano dominante apoyando la palma de la mano sobre la sínfisis del pubis, con los dedos en dirección craneal.

Durante la inspiración se produce un movimiento en dirección posterosuperior. Durante la espiración se produce el movimiento anteroinferior. El movimiento se percibe principalmente con el talón de la mano.

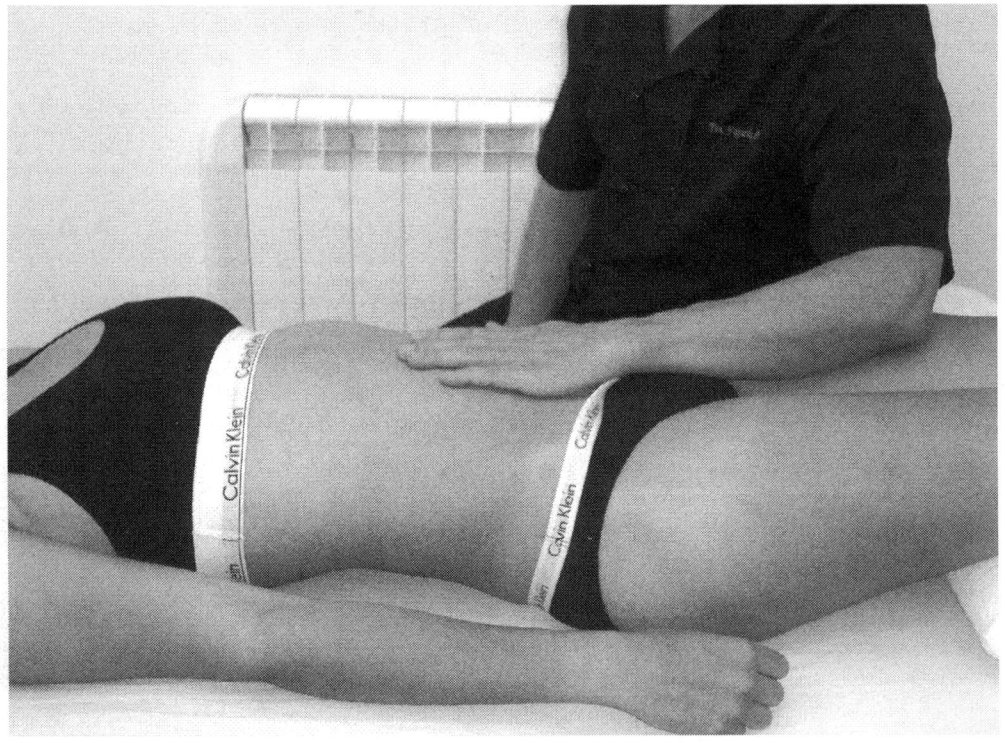

Foto 3. Test de motilidad del útero.

5. Palpación del cuerpo uterino

La paciente en decúbito supino con las piernas flexionadas. El osteópata en bipedestación a un lado de la paciente a la altura de su pelvis.

El objetivo es llegar a la región fúndica por los costados para movilizar el útero (foto 4). Los dedos se apoyan justo por encima de la sínfisis pubiana sobre la inserción inferior de los rectos del abdomen, y luego se dirigen hacia atrás a ambos lados de la vejiga. Cuanto más flexionadas están las piernas de la paciente, más profundamente se progresa en la cavidad pelviana. El osteópata puede flexionar activamente las piernas de la paciente para aumentar la eficacia de la palpación (foto 5). Para alcanzar el útero, se pasa por los rectos del abdomen, las asas del intestino delgado y la vejiga, según su posición.

Esta palpación debe ser totalmente indolora. En caso de restricción de movilidad lateral, debemos pensar en una fijación del ligamento ancho o del ligamento redondo del lado opuesto a la restricción.

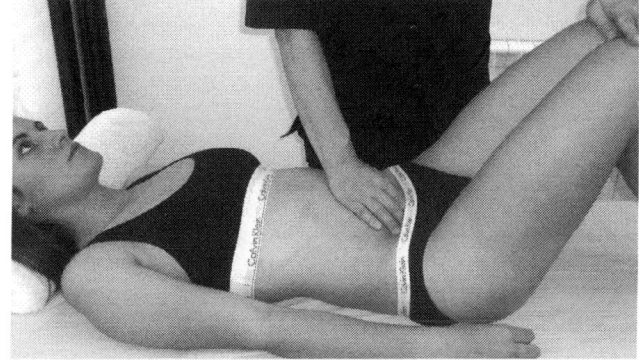

Foto 4. Palpación del cuerpo uterino.

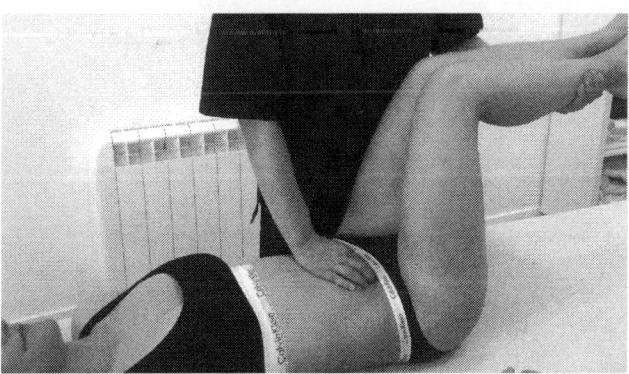

Foto 5. Palpación del cuerpo uterino 2.

6. Test del ligamento ancho

La paciente en decúbito supino con las piernas semiflexionadas. El osteópata en bipedestación a un lado. Situamos los dedos por el lado opuesto a la restricción de movilidad entre la espina ilíaca antero-superior y el cuerpo uterino (foto 6). Progresivamente soltamos la masa intestinal, a medida que descendemos en la profundidad del abdomen.

El ligamento ancho está situado en el plano frontal y presenta una concavidad posterior. La mayoría de las veces es difícilmente disociable de otras estructuras y es sólo cuando está fijado cuando se vuelve realmente accesible a la palpación. No debemos olvidar que su fijación unilateral es relativamente frecuente y provoca al útero laterodesviación del mismo lado. Su fijación bilateral es excepcional y fija al útero en retroversión.

Podemos también someter a test al ligamento ancho con la paciente en decúbito lateral (foto 7). El osteópata en bipedestación detrás de ella, con los dedos situados como anteriormente, entre la espina ilíaca antero-superior y el útero. Nos ponemos en contacto con la cara lateral del útero y procuramos traerlo medialmente con el fin de apreciar su libertad de movimiento. En caso de fijación, el útero se niega a desplazarse y sentimos un freno a su movilización.

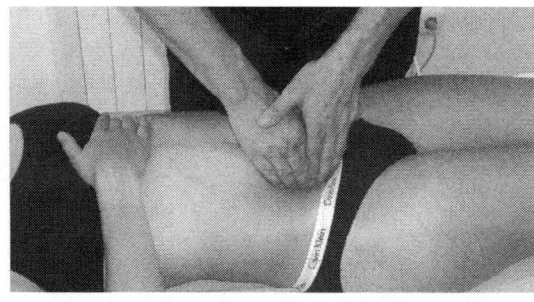

Foto 6. Test del ligamento ancho en decúbito supino.

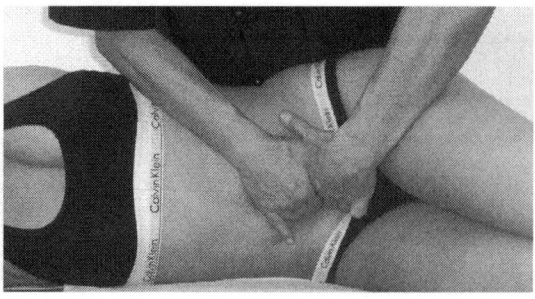

Foto 7. Test del ligamento ancho en decúbito lateral.

7. Test del ligamento redondo

Es muy difícil de disociar del ligamento ancho. Sin embargo podemos evaluar una tensión y una fijación del ligamento redondo en dos lugares: al nivel del anillo inguinal superficial y en la cara anterior del pubis, cerca de la espina pubiana.

No hay que olvidar que estas cuerdecillas fibromusculares desempeñan el papel de riendas al nivel del fondo uterino. Una fijación unilateral provoca al útero una inclinación lateral asociada con una rotación. En caso de fijación bilateral, el fondo uterino está desplazado adelante en una posición de hiper anteversion, perdiendo así su movilidad posterior y volviéndose incapaz de se verticalizarse bajo el empuje vesical.

La paciente en decúbito supino con las piernas semiflexionadas. El osteópata en bipedestación a un lado. Situamos la pulpa del índice sobre el anillo inguinal superficial; éste se encuentra situado justo por encima de la espina pubiana y se presenta como una pequeña depresión. Muy delicadamente, tratamos de individualizar el ligamento, apreciando así su tensión y su sensibilidad. No debemos olvidar que es acompañado en su trayecto por las ramas genitales de los nervios ilio-hipogástricos e ilio-inguinales y génito-femoral, lo que debe hacer su palpación aún más fina. Es evidente que una tensión anormal de este ligamento puede repercutir sobre estos nervios.

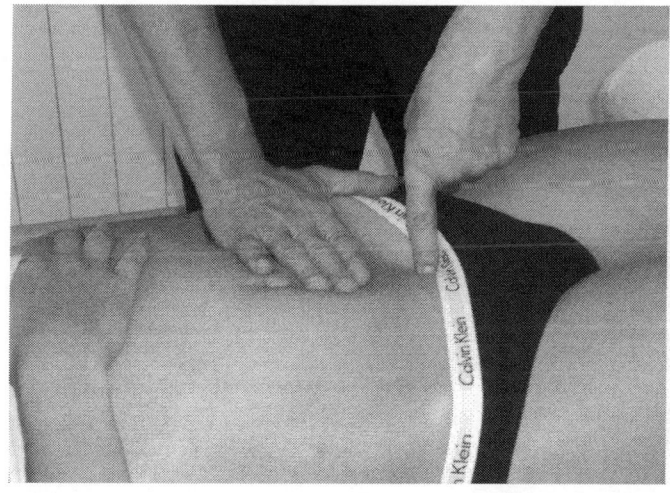

Foto 8. Test del ligamento redondo al nivel del anillo inguinal superficial.

A continuación, situamos la yema del mayor y anular sobre la cara anterior del pubis y procuramos localizar el trayecto del ligamento realizando movimientos de deslizamiento transversal. Su palpación es a menudo más fácil que al nivel del anillo inguinal, porque el plano duro constituido por el pubis permite individualizarlo bien. Apreciamos entonces su consistencia, su tensión y su sensibilidad; en estado normal, debe ser flexible e indoloro.

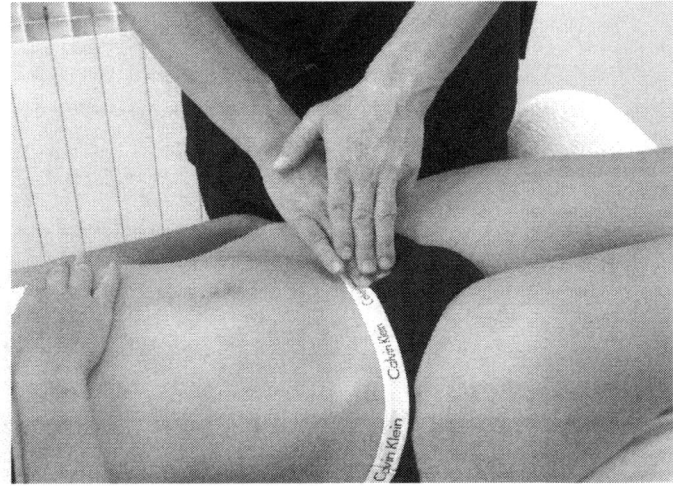

Foto 9. Test del ligamento redondo al nivel de la cara anterior del pubis.

8. Ligamentos pubo-vesicales

Forman la constitución de la parte delantera de las láminas sacro-recto-génito-pubianas. Se continúan hacia atrás con los ligamentos vésico-uterinos. Deben encontrarse libres y elásticos, porque su fijación se opone a los deslizamientos de los órganos intrapelvianos en el momento de los movimientos activos y pasivos.

La paciente en decúbito supino con las piernas flexionadas. El osteópata en bipedestación a la cabecera de la paciente, a un lado en dirección caudal.

Situamos la pulpa de nuestros dedos bien planos sobre la pared abdominal justa por encima de las ramas pubianas. Deprimimos la pared y resbalamos delicadamente los dedos detrás de la sínfisis pubiana. Hay que tener la precaución de no comprimir la vejiga, bajo riesgo de provocar ganas de orinar de manera desagradable para la paciente.

Buscamos una adherencia, o una tensión anormal, comparando los costados derechos e izquierdos. Podemos tratar de posteriorizar despacio la vejiga y sentir si un lado acepta retroceder más que el otro. El que se niega a retroceder presenta una fijación del ligamento pubo-vesical homolateral.

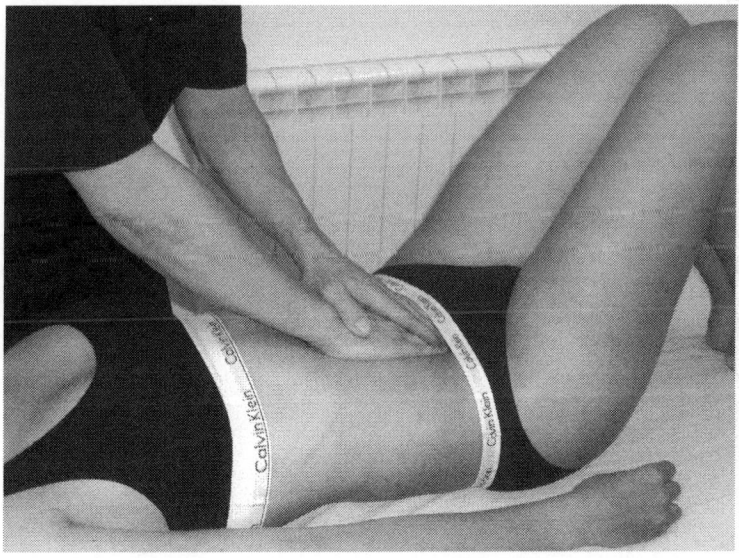

Foto 10. Test de los ligamentos pubo-vesicales.

B. TEST POR VÍA INTERNA

Recuerdo anatómico vaginal

Es un órgano hueco que se abre al nivel de la vulva y los labios menores, y finaliza al nivel del cuello del útero. Órgano de la copulación y vía de paso de movimiento fetal durante el parto.

1. Dimensiones y situación

- La vagina se extiende del cuello uterino a la vulva; está situado detrás de la vejiga y detrás del uréter y por delante del recto.
- Su longitud media es de 8 cm, pero existen unas vaginas cortas de 4 cm y vaginas de 14 cm de longitud. La pared posterior mide cerca de 9 cm, y la pared anterior cerca de 7 cm.
- La cavidad vaginal es virtual, las paredes anteriores y posteriores están en contacto.
- Forma un ángulo de 80° con el cuello de útero, el ángulo varía con arreglo al estado de repleción o de vacuidad de la vejiga.
- En decúbito, su dirección es 30° con relación a la horizontal, su eje mayor cruza S2.

2. Relaciones

La vagina presenta dos porciones: el segmento pelviano y el segmento perineal.

El segmento pelviano

- La cara anterior: se relaciona en sus tres cuartos superiores a la vejiga, separada por la fascia vésico-vaginal; y en su cuarto inferior al uréter, separado por el tabique urétro-vaginal.
- La cara posterior: se relaciona con el recto, del que es separada en su cuarto superior por el fondo de saco recto-uterino de Douglas y en sus tres cuartos inferiores por el tabique recto-vaginal.
- Los bordes laterales: se relacionan con el espacio pelvis-sub-peritoneal o parametrio.

El segmento perineal

- La cara anterior: se relaciona con el uréter y con su esfínter estriado.
- La cara posterior: se separa del canal anal que constituye el triángulo recto-vaginal, es cerrado abajo por el centro tendinoso del perineo y arriba por un esbozo del músculo recto-vaginal.
- Los bordes laterales: se adhieren estrechamente a los músculos elevadores del ano, con los cuales cambian fibras. Más abajo, se relaciona con los bulbos vestibulares, a los músculos isquio-cavernosos, a las glándulas de Bartolino y al músculo constrictor de la vulva.

Test por vía interna

Antes de realizar la exploración mediante tacto vaginal hay que realizar un test al centro tendinoso del perineo, punto de convergencia y unión de prácticamente todos los músculos del suelo perineal, con el fin de apreciar su elasticidad y tonicidad. Es evidente que una hipertonía de este núcleo revela una debilidad del sistema de sostén vésico-uterino, y de esta manera se perturba la estática y dinámica uterina.

Tacto vaginal

El examen por vía interna permite confirmar el diagnóstico establecido por vía externa. Esta vía diagnóstica, cuyo diagnóstico es más fiable, permite someter a test y tratar estructuras inaccesibles por el acceso externo; suele permite verificar la posición real del útero.

La paciente en decúbito supino con las rodillas flexionadas y ligeramente separadas. El osteópata en bipedestación a la derecha de la paciente si es diestro y a la izquierda si es zurdo; la mano enguantada.

La vagina es naturalmente un medio húmedo, por lo que la utilización de un lubricante en algunos casos no es preciso. Sin embargo, muchas mujeres padecen de sequedad vaginal, por lo que la utilización de un lubrificante neutro tipo "K·Y Jelly" puede facilitar el tacto vaginal sin molestias para la paciente.

Mientras el pulgar e índice de la mano izquierda apartan delicadamente los labios mayores, posicionamos los dedos índice y mayor derechos superpuestos en el eje del orificio vaginal.

Si la paciente está tensa, podemos comenzar la inspección con un solo dedo; el índice será introducido cuando los tejidos se hayan relajado.

Controlamos con el pulgar e índice de nuestra mano izquierda el cuerpo uterino por vía abdominal como lo realizamos en los test por vía externa.

1. Sistema ligamentario anterior

Introducimos los dedos al máximo, progresivamente y muy despacio sin crear dolor; los extremos de los dedos se encuentran al nivel del fondo de saco vaginal anterior que normalmente está abierto cuando el útero es anteverso. En la parte superior del fondo de saco, nuestros dedos pueden percibir la cara anterior del cuerpo uterino.

En caso de retroversión, la cara anterior del cuerpo uterino es impalpable y el fondo de saco anterior está más o menos cerrado según el grado de retroversión.

Normalmente, la longitud media de la vagina en su parte delantera es de cerca de 7 cm. Si parece abreviado, o bien estamos en presencia de una vagina corta, o bien estamos frente a un prolapso uterino.

Cuando nuestra mano está en supinación, la cara ungular de nuestros dedos perciben una pequeña masa firme y densa, es la cara anterior del cuello uterino.

Ejercemos, mediante apoyo con ambos dedos, un empuje dulce y continuo en dirección posterior. Sometemos así a test la elasticidad de los ligamentos pubo-vésico-uterinos. El cuello debe borrarse bajo nuestro empuje ofreciendo una resistencia elástica; nuestros dedos abdominales sienten entonces el fondo uterino posteriorizarse:

- Si el cuello se hunde bajo nuestro empuje y no vuelve a la posición de salida, los ligamentos están distendidos;
- Si, al contrario, el cuello es difícilmente movilizable hacia atrás y si percibimos un freno anterior, los ligamentos están fibrosados o retraídos.

Podemos someter a test específicamente cada uno de los ligamentos pubo-vésico-uterinos utilizando aisladamente el índice y luego el mayor.

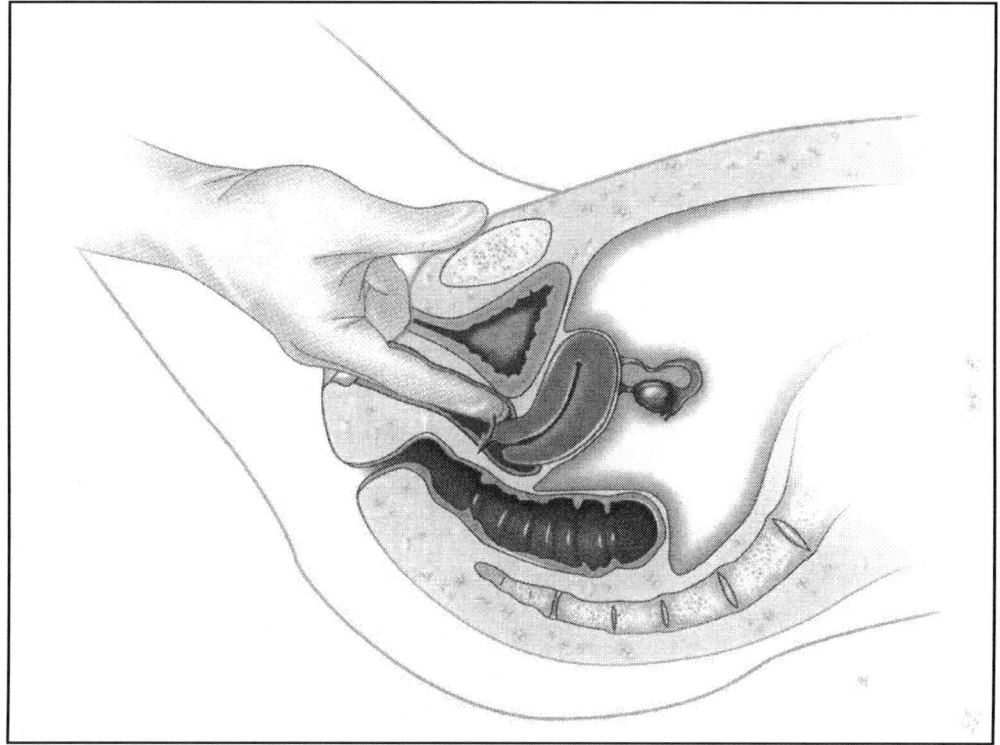

Figura 49. Test del sistema ligamentario anterior.

2. Ligamentos anchos

Apartamos los dedos y los posteriorizamos para posicionar el cuello entre nuestras últimas falanges; cada una de ellas está ahora en un fondo de saco lateral.

Cada dedo va alternativamente a efectuar un empuje lateral sobre el cuello con el fin de someter a test la elasticidad del ligamento ancho. El pulgar e índice de la mano externa deben percibir la inclinación del cuerpo opuesta al empuje del dedo intravaginal.

La cara lateral de los dedos intrapélvicos están en contacto con el parametrio a través de la pared vaginal. Un apoyo contra éste nos informa sobre el estado del parametrio que es muy rico en terminaciones nerviosas.

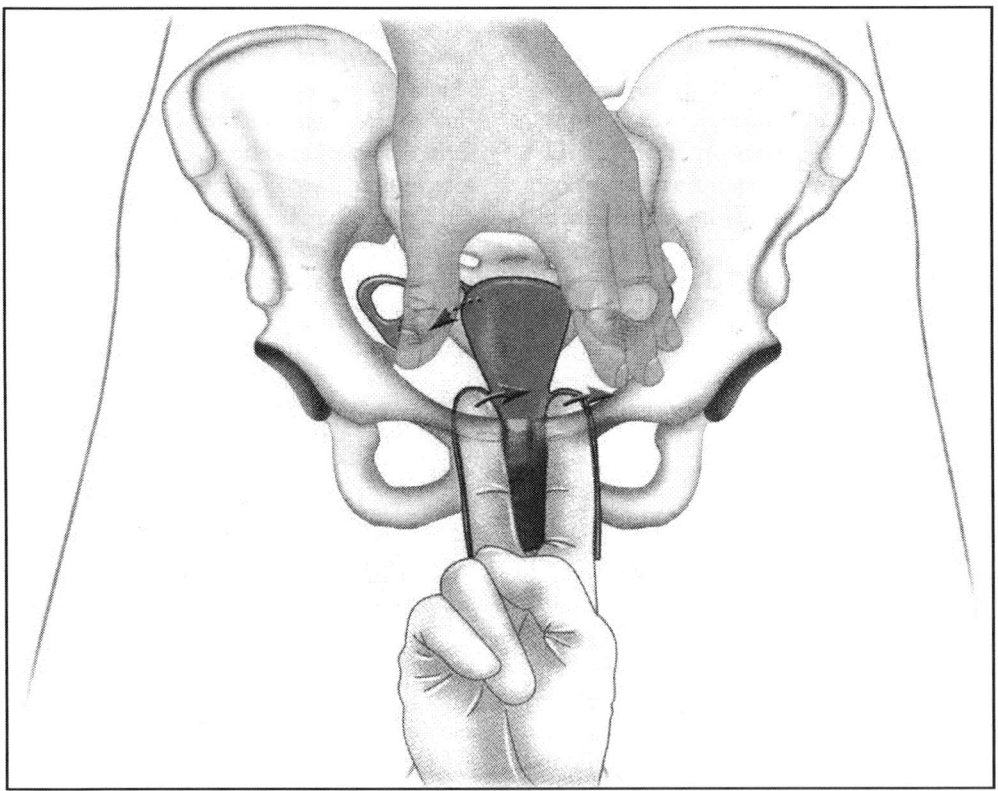

Figura 50. Test de los ligamentos anchos.

3. Sistema ligamentario posterior

Continuamos el examen retrocediendo y acercando nuestros dedos. Se sitúan ahora en el fondo de saco posterior que, sobre un útero anteverso, está relativamente cerrado.

Algunas veces ocurre que sintamos dolor en los dedos en esta posición, porque el fondo de saco posterior está situado más alto que el anterior. En este caso, hay que aumentar la flexión de las articulaciones coxo-femorales de la paciente, con el fin de que nuestros dedos puedan penetrar más profundamente. Si esto no basta, nuestra mano abdominal puede empujar el útero en dirección caudal, con el fin de ayudar a los dedos intravaginales a que se posicionen correctamente.

Empujamos entonces el cuello adelante con la ayuda de los dos dedos. Sometemos a test así la elasticidad de los ligamentos útero-sacros. El cuello debe avanzar bajo nuestra acción y los dedos externos, supra pubianos, deben sentir el fondo uterino retroceder:

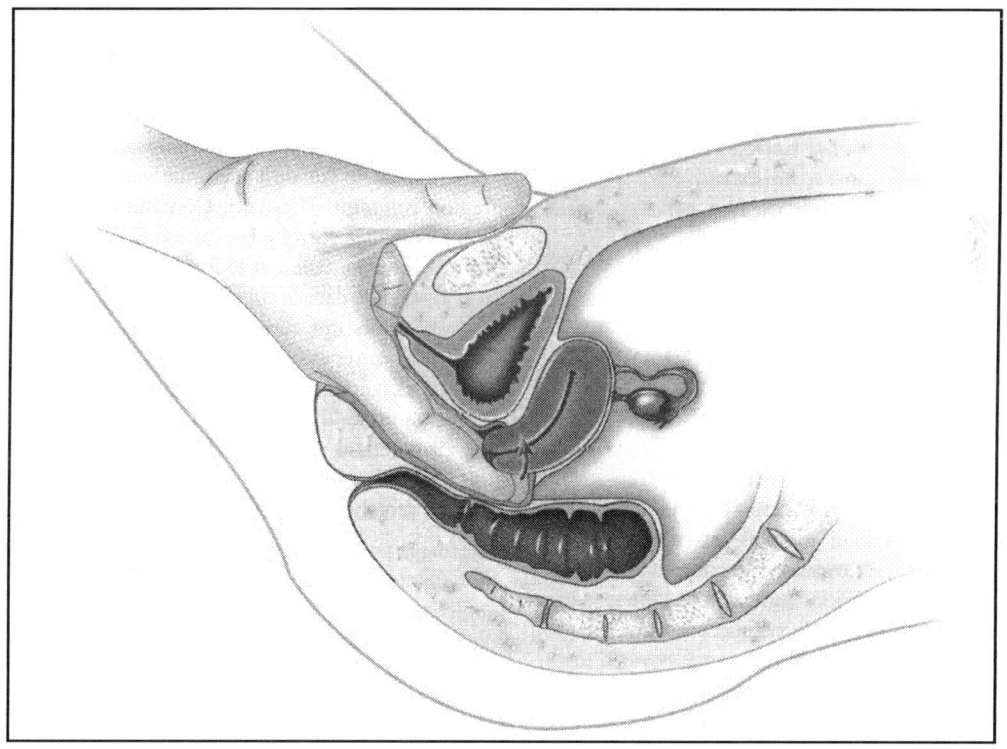

Figura 51. Test del sistema ligamentario posterior.

- Si el cuello uterino se niega a avanzar, o avanza difícilmente, los ligamentos útero-sacros están retraídos o fibrosados.
- Si durante esta prueba el cuello se borra de un lado efectuando una rotación por el lado opuesto, estamos frente a una fijación del lado de la rotación o a una rotura por el lado opuesto.
- Si el cuello se moviliza demasiado fácilmente casi sin retorno, se trata de un desgarro o de un relajamiento bilateral.

Esta técnica normalmente debe ser indolora. Un dolor confirma una tensión ligamentosa excesiva o una rotura de los ligamentos útero-sacros. La fijación de estos ligamentos es frecuentemente el origen del dolor durante la penetración profunda en el momento del coito.

4. Cuello uterino

Tras los test precedentes, palpamos el cuello uterino. La parte externa (o exocérvix) es la parte que se ve más fácilmente del cuello uterino. Está rodeado por los fondos de saco vaginales y recubierto por un epitelio escamoso estratificado rosado, de múltiples capas celulares.

Apreciamos su longitud, su redondez, su consistencia que, en el nulíparas, debe ser firme y comparable al lóbulo de la nariz. Esta consistencia disminuye con los embarazos, y presenta en la multípara una consistencia comparable a la de la lengua. Estos parámetros también cambian con arreglo al período del ciclo.

El cuello a veces está aumentado de volumen, edematoso y escleroso, presentando en su superficie pequeños relieves tales como granos de pimienta. Son los huevos o los quistes de Naboth, de naturaleza mucosa. Son debidos a la obliteración de los conductos que transportan las secreciones nacidas de las glándulas de la mucosa del cuello de útero; no representa ningún peligro.

En cambio, la presencia de tumores al nivel del cuello puede manifestarse en nuestros dedos bajo la forma de irregularidades de la superficie. A la menor duda remitiremos a la paciente a su médico.

Dirigimos los dedos hacia la parte superior del cuello uterino con el fin de inspeccionarlo y identificar su orificio externo. Éste debe mirar normalmente hacia atrás cuando el útero es anteverso.

El aspecto del orificio externo varía con arreglo a la nuli o la multiparidad de la paciente. En la nulípara se presenta bajo la forma de una depresión circular u ovalar de 3 a 4 mm de diámetro con en el centro del cuello uterino. En las multíparas es voluminoso, y el orificio externo se presenta como una ancha hendidura transversal.

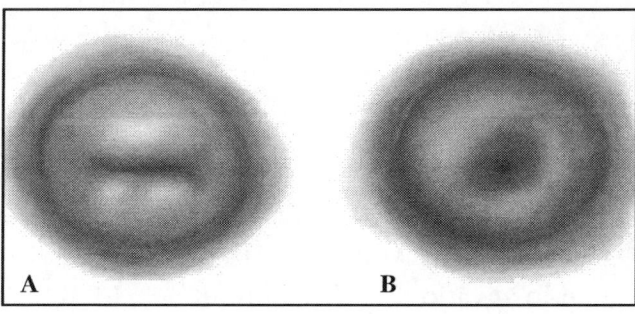

Figura 52. Orificio externo del cuello uterino
A: en las multíparas.
B: en las nulíparas.

5. Malposiciones uterinas

La inmensa mayoría de las mujeres, gracias a su seguimiento gineco-obstétrico, conocen la posición de su útero, y esto desde su adolescencia. Nos parece importante interrogar a este respecto con el fin de poder determinar si el útero modificó su posición. Procuramos saber si esta posición es "innata" o adquirida en respuesta a ciertos acontecimientos de su vida genital: embarazos, partos, infecciones o patologías de las vías genitales, intervenciones quirúrgicas abdomino-pelvianas, caídas sobre el sacro o coxis, etc.

Parece arriesgado querer corregir un útero en retroversión congénita. No hay que olvidar que no es tanto la malposición lo que es patogénico, sino sobre todo la falta de movilidad del órgano.

Para esta inspección, ambas manos deben obligatoriamente trabajar en conjunto; la mano abdominal, que controla la posición del fondo uterino y los dedos intravaginales, que controlan la posición y la orientación del cuello uterino.

Útero anteverso

Si el útero es anteverso, el fondo uterino es fácilmente accesible a los dedos supra pubianos. El fondo de saco anterior de la vagina es abierto, el cuerpo uterino es palpable en la parte superior del fondo de saco anterior. El cuello es posterior, a veces de difícil acceso, su orificio externo mira en dirección sacra y el fondo de saco posterior está cerrado. En las hiper anteversiones, estos criterios palpatorios están acentuados. El cuerpo uterino puede entonces comprimir la vejiga, y aumentar este hecho la presión intravesical. Esta situación es debida la mayoría de las veces a una tracción excesiva de los ligamentos útero-sacros, acentuada o no por una tensión excesiva de los ligamentos redondos.

Útero retroverso

En caso de retroversión, nuestra mano abdominal tiene muchas dificultades para localizar el fondo uterino. La mayoría de las veces es impalpable, particularmente en los grados 2 y 3 (figura 42).

En el momento del tacto vaginal, nuestros dedos se apoyan precozmente en la cara posterior del cuello que está anteriorizado. Su orificio apunta esta vez adelante, el fondo de saco anterior está más o menos cerrado con arreglo a la retroversión. El cuello puede ir hasta apretar la región trigonal (trígono delimitado por los orificios de los uréteres y el de la uretra) a través de la pared anterior de la vagina y crear una irritación que puede provocar unas ganas frecuentes de orinar, incluso una incontinencia. El fondo de saco posterior está abierto, pudiendo nuestros dedos apreciar la distancia que separa el cuello de la pared posterior de la vagina.

La retroversión frecuentemente es debida a una tracción anormal de los ligamentos pubo-vésico-uterinos, a menudo asociado con una relajación o una rotura más o menos completa de los ligamentos útero-sacros.

Útero lateroverso

Para las lateroversiones, nuestra mano supra pubiana controla el fondo uterino entre el pulgar e índice. Los dos dedos intravaginales están dispuestos de una y otra parte del cuello.

La mano abdominal siente la posición inclinada del cuerpo uterino de un lado, mientras que el fondo de saco del lado opuesto es percibido como cerrado por uno de nuestros dedos.

El útero es difícil de movilizar hacia el otro sentido, y esta tentativa es a menudo dolorosa. Esta posición es el resultado de fijaciones bilaterales, actuando como un par de fuerzas que hace girar el útero en un plano frontal:

- La fijación baja está constituida por una retracción del parametrio que tracciona el cuello uterino y cierra el fondo de saco lateral de un lado.
- La fijación alta es la consecuencia de una tensión anormal del ligamento ancho y/o del ligamento redondo por el lado opuesto.

Las ante y retroflexiones uterinas son más difíciles de comprender. Para ciertos autores, esta variación es el hecho vascular de la anatomía de la región ístmica. Para simplificar, cuando la posición y la orientación del cuello son normales, y el fondo uterino es muy fácilmente palpable en el fondo de saco anterior, el útero presenta entonces una forma de U invertida que confirma una hiper anteflexion. En este caso, el cuerpo uterino aprieta exageradamente a la vejiga. A la inversa, un cuerpo o un fondo uterino no palpables en el callejón sin salida anterior están a favor de una retroflexion.

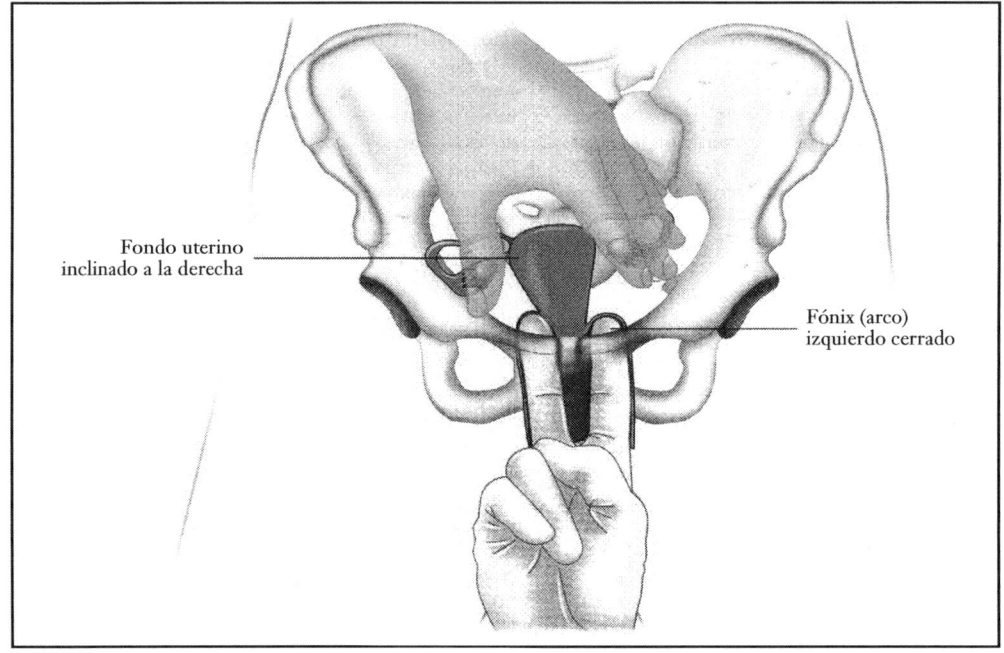

Fondo uterino
inclinado a la derecha

Fónix (arco)
izquierdo cerrado

Figura 53. Test de lateroversión uterina.

6. El prolapso uterino

El tacto vaginal se practica combinado con la palpación abdominal, permite:

- Poner en evidencia el cuello del útero, su talla y su posición.
- Apreciar el volumen y la movilidad del útero.
- El útero es hipermóvil, está como "luxado", lo que firma una rotura total del sistema ligamentoso.
- El útero es más móvil de lo normal, pero en el momento de un empuje del útero en dirección caudal, sentimos a las estructuras ponerse en tensión y limitar la bajada del órgano. Esto significa una rotura parcial o una relajación del sistema ligamentoso. Con arreglo a la localización de las tensiones sentidas por las manos, concluimos a una afectación de los ligamentos anchos o más frecuentemente de los ligamentos útero-sacros.

Palpar los músculos elevadores del ano:

- Los haces elevadores se palpan anteriormente pidiendo una aducción contrariada (se interpone el antebrazo del osteópata entre las rodillas de la paciente); es la maniobra de Belbet.
- Los haces esfinterianos se palpan lateralmente pidiendo a la paciente contener el deseo de micción.

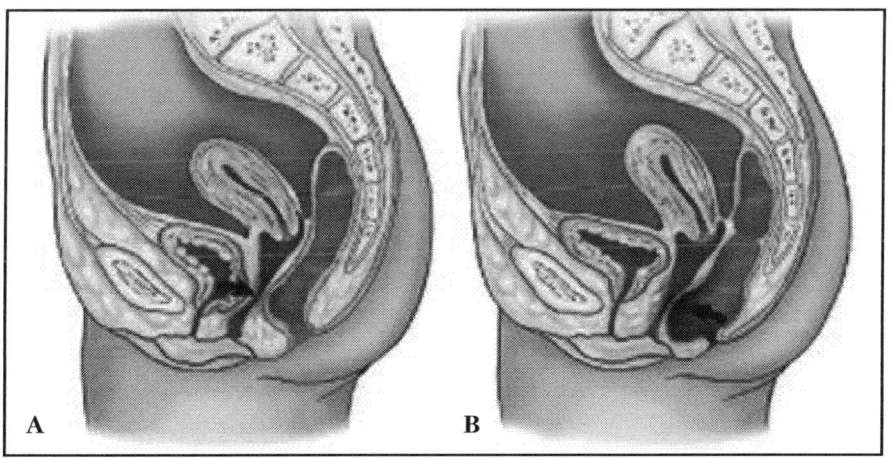

Figura 54. Cistocele y rectocele.
A: cistocele (prolapso de la vejiga). B: rectocele (prolapso del recto).

Patologías asociadas

Se buscará rectocele y cistocele que van asociados con el prolapso uterino.

El prolapso uterino no va aislado, al contrario suele ir asociado a una cadena lesional de enteroptosis global del abdomen que se debe corregir.

7. *Tacto rectal*

El tacto rectal se revela a menudo indispensable para tratar las disfunciones coxígeas. Pero también es muy útil para precisar la posición del útero, apreciar el estado de tensión del sistema ligamentario posterior y someter a test al fondo de saco recto-uterino.

La paciente en decúbito prono. Introducimos el dedo índice enguantado en la fase espiratoria (utilizamos lubricante); buscamos el cuello uterino deprimiendo la pared rectal ventral. Aunque éste está anteriorizado, es perfectamente palpable desde esta posición y debe ser movilizable hacia delante.

- Cuando el útero está retroposicionado o en hiper anteversión, podemos sentir fácilmente el cuello uterino a través del tabique recto-vaginal. Sometemos a test su movilidad solicitándolo hacia delante:

  - si los ligamentos útero-sacros están fijados, el cuello se anterioriza poco y el empuje de los dedos produce dolor;
  - si un solo ligamento útero-sacro está fijado, el cuello se anterioriza del lado libre y se desplaza del lado fijado.

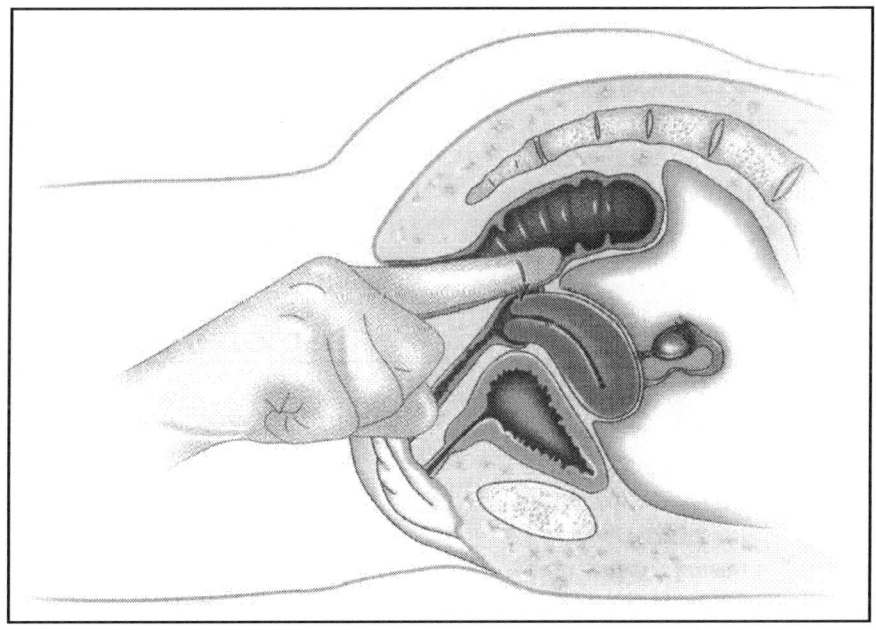

Figura 55. Palpación del cuello uterino por vía rectal.

- Palpamos el fondo de saco recto-uterino y apreciamos su elasticidad; en ningún caso debe estar lleno o presentar un bulto, y debe ser indoloro.

- Una palpación dolorosa puede ser debida a una retroversión importante o una retroflexion uterina o a una secuela de infección. A continuación sentimos el cara postero-superior del cuerpo uterino a través de la pared rectal ventral.

- Un dolor agudo, puede significar una infección, un hemoperitoneo, una endometriosis o un proceso tumoral. A la menor duda hay que remitir a la paciente a un ginecólogo.

CONCEPTO OSTEOPÁTICO DEL ÚTERO. TRATAMIENTO

Nota: todo tratamiento de osteopatía visceral ha de ir precedido de un correcto equilibrio de la estructura. No debemos olvidar el enunciado de Still *"la estructura gobierna la función"*.

Un protocolo de base para el útero podría ser:

1. Tejido conjuntivo: Construcción de base, C.B.
2. Percusión sacra
3. Técnica de inhibición de la hiperactividad simpática de L1 y L2
4. Técnicas reflejas periósticas
5. Diafragma abdominal
6. Diafragma pélvico
7. Liberación de la fascia presacra
8. Gran maniobra abdominal general
9. Liberación de la cadena estática visceral
10. Tratamiento de la motilidad uterina
11. Tratamiento del útero

Técnicas de estimulación arterial, venosa y linfática
Técnicas parasimpáticas

1. CONSTRUCCIÓN DE BASE, C.B.

La construcción de base permite influenciar sobre el sistema parasimpático sacro, para contraponerse a la hiperactividad simpática muy a menudo presente en la mayoría de las patologías, especialmente las de origen visceral.

La inervación segmentaria muestra que es posible, a partir de la construcción de base, influenciar en los dermatomas suprayacentes (7), y subyacentes (3).

Con la construcción de base influimos sobre:

- Los dermatomas T9 al coxis
- S.N. simpático de T9 a L3
- Parasimpático craneal Vísceras abdominales
- Parasimpático sacro

Obtenemos pues una acción reequilibrante del sistema vegetativo.

La construcción de base es considerada como un tratamiento completo (Ottensmeier).

Indicaciones

- Patología lumbo-pélvica
- Patología de las extremidades inferiores
- Patologías viscerales de la cavidad abdominal
- Trastornos circulatorios de las extremidades inferiores
- Como inicio de casi todos los tratamientos osteopáticos

Nota: cuando la CEP está implicada, la retracción conjuntiva impide la posición erecta, es decir, el alargamiento de la columna vertebral.

Procederemos entonces a un masaje, no muscular, sino conjuntivo para obtener la desprogramación propioceptiva por vía refleja, y obtener así una relajación tanto conjuntiva como muscular.

Realización de la técnica

La paciente en sedestación. El osteópata, en sedestación o bipedestación, a la espalda de la paciente.

- Se realizan unos trazos con el mayor y el anular. A veces podemos utilizar el pulgar.
- La palpación debe ser perpendicular a la piel. La mano puede colocarse en pronación o en supinación y debe ser sostenida por la mano libre.
- El mayor realiza una presión, después una puesta en tensión, seguida de una tracción para desencadenar una sensación de corte y no de presión sorda.
- La dirección de los trazos la marca el pulgar, ya que la mano debe ir en la dirección de este dedo.
- No se utiliza ningún medio deslizante: aceite, talco...
- Estos trazos se efectúan 3 o 4 veces, bilateralmente.
- La construcción de base se compone de 8 trazos:

1. Partimos de la espina ilíaca postero-superior (EIPS), siguiendo por el borde externo de la cresta ilíaca, hasta la espina ilíaca antero-superior (EIAS).
2. Partimos de la EIPS, y nos dirigimos oblicuamente hacia el trocánter mayor por el canal natural de los glúteos, remontando hacia la EIAS.
3. Partimos del pliegue interglúteo, continúa por la parte inferior del glúteo, para terminar en la parte posterior del trocánter mayor.
4. Partimos de la base sacra, de abajo hacia arriba, realizando cada trazo en forma de abanico. Estos trazos son 3 y tienen una longitud de 8 a 10 cm.
5. Partimos de las apófisis espinosas de L3 o L4 para finalizar sobre la EIPS. Estos trazos son 3 y "cortan" a los anteriores. Tienen una longitud de 8 a 10 cm.
6. Realizamos los enganches a la columna lumbar, mediante trazos oblicuos cortos de 2-3 cm desde T12 a L2-3.

7. Realizamos los enganches a los bordes laterales del sacro, de medial a lateral. Estos trazos son 4 o 5 y tienen una longitud de 8 a 10 cm.

8. Finalizamos con los trazos calmantes, realizados con las yemas de los dedos mayor y anular, partiendo del apéndice xifoides y bordeando la parrilla costal inferior hasta el área tóraco-lumbar. Se realiza primero un lado y luego el otro.

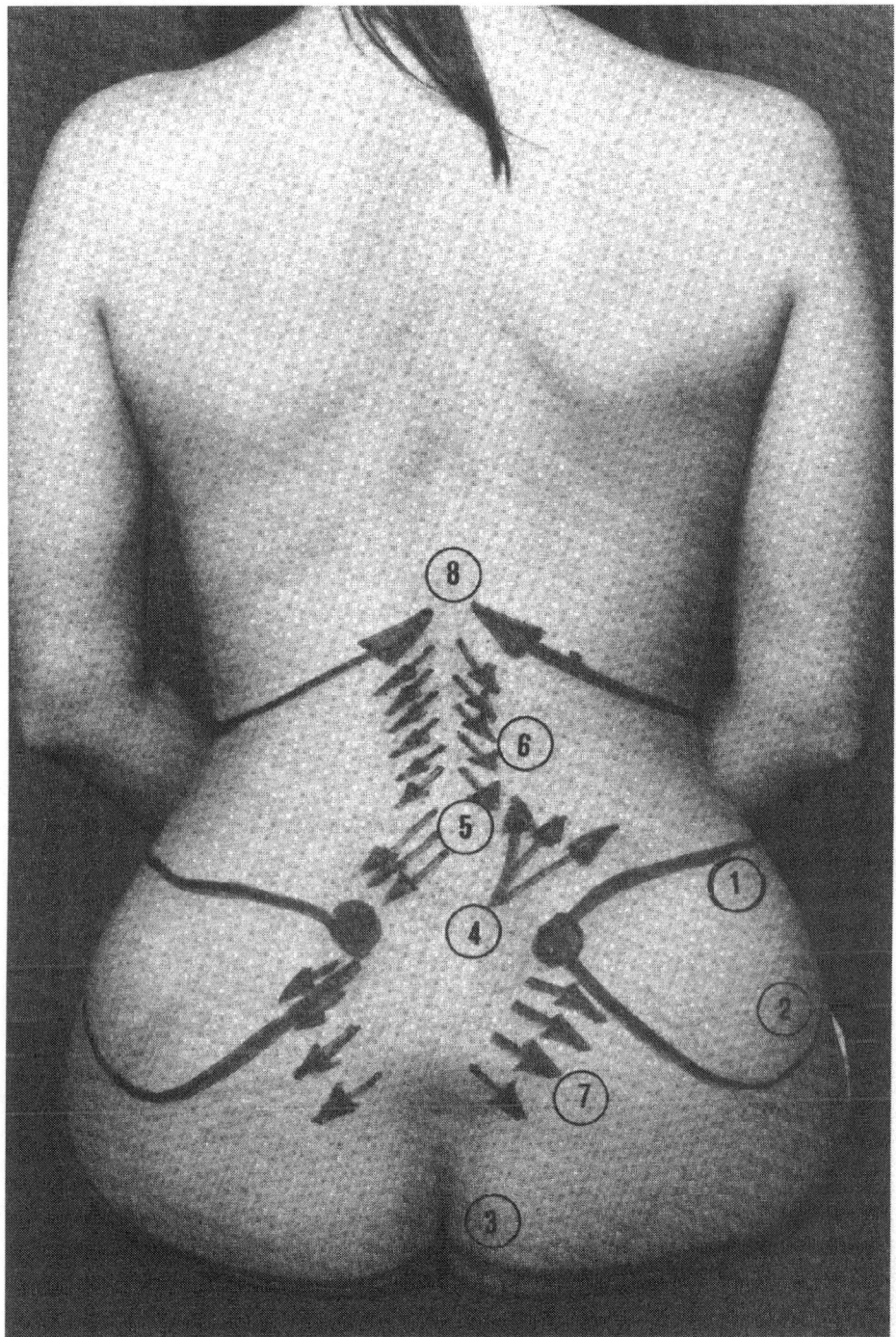

Foto 11. Construcción de base, C.B.

2. PERCUSIÓN SACRA

La paciente en sedestación. El osteópata en bipedestación o sedestación a un lado de la paciente. Golpeamos con tres dedos sobre toda la superficie del sacro con la punta de nuestros dedos. Los golpes han de ser secos y producir cierta molestia. Se realiza durante 30 segundos a 1 minuto.

Nota: con esta técnica conseguimos estimular el sistema nervioso parasimpático, contraponiéndonos así a la hiperactividad simpática presente en toda patología ginecológica.

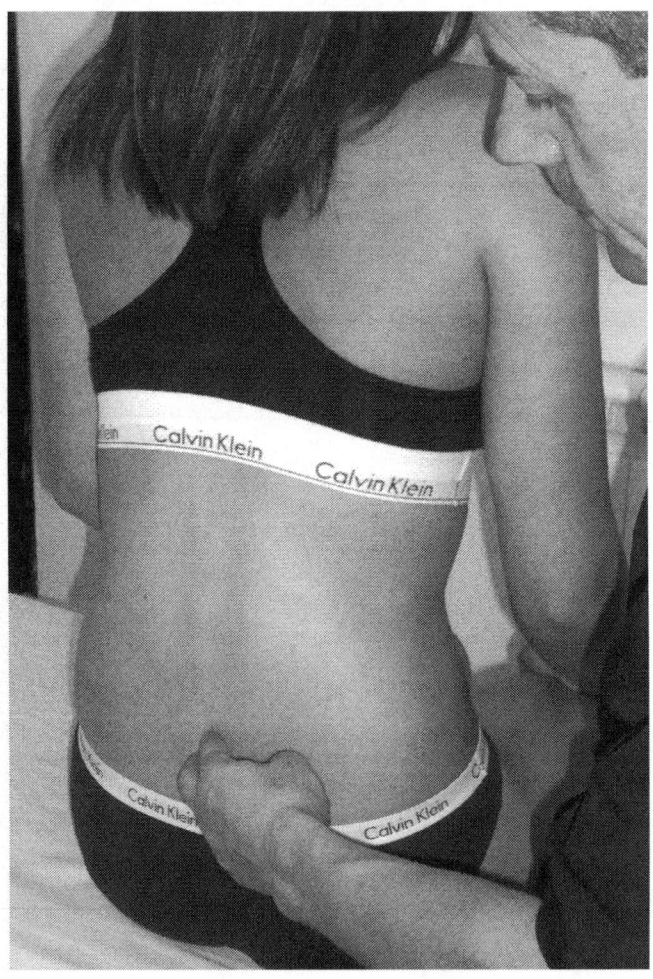

Foto 12. Percusiones sacras.

3. TÉCNICA DE INHIBICIÓN DE LA HIPERACTIVIDAD SIMPÁTICA DE L1 Y L2

La paciente en decúbito prono. El osteópata en bipedestación a un lado de la paciente. Posicionamos los nudillos de ambos dedos índices o mayores sobre los ganglios laterovertebrales sel SNS. Esta presión debe ser lenta, regular, prolongada, desprovista de vibraciones. No debe ser pesada. Se realiza durante 20-30 segundos.

La dosificación es fundamental y un tratamiento moderado ofrecerá siempre mejores resultados.

Observación importante: debe realizarse lentamente, sin vibración y entrando y saliendo con cuidado. En caso contrario, podemos estimular en vez de inhibir.

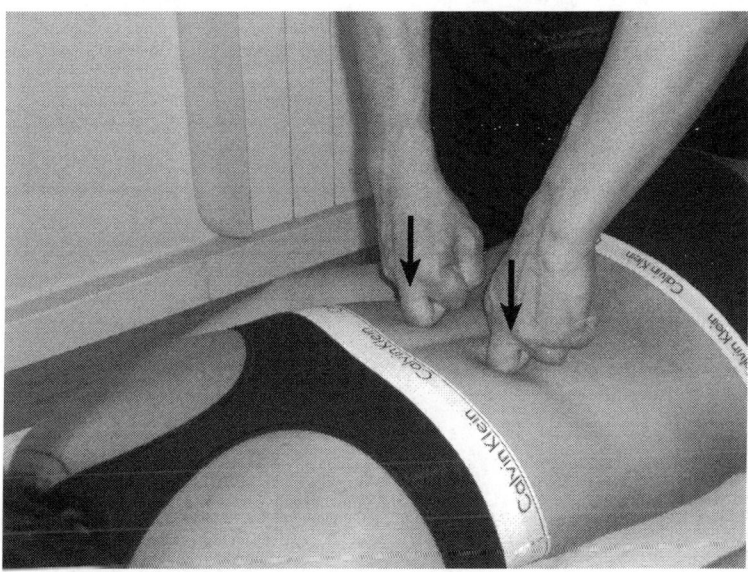

Foto 13. Inhibición de la hiperactividad simpática de L1 a L2.

Nota: el dolor aumenta la descarga simpática y, por consiguiente, la hiperactividad simpática forma un círculo vicioso que incluso puede intensificar los estados patológicos. La hiperactividad simpática está implicada en numerosas patologías endocrinas obstétricas y ginecológicas, presentando un estado congestivo pélvico o trastornos de la contracción uterina.

4. TÉCNICAS REFLEJAS PERIÓSTICAS

Ver página 368.

La elección de los puntos estará en función de las correspondencias viscerales existentes entre el raquis, el cráneo, el sacro y el sistema simpático y parasimpático cráneo-sacro.

Estos puntos serán practicados sobre las apófisis espinosas de los segmentos implicados.

Relaciones simpáticas con las vísceras de la pelvis menor femenina:

- T10: ovarios
- T11-T12: cuello uterino y trompas
- T10-L1: cuerpo uterino
- T9-L2: útero en general

Relaciones simpáticas con las glándulas endocrinas:

- Zona suboccipital: hipófisis e hipotálamo
- C7-T4: tiroides
- T4-T9: suprarrenales
- T10: ovarios
- T2-T10: páncreas

Realización de la técnica: se realizan presiones con los nudillos sobre las espinosas concernidas, a razón de 3 segundo de presión y 3 segundos de relajación.

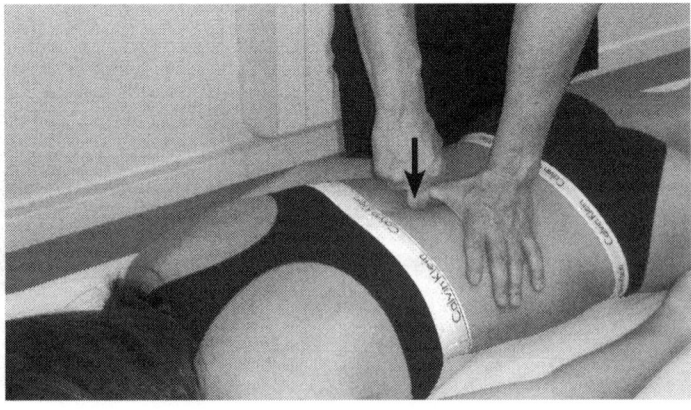

Foto 14. Técnica refleja perióstica.

5. DIAFRAGMA ABDOMINAL

Autoestiramiento del diafragma

La paciente en decúbito supino, con la cabeza elevada y las rodillas flexionadas. Le solicitamos una inspiración profunda y, en apnea, le pedimos que posicione el abdomen todo lo que le sea posible en dirección postero-superior, sin soltar el aire inspirado.

El ejercicio dura todo lo que la paciente pueda mantener esta posición con el aire inspirado. A continuación, y cuando no aguante más, espira profundamente. Dejamos a la paciente un tiempo de reposo igual al invertido en la realización de la técnica.

Se realiza tres veces.

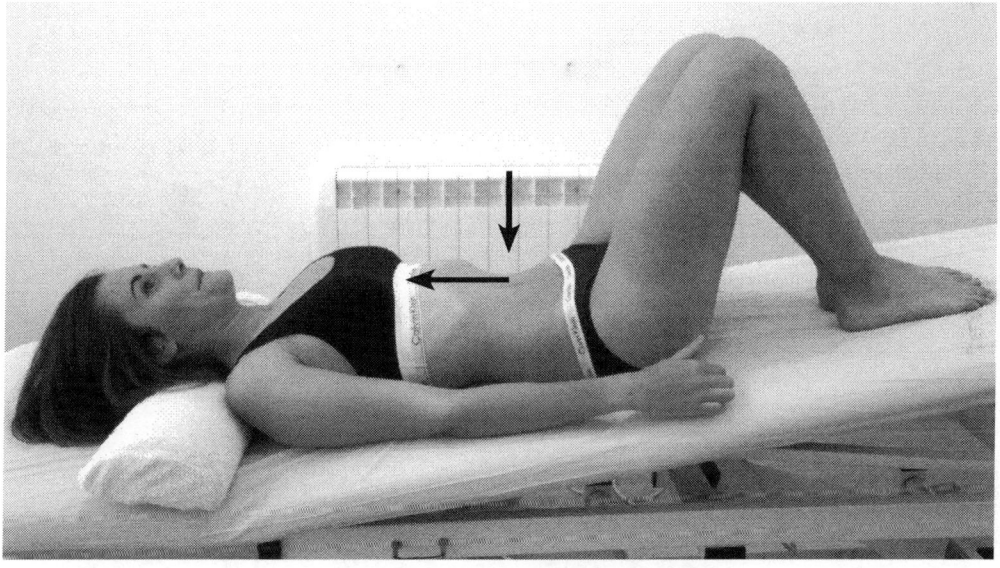

Foto 15. Autoestiramiento del diafragma respiratorio.

Inhibición del centro frénico del diafragma

Objetivo:

- Suprimir el espasmo de las fibras musculares del diafragma.
- Disminuir la irritación de los elementos que pasan a través de los orificios del diafragma.
- Restablecer las diferencias de presiones normales entre tórax y abdomen.
- Activar la bomba linfática.

La paciente en decúbito supino, con las rodillas y cuello en flexión. El osteópata en bipedestación a la altura del tórax de la paciente. Sitúa la mano craneal con el talón de la misma reposando sobre el esternón.

La mano caudal situada con los dedos en dirección al apéndice xifoides sobre el plexo solar.

Con la mano caudal, el osteópata da un crédito a la piel en dirección caudal. Durante la fase de inspiración la mano abdominal pasa por debajo del apéndice xifoides, mientras que la mano craneal desciende la caja torácica, pasando por encima de la mano caudal. Durante cada fase espiratoria mantenemos la progresión lograda.

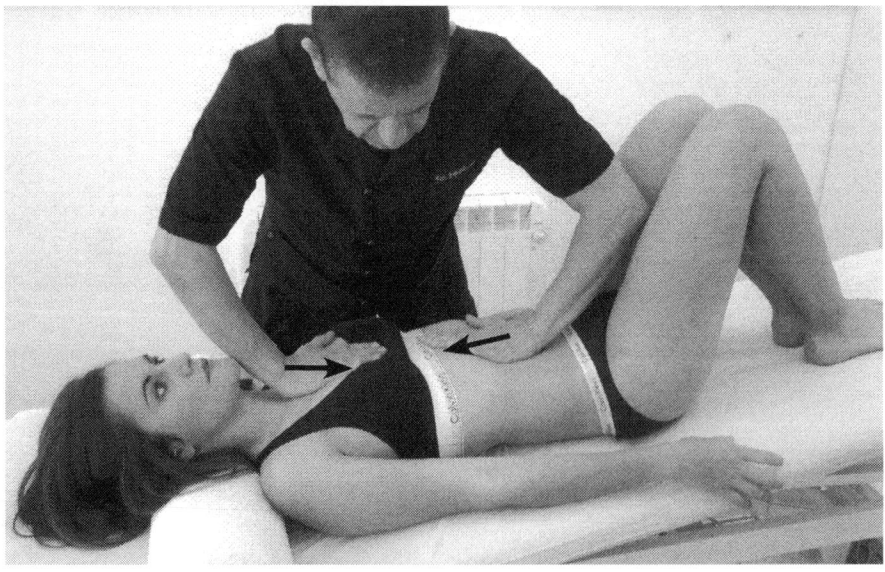

Foto 16. Inhibición del centro frénico del diafragma.

Test del hiato esofágico

La paciente en decúbito supino, con la cabeza elevada y las rodillas flexionadas. El osteópata frente a la paciente, a su derecha, con su pulgar derecho en el ángulo costo-xifoideo izquierdo de la paciente.

Solicitamos a la paciente que inspire y espire a profundamente, mientras el osteópata acompaña a la espiración realizando una penetración tisular con el pulgar. Durante la siguiente inspiración se deja el pulgar hundido.

Si la paciente bloquea la inspiración por dolor, o siente molestia en el punto de contacto del pulgar durante esta fase inspiratoria, es indicativo de sufrimiento del hiato esofágico.

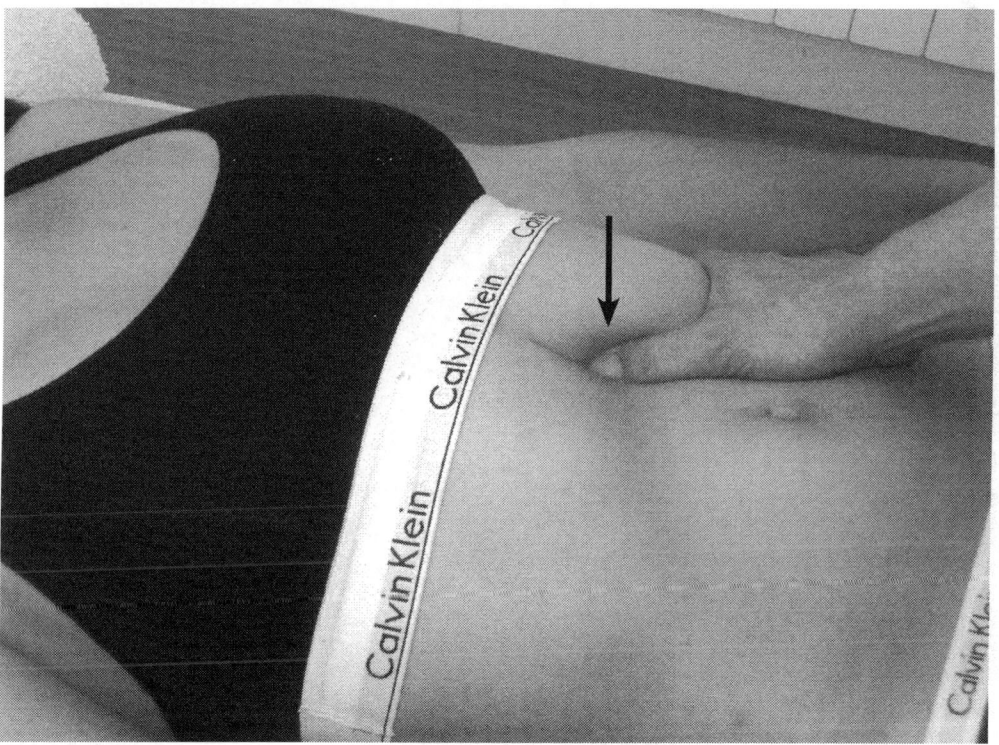

Foto 17. Test del hiato esofágico.

Liberación del hiato esofágico

La paciente en decúbito supino, con la cabeza elevada y las rodillas flexionadas. El osteópata frente a la paciente, a su derecha, con su pulgar derecho en el ángulo costo-xifoideo izquierdo de la paciente y los dedos 2º a 5º de la mano izquierda reforzando al pugar derecho.

Solicitamos a la paciente que inspire y espire profundamente. Al final de la fase espiratoria el pulgar del osteópata penetra en el tejido hasta la resistencia fascial. Solicitamos a la paciente que realice inspiraciones y espiraciones rítmicas. Durante cada fase inspiratoria traccionamos con nuestro pulgar en dirección caudal, sin perder el punto de penetración inicial, mientras mantenemos durante cada fase espiratoria.

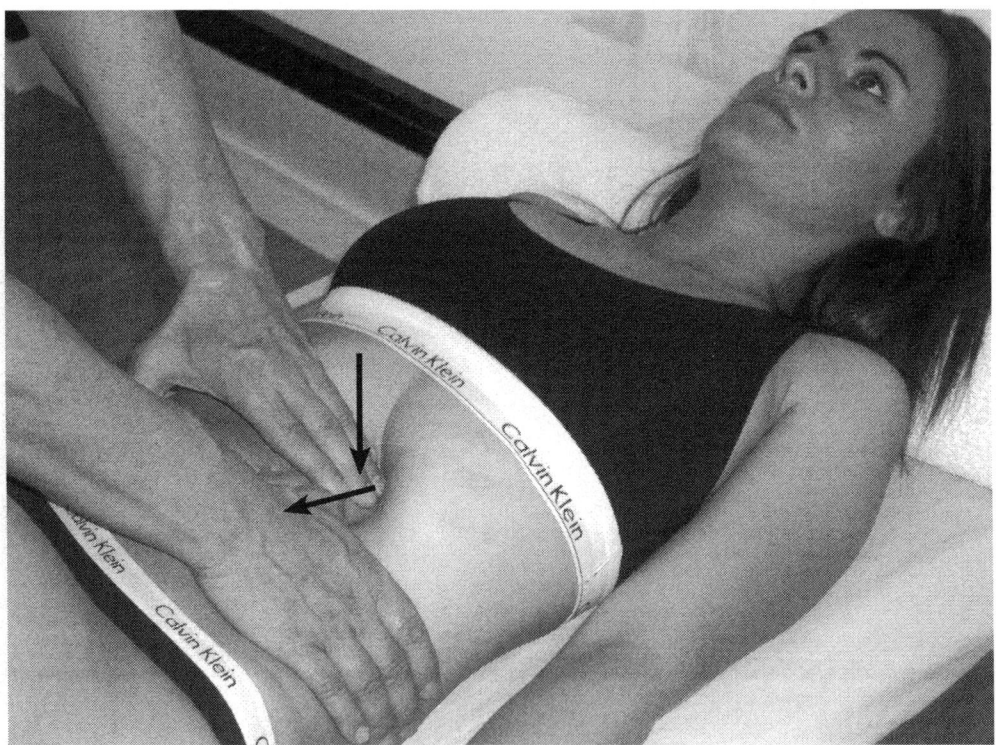

Foto 18. Liberación del hiato esofágico.

6. DIAFRAGMA PÉLVICO

Autoestiramiento del diafragma pélvico

La paciente en decúbito supino, rodillas y cuello en flexión; le solicitamos que realice una inspiración profunda, seguida de una espiración. A continuación, en apnea espiratoria, le solicitamos que levante la pelvis a la vez que realiza una contracción de la musculatura glútea y posiciona el abdomen en dirección postero-superior.

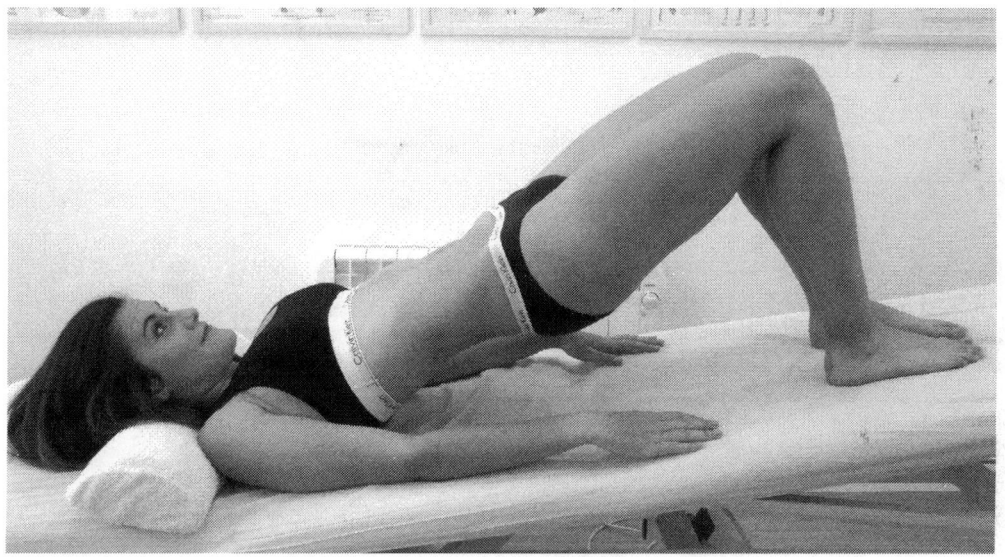

Foto 19. Autoestiramiento del diafragma pélvico.

7. LIBERACIÓN DE LA FASCIA PRESACRA

La paciente en decúbito supino, con las rodillas en semiflexión. El osteópata, en bipedestación, a un lado de la camilla a la altura de la pelvis. Posicionamos los dedos 2° a 4° de cada mano en contacto con los ligamentos umbilicales medios, aproximadamente al nivel de los anillos inguinales profundos. Están situados a cerca de 5 centímetros por encima de las ramas pubianas y a cerca de 5 centímetros a partir de la línea medial.

Ejercemos una presión posterior y ligeramente inferior, manteniendo una tensión equilibrada hasta que la liberación se produzca. Cuando ésta se realiza, podremos sentir un movimiento de pivote en dirección caudal y cefálica. Este movimiento sigue la curva interna del sacro.

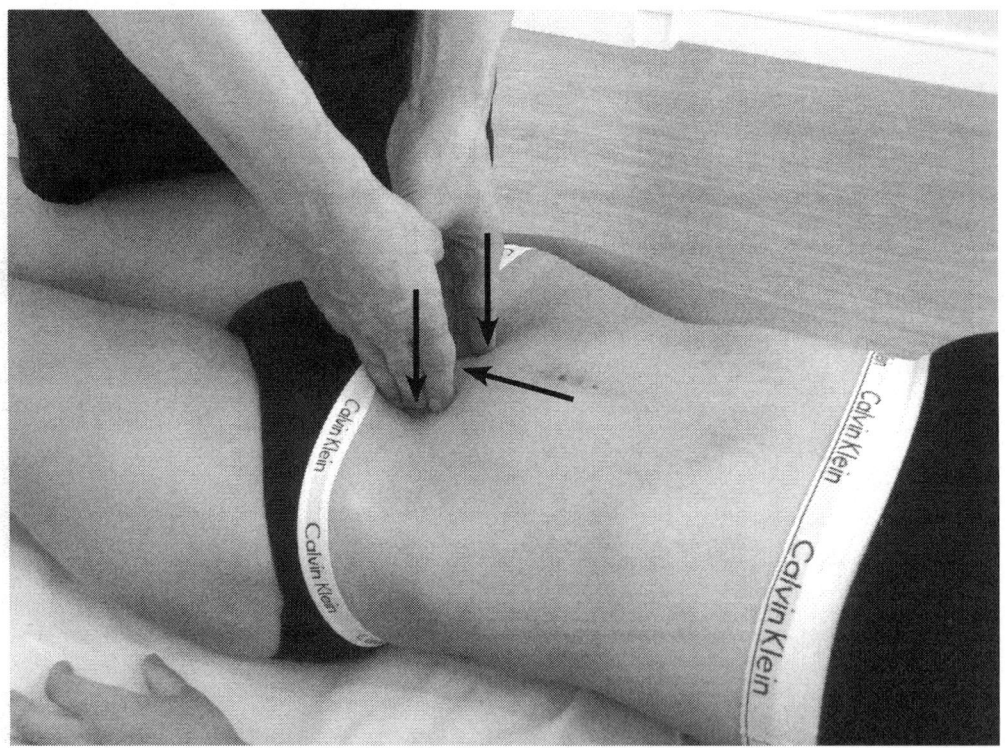

Foto 20. Liberación de la fascia presacra.

8. GRAN MANIOBRA ABDOMINAL GENERAL. 4-5 VECES

La paciente en decúbito supino con las rodillas y cuello en flexión. El osteópata en bipedestación a la cabecera de la paciente; situamos ambas eminencias hipotenares sobre la zona inferior del abdomen, región suprapúbica. Tenemos dos variantes principales:

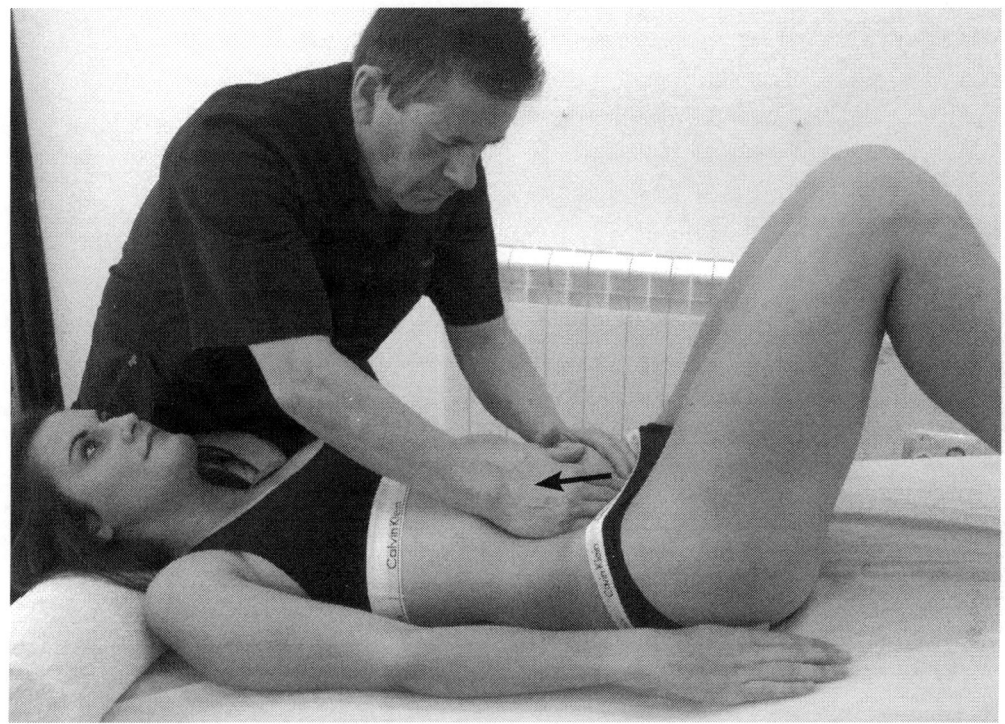

Foto 21. Gran maniobra abdominal.

La gran maniobra hemodinámica

Durante la inspiración de la paciente, llevamos la masa gastrointestinal hacia la cara inferior del diafragma, en dirección craneal. Durante la espiración se relaja parcialmente.

Durante la inspiración, el orificio de la vena cava desciende y se horizontaliza, logrando un efecto mecánico de bombeo.

Nota: esta maniobra se realiza en casos de congestión, donde por norma general la paciente presentará una CRP/CCP.

La gran maniobra víscero-espacial

Durante la fase espiratoria de la paciente, llevamos la masa gastrointestinal hacia la cara inferior del diafragma, en dirección craneal. Durante la inspiración se relaja parcialmente.

Nota: esta maniobra se realiza en casos de ptosis, donde por norma general la paciente presentará una CRA/CCA.

Observaciones: en el caso de que nuestra paciente presente una ptosis y una congestión a la vez, se realizan las dos maniobras, indistintamente.

Modalidades

Se realizan 7 repeticiones, con un tiempo de reposo entre cada respiración igual al tiempo invertido en la ejecución de la maniobra.

Contraindicaciones

- Aneurisma de la aorta
- Patologías cardíacas importantes

9. LIBERACIÓN DE LA CADENA ESTÁTICA VISCERAL

La paciente en decúbito supino, con una toalla bajo la columna lumbar y la mitad superior del tronco ligeramente inclinada hacia abajo.

La cabeza en extensión fisiológica, las arcadas dentales unidas y la lengua en una posición hacia atrás y arriba (como si se la quisiera tragar).

El osteópata en bipedestación, a un lado de la paciente a la altura del ombligo.

Situamos las manos, una sobre la otra, a la altura del ombligo.

Presionamos lenta y suavemente en dirección posterior y en sentido de las agujas del reloj hasta percibir la barrera de restricción. Mantenemos en este punto la tensión fascial 5-6 segundos y relajamos. La técnica se repite 3 veces.

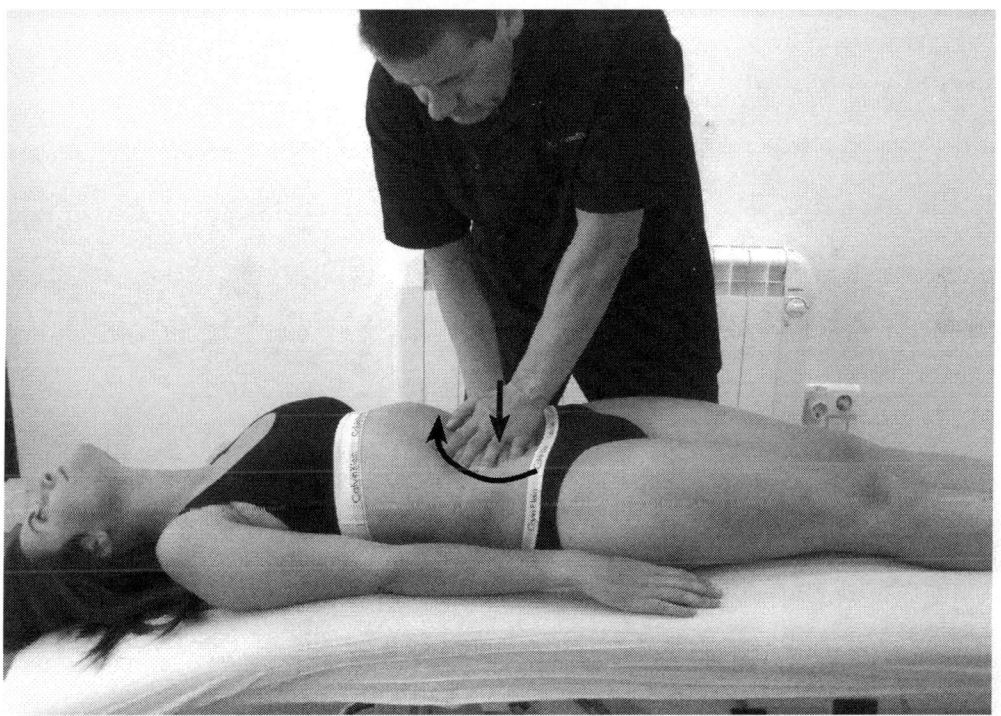

Foto 22. Liberación de la cadena estática visceral.

10. TRATAMIENTO DE LA MOTILIDAD UTERINA

La paciente en decúbito supino con las piernas semiflexionadas. El osteópata en sedestación a un lado de la paciente a la altura de su pelvis; su mano dominante apoyando la palma de la mano sobre la sínfisis del pubis, con los dedos en dirección craneal.

Durante la inspiración se produce un movimiento en dirección posterosuperior. Durante la espiración se produce el movimiento anteroinferior. El movimiento se percibe principalmente con el talón de la mano.

La motilidad se trata de forma indirecta, siguiendo el movimiento que no muestra limitación, deteniéndose en el extremo de este movimiento durante varios ciclos y llevando finalmente el movimiento limitado a una nueva barrera. También se puede intentar aumentar la amplitud del movimiento libre controlando a continuación si ha mejorado la limitación.

El tratamiento se repite hasta que la motilidad alcanza su ritmo, dirección y amplitud normales.

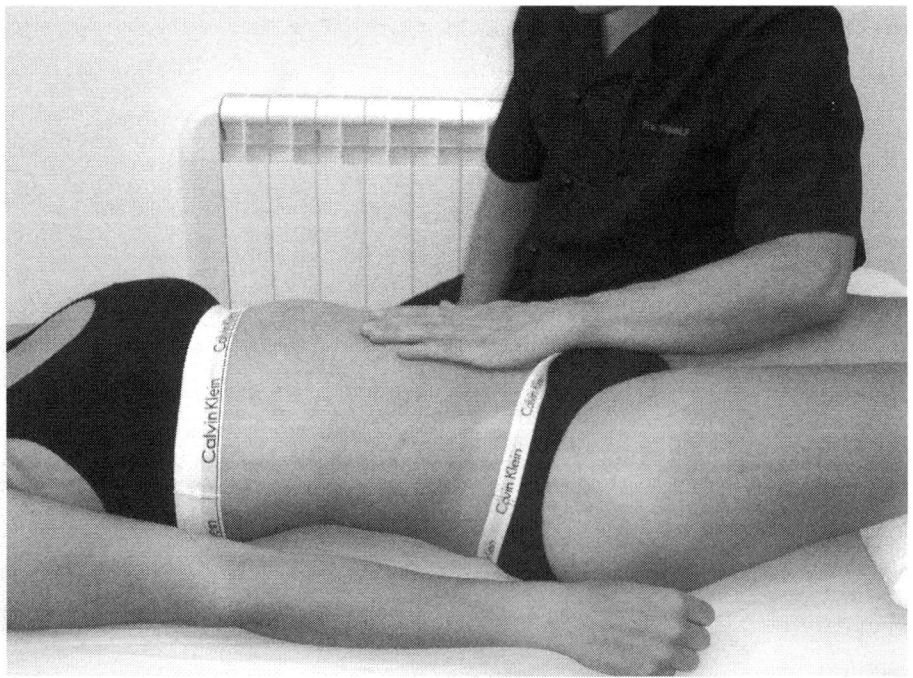

Foto 23. Tratamiento de la motilidad uterina.

11. TRATAMIENTO DEL ÚTERO

Técnicas externas

Técnica general de relajación

Indicaciones

Contracturas y dolores en la mitad inferior del abdomen, aumento de la presión intraabdominal, síndrome premenstrual.

Efectos terapéuticos

Regulación de la irrigación sanguínea y tensión de los ligamentos. Recuperación de la movilidad de los órganos de la mitad inferior del abdomen.

La paciente en decúbito supino con las rodillas en semiflexión. El osteópata en bipedestación a una lado de la paciente. Situamos el talón de nuestra mano craneal sobre la sínfisis del pubis. La mano caudal la posicionamos sobre el sacro. Esta técnica es pasiva y se realiza independientemente de la respiración de la paciente en tres fases:

1. El talón de la mano craneal presiona en dirección posterior.
2. A continuación arrastramos el tejido, con esta misma mano, en dirección craneal.
3. Al mismo tiempo que realizamos el paso 2, traccionamos del sacro, con nuestra mano caudal, en dirección inferior.

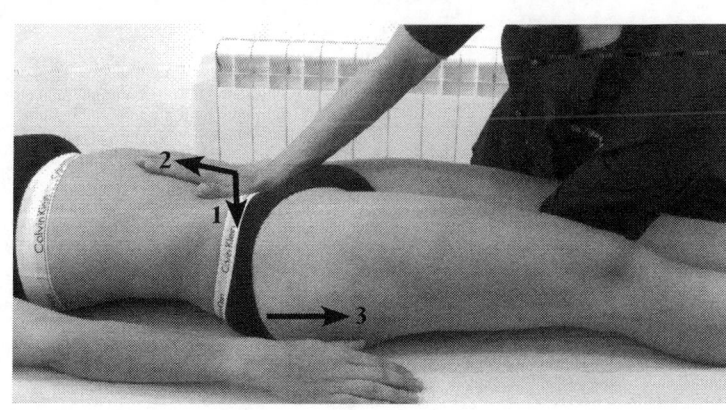

Foto 24.
Técnica general
de relajación.

Manipulación del ligamento redondo en el anillo inguinal

La paciente en decúbito supino con las rodillas en semiflexión. El osteópata en bipedestación del lado a tratar. Situamos la pulpa del índice de nuestra mano medial sobre el orificio externo del canal inguinal; nuestro dedo está en el eje del canal dirigido hacia la espina ilíaca antero superior. La mano lateral está con la palma al nivel del flanco del paciente, rechazando el abdomen con destino al pubis con el fin de aflojar los tejidos de la región inguinal.

Hacemos penetrar delicadamente nuestro dedo en el orificio siguiendo la escucha de los tejidos orgánicos y en inducción. A diferencia del hombre, el dedo se hunde muy poco en el anillo inguinal, pero se siente fácilmente la cuerdecilla formada por el ligamento redondo.

Relajamos las estructuras que aparecen en tensión bajo nuestros dedos.

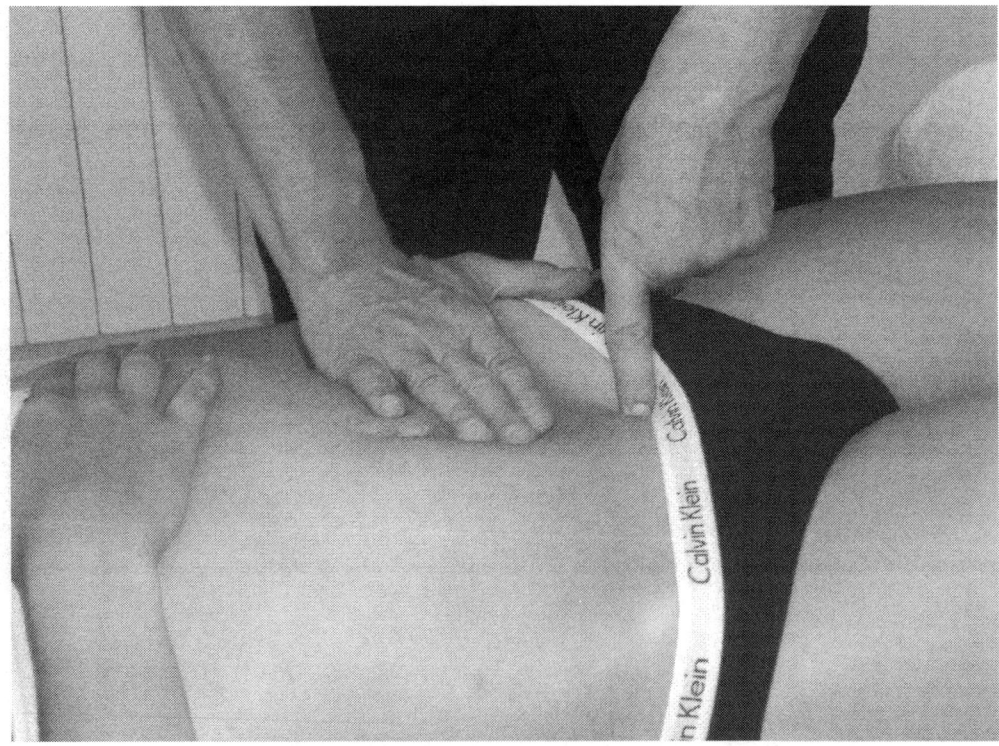

Foto 25. Manipulación del ligamento redondo en el anillo inguinal.

Manipulación del ligamento redondo a nivel pubiano

La paciente en decúbito supino con las rodillas en semiflexión. El osteópata en bipedestación del lado a tratar. Los dedos planos, localizan contra el plano óseo y duro del pubis la cuerdecilla del ligamento redondo. En caso de tensión, es sensible a la palpación. Efectuamos una serie de dos o tres inducciones; o movimientos transversales con el fin de aflojarlo.

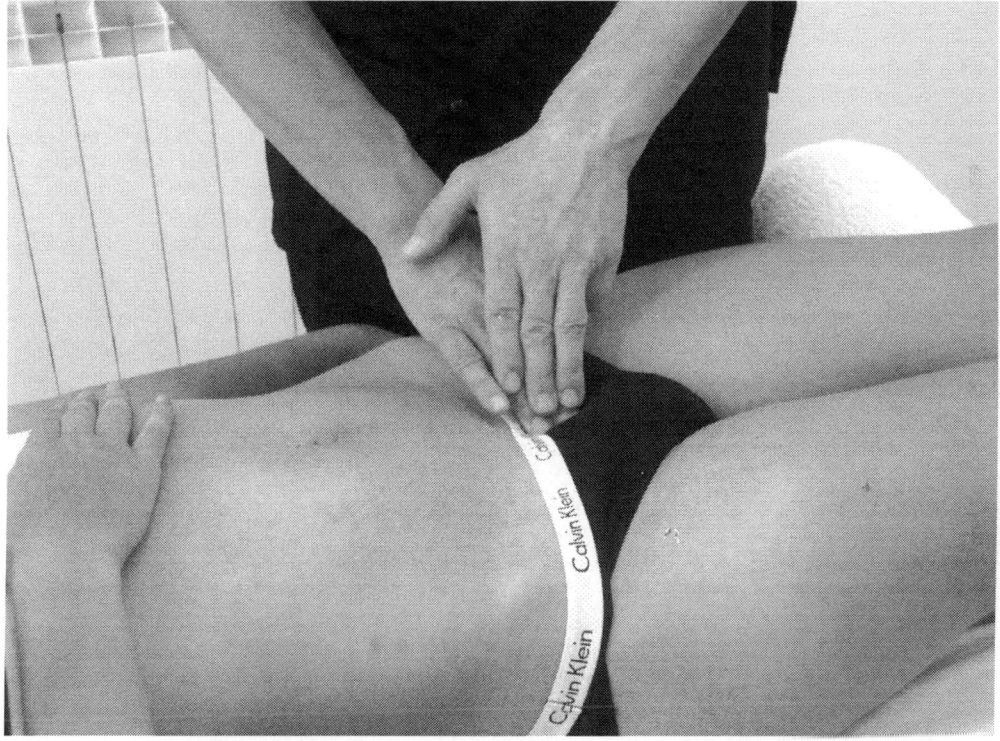

Foto 26. Manipulación del ligamento redondo a nivel pubiano.

Manipulación del ligamento ancho

Únicamente es palpable en caso de retracción.

Situamos nuestras manos entre el útero y la EIAS. Lentamente descendemos en profundidad desplazando las asas intestinales hasta sentir la tensión del ligamento ancho. Lo visualizamos bien, estando orientado transversalmente y presentando una concavidad posterior. Efectuamos una tracción ligera para ponerlo en tensión, luego lo seguimos en inducción. Repetimos de dos a tres veces la técnica hasta la relajación.

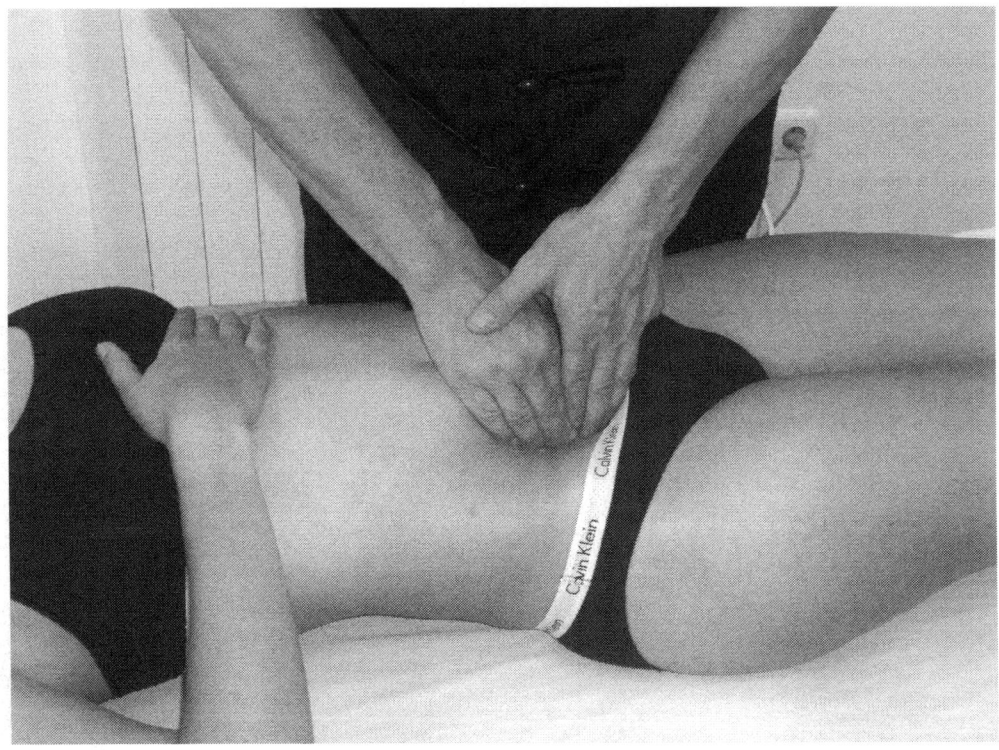

Foto 27. Manipulación del ligamento ancho.

Manipulación del cuerpo uterino en decúbito supino

La paciente en decúbito supino con las rodillas flexionadas. El osteó-pata en bipedestación a un lado de la paciente. Con la mano caudal suje-tamos las rodillas de la paciente, mientras los dedos de la mano craneal, índice y pulgar, los posicionamos por encima del pubis, procurando evitar las asas intestinales; entramos en contacto con fondo uterino. Para facilitarle la tarea, podemos jugar con la flexión de las coxo-femo-rales. Hay que precisar que en caso de retroversión, el fondo uterino es poco e incluso nada palpable.

Controlamos el fondo uterino entre el pulgar y el índice de nuestra mano craneal. Posicionamos el útero en su movimiento facilitado y lo mantenemos algunos segundos. Luego realizamos lo mismo del lado de la restricción, con el fin de estirar las estructuras que lo fijan. Hay que trabajar muy suave, evitando crear dolor que comprometería la ma-nipulación por la puesta en marcha de una contracción refleja.

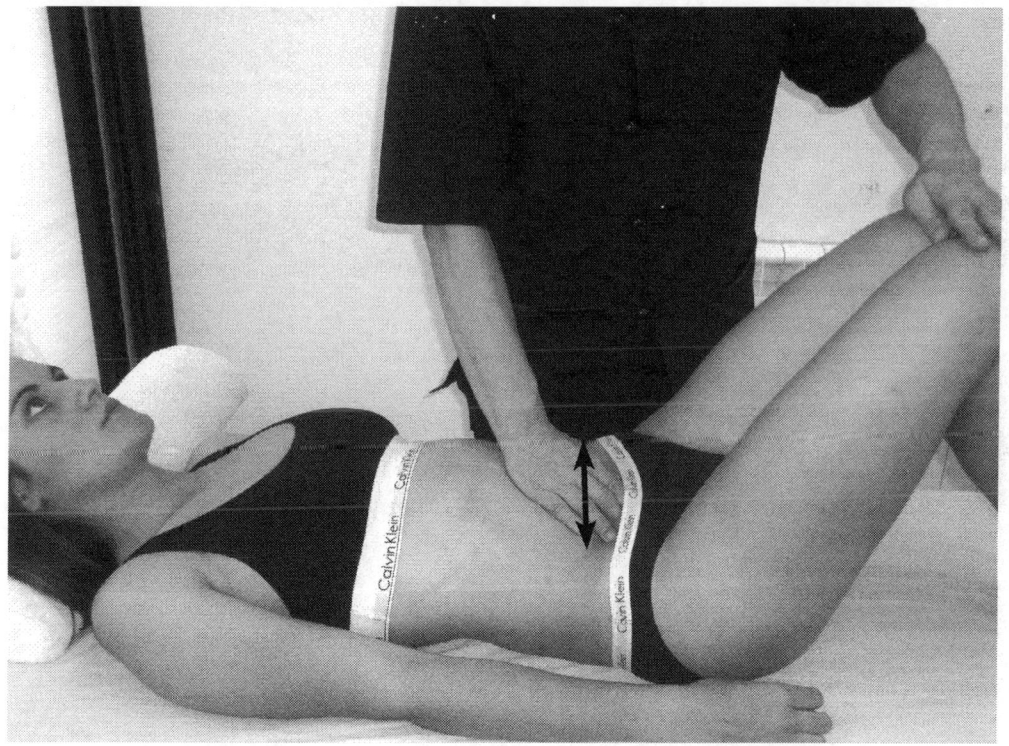

Foto 28. Manipulación del cuerpo uterino en decúbito supino.

Manipulación del cuerpo uterino en decúbito lateral

La paciente en decúbito lateral contrario a la restricción, con las rodillas y caderas flexionadas. El osteópata en bipedestación por detrás de la paciente; situamos ambos pulgares sobre la parte lateral del útero del lado de la restricción.

Posicionamos el útero, mediante técnica directa contra la barrera restrictiva, de manera dulce y suave; mantenemos la posición hasta percibir el paso de la barrera.

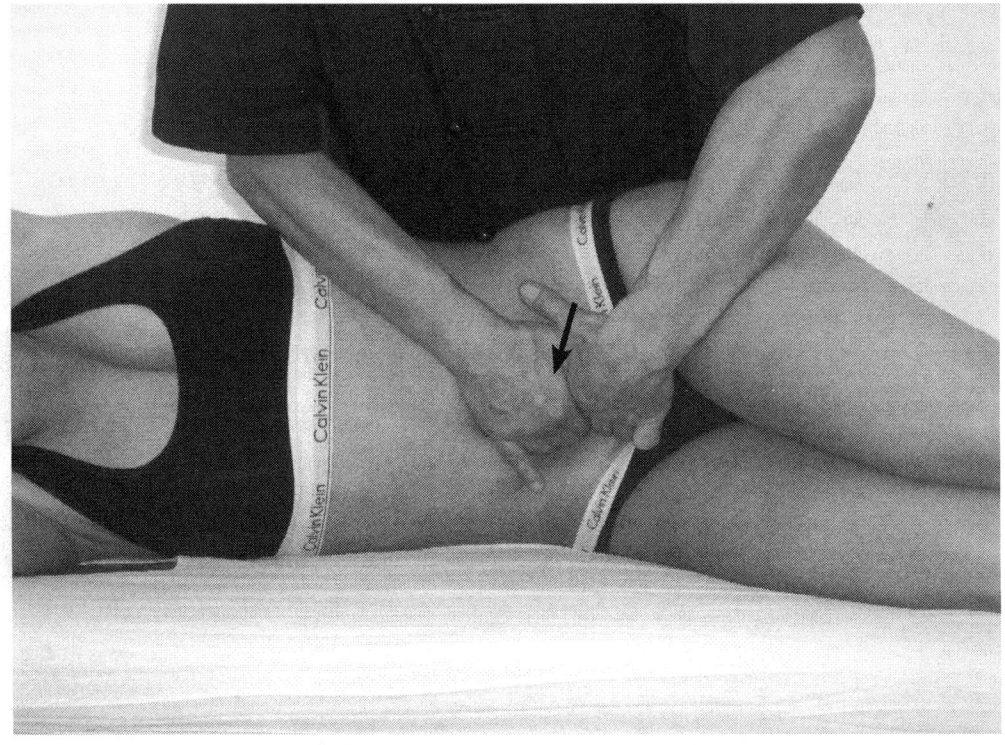

Foto 29. Manipulación del cuerpo uterino en decúbito lateral.

Técnica de levantamiento del útero

La paciente en decúbito supino con las rodillas en semiflexión. Si es posible, con la camilla levantada 30° en la zona de la pelvis. El osteópata en bipedestación junto a la paciente. Sitúa el talón de la mano por encima de la sínfisis del pubis, en la línea media. Realizamos una presión en dirección posterior y ascendente, sin deslizamiento de la mano sobre la piel. La técnica se mantiene hasta la finalización del movimiento vesical.

Nota: esta técnica es pasiva y se realiza en ausencia de fases respiratorias.

Así mismo, esta técnica puede realizarse en sedestación, pero la gravedad juega en contra de nuestro propósito terapéutico.

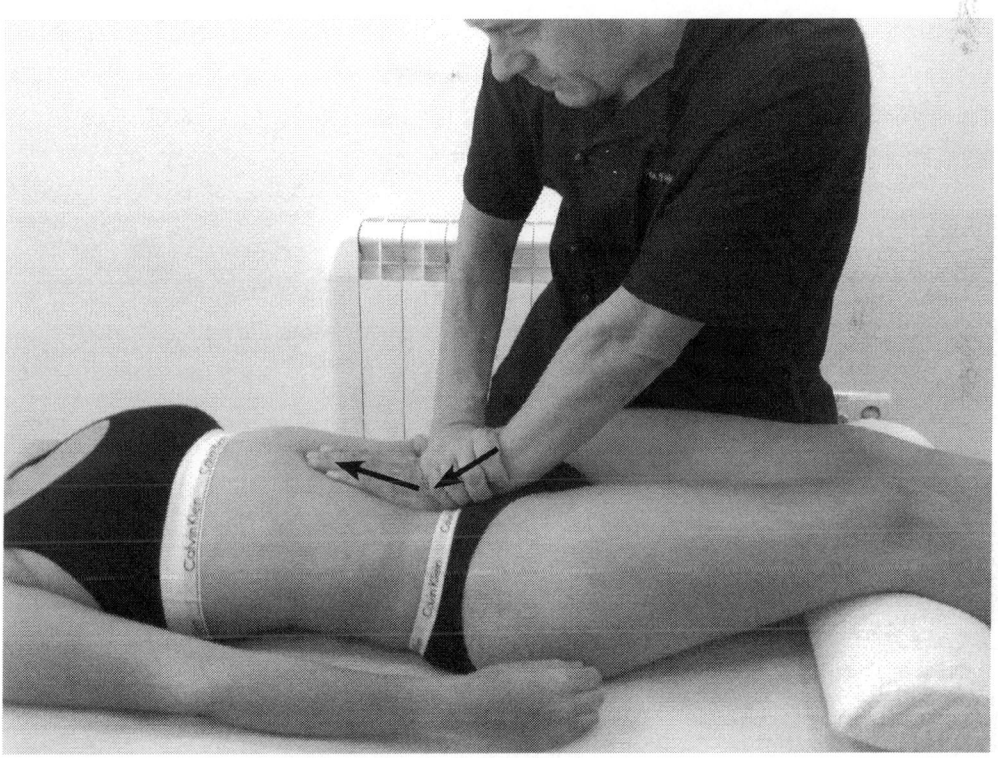

Foto 30. Levantamiento del útero.

Manipulaciones internas

El tratamiento por vía interna presenta la ventaja de ser más preciso y más específico, los dedos intravaginales están más cerca de las estructuras que hay que liberar. Hay que recordar que los ligamentos del sistema vésico-uterino poseen fibras musculares. De hecho, son muy ricos en mecanorreceptores, lo que convierte a nuestras técnicas en muy reactivas, no sólo al nivel local sino también al nivel central. Esta riqueza en elementos propioceptivos hace que sea preferible utilizar técnicas de inducción más bien que de estiramiento, a veces mal toleradas por la paciente.

Es importante precisar que la finalidad del tratamiento es devolver una buena movilidad al cuerpo y al cuello uterinos y no "reposicionarlo".

Una última cosa, frente a una disfunción uterina, debemos plantearnos siempre la siguiente cuestión: ¿la posición del útero es debida a una tensión excesiva de ciertos ligamentos, o al contrario a una relajación o incluso ruptura de otros?

Manipulación de una hiper anteversión

La paciente en decúbito supino con las rodillas en semiflexión. El osteópata en bipedestación a un lado de la paciente. Nuestra mano abdominal la situamos en contacto con el fondo uterino, por encima de la sínfisis pubiana. Antes de estirar los ligamentos útero-sacros, situamos los dedos intravaginales en el fondo de saco anterior. Con la cara ungular empujamos el cuello hacia atrás, como si quisiéramos aumentar la anteversion, siguiendo la inducción. Esta maniobra tiene por objeto relajar los ligamentos útero-sacros que a menudo presentan una tensión excesiva.

Coloque luego sus dedos en el fondo de saco posterior. Mediante un empuje dulce, anteriorizamos el cuello, mientras que simultáneamente nuestra mano abdominal induce al fondo uterino en dirección craneal y posterior. Figura 56.

Repetimos la técnica tres o cuatro veces con el fin de obtener una relajación. Si sentimos un ligamento útero-sacro más tenso de un lado, procedemos de la siguiente manera: el dedo correspondiente al lado más fijado toma apoyo sobre la cara posterior del cuello, mientras que el otro está en contra apoyo sobre la pared vaginal posterior. Ambos dedos trabajan en un movimiento de separación.

En las hiper anteversiones, el fondo de saco posterior está muy cerrado y el cuello a veces muy difícil de alcanzar. No hay que vacilar en jugar con el ángulo de flexión de las coxo-femorales de la paciente. Si a pesar de esto el cuello es inaccesible, posicionamos a la paciente en decúbito lateral, frente a nosotros, con las caderas muy flexionadas.

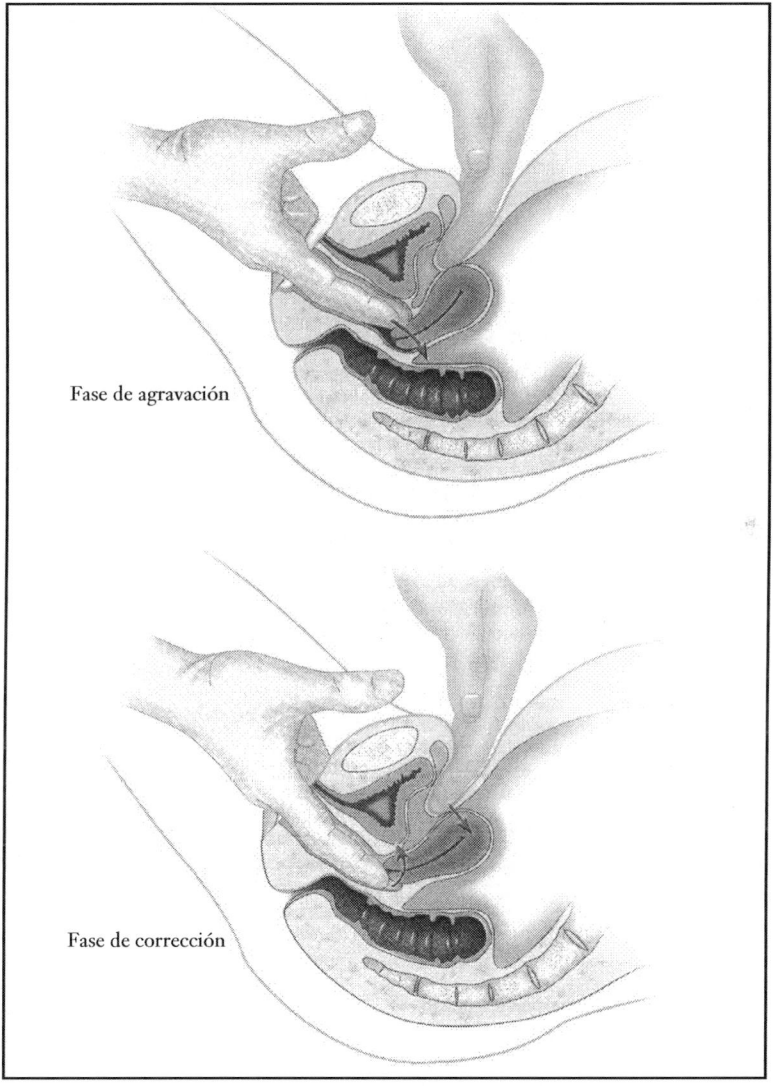

Figura 56. Manipulación de una hiper anteversión.

Manipulación de una retroversión

La paciente en decúbito supino con las rodillas en semiflexión. El osteópata en bipedestación a un lado de la paciente. En este caso, es aconsejable hacer preceder la fase de estiramiento ligamentario de una fase de relajación de los ligamentos pubo-vésico-uterinos, a menudo responsables de la fijación del útero en retroversión. Para ello, situamos nuestros dedos vaginales en el fondo de saco posterior, la colocación es fácil porque ésta es abierta. Con la pulpa de los dedos, empujamos el cuello adelante siguiendo la escucha, lo que favorece el descanso de los tejidos orgánicos. Figura 57.

En segundo lugar, nos posicionamos en el fondo de saco anterior y llevamos el cuello uterino hacia atrás con el fin de estirar el sistema ligamentario; esperamos su relajación. Repetimos la maniobra tantas veces como sea necesario. Al principio, la mano abdominal es poco útil, encontrándose el fondo uterino no accesible a causa de su posición; es sólo al final de técnica donde puede ayudar al trabajo de nuestros dedos vaginales, devolviendo el cuerpo uterino adelante.

En caso de tensión más importante de uno de los ligamentos pubo-vésico-uterinos, procedemos como lo hicimos para los ligamentos útero-sacros. El dedo del lado de la tensión rechaza el cuello hacia atrás, el otro toma apoyo sobre la pared vaginal anterior.

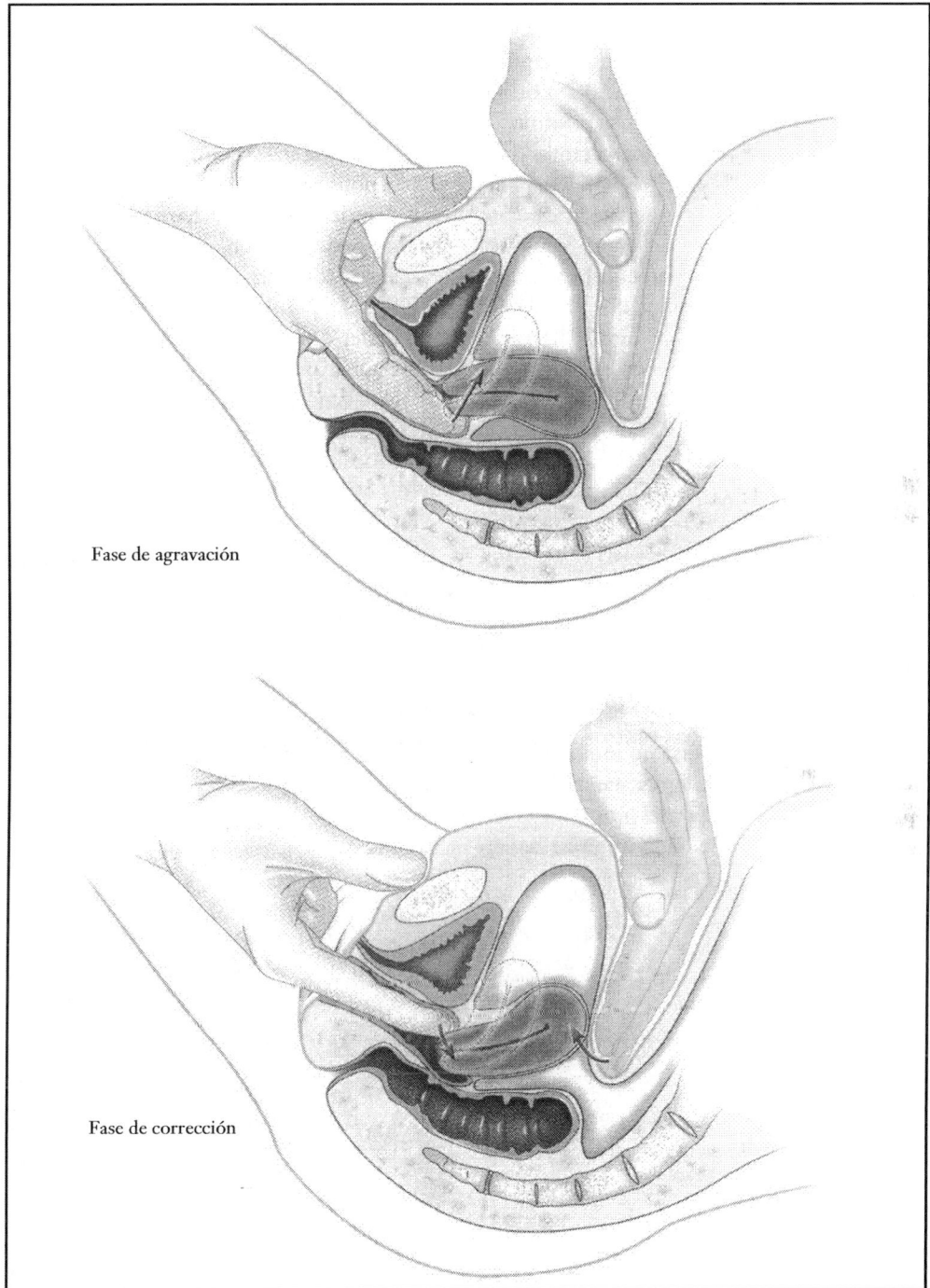

Fase de agravación

Fase de corrección

Figura 57. Manipulación de una retroversión.

Manipulación de una laretoversión
Ejemplo: derecha

La paciente en decúbito supino con las rodillas en semiflexión. El osteópata en bipedestación a un lado de la paciente. Controlamos el útero con nuestra mano abdominal, mientras que nuestros dedos vaginales se posicionan de una y otra parte del cuello uterino.

Esta vez nuevamente comenzamos con nuestra mano supra pubiana, llevando el útero hacia su disfunción. Por el empuje de uno de nuestros dedos intravaginales, presionamos al cuello por el lado opuesto. Mantenemos el conjunto cuerpo-cuello en esta posición y seguimos los tejidos. Esta maniobra permite una relajación de los tejidos orgánicos, particularmente al nivel del ligamento ancho, a menudo responsable de la lateroversion.

Nuestra mano abdominal moviliza luego el fondo uterino en el sentido de la corrección. Uno de sus dedos vaginales empuja el cuello en la dirección opuesta con el fin de estirar el ligamento ancho. Repetimos tres o cuatro veces la técnica hasta sentir la relajación y que el útero encuentra su posición. Figura 58.

En presencia de una fijación importante de un ligamento ancho, situamos uno de nuestros dedos lo más alto posible en el fondo de saco lateral del lado fijado contra la pared lateral de la vagina. De esta manera estamos en contacto con el ligamento ancho. Efectuamos una serie de dos o tres inducciones que permitirán al ligamento relajarse.

Las disfunciones en lateroversión no se deben descuidar; algunos grados bastan para perturbar la mecánica útero-anexial y, como veremos más adelante, provocar una tensión tubárica anormal que puede ser la causa de una esterilidad funcional.

El cuerpo uterino en inclinación puede también comprimir de modo anormal la cara superior de la vejiga, modificando así el mecanismo de las presiones. Puede ser por lo tanto el principio de imperiosidad miccional o el principio de incontinencia urinaria.

Al final de la sesión, hay que prevenir a la paciente de los efectos secundarios eventuales posmanipulativos: dolor de "bajo vientre" de tipo cansancio, pudiendo irradiar en la pelvis o en la región lumbar; incluso algunas microhemorragias que deben ceder rápidamente y no inquietar a la paciente.

En ocasiones son necesarias varias sesiones para resolver el problema, sin que esto suponga la obligación de repetir sesión tras sesión. Un periodo de espera prudente entre consulta y consulta es necesario. Es mejor dejar un periodo de uno o dos ciclos entre cada sesión. El perío-

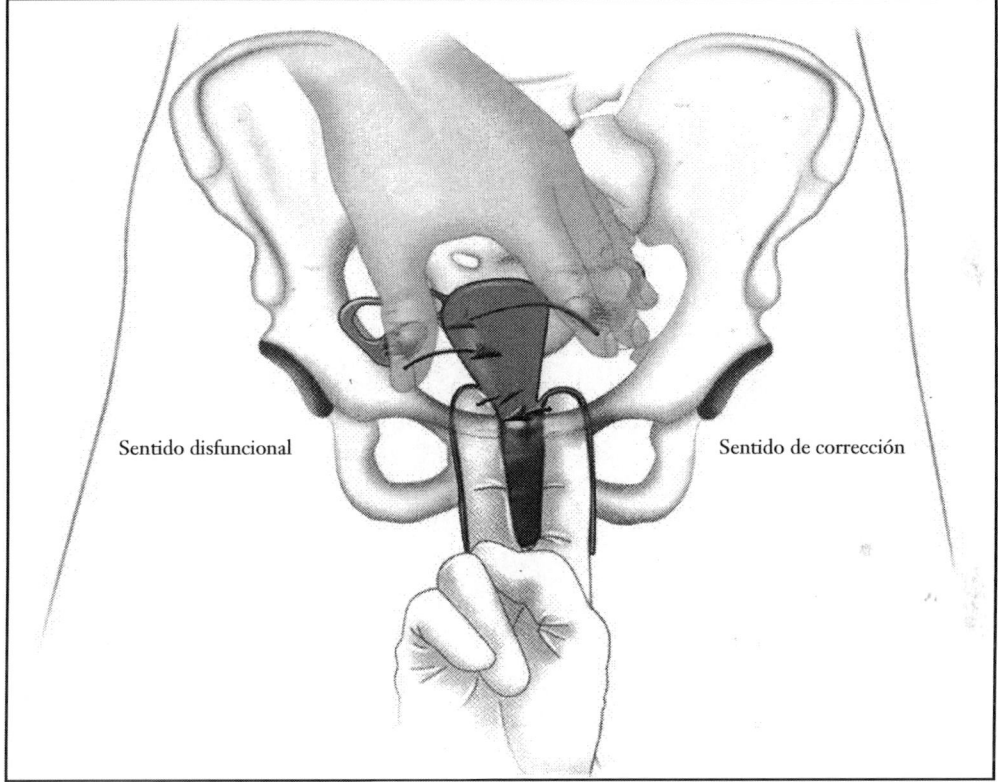

Figura 58. Manipulación de una lateroversión derecha.

do más favorable para optimizar el efecto de nuestras manipulaciones parece ser el justo después de las reglas.

Técnicas de estimulación arterial, venosa y linfática

Estimulación arterial

Los grandes troncos vasculares de la región abdominal están situados por delante de la aorta abdominal y por lo tanto delante de la columna vertebral. Cualquier tratamiento de la columna vertebral, ya sea mediante normalizaciones articulares o movilizaciones, sobre el nivel correspondiente, estimula la irrigación arterial de los órganos dependientes.

- El tronco celíaco irriga los órganos abdominales superiores: hígado, vesícula biliar, estómago, bazo, páncreas y la parte inicial del duodeno. Está situado aproximadamente a la altura de T12-L1.
- La arteria mesentérica superior irriga el duodeno, el yeyuno, el ílion, el ciego y parte del colon. Está situado aproximadamente a la altura de L1-L2.
- La arteria mesentérica inferior irriga el resto del colon hasta la parte superior del recto. Está situado aproximadamente a la altura de L3-L4.

Estimulación venosa

El drenaje venoso de los órganos del tracto gastrointestinal se efectúa hacia la vena porta, antes de desaguar a través del hígado en la vena cava inferior. Las técnicas que influyen sobre la vena porta, el hígado o el diafragma, mejoran el drenaje venoso del tubo digestivo.

Estimulación linfática

Todas las técnicas que promueven el vaciado de la linfa mejoran la situación trópica del órgano, por ejemplo técnicas diafragmáticas, gran maniobra abdominal, vaciado de la cisterna de Pecket, etc.

Vaciado de la cisterna de Pecket

La paciente en decúbito supino con las rodillas y cuello en flexión. El osteópata en bipedestación, a un costado de la paciente a la altura de su abdomen. Situamos la mano craneal sobre el borde inferior de la parrilla costal (región epigástrica), con el pisiforme debajo de la apófisis xifoides. La mano caudal transversal sobre el ombligo, inmediatamente por debajo de la otra.

Solicitamos a la paciente una inspiración profunda, a la vez que saca el abdomen todo lo posible, manteniendo esta postura en apnea (foto 31). En este momento, realizamos una presión hacia la posterioridad durante 5 segundos. A continuación, solicitamos a la paciente que espire y relaje el abdomen, en cuyo momento hundimos nuestras manos en el abdomen en un movimiento hacia la posterioridad y en dirección craneal (foto 32). Dejamos unos segundos de reposo y repetimos la técnica tres o cuatro veces más.

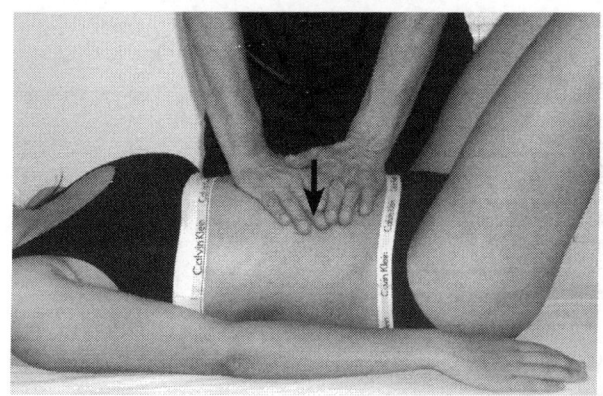

Foto 31. Vaciado de la cisterna de Pecket, 1.

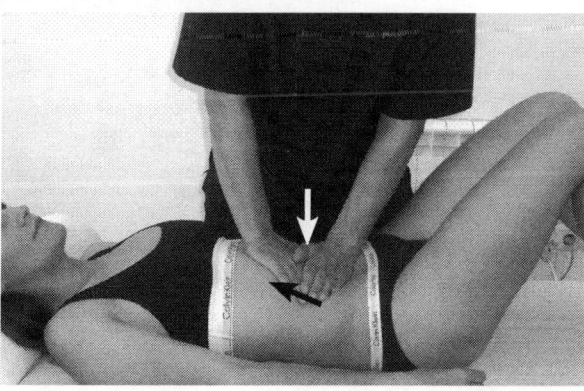

Foto 32. Vaciado de la cisterna de Pecket, 2

Técnicas parasimpáticas

Cono finalización de todo tratamiento de osteopatía visceral, puede ser muy aconsejable realizar alguna técnica con un efecto parasimpático, como por ejemplo:

- Atlas-Occipital, A-O
- CV4
- Bombeo del occipital

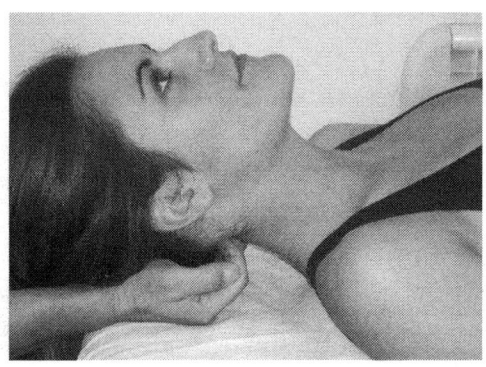

Foto 33. Atlas-Occipital, A-O.

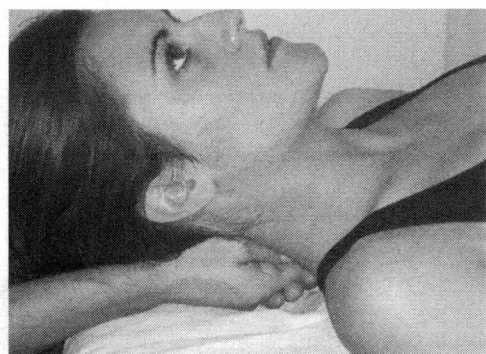

Foto 34. CV4.

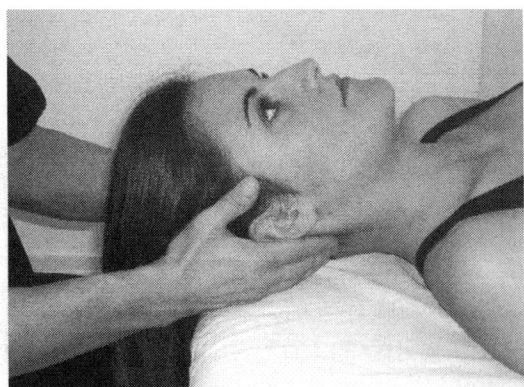

Foto 35. Bombeo del occipital.

Capítulo III

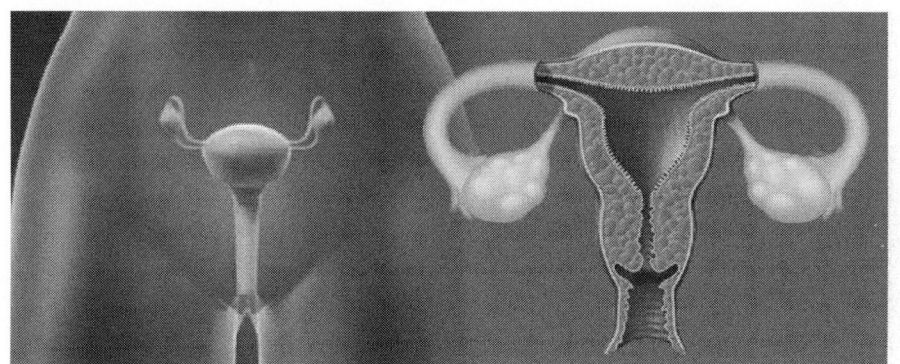

LAS TROMPAS Y LOS OVARIOS

LAS TROMPAS O TUBOS UTERINOS

Estos órganos tubulares, conocidos también como oviductos, constituyen la primera parte conductora del sistema reproductivo femenino. Su función es recibir el óvulo o célula, huevo nacido del ovario y proveer el sitio donde se produce la fecundación con el espermatozoide masculino. Las trompas, llamadas antiguamente de Falopio (por el anatomista Gabriel Falopio, quien las describió) son dos, cada una de las cuales tiene una longitud de unos 10-12 cm. y un diámetro de 2 a 4 mm. en los extremos. Internamente, cada oviducto está cubierto de una mucosa con pliegues, en donde además se encuentran cilios, los cuales ayudan a movilizar al ovocito en su encuentro con los espermatozoides, o al cigoto para su implantación en el endometrio. La capa media contiene músculo liso, y la capa más externa conocida como cuello consiste en serosa. Las trompas se extienden medialmente desde la región de cada ovario para vaciar en la zona superolateral del útero a través de una constricción denominada istmo. El extremo distal de cada tubo uterino se expande a medida que se curva alrededor del ovario, para formar el ámpula. Dentro del ámpula se produce comúnmente la fertilización.

El ámpula termina en el infundíbulo que es una estructura abierta portante de proyecciones ciliadas a modo de dedos llamadas fimbrias que cuelgan sobre el ovario. Una característica particular del sistema reproductivo femenino que lo diferencia del masculino, es que los oviductos tienen muy poco, o ningún contacto con los ovarios. El óvulo se arroja a la cavidad peritoneal, y de hecho varios ovocitos ovulados se pierden allí. Para "atrapar" el óvulo, las trompas uterinas desarrollan una secuencia compleja de movimientos; específicamente el infundíbulo se encorva para cubrir el ovario mientras que las fimbrias se tornan rígidas y barren su superficie. Los movimientos de los cilios de la fimbrias baten el fluido peritoneal creando una corriente que tiende a acarrear el óvulo hacia dentro de la trompa para comenzar su viaje en dirección al útero.

Los tubos uterinos ayudan en el progreso del óvulo, ellos tienen láminas de musculatura lisa en las paredes, y su mucosa, gruesa y con pliegues, contiene células ciliadas y no ciliadas. El transporte del óvulo se lleva a cabo por una combinación de movimientos peristálticos musculares de las paredes y el batido de los cilios. Las células no ciliadas de la mucosa tienen abundantes micro vellosidades que producen una secreción que mantiene el óvulo (y también el espermatozoide si está presente) húmedo y nutrido.

Exteriormente, las trompas uterinas están cubiertas por el peritoneo visceral y soportadas en toda su longitud por un mesenterio llamado mesosálpinx que es parte del ligamento ancho del útero.

REGIONES

Existen cuatro segmentos en la trompa, desde el ovario hasta el útero.

- Porción fímbrica, extremidad ovárica, infundíbulo o pabellón de la trompa: zona que posee unas digitaciones que parecen "abrazar" al ovario. Recoge el ovocito de 2º orden. Es la sección con forma de embudo por la cual se conecta el ovario y el oviducto. En sus bordes tiene unos flecos llamados fimbrias que palpan la superficie del ovario para determinar dónde se va a producir la ovulación.

- Porción ampular o ampolla de la trompa: zona dilatada de la trompa y lugar donde se produce la fecundación (en el tercio-mitad externa de la trompa). Es la sección más ancha y gruesa y en ella permanecerá el óvulo entre 24 y 48 horas para ser fecundado; si no es fecundado, se producirá entonces la menstruación.

- Porción ístmica o istmo de la trompa: porción de gran longitud y estrechez. Continúa a la parte anterior y llega al útero, a la parte superior y lateral de éste. Es la sección que conecta el útero y la trompa.

- Porción intraparietal, oviducto intramural o cuerpo uterino: pequeña porción que se engancha al útero. Es el segmento que atraviesa la pared interior de la matriz con el istmo.

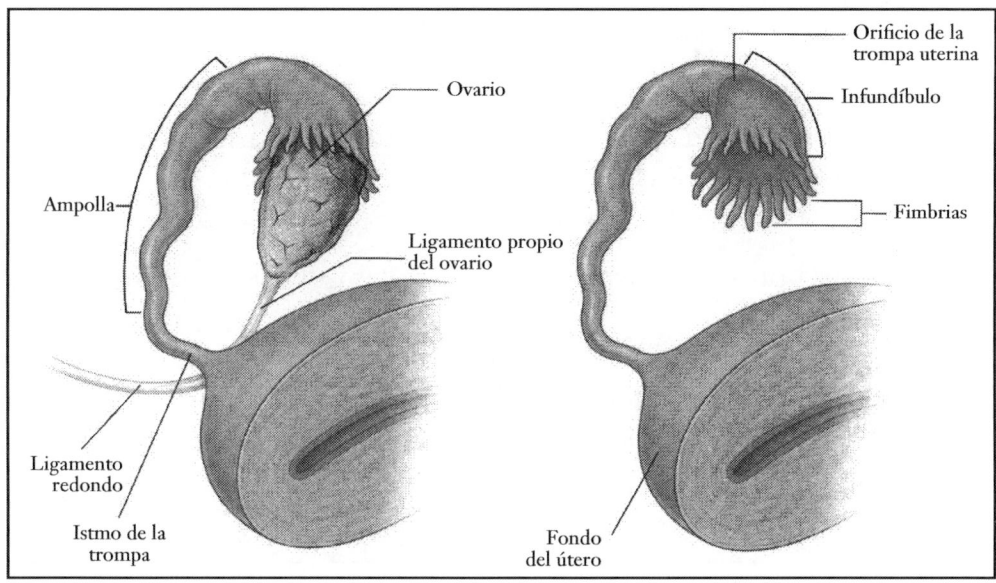

Figura 59. Trompa uterina.

RELACIONES Y MEDIOS DE UNIÓN

La trompa está rodeada de peritoneo, a excepción de su porción uterina. Es contenida en el mesosálpinx, o alerón superior del ligamento ancho, y forma su relieve del borde superior. El peritoneo se para en seco al nivel de las franjas del infundíbulo, es la línea de Farre.

La trompa está en relación:

- En el espesor del mesosálpinx con las arcadas vasculares y nerviosas intratubulares.
- A través del mesosálpinx:

  - en su porción ístmica, la vejiga, el ligamento redondo del útero, el ligamento propio del ovario, las asas intestinales y el colon sigmoides a la izquierda,

– en su porción ampular e infundibular, el ovario, a la izquierda el mesosigmoides y el sigmoides. A la derecha, trompa y ciego quedan a distancia uno del otro, pero en el caso de apéndice vermiforme pelviano, la trompa puede estar en contacto con el apéndice.

Si la trompa está inflamada, la inflamación se propaga a estos órganos (peritonitis, inflamación del saco de Douglas, rectitis, disurias, etc.).

La trompa es muy móvil, sobre todo en su porción distal, por ello sus medios de unión son extremadamente laxas. Están constituidos por:

- el mesosálpinx, el mismo que lo une con el resto del ligamento ancho;
- el ligamento infundíbulo-ovárico, una pequeña doblez del peritoneo que une la franja ovárica al polo inferior del ovario;
- el ligamento infundíbulo-cólico, pequeña doblez de peritoneo que une la trompa izquierda a mesosigmoides.

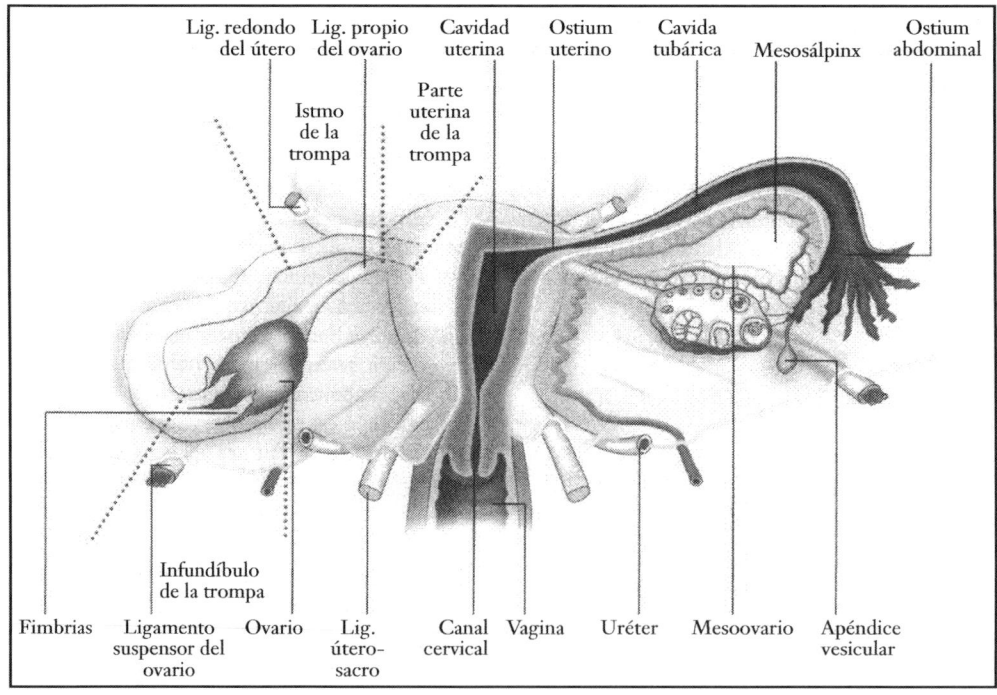

Figura 60. Medios de unión de la trompa uterina.

VASCULARIZACIÓN ARTERIAL DE LAS TROMPAS Y OVARIOS

• Arterias tubáricas laterales de la arteria ovárica (proveniente de la aorta abdominal).

• Arterias tubáricas mediales de la arteria uterina (proveniente de la arteria ilíaca interna o hipogástrica).

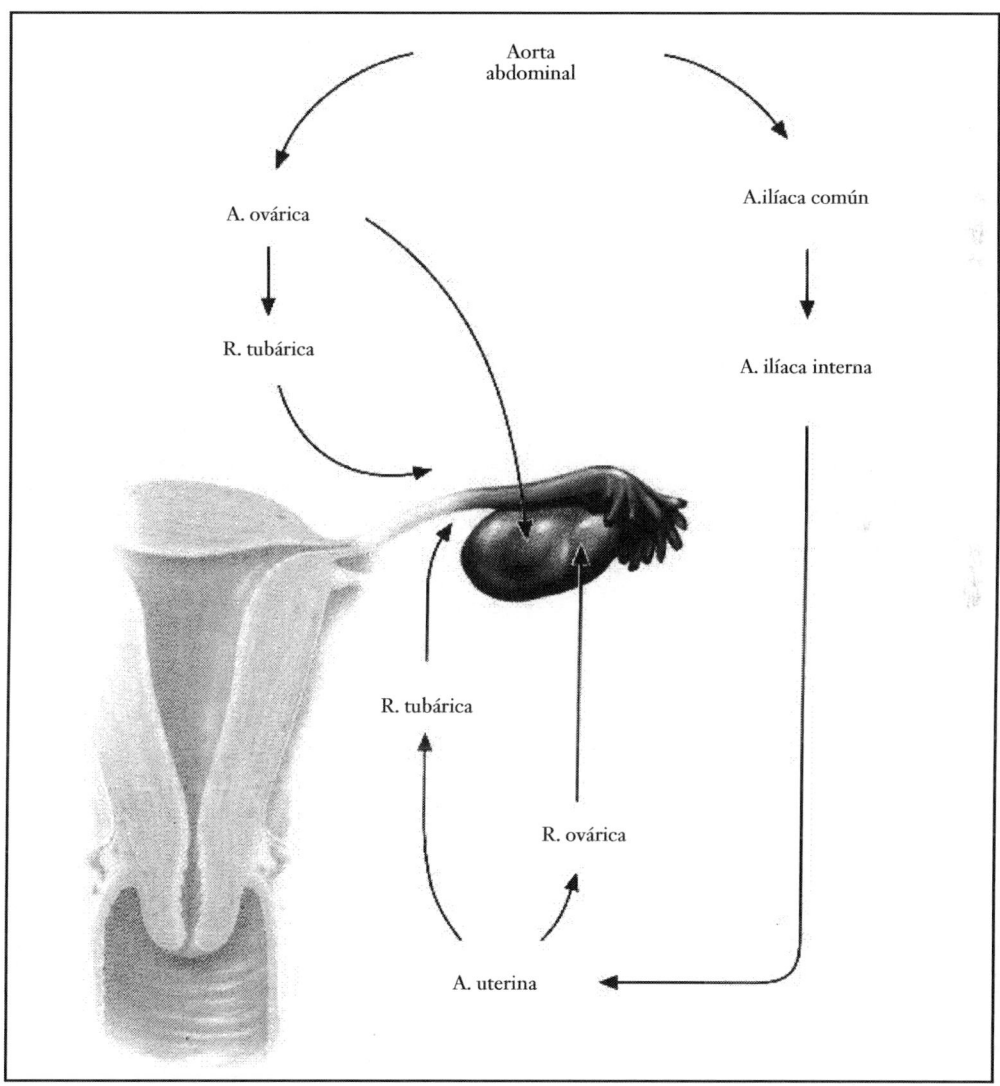

Figura 61. Vascularización arterial de la trompa uterina.

DRENAJE VENOSO DE LAS TROMPAS Y OVARIOS

El drenaje venoso está asegurado por la arcada venosa infra-tubárica que drena en las venas uterinas y ováricas.

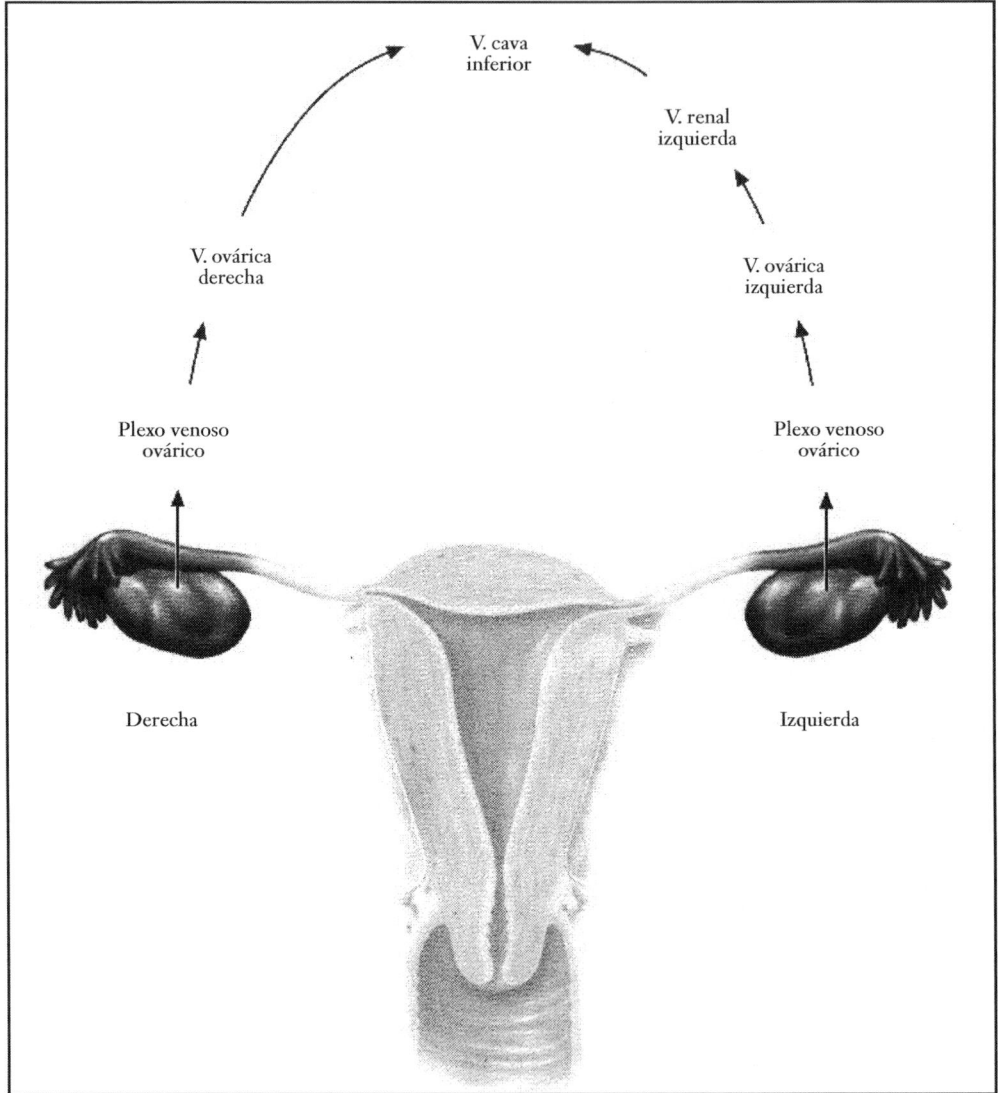

Figura 62. Drenaje venoso de la trompa uterina.

DRENAJE LINFÁTICO DE LAS TROMPAS Y OVARIOS

El drenaje linfático de los ovarios y segmentos tubáricos (sobre todo, alejados del útero): vía de drenaje larga, hasta los ganglios lumbares alrededor de la aorta abdominal y la V. cava inferior;

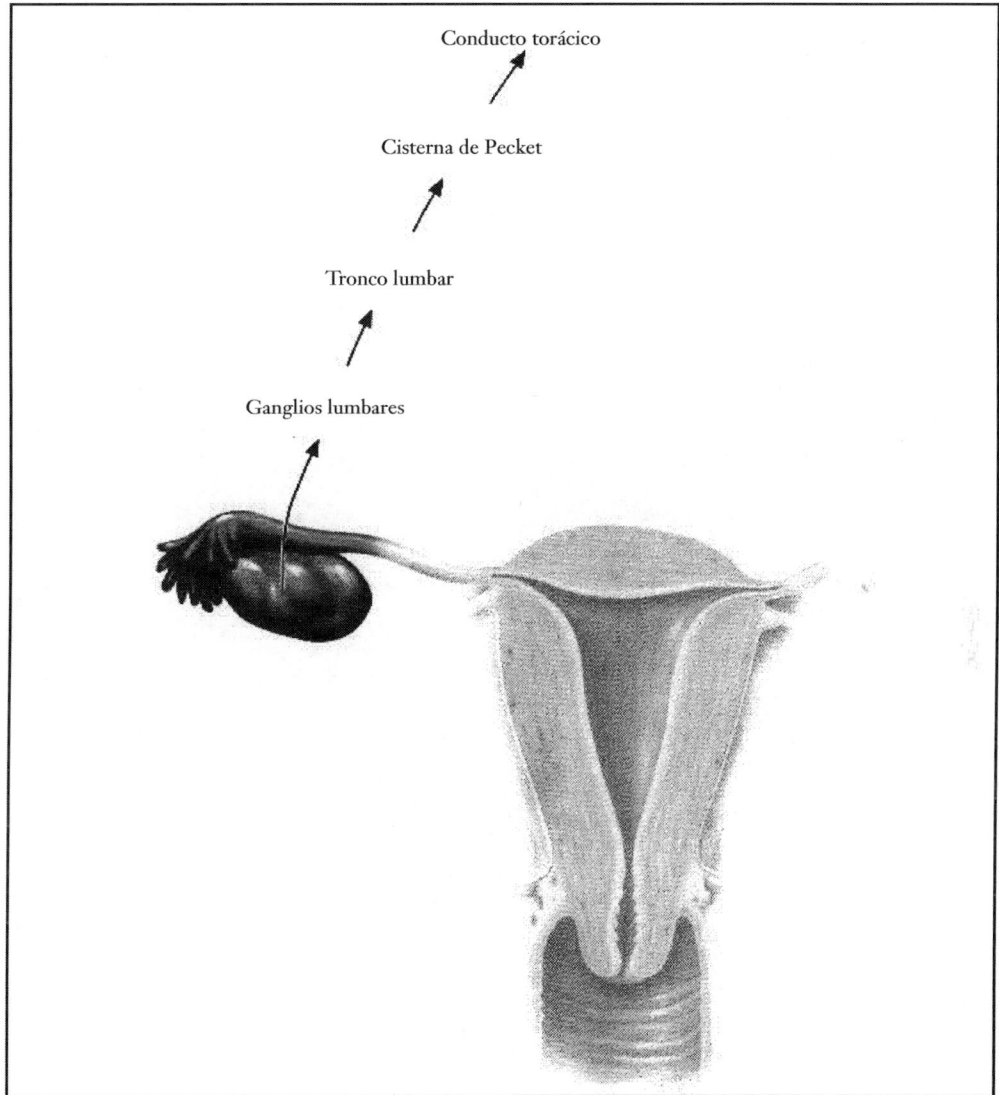

Figura 63. Drenaje linfático de la trompa uterina.

INERVACIÓN DE LAS TROMPAS Y OVARIOS

La inervación de la trompa uterina está asegurada por su mitad lateral por el plexo ovárico; y por su mitad medial por el plexo uterino. La inervación vegetativa es doble: vagal y espinal.

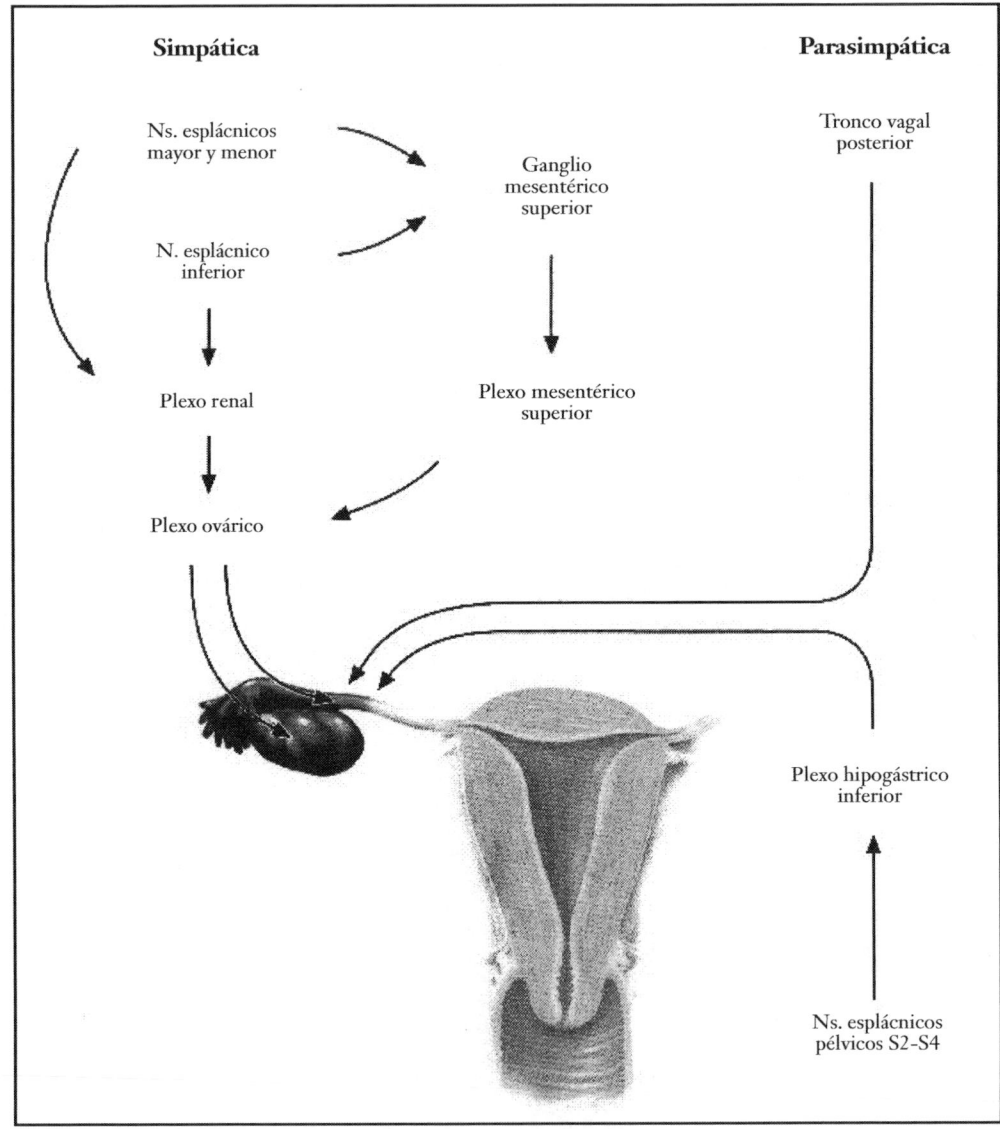

Figura 64. Inervación de la trompa uterina.

FISIOLOGÍA DE LAS TROMPAS UTERINAS

La importancia de la trompa en el proceso reproductivo radica en las múltiples funciones que desempeña esta estructura en los procesos iniciales de ese proceso:

- captación del óvulo,
- transporte de gametos y del óvulo fertilizado,
- mantenimiento del medio necesario para el proceso de fecundación y nutrición del cigoto.

La captación del óvulo expulsado por el ovario requiere de un infundíbulo y unas fimbrias amplias que este libre de adherencias y móvil. La fimbria y el ovario se aproximan en el momento de la ovulación, la primera recorre la superficie ovárica y con la ayuda de contracciones del mesoovario, del mesosálpinx y de las células ciliadas, todo lo cual favorece la liberación y captación del óvulo.

Esta aproximación y la actividad ciliar subsecuente constituyen el mecanismo más importante para la entrada del óvulo en el interior de la trompa. Mientras más amplia sea la fimbria, más posibilidades de captación del óvulo tiene.

Es frecuente ver cómo pacientes de elevada fertilidad tienen una fimbria amplia, capaz de abrazar el ovario en gran parte de su superficie y captar el óvulo, sin importar en qué parte del ovario ocurrió la ruptura folicular. Por otro lado, es común ver pacientes de baja fertilidad con una fimbria poco desarrollada a la cual se le escapan muchos de los óvulos que libera el ovario.

El líquido tubárico se forma por las secreciones de los oviductos como un trasudado sérico selectivo y, en menor proporción, por los líquidos foliculares, uterinos y peritoneales. Este líquido ha sido objeto de numerosas investigaciones, con el propósito de crear medios de cultivo en técnicas de reproducción asistida, que tengan una composición similar al líquido natural. Una vez en la trompa, el óvulo permanece en el tercio distal las primeras 30 a 45 horas siguientes a la ovulación. La fecundación se lleva a cabo en la parte distal y luego el cigoto debe permanecer cinco días en la trompa antes de trasladarse al útero.

Durante este período, el embrión pasa por varias etapas de evolución hasta que se convierte en blastocisto, que es la forma como se implanta en el endometrio. Si por alguna razón, el embrión pasa más de cinco días en la trompa, la implantación puede ocurrir de manera ectópica, que es el llamado "embarazo ectópico".

Es importante destacar que la fisiología de la trompa es sumamente compleja y fundamental en el proceso reproductivo; por eso en muchas de las tuboplastias (cirugía de trompas) no se logra un nacimiento.

Restaurar quirúrgicamente la permeabilidad tubárica es relativamente sencillo, pero si la fisiología de la trompa quedó afectada por la causa que originó la patología tubárica, es posible que ocurra la captación del óvulo y la fertilización, pero el resto del proceso no continúa porque la alteración de la fisiología tubárica no tiene solución quirúrgica. Allí es donde las técnicas de reproducción asistida tienen un papel importante al tratar de simular en el laboratorio las condiciones fisiológicas de la trompa.

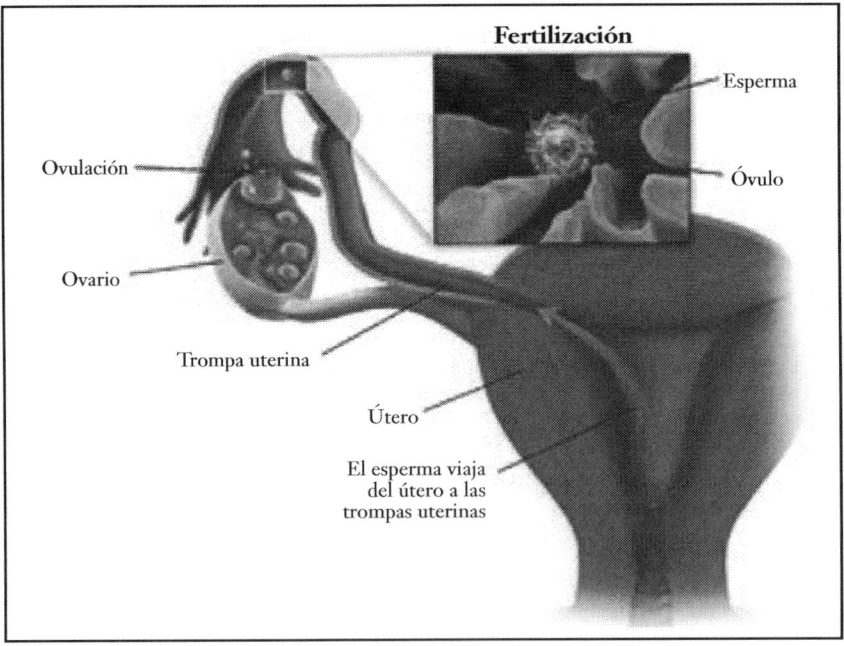

Figura 65. Fertilización.

▌ LOS OVARIOS

Los ovarios, pertenecientes al sistema reproductivo femenino, son pareados y flanquean el útero uno a cada lado, recuerdan a una almendra pero con el doble de la longitud. Cada uno de ellos está asegurado en la cavidad peritoneal por varios ligamentos y estos son:

1. Ligamento propio del ovario: que ancla el ovario medialmente al útero.
2. Ligamento suspensorio: ancla el ovario lateralmente a la pared pélvica.
3. Mesovario: que lo suspende por el medio.

El ligamento suspensorio y el mesovario forman parte del ligamento ancho del útero, un pliegue del peritoneo que recuerda una carpa sobre el útero y que soporta las trompas uterinas, el útero y la vagina. El fibroso ligamento ovárico está encerrado dentro del ligamento ancho del útero.

Los ovarios son atendidos por las arterias ováricas, ramas de la aorta abdominal, y por las ramas ováricas de las arterias uterinas. Estos vasos sanguíneos llegan al ovario viajando a través de los ligamentos suspensorios y los mesovarios.

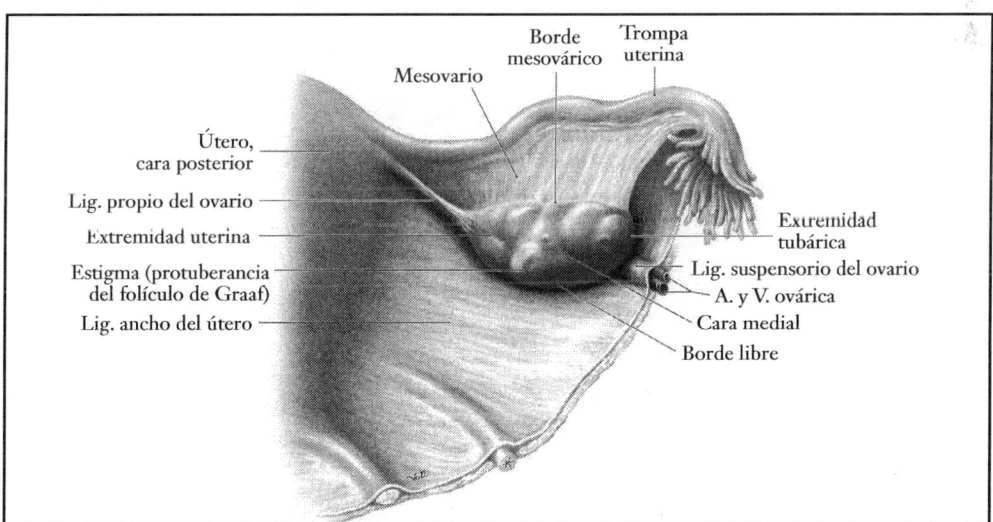

Figura 66. Ligamentos del ovario y maduración del folículo.

De la misma forma que los testículos, cada ovario está rodeado exteriormente por una túnica albugínea, la que a su vez está cubierta exteriormente por una capa de epitelio de células cuboidales conocida como epitelio germinal que continúa con el peritoneo del mesovario. Aunque el nombre de epitelio germinal hace pensar que esta capa participa en la generación del óvulo (la célula sexual femenina o gameto), el hecho es que no lo hace, y por lo tanto resulta un nombre algo impropio.

En la figura 67 se puede apreciar la estructura interna de un ovario seccionado, lo que permite ver que presenta una corteza externa que alberga los gametos en formación, y una médula interna que contiene los vasos sanguíneos mayores y los nervios, sin embargo, la frontera entre ambas regiones está pobremente definida.

Incluidos dentro del tejido conectivo altamente vascularizado de la corteza aparecen varias estructuras como bolsas diminutas que se denominan folículos ováricos, siendo cada una de ellas un óvulo inmaduro llamado ovocito u oocito, encerrado en una o más capas de células muy diferentes, y a estas últimas se les denomina de acuerdo al número de capas. Si la capa de células es simple reciben el nombre de células foliculares, pero si existe más de una capa entonces se llaman células granulosas.

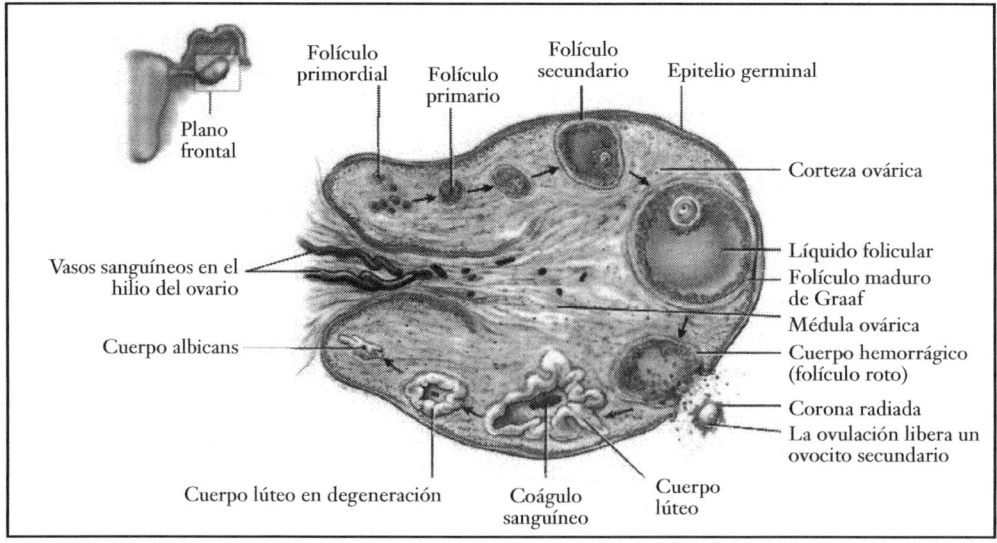

Figura 67. Ligamentos del ovario.

MECANISMO DE CAPTACIÓN DEL OVOCITO EN EL OVARIO

Tanto el ovario como la trompa son móviles: la trompa por su musculatura parietal y el ovario por la musculatura lisa del ligamento suspensorio del ovario y del ligamento propio del ovario. Los movimientos rotatorios y longitudinales del ovario tienen como consecuencia que el embudo de fimbrias de la trompa pueda "palpar" todo el ovario. El movimiento palapatorio se detiene cuando la abertura abdominal de la trompa se ha situado sobre la prominencia del folículo de Graaf.

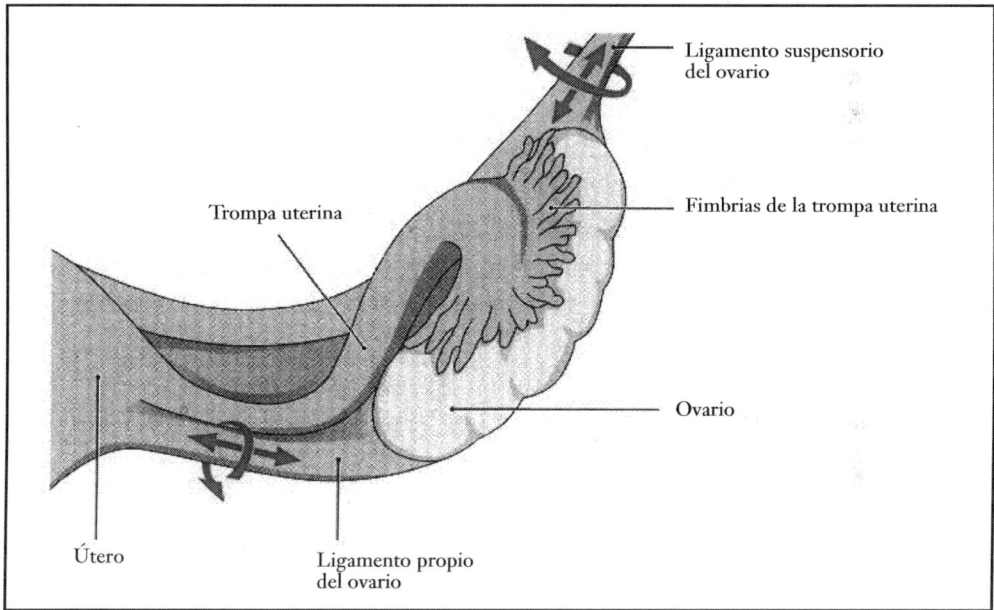

Figura 68. Mecanismo de captación del ovocito en el ovario.

Los folículos van madurando a medida que avanza el tiempo y cada una de las etapas de maduración se distingue por tener diferente estructura:

1. Folículo primordial: sólo una capa de células foliculares de tipo escamoso rodea el ovocito.
2. Folículo primario: ahora el ovocito está rodeado por dos o más capas de células granulosas de tipo columnar o cuboidal.

3. Folículo secundario: adquiere este estado cuando aparecen espacios lleno de fluido entre las células granulosas, los que luego se juntan para formar una cavidad central con fluido llamada antro.

4. Folículo vesicular o Graafiano: se produce en las últimas etapas de maduración, este folículo forma un bulto en la superficie del ovario con el ovocito "sentado" en un "tallo" de células granulosas a un lado del antro. Una vez al mes, en la mujer adulta, un folículo completamente maduro expulsa su ovocito del ovario correspondiente y este proceso se llama ovulación.

5. Cuerpo lúteo: después que el folículo se ha roto y expulsado el ovocito se transforma en una estructura que luce completamente diferente para finalmente degenerar.

Normalmente la mayoría de las estructuras del proceso de maduración del folículo pueden estar presentes al mismo tiempo en un ovario. La ovulación deja cierta marca en la superficie del ovario, y por ello, la superficie de los ovarios de las mujeres de edad avanzada presentan cicatrices y picaduras debido a la múltiple ovulación a lo largo de la vida.

VASCULARIZACIÓN ARTERIAL, DRENAJE VENOSO Y LINFÁTICO E INERVACIÓN DE LOS OVARIOS

Ver páginas 169 a 172.

SITUACIÓN DEL OVARIO

En la mujer en bipedestación el ovario reposa sobre la parte posterior del ligamento ancho y entre el ligamento suspensor del ovario y el ligamento propio del ovario, en una duplicación del peritoneo.

El eje longitudinal es casi craneocaudal. El ovario está más alto en la nulípara que en la multípara.

Esta situado en una fosa (fosa ovárica) cuyos límites están formados por las siguientes estructuras:

- Músculo obturador interno (lateral)
- Vena ilíaca externa (ventral)
- Arteria umbilical, arteria obturatriz, nervio obturador (caudal)
- Uréter, vasos ilíacos internos (cráneo-dorsal)

RELACIONES TOPOGRÁFICAS DEL OVARIO

- Fosa ovárica
- Peritoneo
- Fascia del psoas (a través de la inserción del ligamento suspensorio del ovario)
- Ilíaco
- Vasos ováricos
- Arteria uterina
- Ciego (ovario derecho)
- Apéndice (ovario derecho)
- Músculo piriforme (en la multípara)
- Nervio obturador

PROYECCIÓN SOBRE LA PARED DEL TRONCO

Los ovarios se proyectan en la pared abdominal sobre una línea que une la espina ilíaca anterosuperior (EIAS) y el borde superior de la sínfisis del pubis, algo medial al borde del psoas.

MOVILIDAD DEL OVARIO

La posición del ovario depende del útero, el cual es muy móvil. En caso de multiparidad, el ovario cae en el espacio retrouterino, e incluso puede caer en el fondo de saco de Douglas.

Durante la inspiración el ovario se acerca al útero y gira posteriormente.

MOTILIDAD DEL OVARIO

- Ovario izquierdo: rotación en el sentido horario y algo hacia arriba.
- Ovario derecho: rotación en el sentido antihorario y algo hacia arriba.

SIGNOS Y SÍNTOMAS CARACTERÍSTICOS

- Dolor abdominal bajo crónico
- Dolor lumbar
- Sangrado
- Dismenorrea
- Dolores durante la ovulación
- Infertilidad funcional

DOLORES REFERIDOS

- Zona lumbosacra
- Articulación sacroilíaca
- Cara interna de las rodillas
- Dolor en los hombros o cervicales, especialmente en la izquierda. Esto se produce por la cadena fascial irritativa que termina afectando al diafragma, y a través de él al nervio frénico cuya emergencia cervical es C3-**C4**-C5. Pudiéndose a partir de aquí producirse una patología local cervical o de la articulación glenohumeral.

INDICACIONES AL TRATAMIENTO OSTEOPÁTICO

- Operaciones en el aparato urogenital
- Cesárea
- Episiotomía
- Intervenciones sobre el intestino (ejem. apendicectomía)
- Dolores locales durante la regla

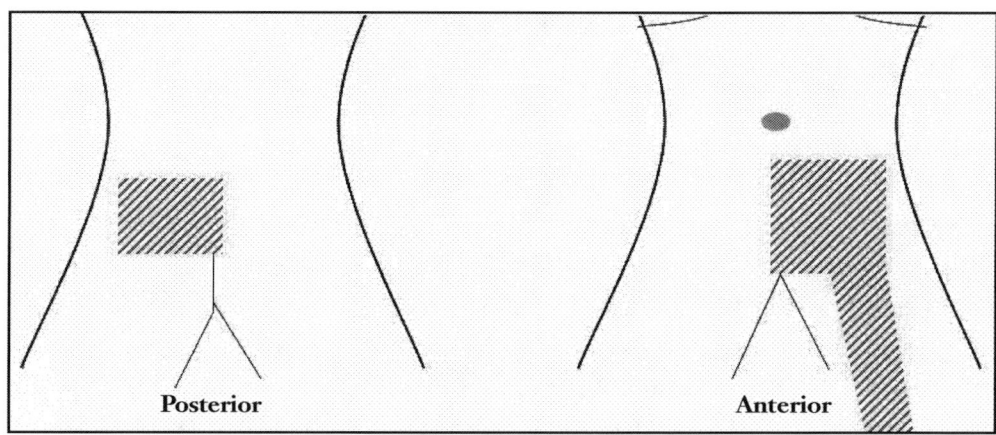

Figura 69. Áreas de dolor referido de los ovarios.
Los dolores referidos del ovario pueden variar de una mujer a otra debido al movimiento del
ovario durante el ciclo menstrual y durante su vida genital.

DIAGNÓSTICO DE LAS DISFUNCIONES TUBO-OVÁRICAS

1. ESCUCHA GLOBAL

Se realiza como ya quedó descrita precedentemente en el diagnóstico del útero.

En el caso que nos ocupa, la esfera urogenital, el cuerpo de la paciente parte en dirección de anteflexión con un ángulo de "disfunción" situado a la altura de la región supra púbica; pero no podremos saber si se trata de una disfunción vesical, uterina, tubárica u ovárica hasta realizar otros test que se confrontaran con la anamnesis.

2. ESCUCHA LOCAL ABDOMINO-PELVIANA

Se realiza como ya quedó descrita precedentemente en el diagnóstico del útero.

Recordemos que para una disfunción tubárica, la palma de la mano es atraída muy ligeramente en dirección lateral y ejecuta una rotación cubital para la trompa derecha y una rotación radial para la trompa izquierda. La mayoría de las veces, es la unión útero-tubárica la que atrae la palma, aunque la disfunción esté localizada sobre otra porción de la trompa.

En caso de fijación ovárica, la palma es atraída lateralmente en dirección al ovario sobre la línea de unión de la espina ilíaca antero-superior y la sínfisis pubiana. Paradójicamente, la palma se hunde poco en la profundidad de los tejidos.

3. ESCUCHA INTRAVAGINAL

La paciente en decúbito supino con las rodillas flexionadas. El osteópata en bipedestación a un lado de la paciente El tacto vaginal se practica como ya lo describimos anteriormente. Posicionamos un dedo en el fondo de saco lateral del lado de la disfunción y lo dejamos ir en dirección a la escucha. La dirección en la cual es atraído precisamente nos señala la zona fijada.

En caso de problema tubárico, el dedo parece pegarse contra el útero con una atracción en dirección craneal.

En caso de problema ovárico, el dedo es atraído lateralmente y posteriormente hacia el ligamento ancho.

Evaluación de la movilidad ovárica

La mejor técnica diagnóstica para el ovario consiste en utilizar una vía doble de abordaje, abdominal e intravaginal.

La paciente en decúbito supino con las rodillas flexionadas. El osteópata en bipedestación a un lado de la paciente. Posicionamos una de nuestras manos sobre la proyección cutánea del ovario concernido.

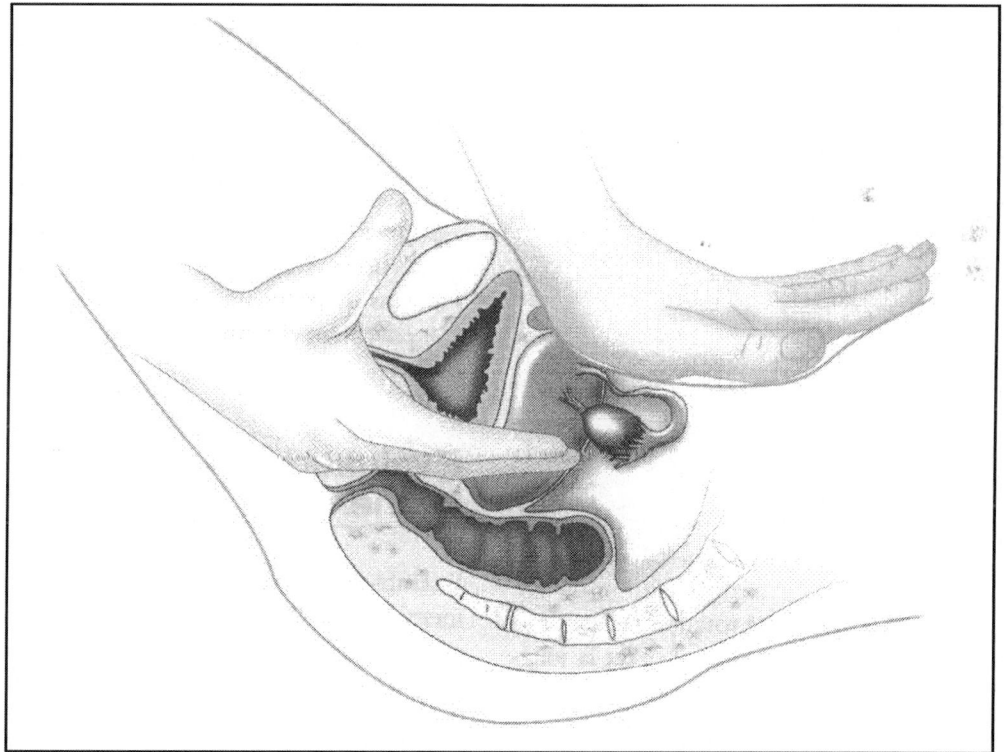

Figura 70. Evaluación de la movilidad ovárica.

Con la otra mano, ejecutamos un tacto vaginal, y situamos uno o dos dedos en el fondo de saco homolateral. Mientras que con nuestra mano externa deprimimos la pared abdominal en dirección al ovario, los dedos intravaginales se dirigen hacia nuestra mano externa. La técnica consiste en situar el ovario entre nuestras dos manos.

Hay que actuar muy suave ya que el ovario es muy sensible a la compresión. Una maniobra un poco dura puede poner en marcha un dolor agudo. Si a pesar de nuestras precauciones la palpación es hipersensible, es porque el ovario presenta un problema.

Hay que procurar no movilizar el ovario, sino más bien evaluar las tensiones y la falta de elasticidad al nivel de los tejidos peri-ováricos. Para ello, hacemos resbalar los tejidos unos sobre otros. Es importante precisar que es muy difícil distinguir los diferentes elementos, éstos son muy difíciles de disociar.

En los casos de disfunciones tubo-ováricas, es frecuente que el fondo de saco lateral nos parezca lleno en el momento de la palpación.

Evaluación de la motilidad ovárica

La paciente en decúbito supino con las rodillas semiflexionadas. El osteópata en bipedestación a un lado de la paciente. Situamos nuestra mano dominante plana sobre la pared abdominal en frente de la proyección del ovario, con los dedos dirigidos cefálicamente.

Durante la fase de inspir, el ovario izquierdo efectúa una rotación en sentido horario, al mismo tiempo percibimos la palma de nuestra mano hundirse ligeramente en los tejidos y apartarse de la línea medial. Para el ovario derecho, la rotación se hace en sentido inverso, antihorario.

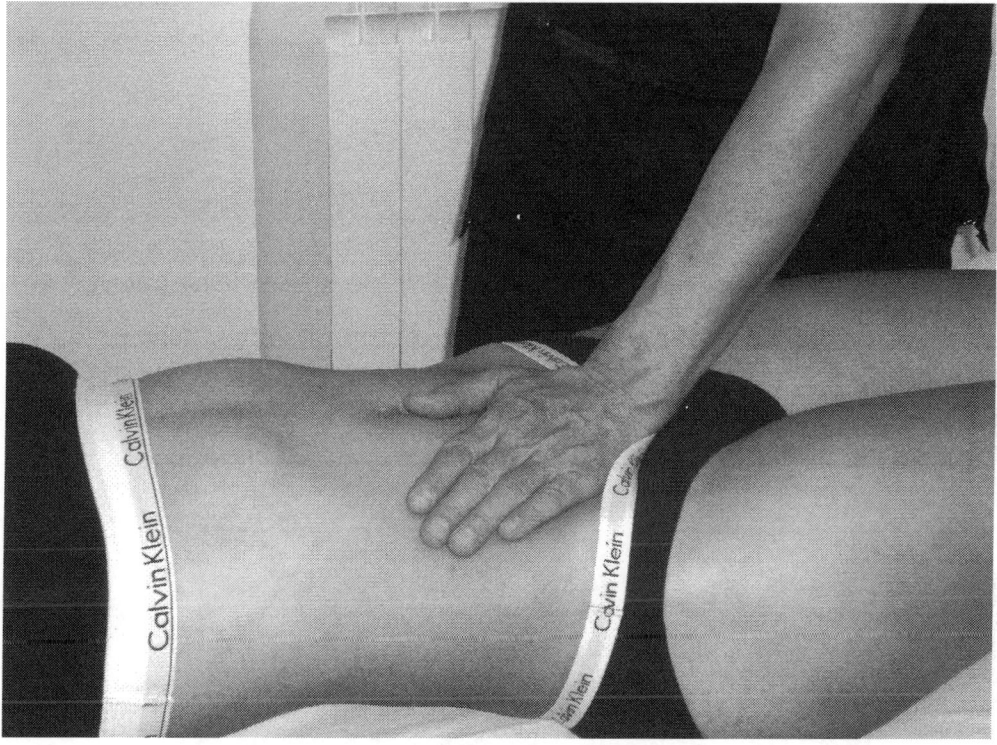

Foto 36. Evaluación de la motilidad ovárica.

▌CONCEPTO OSTEOPÁTICO DE LAS TROMPAS Y ▌OVARIOS. TRATAMIENTO OSTEOPÁTICO

Antes de tratar esta región, es imperativo que el osteópata haya liberado el organismo de disfunciones craneales, raquídeas, periféricas y viscerales. Es inconcebible manipular las trompas y los ovarios sin haber restaurado previamente la movilidad de la vejiga y del útero, así como del diafragma pélvico. Los elementos de la esfera genitourinaria mantienen relaciones estrechas y están en interdependencia.

Frente a la complejidad y frente a la finura de la fisiología del complejo tubo-ovárico, las manipulaciones de esta zona exigen por parte del osteópata sensibilidad, tacto y humildad.

RELAJACIÓN DE LAS TROMPAS UTERINAS Y DE LOS OVARIOS

La paciente en decúbito supino, con el cuello y las rodillas semiflexionadas. El osteópata en bipedestación, del lado opuesto al área a tratar. Para el lado derecho situamos la mano izquierda plana, con su cara cubital sobre la línea que va del pubis a la EIAS, reforzándola con la otra mano y realizando una presión posterior hasta la resistencia del tejido. Durante cada fase espiratoria llevamos el tejido en dirección craneal-lateral, procurando que nuestra mano no se deslice sobre la piel de la paciente. Durante cada fase inspiratoria mantenemos la progresión lograda.

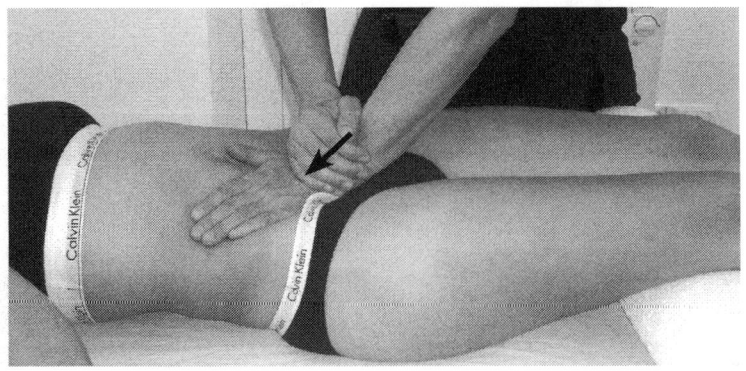

Foto 37. Relajación de las trompas uterinas y de los ovarios.

LIBERACIÓN DEL FONDO DE SACO LATERAL DE LA VAGINA

Es aconsejable comenzar por liberar los fondos de saco. Anatómicamente, su parte lateral está en contacto con los parametrios y la base del ligamento ancho. El fin de esta técnica es doble: asegurar al cuello uterino una libertad óptima y actuar, por acción refleja, sobre los ligamentos anchos en estrecha relación con las trompas y los ovarios.

La paciente en decúbito supino con las rodillas flexionadas. El osteópata en bipedestación a un lado de la paciente, realizando un tacto vaginal.

Situamos cada dedo en su correspondiente fórnix lateral, o sea, en el surco anular que rodea la porción vaginal del cérvix uterino, situada en la parte más profunda de la pared vaginal, que se extiende en la depresión creada por la proyección del cuello uterino o cérvix. En caso

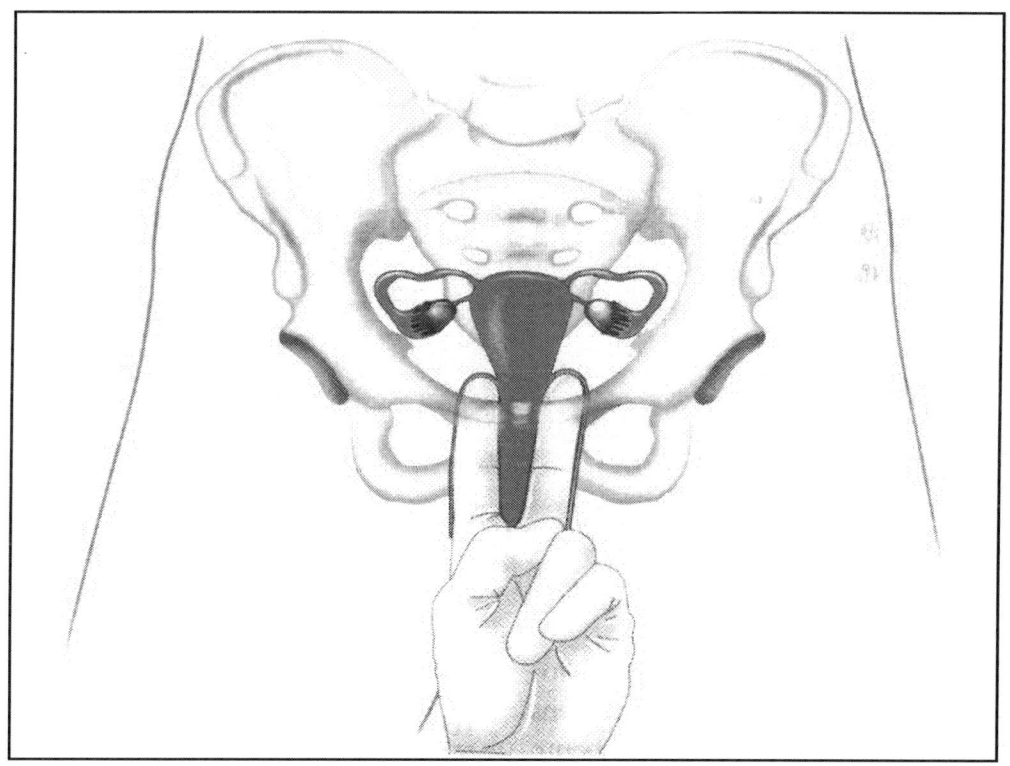

Figura 71. Liberación de los fórnix vaginales.

de dificultad, fondo de saco cerrado, el cuello uterino está pegado a la pared vaginal, trabajamos de manera unilateral, primero un lado y luego el otro; comenzando por el fondo de saco más abierto. En caso de imposibilidad real, manipulamos muchas veces el cuello uterino, con dulzura, en sentido antero-posterior, Este maniobra, por el efecto reflejo producido, permite un relajación del fórnix lateral.

Una vez tenemos posicionado nuestro dedo en el área correcta, procuramos abrir el fondo de saco presionando despacio alternativamente sobre la pared lateral de la vagina y el cuello uterino. Cuando el fórnix lateral se abre, continuamos liberándolo utilizando una técnica de inducción.

Continuamos el tratamiento mediante la liberación del fórnix contralateral. Finalizamos mediante una técnica de equilibración; situamos un dedo en cada uno de los fondos de saco laterales y realizamos una inducción bilateral. Figura 71.

MANIPULACIÓN DEL ORIFICIO DEL CUELLO UTERINO

Esta técnica se utiliza en el tratamiento de la esterilidad. Tiene como objetivo relajar el orificio cervical con el fin de abrir su luz para favorecer el paso de los espermatozoides.

Después de haber localizado el cuello, situamos nuestro dedo intravaginal sobre el orificio cervical, no procurando penetrar sino hundiéndolo muy ligeramente. Eventualmente, con el fin de facilitar la posición del dedo, solicitamos lateral y verticalmente el ostium (orificio) uterino para relajarlo.

La técnica más eficaz consiste en efectuar una inducción sobre el orificio hasta sentir a este abrirse. Una vez la apertura se ha logrado, acompañamos el orificio cervical en su movimiento de rotación horaria y antihoraria.

Finalizamos la técnica mediante una pequeña serie de compresiones-relajaciones muy dulces contra el orificio y sobre el eje del cuello.

Aparte de su acción local, se sabe que esta técnica sobre el orificio uterino tiene una acción estimulante sobre el eje hipotálamo-hipofisario.

LIBERACIÓN DE LA UNIÓN ÚTERO-TUBÁRICA

La unión útero-tubárica desempeña un papel "como de esfínter"; el fin de la técnica es relajar esta área.

La paciente en decúbito supino con las rodillas flexionadas y los muslos en ligera abducción. El osteópata en bipedestación a un lado de la paciente, realizando un tacto vaginal. Situamos uno o dos dedos en el fondo de saco vaginal del lado opuesto a la unión útero-tubárica que hay que trabajar. Si el fondo de saco está fijado lo liberamos previamente.

Situamos la otra mano sobre el abdomen en la proyección del ovario del lado de la unión que hay que manipular. Progresamos despacio en la profundidad con destino al ovario. Esta mano va a servir de punto fijo.

Con los dedos intravaginales empujamos delicadamente el cuello uterino, lateralmente con destino al ovario, como si quisiéramos posicionar al útero en lateroversion del lado opuesto al ovario que controlamos con nuestra mano abdominal.

Mantenemos el empuje algunos segundos y a continuación relajamos. Repetimos la maniobra 3-4 veces. Figura 72.

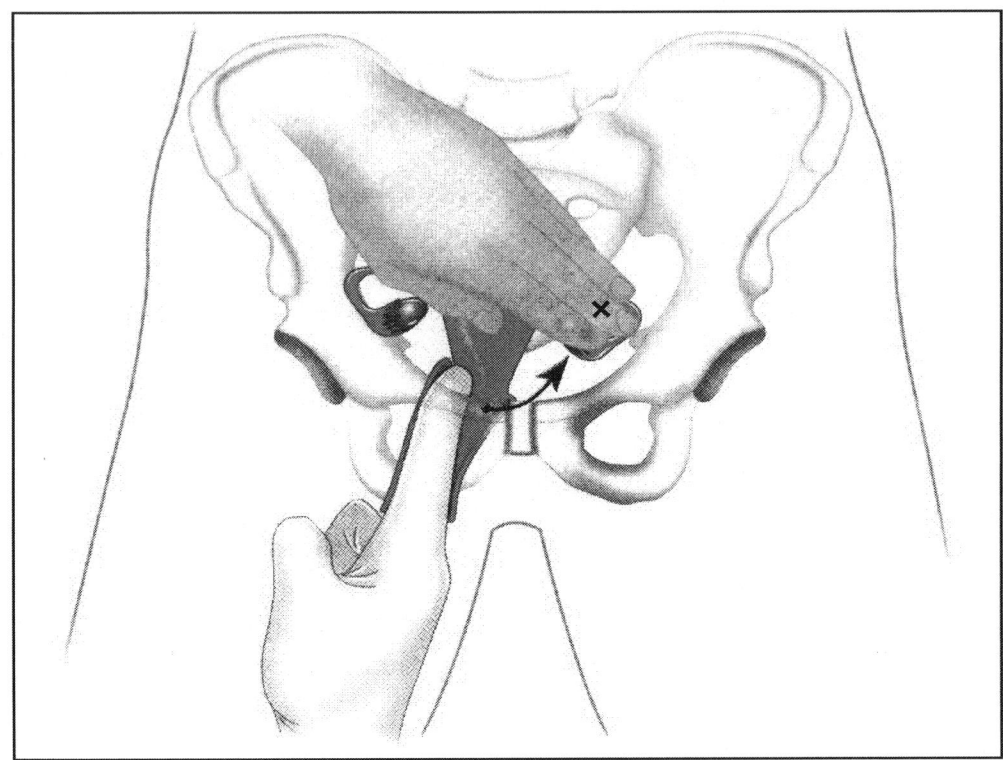

Figura 72. Liberación de la unión útero-tubárica.

ESTIRAMIENTO DE LA TROMPA UTERINA

Esta técnica permite efectuar un estiramiento de la trompa uterina y una liberación de los tejidos periováricos. Mejora la elasticidad tubárica y aumenta su peristaltismo. También permite una reactivación de la vascularización de la trompa, teniendo una acción sobre el arcada infratubárica.

La paciente en decúbito supino con las rodillas flexionadas y los muslos en ligera abducción. El osteópata en bipedestación a un lado de la paciente.

Realizamos un tacto vaginal con una de las manos, situando uno o dos dedos en el fondo de saco vaginal del lado de la trompa que hay que estirar, lo más profundamente posible para llegar a contactar con el istmo uterino. Si el fondo de saco está fijado, lo liberamos previamente.

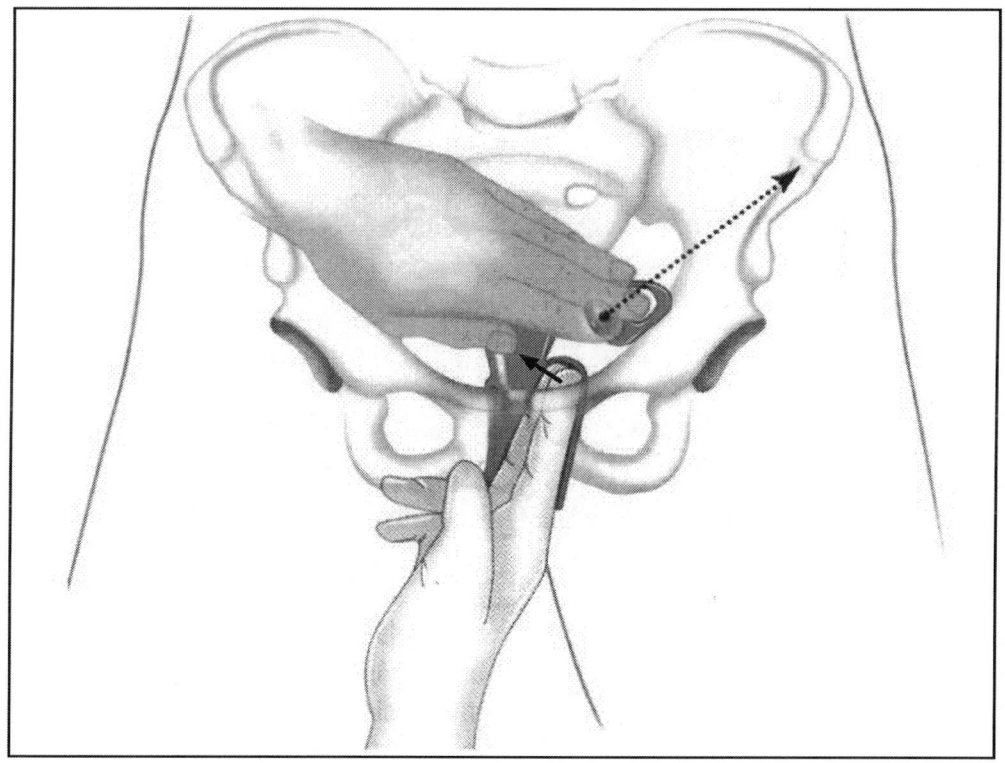

Figura 73. Estiramiento de la trompa uterina.

Situamos la otra mano sobre el abdomen sobre la proyección del ovario del lado de la trompa que hay que manipular. Progresamos despacio en la profundidad con destino al ovario.

Con los dedos intravaginales mantenemos el cuello o lo empujamos ligeramente hacia el lado opuesto.

Con la ayuda de la mano abdominal empujamos el ovario en dirección destino a la EIAS procurando respetar las tensiones.

Mantenemos la postura en tensión algunos segundos y luego relajamos progresivamente.

Repetimos la maniobra 3 o 4 veces.

Hay que optar siempre por las puestas en tensión respetando la escucha tisular a las puestas en tensión directas y mecánicas. Además, la escucha es más dulce, respeta los tejidos y da siempre mejores resultados. Figura 73.

INDUCCIÓN DEL OVARIO

Con esta técnica finalizamos el tratamiento del ovario. Nos permite restaurar su motilidad con el fin de mejorar su fisiología.

La paciente en decúbito supino con las rodillas flexionadas y los muslos en ligera abducción. El osteópata en bipedestación a un lado de la paciente. El contacto inicial es idéntico a la técnica de estiramiento de las trompas.

Nuestros dedos en el fondo de saco homolateral van a dirigirse muy progresivamente con destino al ovario. Simultáneamente, la mano abdominal posiciona despacio al ovario hacia nuestros dedos internos.

Con una gran delicadeza, situamos al ovario entre los dedos de ambas manos. Esto es difícil de sentir y se presenta bajo la forma de una pequeña masa ovalada, a veces apenas perceptible.

Con movimientos lentos y de débil amplitud, siempre respetando la escucha, lo posicionamos lateralmente con el fin de establecer una muy ligera puesta en tensión.

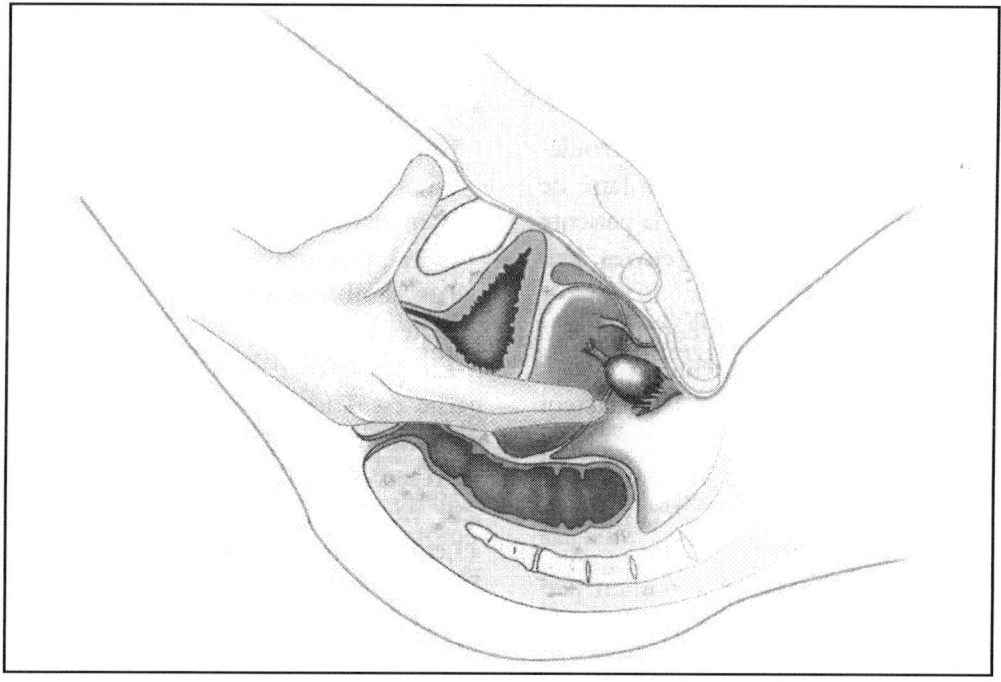

Figura 74. Inducción del ovario.

Mantenemos al ovario en esta posición y le realizamos una inducción simultánea con la ayuda de ambas manos.

Dejamos volver al ovario y repetimos la maniobra de 3 a 4 veces. Figura 74.

Tras la finalización de la técnica, el ovario debe haber recobrado su motilidad, debiendo sentir como efectúa durante la fase de inspir (el ovario izquierdo) una rotación en sentido horario, al mismo tiempo que percibimos la palma de nuestra mano hundirse ligeramente en los tejidos y apartarse de la línea medial; y durante la fase espir, percibimos los movimientos opuestos. A lo largo de esta técnica, los movimientos requieren de gran finura y seguir escrupulosamente a la escucha.

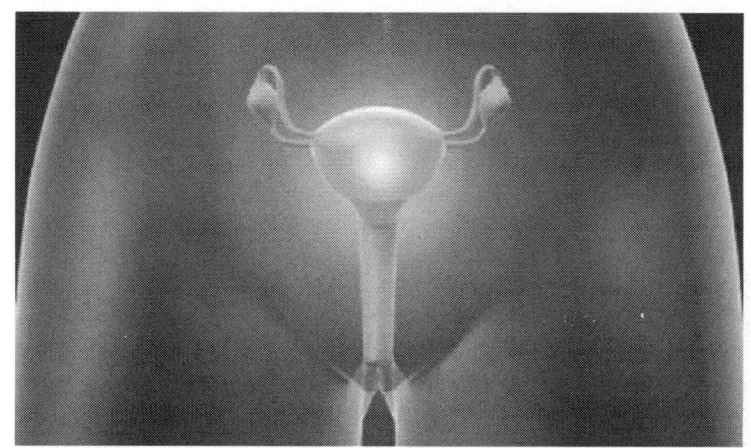

Capítulo IV

PRINCIPALES PATOLOGÍAS
DEL ÚTERO, DE LAS TROMPAS Y
DE LOS OVARIOS

Además de las disfunciones osteopáticas que afectan al sistema genital femenino, el osteópata ha de conocer las principales enfermedades que afectan a estos órganos y que pueden repercutir directamente en nuestro trabajo y en la salud de nuestras pacientes. Así mismo, muchas de las disfunciones osteopáticas que acabamos de exponer pueden ser la etiología de las posteriores enfermedades que a continuación pasamos a describir.

Únicamente vamos a describir las principales.

▌PATOLOGÍAS DEL ÚTERO

1. FIBROMAS UTERINOS

Los fibromas uterinos (también conocidos como mioma, leiomioma, leiomiomata y fibromioma) son tumores benignos (no cancerosos) que crecen dentro del tejido muscular del útero (figura 76). Del 20% al 50% de mujeres en edad fértil tienen fibromas uterinos. Aunque muchas mujeres no tienen ningún problema, los síntomas pueden ser de una severidad tal que requieran de tratamiento.

El tamaño de los fibromas varía de muy pequeño (del tamaño de una moneda) a más grande que un melón (foto 38). Un fibroma uterino de gran tamaño puede hacer que el útero se dilate hasta el tamaño de un embarazo de seis o siete meses. Puede haber un fibroma dominante o un conglomerado de varios fibromas pequeños.

Hay tres tipos principales de fibromas uterinos, principalmente clasificados según su localización dentro del útero:

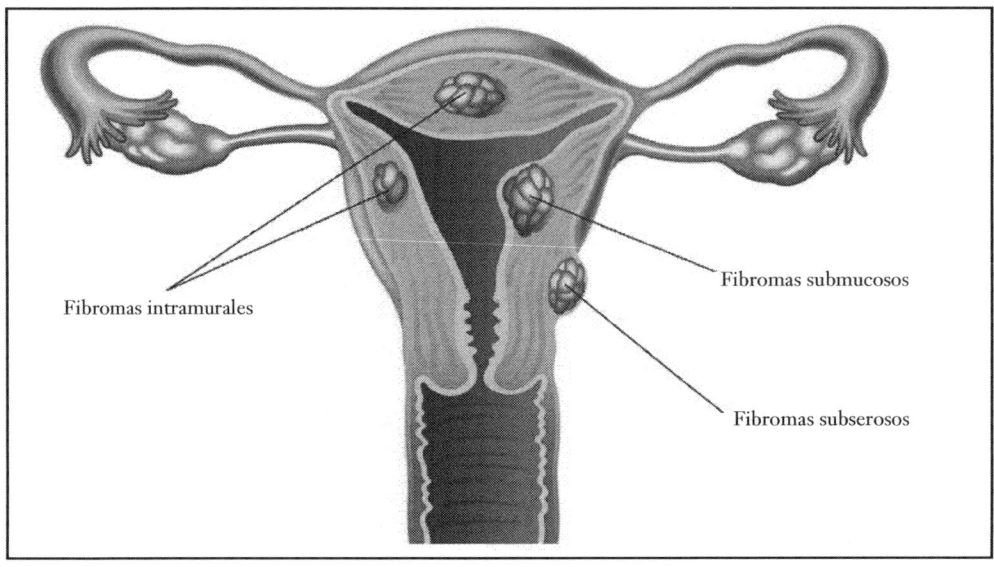

Figura 76. Fibromas uterinos.

- **Fibromas uterinos subserosos:** estos fibromas se desarrollan en la porción externa del útero y continúan su crecimiento hacia afuera.
- **Fibromas uterinos intramurales:** es el tipo de fibroma más común. Se desarrollan dentro de la pared uterina y se expanden haciendo que el útero se sienta más grande que lo normal (lo que puede provocar una cantidad de síntomas).
- **Fibromas uterinos submucosos:** estos fibromas se desarrollan justo por debajo de la pared de la cavidad uterina. Estos son los fibromas que tienen mayor efecto sobre las grandes hemorragias menstruales y los que pueden causar problemas de infertilidad y abortos espontáneos.

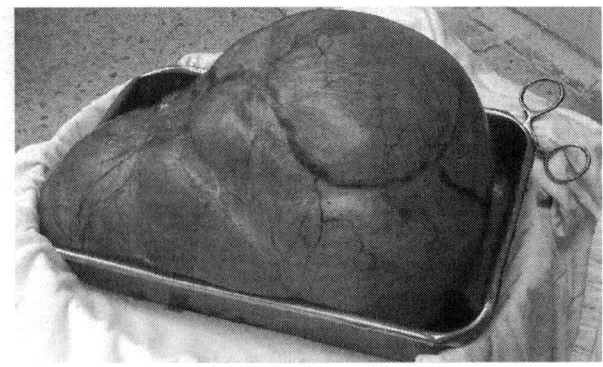

Foto 38. Fibroma uterino gigante.

Síntomatología

- Períodos menstruales muy abundantes y prolongados
- Dolor detrás de las piernas
- Dolor o presión en la zona pélvica
- Dolor en las relaciones sexuales, especialmente durante la penetración
- Presión en la vejiga que provoca una necesidad constante de orinar, incontinencia o la incapacidad para vaciar la vejiga
- Presión en los intestinos que puede llevar al estreñimiento y/o acumulación de gases
- Un abdomen distendido que puede confundirse con un aumento de peso o embarazo

Diagnóstico

El diagnóstico de los miomas puede ser relativamente sencillo y en muchas ocasiones tan sólo se requiere de un simple examen pélvico manual por parte del ginecólogo.

Otros métodos que se pueden emplear y se emplean habitualmente en el diagnóstico de estas lesiones son: la ecografía pélvica (el método más altamente fiable en el diagnóstico de estas lesiones), la tomografía axial computerizada o comúnmente denominado scanner, la resonancia magnética, la histeroscopia o la laparoscopia diagnóstica.

Tratamiento

El tipo de cirugía que pueden emplearse para el tratamiento quirúrgico de los miomas varía según su localización, sintomatología, tamaño y deseos de preservar fertilidad o menstruación que tenga la paciente.

No obstante, la mayoría de los fibromas pueden llegar a desaparecer simplemente modificando la dieta.

2. LA ENDOMETRIOSIS

La endometriosis es una enfermedad tan dolorosa como desconocida. Es una crónica compañera que afecta a millones de mujeres en todo el mundo (un 10% según las estadísticas). Su nombre proviene de la palabra endometrio que es la parte que recubre el interior del útero y que se desprende en cada ciclo por la menstruación.

Se trata de una enfermedad inflamatoria benigna en la que se produce un crecimiento de tejido del endometrio fuera del útero. Se produce cuando el endometrio no es expulsado del todo y queda fuera del útero (principalmente adhiriéndose a las trompas y los ovarios) este tejido sigue reaccionando a los cambios hormonales que se producen en cada ciclo, provocando una hinchazón en los órganos donde se sitúa. Todo este proceso conlleva un sangrado interno, la descomposición del tejido y la inflamación de los órganos afectados desembocando en fuertes dolores, problemas intestinales, adherencias e infertilidad.

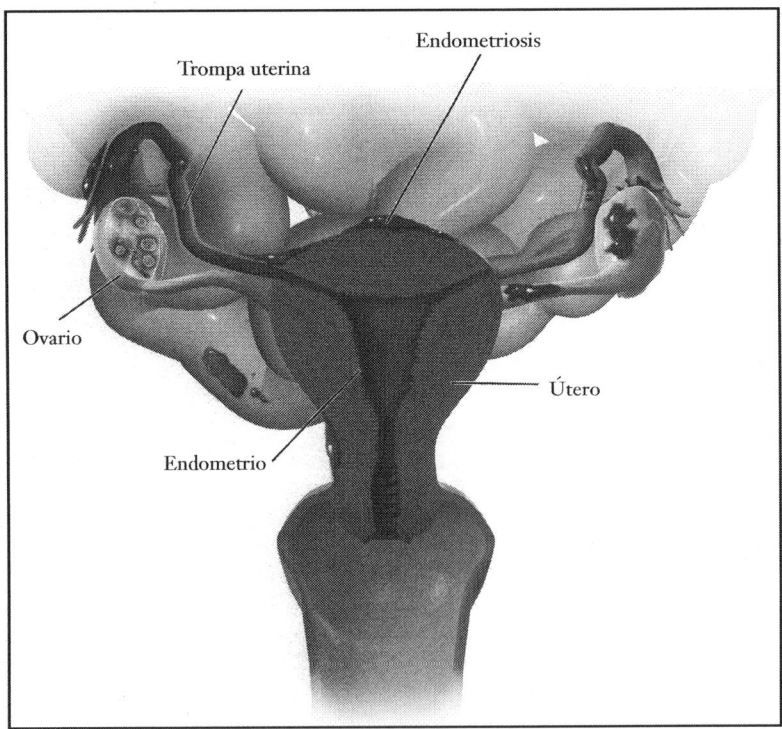

Figura 77. Endometriosis.

Las localizaciones más frecuentes de esta enfermedad son los ovarios y las trompas uterinas pero puede encontrarse en cualquier otra parte como en la vagina, en la superficie externa del útero, intestinos, cicatrices internas, incluso en raras ocasiones en los pulmones.

Diagnóstico

La endometriosis se puede sospechar a raíz de la clínica antes descrita. Todo ello se detectará fundamentalmente mediante una exploración física: con la palpación bimanual (técnica en la que se exploran el útero y los ovarios con una mano en el abdomen y la otra intravaginal) se puede demostrar dolor, la presencia de una masa a nivel del ovario, rugosidad de los ligamentos del sacro, fijación uterina, etcétera.

Pruebas complementarias

- La ecografía sirve sobre todo para ver en los ovarios la formación quística.
- La resonancia magnética nuclear se empleará en los casos de endometriosis profunda y con afectación del recto.
- Laparoscopia: es la prueba que dará el diagnóstico definitivo de endometriosis. Esta técnica permite ver el interior del abdomen a través de un par de orificios, observar las lesiones directamente, y coger muestras para analizarlas con el microscopio. Además, a la vez se puede proceder a la extirpación quirúrgica de las lesiones.

Según las lesiones que se visualizan y su extensión, se dará una puntuación determinada, que permite clasificar la endometriosis en cuatro estadios:

Estadio I: afectación mínima.
Estadio II: afectación leve.
Estadio III: afectación moderada.
Estadio IV: afectación severa.

Sintomatología

No todas las mujeres presentan los mismos síntomas ya que depende de que grado tenga y que parte se vea afectada. Pero hay que prestar bastante atención a estos síntomas si eres o conoces a una mujer con estos problemas y no está diagnosticada.

- Fuerte dolor en la menstruación sobre todo en el abdomen y en el lumbago.
- Dolor en las relaciones sexuales
- Flujo anormal o espeso
- Infertilidad
- Orinar con dolor durante el periodo
- Defecaciones muy dolorosas
- Problemas gastrointestinales
- Sangre en la Orina
- Fatiga

Etiologías

El primer caso de endometriosis confirmado data del año 1690, diagnosticado por el Doctor Daniel Shroen cuando se percató de la aparición de úlceras interiores en mujeres en edad reproductiva. En la actualidad todavía se desconocen las causas de esta enfermedad, hay algunas teorías como la retromenstruación que sugiere que durante la menstruación algo del tejido menstrual retrocede a través de las trompas uterinas, se implanta en el abdomen y va creciendo con cada ciclo menstrual. Llevando una vida más sana se puede aliviar los síntómas de la endometriosis.

Otra investigación realizada encontró una relación directa con el avance de la enfermedad y las dioxinas, estas se encuentran en los productos químicos tales como los pesticidas, la celulosa, productos de papel, la incineración de desechos médicos...según la Organización Mundial para la Salud más del 90% del contacto del ser humano con las dioxinas se produce por medio de los alimentos, concretamente con derivados de los lácteos, cárnicos, pescados y mariscos.

También se descubrió una colonia de monos que había desarrollado endometriosis después de estar expuestos a las dioxinas siendo esta más severa a mayor exposición.

Pronóstico de la endometriosis

Se trata de una enfermedad benigna pero progresiva. Además puede recurrir, es decir, reaparecer una vez extirpada (se calcula que al año recurre en un 5-20% de los casos).

Como complicaciones posibles que pueden surgir durante la enfermedad destacan: la rotura del endometrioma, la infección y la malignización, convirtiéndose en una enfermedad neoplásica (esto ocurre en el 0,7% y suele ser en mujeres con más de 40 años).

Tratamiento médico de la endometriosis

En el tratamiento de la endometriosis existen diversas opciones terapéuticas, de forma que elegir una frente a otra va a depender de muchos factores:

- La gravedad de los síntomas.
- La extensión de la enfermedad.
- La localización.
- El deseo de embarazo de la paciente.
- La edad de la paciente.

Los objetivos del tratamiento, independientemente de la opción elegida, serán el alivio del dolor, la eliminación de las lesiones endometriósicas, y la restauración de la fertilidad cuando la mujer desee quedarse embarazada.

Los distintos fármacos que se emplearán son los siguientes:

- **Progestágenos:** inhiben el crecimiento del tejido endometriósico y también inhiben la producción de hormonas ováricas. La duración del tratamiento es de por lo menos seis meses, y como efectos secundarios destacan las náuseas, el sangrado menstrual irregular, la retención de líquidos…

- **Danazol:** produce una disminución de los estrógenos, de las hormonas estimulantes del ovario, y del crecimiento de las lesiones de la endometriosis. A nivel clínico origina una mejoría del dolor pelviano y del dolor en las relaciones sexuales y produce amenorrea (ausencia de menstruación). Como efectos adversos destacan los secundarios a un aumento de los andrógenos: ganancia de peso, acné, aumento del vello corporal, etcétera.

- **Análogos de la GnRH:** también son útiles para el dolor y la reducción de los implantes endometriósicos. Producen un estado de pseudomenopausia, por lo que los efectos adversos que aparecerán son sofocos, sequedad vaginal, disminución de la densidad ósea, cefalea, irritabilidad... La duración del tratamiento no debe ser inferior a seis meses.

La cirugía está indicada para síntomas graves, incapacitantes o agudos, y cuando la enfermedad está avanzada.

Se pueden distinguir dos tipos de intervenciones:

- **Cirugía conservadora:** se mantiene el útero y la mayor cantidad posible de tejido ovárico. Consiste en la fulguración o ablación con láser de las lesiones endometriósicas, y la extirpación de las adherencias o fibrosis asociadas. El objetivo es recuperar las características normales de la pelvis.

- **Cirugía radical o definitiva:** consiste en la extirpación del útero con extirpación también de las trompas y los ovarios si están afectados. Se realiza en casos graves, y en aquellos en los que persiste la clínica a pesar del tratamiento médico o de la cirugía conservadora. También influye en la elección de este método el deseo de la mujer de tener hijos o no, ya que posteriormente no será posible el embarazo. En mujeres jóvenes se puede intentar conservar los ovarios, pero si es preciso quitarlos será necesario administrar posteriormente hormonas exógenas para reemplazar las que ya no produce el ovario.

Comentario osteopático

La osteopatía ofrece tratamientos totalmente naturales, que partiendo de la prevención evita llegar a estos estados patológicos.

Para la mujer que padece esta patología, una alimentación sana y equilibrada libre de tóxicos asociada a un correcto tratamiento global osteopático, sin descuidar el componente emocional, serán los grandes aliados para solventar esta enfermedad sin necesidad de medicamento ni cirugía.

3. HIPERPLASIA ENDOMETRIAL

La hiperplasia endometrial consiste en el crecimiento excesivo del endometrio (capa mucosa que recubre el útero por dentro) y suele causar sangrado anormal.

Normalmente, se debe a una hiperestimulación por los estrógenos. Los estrógenos estimulan el crecimiento de las células del endometrio, proceso que es revertido posteriormente con la acción de la progesterona.

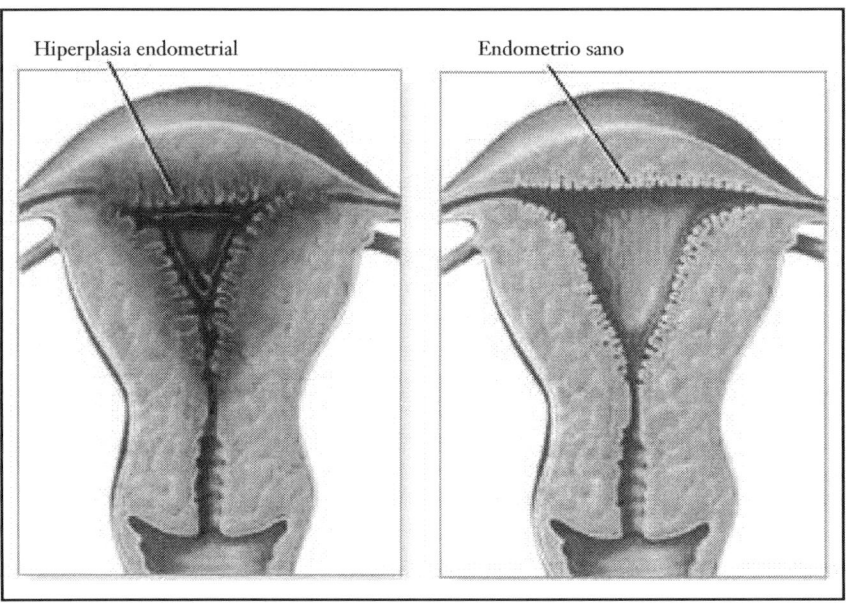

Figura 78. Hiperplasia endometrial.

Causas

Las principales causas para que se produzca una hiperplasia endometrial suelen ser:

• Administración de estrógenos exógenos:

– Tratamiento hormonal sustitutivo (THS): se ha demostrado la relación entre la hiperplasia endometrial, el adenocarcinoma de endometrio y el THS con estrógenos en pacientes posmenopáusicas, sin embargo en terapias combinadas con estrógenos y gestágenos no se ha demostrado ese incremento. Por tanto el THS para la mujer menopausica con útero debe incluir un gestágeno como protección de los efectos de los estrógenos sobre el endometrio.

– Administración de estrógenos durante largo tiempo sin progestágenos (Anticonceptivos orales combinados –AOC– con pauta larga de estrógenos y corta de progestágenos).

• Administración de estrógenos endógenos:

– Tumores ováricos productores de estrógenos.
– Síndrome de ovarios poliquísticos, SOP.
– Obesidad y diabetes mellitus.

Clasificación

La hiperplasia endometrial suele dividirse en cuatro grupos:

• Hiperplasia simple. Cuando las células del endometrio crecen y se multiplican activamente se denomina hiperplasia simple. Pueden retroceder de manera espontánea, o con un tratamiento médico y tiene un riesgo bajo de progresar a un cáncer.
• Hiperplasia compleja. Si el crecimiento continúa, se forman nuevas células y glándulas, formándose la llamada hiperplasia compleja.
• Hiperplasia atípica simple. La hiperplasia atípica (aquella que indica presencia de células anormales) se considera una enfermedad precursora del cáncer de endometrio.
• Hiperplasia atípica compleja. Adenomatosa con atipia.

Las hiperplasias no atípicas tienen células y glándulas normales, aunque aumentadas en número y tamaño.

Cuando las células sufren cambios que las predisponen a la aparición del cáncer, se habla de hiperplasia atípica (ya sea hiperplasia atípica simple o compleja).

En la práctica clínica, las hiperplasias endometriales se dividen en dos grandes grupos: las que no presentan atipia celular y las que si la presentan.

Según datos estadísticos, cada tipo de hiperplasia endometrial tiene un porcentaje diferente de progresar hacia el cáncer de endometrio:

- Hiperplasia simple: progresa en menos del 1 % de los casos.
- Hiperplasia compleja: alrededor del 3 %.
- Hiperplasia simple atípica: hasta el 8 %.
- Hiperplasia compleja atípica: hasta el 30 %.

Si se detecta la hiperplasia endometrial y se controla médicamente se puede evitar que progrese hacia un cáncer de endometrio.

Síntomas

El principal síntoma es el sangrado vaginal anormal (menstruación excesiva, menorragias, sangrado intermenstrual) aunque en algunos casos puede cursar con apenas síntomas.

Así mismo, a veces se descubre de manera fortuita en el estudio de una mujer joven con infertiliad funcional.

Diagnóstico

Para su diagnóstico se dispone de:

- Ecografía a través de la vagina: permite ver el estado de la mucosa uterina (endometrio), y según sus características nos hace sospechar una posible hiperplasia endometrial.
- Biopsia por aspiración mediante cánulas de aspiración flexibles (legrado por aspiración): permite tomar una muestra del endometrio
- Histeroscopia: permite visualizar la cavidad y su mucosa, y dirigir la toma de biopsia, lo que aumenta su rendimiento.

Tratamiento médico

El tratamiento depende del tipo de hiperplasia y si la mujer quiere tener descendencia o no.

Si la mujer quiere tener hijos se suele comenzar con tratamiento hormonal con píldoras anticonceptivas (progestágenos) + estrógenos. Anticonceptivos orales combinados (AOC). Su uso a dosis bajas ofrecerá al mismo tiempo anticoncepción y profilaxis contra la hemorragia anovulatoria irregular intensa y el riesgo de hiperplasia y neoplasia endometrial. Antes de prescribir un AOC se ha de tener en cuanta la necesidad de método anticonceptivo y la edad de la paciente, su hábito tabáquico y los posibles factores de riesgo cardiovascular.

Habrá que realizar controles periódicos (aproximadamente cada 3 meses inicialmente, y luego cada año) para controlar la evolución.

Progestágenos: es el tratamiento más utilizado y el más fisiológico. Se utilizan para cohibir la hemorragia con dosis altas y mantenidas durante 20 días, y como tratamiento de base administrados de manera cíclica (del día 5 al 25 de cada ciclo) durante 3-6 ciclos seguidos, para conseguir atrofia endometrial.

Algunos progestágenos: Progevera, Mirena, Progeffik, Utrogestan, Orgametril, DuphastonPrimulot Nor, Maygace.

Si el proceso persiste, se procede a la histerectomía (extracción del útero), u otros métodos alternativos si no quiere perderse el útero, como la ablación o la resección endometrial mediante láser o balones térmicos, microondas...

Si la hiperplasia atípica se da en postmenopáusicas, se suele proponer una histerectomía, con lo cual ya no puede progresar a cáncer, o realizar un legrado y luego un tratamiento con progestágenos.

4. CÁNCER UTERINO

El término cáncer uterino hace referencia a varios diferentes tipos de cáncer que se desarrollan en el útero.

Según su localización y estructura anatomopatológica los cánceres de útero se clasifican en:

- **Sarcoma uterino:** sarcomas del miometrio, o capa muscular del útero, que suelen ser llamados leiomiosarcomas. Es un tipo raro de cáncer uterino que se forma en tejidos musculares o de otro tipo del útero. Por lo general ocurre luego de la menopausia. Los dos tipos principales son el leiomiosarcoma (cáncer que comienza en las células musculares lisas) y el sarcoma endometrial estromal (cáncer que comienza en las células del tejido conectivo).

- **Cáncer de endometrio:** es un tipo de cáncer que se forma en el tejido que recubre el útero. La mayoría de los cánceres del endometrio son adenocarcinomas (cánceres que comienzan en células que producen y liberan moco y otros fluidos):

  - *Los carcinomas endometriales* se originan a partir de células en las glándulas del endometrio (recubrimiento uterino). Estos incluyen las variedades comunes y tratables de adenocarcinoma endometroide bien diferenciado como también los tipos más agresivos de carcinoma seroso de papilas uterinas y el carcinoma uterino de células.

  - *Los sarcomas estromales endometriales* se originan a partir de los tejidos conectivos del endometrio, y son mucho menos frecuentes que los carcinomas endometriales.

  - *Los tumores müllerianos mixtos malignos* son un tipo raro de tumor endometrial que presenta diferenciación tanto glandular (carcinomatoso) como a nivel estroma (sarcomatoso), se desconoce cual es la verdadera célula de origen.

- **El cáncer cervical** (o de cuello uterino) se desarrolla en la zona de transición del cérvix, la zona inferior del útero que se encuentra en la parte superior de la vagina.

- **La enfermedad trofoblástica gestacional** está asociada a procesos neoplásticos originados en tejidos de un embarazo que a menudo se encuentra ubicado en el útero.

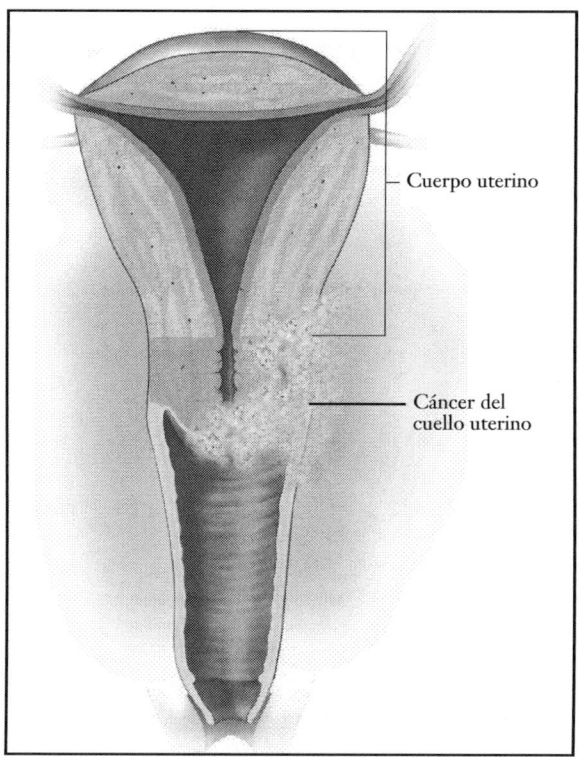

Figura 79. Cáncer de cuello uterino en fase avanzada.

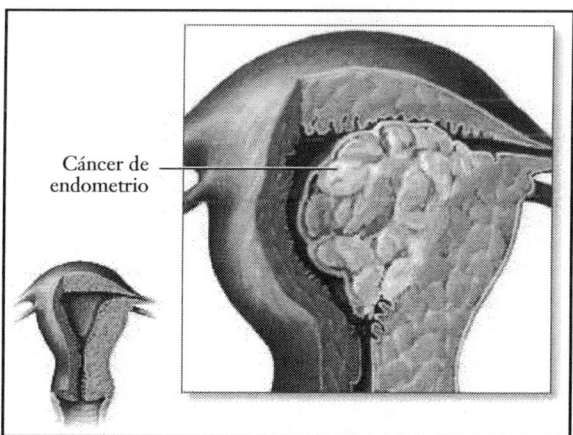

Figura 80. Cáncer de endometrio.

5. ENFERMEDAD INFLAMATORIA PÉLVICA (EIP)

La enfermedad inflamatoria pélvica (EIP) o anexitis es la inflamación de los ovarios y las trompas uterinas, los anexos del útero. En algunos países se describe la anexitis como el "camaleón" de las enfermedades ginecológicas, porque los síntomas pueden variar mucho de una mujer a otra.

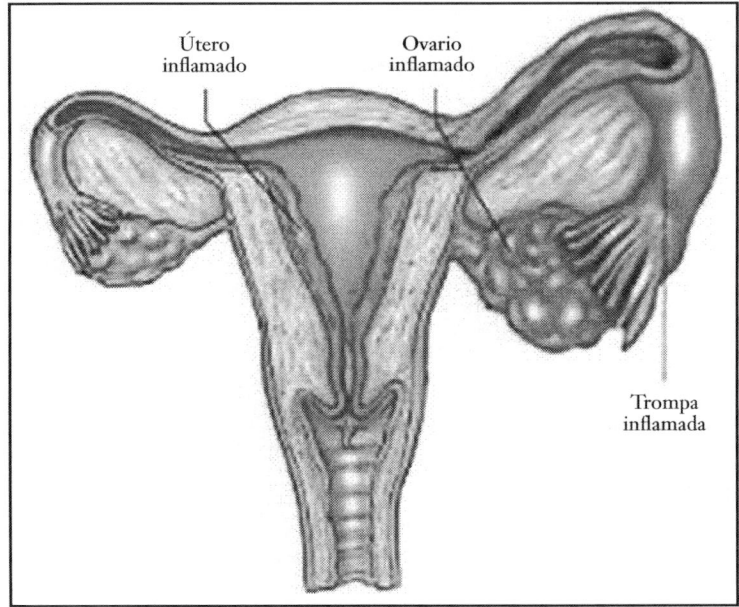

Figura 81. Enfermedad inflamatoria pélvica, EIP.

Causas

La enfermedad inflamatoria pélvica (EIP) es una infección causada por bacterias. Cuando las bacterias de la vagina o el cuello uterino viajan hasta el útero, las trompas uterinas o los ovarios, pueden causar una infección.

La mayoría de las veces, las bacterias de clamidia y gonorrea causan la EIP. Estas son infecciones de transmisión sexual (ITS). Tener relaciones sexuales sin protección con alguien que tenga una infección de transmisión sexual puede causar EIP.

Las bacterias también pueden entrar al organismo durante un procedimiento médico como:

- Parto
- Biopsia del endometrio (extirpar un pequeño pedazo del revestimiento del útero para analizarlo en busca de cáncer)
- Inserción de un dispositivo intrauterino (DIU)
- Aborto espontáneo
- Aborto

En los Estados Unidos, cerca de 1 millón de mujeres presenta EIP anualmente. Alrededor de 1 de cada 8 mujeres adolescentes sexualmente activas presentará EIP antes de los 20 años.

Se es más propensa a desarrollar EIP si:

- Tiene un compañero sexual con gonorrea o clamidia.
- Tiene relaciones sexuales con muchas personas diferentes.
- Ha tenido una ITS.
- Ha tenido recientemente EIP.
- Le han puesto recientemente un DIU.
- Ha tenido actividad sexual antes de los 20 años.

Síntomas

Los síntomas más comunes de la EIP incluyen:

- Fiebre
- Dolor o sensibilidad en la pelvis, la parte baja del abdomen o la región lumbar
- Secreción vaginal con color, consistencia u olor anormal

Otros síntomas que pueden ocurrir con la EIP:

- Sangrado después de la relación sexual
- Escalofríos
- Sentirse muy cansada
- Dolor al orinar
- Micción frecuente

- Cólico menstrual que duele más de lo habitual o dura más de lo normal
- Sangrado o manchado inusual durante el periodo
- Inapetencia
- Náuseas y vómitos
- Ausencia de la menstruación
- Relaciones sexuales dolorosas

Se puede tener una EIP y no presentar síntomas. Por ejemplo, la clamidia puede causar EIP sin síntomas. Las mujeres que tienen un embarazo ectópico o infertilidad a menudo padecen EIP causada por clamidia. Un embarazo ectópico es cuando el óvulo crece por fuera del útero. Esto pone en peligro la vida de la madre.

Pruebas y exámenes

El médico realizará un examen de la pelvis para buscar:

- Sangrado del cuello uterino, que es la abertura hacia el útero
- Flujo que sale del cuello uterino
- Dolor cuando se toca el cuello uterino
- Sensibilidad en el útero, las trompas o los ovarios

Se pueden hacer exámenes de laboratorio para buscar signos de infección:

- Proteína C reactiva (PCR)
- Tasa de sedimentación eritrocítica (ESR, por sus siglas en inglés)
- Conteo de glóbulos blancos

Otros exámenes incluyen:

- Exudado de la vagina o el cuello uterino. Esta muestra se analizará para buscar gonorrea, clamidia u otras causas de EIP.
- Ecografía o tomografía computarizada de la pelvis para ver qué más puede estar causando los síntomas. La apendicitis o las cavidades de infección alrededor de las trompas y los ovarios pueden causar síntomas similares.
- Prueba de embarazo

Tratamiento médico

- Antibióticos

Si la EIP es más grave:

- Puede requerir hospitalización
- Le pueden dar antibióticos por vía intravenosa
- Posteriormente, continuará con pastillas de antibióticos por vía oral

Existen muchos antibióticos diferentes que pueden tratar la EIP. Algunos son seguros para mujeres embarazadas. El tipo que se recomiende depende de la causa de la infección. Puede recibirse un tratamiento diferente si se padece gonorrea o clamidia.

Si su EIP es provocada por una infección de transmisión sexual como la gonorrea o la clamidia, su pareja sexual también debe recibir tratamiento.

- Si se tiene más de una pareja sexual, todas deben recibir tratamiento.
- Si la pareja no recibe tratamiento, lo puede infectar otra vez, o puede infectar a otras personas en el futuro.
- Tanto el afectado como su pareja deben terminar de tomar todos los antibióticos recetados.
- Utilizar preservativo hasta que ambos hayan terminado de tomar los antibióticos.

Posibles complicaciones

Las infecciones por enfermedad inflamatoria pélvica pueden causar cicatrización en los órganos pélvicos. Esto puede llevar a:

- Dolor pélvico crónico
- Embarazo ectópico
- Infertilidad
- Absceso tubo-ovárico

Si se padece una infección grave que no mejora con antibióticos, es posible que necesite cirugía.

6. SALPINGITIS

Salpingitis es la inflamación aislada de las trompas uterinas. Es, después de la vaginitis, la enfermedad infecciosa más frecuente en los órganos genitales femeninos.

Cuando la salpingitis se presenta combinada con la ovaritis se denomina salpingooforitis o anexitis.

Causas y evolución

La causa más frecuente es el ascenso de gonococos o clamidias (pero también otros gérmenes aerobios y anaerobios) a partir de focos del tramo genital bajo, con ocasión de la menstruación, enfriamiento, coito, etc.

Se produce entonces una endosalpingitis, generalmente bilateral, con reacción primero hiperémica y exudativa, y luego, necrótico-supurativa; y finalmente, fibrótica. Hay edema e infiltración por leucocitos polinucleares del estroma de los pliegues tubáricos, y luego del mismo epitelio de cubierta.

La inflamación de las trompas suele ser aguda, con fiebre y dolor en la parte inferior del abdomen. Ésta infección puede extenderse a los ovarios o al peritoneo.

Epidemiología

Afecta casi exclusivamente a mujeres en edad de procrear. La mayor incidencia por edad oscila entre los 15 y 20 años; en conjunto aproximadamente entre el 10-15% de las mujeres sexualmente activas se ven afectadas por una infección genital ascendente.

El curso pasa por una fase aguda, subaguda y crónica, que suele desembocar en la obliteración de la luz tubárica y en la adherencia de las fimbrias ("fimosis tubárica"), con cierre del ostium tubo-abdominal. Se coleccionan las secreciones en las trompas, las cuales se distienden y retuercen (piosalpinx). El pus tubárico retenido se torna estéril en 2-3 semanas en el 50% de los casos, y en 2 meses en el 80-90% (hidrosalpinx). Sin embargo, es posible cultivar el gonococo de fragmentos de tejido tubárico aún pasado más tiempo en algunos casos.

A veces los exudados purulentos pueden fluir a la cavidad peritoneal originando una pelviperitonitis, o al menos, una periovaritis (periooforitis), y más raramente, una infección del propio ovario, e incluso un absceso del mismo o un absceso tubo-ovárico. La fase aguda de una salpingitis se asocia con fuerte dolor en el bajo vientre, dispareunia y fiebre. Hay sensibilidad a la palpación abdominal, y el tacto vaginal es muy doloroso. La movilización del cérvix despierta también un vivo dolor. Por ello, suele ser imposible palpar las trompas y los ovarios.

Diagnóstico

El diagnóstico diferencial debe hacerse con todas las formas de abdomen agudo, y es muy importante, ya que la salpingitis aguda es un proceso no quirúrgico. A veces si se hace una laparotomía, al comprobar la infección tubárica es preferible cerrar tras examen, lavado y drenaje, sin intentar otra intervención.

En las fases crónico-recidivantes se percibe una masa anexial (piosalpinx, hidrosalpinx), a veces acompañada de fiebre en agujas, pero otras con simple febrícula, o incluso, ausencia de fiebre. En estos casos, se asocia frecuentemente una infección secundaria por gérmenes coliformes.

Tratamiento médico

El tratamiento de una salpingitis aguda consiste en reposo absoluto, dieta blanda, antiinflamatorios (corticoesteroides), y antibióticos de elección (cultivo, antibiograma, o en todo caso, los apropiados para el gonococo), al menos durante 7-10 días, y en todo caso hasta la desaparición de la fiebre, la normalización de la velocidad de sedimentación y el aclaramiento bacteriológico. La consecuencia de una salpingitis bilateral mal curada es la esterilidad por obstrucción tubárica.

En caso de piosalpinx resistente a la terapéutica médica, o ante la formación de absceso del Douglas puede ser necesario tener que recurrir a la cirugía (evacuadora por colpotomía; o mutilante, la anexectomía). El tratamiento quirúrgico se aplica en los casos crónicos que han fallado con otras medidas.

7. SÍNDROME DEL OVARIO POLIQUÍSTICO

Es una enfermedad en la cual una mujer tiene un desequilibrio de las hormonas sexuales femeninas. Esto puede provocar cambios en el ciclo menstrual, quistes en los ovarios, dificultad para quedar embarazada y otros cambios en la salud.

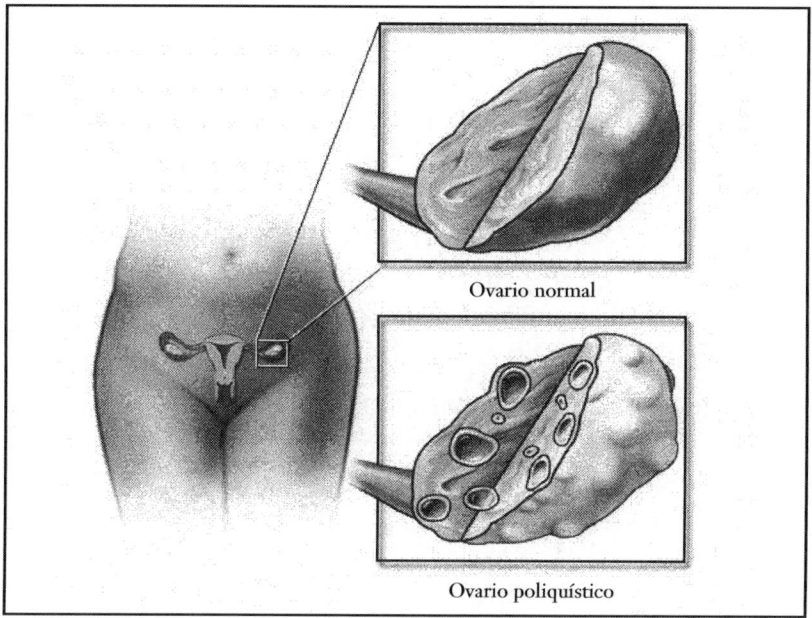

Figura 82. Ovario poliquístico.

Causas

El síndrome del ovario poliquístico está ligado a cambios en los niveles hormonales que le dificultan a los ovarios la liberación de óvulos completamente desarrollados (maduros). Las razones para estos cambios no son claras. Las hormonas afectadas son:

- Los estrógenos y la progesterona, las hormonas femeninas que le ayudan a los ovarios de una mujer a liberar óvulos.
- Los andrógenos, una hormona masculina que se encuentra en pequeñas cantidades en las mujeres.

Normalmente, se liberan uno o más óvulos durante el ciclo menstrual de una mujer, lo cual se conoce como ovulación. En la mayoría de los casos, la liberación de los óvulos ocurre aproximadamente dos semanas después de la iniciación del ciclo menstrual.

En el síndrome del ovario poliquístico, los óvulos maduros no se liberan. En lugar de esto, permanecen en los ovarios circundados por una pequeña cantidad de líquido. Puede haber muchos de ellos. Sin embargo, no todas las mujeres que padecen esta afección tendrán ovarios con este aspecto.

Estos problemas con la liberación de los óvulos pueden contribuir a la esterilidad. Los otros síntomas de este trastorno se deben a los desequilibrios hormonales.

La mayoría de las veces, el síndrome del ovario poliquístico se diagnostica en mujeres a los 20 o 30 años; sin embargo, también puede afectar a las niñas adolescentes. Los síntomas a menudo empiezan cuando se inician los periodos de una niña. Las mujeres con este trastorno con frecuencia tienen una madre o hermana con síntomas similares.

Afecciones relacionadas con el síndrome del ovario poliquístico:

- Diabetes
- Hipertensión arterial
- Colesterol alto
- Amento de peso y obesidad

Síntomas

Los síntomas del síndrome del ovario poliquístico incluyen cambios en el ciclo menstrual, tales como:

- Ausencia del periodo menstrual después de haber tenido uno o más periodos menstruales normales durante la pubertad (amenorrea secundaria).
- Periodos menstruales irregulares, que pueden ser intermitentes y pueden ser desde muy ligeros hasta muy abundantes.

Otros síntomas del síndrome del ovario poliquístico abarcan:

- Vello corporal extra que crece en el pecho, el abdomen y la cara, al igual que alrededor de los pezones.
- Acné en cara, tórax o espalda.
- Cambios en la piel tales como marcas y pliegues cutáneos gruesos u oscuros alrededor de las axilas, la ingle, el cuello y las mamas.

El desarrollo de las características masculinas no es típico de síndrome de ovario poliquístico y puede indicar un problema diferente. Los siguientes cambios pueden indicar un problema aparte de SOP:

- Adelgazamiento del cabello de la cabeza en el área de la sien denominado patrón de calvicie masculina.
- Agrandamiento del clítoris.
- Engrosamiento de la voz.
- Disminución del tamaño de las mamas.

Diagnóstico

Se pueden hacer exámenes de sangre para verificar los niveles hormonales, que pueden incluir:

- Nivel de estrógenos
- Nivel de hormona foliculoestimulante
- Nivel de hormona luteinizante
- Nivel de hormonas masculinas (testosterona)
- 17-cetosteroides (son sustancias que se forman cuando el cuerpo descompone las hormonas sexuales masculinas esteroides llamadas andrógenos y otras hormonas segregadas por parte de la glándula suprarrenal en hombres y mujeres, y en los testículos en los hombres)

Otros exámenes de sangre que se puede hacer abarcan:

- Glucosa en ayunas (azúcar en la sangre) y otros exámenes para la intolerancia a la glucosa y la resistencia a la insulina
- Niveles de lípidos
- Prueba de embarazo (GCH en suero)

- Niveles de prolactina
- Pruebas de la función tiroidea

También pueden realizarse:

- Ecografía vaginal
- Laparoscopia pélvica

Tratamiento médico

El aumento de peso y la obesidad es común en las personas con síndrome del ovario poliquístico. Bajar de peso, incluso en poca cantidad, puede ayudar a tratar los cambios hormonales y los problemas de salud como la diabetes, la hipertensión arterial o el colesterol alto.

El médico puede recomendar píldoras anticonceptivas para hacer que los periodos menstruales sean más regulares. Tales medicamentos también pueden ayudar a reducir el crecimiento anormal de vello y el acné después de que usted se los toma por unos meses.

Un medicamento para la diabetes, llamado Glucophage (metformina) también se puede recomendar para:

- Hacer que los periodos sean regulares.
- Prevenir la diabetes tipo 2.
- Ayudarla a bajar de peso.

Otros medicamentos que se pueden recetar para ayudar a que los periodos sean regulares y ayudarle a quedar embarazada son:

- Análogos de la hormona liberadora de hormona luteinizante (HLHL).
- Citrato de clomifeno, que ayuda a los ovarios a crecer y liberar óvulos.

Estos medicamentos funcionan mejor si su índice de masa corporal (IMC) es de 30 o menos (por debajo del rango de obesidad).

Se puede hacer una laparoscopia pélvica para extirpar o alterar un ovario con el fin de tratar la esterilidad. Los efectos son temporales.

Comentario osteopático

La osteopatía ofrece tratamiento totalmente naturales, que partiendo de la prevención evita llegar a estos estados patológicos.

Para la mujer que padece esta patología, una alimentación sana y equilibrada libre de tóxicos asociada a un correcto tratamiento global osteopático, sin descuidar el componente emocional, serán los grandes aliados para solventar esta enfermedad sin necesidad de medicamentos ni cirugía.

8. CÁNCER DE OVARIO

Signos y síntomas del cáncer de ovario

El cáncer de ovario puede causar diferentes señales y síntomas. Las mujeres tienen más probabilidad de presentar síntomas si la enfermedad se ha propagado más allá de los ovarios. Sin embargo, incluso el cáncer de ovario en etapa temprana puede causar síntomas. Los síntomas más comunes incluyen:

- Inflamación
- Dolor en la pelvis o en el abdomen
- Dificultad para ingerir alimentos o sensación rápida de llenura al comer
- Síntomas urinarios, tales como urgencia (sensación constante de tener que orinar) o frecuencia (tener que orinar a menudo)

Estos síntomas también pueden ser causados por enfermedades benignas (no cancerosas) y por cáncer de otros órganos. Cuando son causados por el cáncer de ovario, estos síntomas tienden a ser persistentes y a representar un cambio de lo que es normal. Por ejemplo, los síntomas

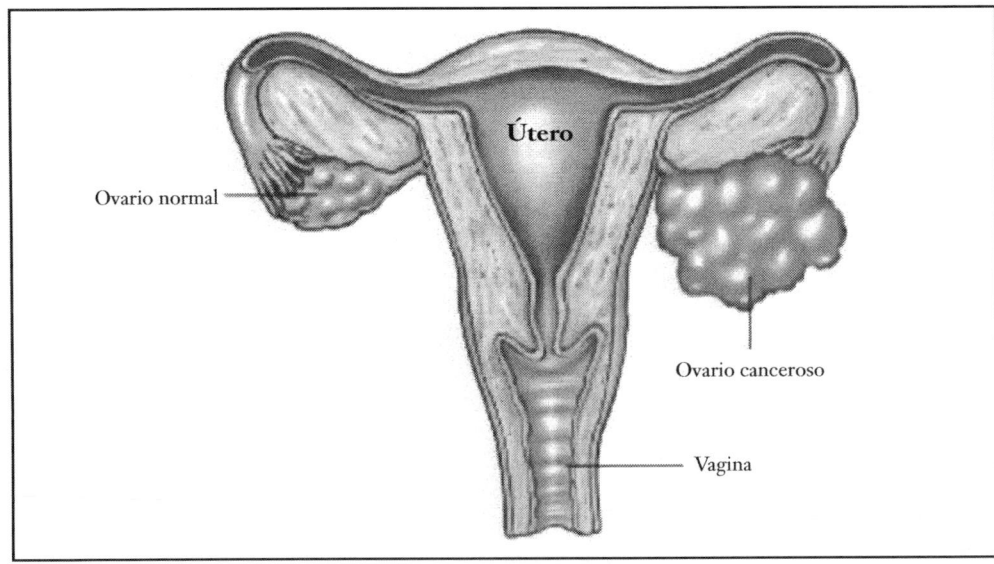

Figura 83. Cáncer de ovario.

puden ser más graves o presentarse con más frecuencia. Si una mujer presenta estos síntomas más de 12 veces al mes, hay consultar con su médico, preferiblemente a un ginecólogo.

Otros síntomas del cáncer de ovario pueden incluir:

- Cansancio
- Problemas estomacales
- Dolor de espalda
- Dolor durante las relaciones sexuales
- Estreñimiento
- Cambios en los periodos menstruales
- Inflamación abdominal con pérdida de peso

Sin embargo, es más probable que estos síntomas sean causados por otras condiciones, y la mayoría se presenta casi con la misma frecuencia en las mujeres que no tienen cáncer de ovario.

Comentario osteopático

La osteopatía ofrece tratamiento totalmente naturales, que partiendo de la prevención evita llegar a estos estados patológicos.

Para la mujer que padece esta patología, una alimentación sana y equilibrada libre de tóxicos asociada a un correcto tratamiento global osteopático, sin descuidar el componente emocional, serán los grandes aliados para solventar esta enfermedad sin necesidad de medicamento ni cirugía.

9. TORSIÓN OVÁRICA

La Torsión Ovárica ocurre con poca frecuencia en mujeres de todas las edades, pero tiene mayor incidencia en mujeres jóvenes, y es la quinta emergencia ginecológica en la que se requiere intervención quirúrgica.

Del 70% a 75% de los casos ocurren en mujeres menores de 30 años, y alrededor del 20% de todos los casos ocurren en mujeres embarazadas.

Aproximadamente 1 de cada 1.800 embarazos se complican por torsión ovárica, que por lo general ocurre entre las semanas sexta y decimocuarta de gestación.

Este aumento de la frecuencia en mujeres embarazadas se debe probablemente a una mayor laxitud de los tejidos adyacentes a los ovarios y oviductos durante el embarazo, así como a la ampliación del ovario en el embarazo temprano a causa de un quiste del cuerpo lúteo.

La Torsion Ovarica por lo general se presenta en un ovario a la vez y ocasionalmente se desarrolla en ambos ampliándose hacia las trompas uterinas.

Causas de la Torsion Ovarica

La principal causa de la torsión ovárica es el peso adicional que un ovario normal adquiere debido a quistes ováricos funcionales y/o patológicos, pero también puede ser causada por otras condiciones como:

- Cambios fisiológicos en ovarios normales
- Embarazo ectópico
- Hiperestimulación ovárica
- Anomalías congénitas y de desarrollo
- Enfermedades que afectan el tubo ovárico o el ovario.
- Anomalías en el desarrollo de la trompa uterina, como tubos ováricos más largos de lo normal o la ausencia de mesosálpinx.
- Fibromas
- Tumores en ovarios o tubos ováricos
- Traumas en uno o ambos ovarios
- Traumas en las trompas uterina

- La torsión ovárica puede presentarse en ovarios normales que experimentan espasmos o cambios en los vasos sanguíneos de la mesosálpinx (un ligamento ancho que une la trompa uterina con la pared lateral del útero).

Síntomas de la torsión ovárica

- El síntoma característico de la torsión ovárica es la aparición repentina de un dolor extremo en el abdomen que se irradia a la espalda, los lados y el muslo.
- Otros síntomas frecuentes son náuseas, vómitos, diarrea y estreñimiento que pueden estar acompañados de dolor.
- La paciente también puede experimentar dolor en la zona inferior del abdomen, acompañado de fiebre moderada y taquicardia.

Diagnóstico

El diagnóstico de la torsión ovárica por lo general ocurre en la sala de emergencia debido a lo repentino de su condición y el dolor extremo.

Los médicos en la sala de emergencia normalmente consultan con un especialista en obstetricia y ginecología, y debido a que en el 20% de los casos la torsión ovárica se presenta en mujeres embarazadas, los médicos ordenan generalmente prueba de embarazo para complementar el diagnóstico.

Durante el diagnóstico, se utilizan recursos adicionales como la ecografía y la tomografía computarizada que le ayudarán al médico a identificar las estructuras ováricas facilitando de esta manera el diagnóstico que se confirma generalmente a través de laparoscopia.

Tratamiento médico

Cuando sucede la torsión ovárica, el ovario corta su propio suministro de sangre y se inflama.

Por lo tanto, el objetivo fundamental del tratamiento, es desenredar las estructuras ováricas o destorcer el ovario para desinflamarlo, restablecer su flujo sanguíneo y evitar la perdida del órgano.

Este tratamiento sólo se puede realizar quirúrgicamente de dos formas:

- **Por laparoscopia** que es un procedimiento quirúrgico en el que se restablece la posición normal del ovario (destorsión laparoscópica) utilizando pinzas de agarre que pasan a través de pequeñas incisiones en el abdomen
- **Por laparotomía** en la que el ovario se desenreda con la mano a través de una incisión mayor en el abdomen.

Pronóstico

Si la torsión ovárica se diagnostica y es tratada a tiempo, el pronóstico es bastante favorable, sin embargo, si el diagnóstico se retrasa, la torsión ovárica puede empeorar y cortar el flujo sanguíneo arterial y venoso del ovario.

Esto podría dar lugar a necrosis (muerte celular) del tejido ovárico.

El retraso del diagnóstico también puede resultar en problemas de infertilidad.

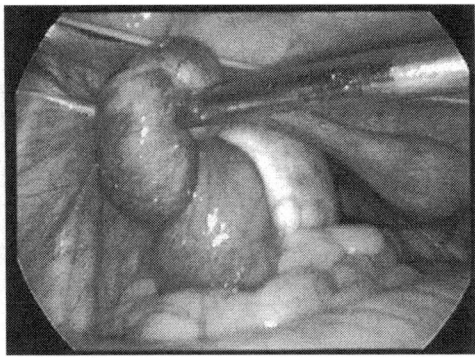 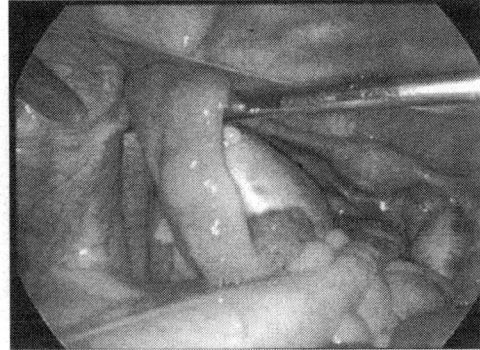

Foto 39. Foto intraoperatoria de la torsión ovárica ANTES del procedimiento. Esta fotografía muestra la estructura del tubo y el ovario antes de la destorsión laparoscópica. Nótese que tiene una apariencia oscura y llena de sangre por obstrucción vascular.

Foto 40. Foto intraoperatoria de la torsión ovárica DESPUÉS del procedimiento. En esta fotografía se muestran las mismas estructuras minutos después del procedimiento. Nótese que el tubo es de color rosa debido al restablecimiento del flujo sanguíneo.

Capítulo V

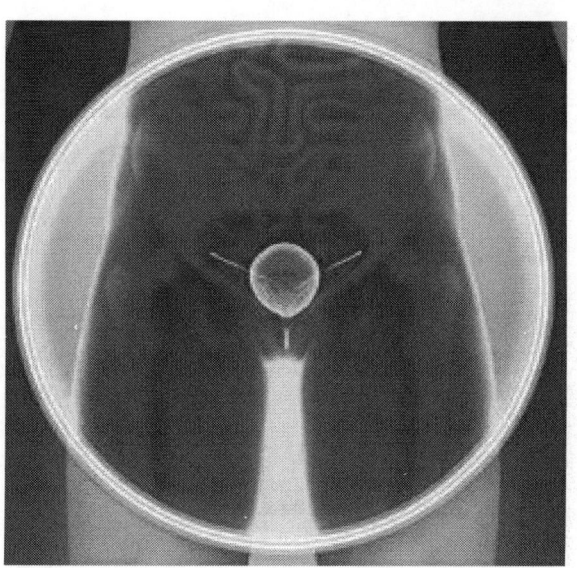

LA VEJIGA

■ LA VEJIGA

La vejiga urinaria es un órgano hueco músculo-membranoso que forma parte del tracto urinario y que recibe la orina de los uréteres y la expulsa a través de la uretra al exterior del cuerpo durante la micción.

SITUACIÓN

La vejiga urinaria está situada en la excavación de la pelvis. Por delante está fijada al pubis, por detrás limita con la parte superior de la próstata y las vesículas seminales y con el recto, en el hombre; y con la

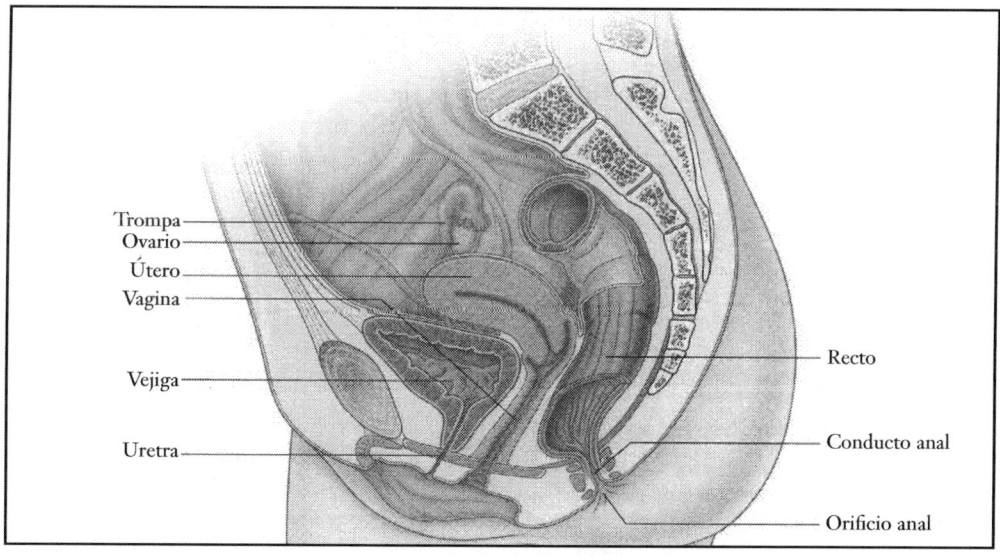

Figura 85. Situación de la vejiga en la mujer.

vagina en la mujer. Por arriba está recubierta por el peritoneo parietal que lo separa de la cavidad abdominal y por abajo con la próstata en el hombre y con la musculatura perineal en la mujer.

FORMA

La vejiga urinaria cuando está llena tiene una forma esférica y cuando está vacía se asemeja a un tetraedro con:

- Vértice anterosuperior en el que se fija el uraco.
- Vértice anteroinferior que corresponde al orificio uretral.
- Vértices superoexternos en los que desembocan los uréteres.

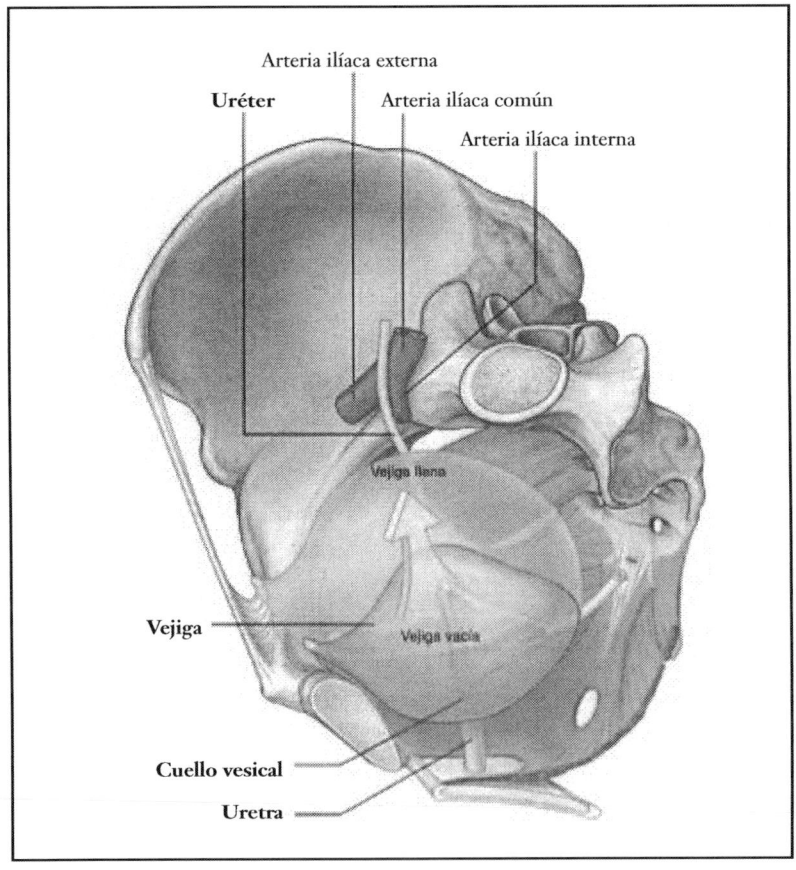

Figura 86. Vacuidad y repleción de la vejiga.

La capacidad fisiológica de la vejiga urinaria o hasta que aparece el deseo de orinar oscila entre los 300 y 350 centímetros cúbicos. Y puede aumentar de 2 a 3 litros en caso de retención aguda de orina. Esta capacidad se reduce en casos de cistitis hasta los 50 centímetros cúbicos.

El interior de la vejiga se visualiza realizando una cistoscopia, que observa la mucosa vesical, los meatos ureterales y el cuello vesical (la unión con la uretra). Estos tres puntos delimitan el trígono vesical, que es una porción fija y no distensible del órgano.

La pared de la vejiga está formada por tres capas:

- **Capa serosa:** el peritoneo parietal recubre la vejiga es su cara superior y parte posterior y laterales cuando está llena.
- **Capa muscular.** Está formada por músculo liso con tres capas:

  - Capa externa o superficial, formada por fibras musculares longitudinales.
  - Capa media, formada por fibras musculares circulares.
  - Capa interna o profunda: formada también por fibras longitudinales.

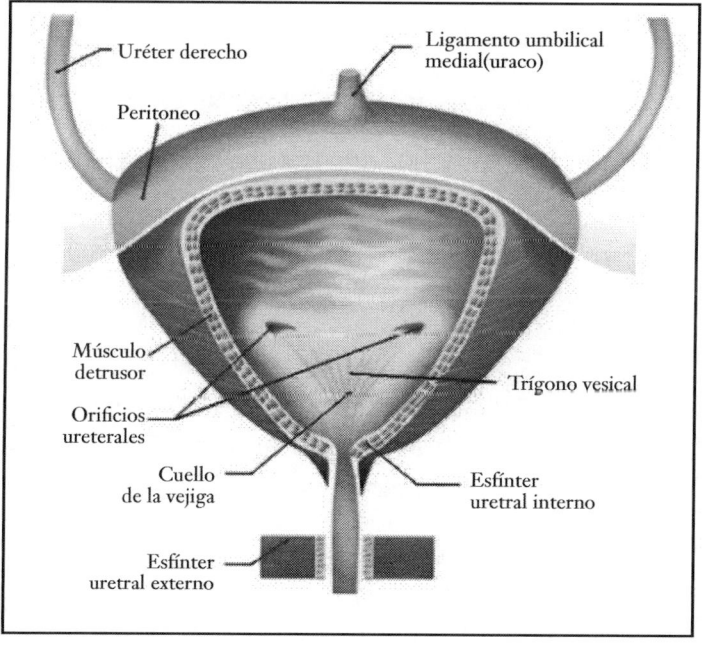

Figura 87. Partes de la vejiga.

Estas tres capas forman el músculo detrusor que cuando se contrae expulsa la orina y tiene como antagonista los esfínteres de la uretra.

- **Capa mucosa:** esta formada por epitelio de transición urinario que es un epitelio estratificado de hasta ocho capas de células, impermeable, en contacto con la orina, y por la lámina propia que es de tejido conjuntivo.

EL TRÍGONO VESICAL

Constituye la parte más baja de la base de la vejiga. El origen de esta mucosa (que no es rugosa como en el resto de la vejiga) corresponde al conducto mesonéfrico, en tanto que en el resto es derivada de la cloaca. También se denomina trígono de Lietaud.

Está delimitado por tres orificios:

- El orificio uretral, situado sobre la línea media al nivel del cuello vesical.
- Los dos orificios ureterales, de forma ovalar, distantes uno del otro 2-3 centímetros.

El trígono vesical está constituido por varias capas musculares:

a. La capa trigonal superficial, que resulta de la expansión en abanico de las fibras longitudinales del músculo ureteral.

b. La capa trigonal media, que resulta de la expansión de la capa ureteral externa. Dicha capa fibromuscular se inicia aproximadamente a 2 cm por encima del orificio externo del canal ureteral rodeando al uréter en toda su extensión intramural.

La capa trigonal profunda está constituida por la pared vesical misma.

c. La capa trigonal superficial, en su descenso, se extiende hasta la uretra posterior.

Comentario osteopático

El trígono vesical constituye un punto clave de las manipulaciones vesicales debido a la gran riqueza de mecanorreceptores de esta región.

REFLEJO DE LA MICCIÓN

La micción refleja es un proceso medular completamente automático. En las paredes de la vejiga urinaria existen unos receptores sensoriales llamados receptores de estiramiento de la pared vesical que captan la presión y el aumento del volumen de la vejiga. Los más importantes son los localizados en el cuello vesical. Estos receptores sensitivos provocan potenciales de acción que se transmiten por los nervios pélvicos a los segmentos sacros S2 y S3. En estos núcleos sacros se originan fibras motoras del sistema nervioso parasimpático que terminan en células ganglionares nerviosas localizadas en la pared de la vejiga encargadas de inervar al músculo detrusor de la vejiga. Este arco reflejo se repite durante unos minutos cada vez más para aumentar la presión de la vejiga y se inhibe conscientemente por el cerebro si no se produce la micción.

A veces el cúmulo de reflejos miccionales es tan grande que el impulso nervioso pasa al nervio pudendo hacia el esfínter externo urinario para inhibirlo. Si esta inhibición es más intensa que las señales conscientes voluntarias del cerebro, ocurrirá la micción involuntaria (incontinencia urinaria).

CONTROL DE LA MICCIÓN POR EL CEREBRO

La micción puede inhibirse o precipitarse por centros encefálicos que son:

Poderosos centros facilitadores e inhibidores en el tronco cerebral, tal vez localizados en la protuberancia.

Varios centros localizados en la corteza cerebral, que son sobre todo inhibidores pero también pueden ser excitadores.

El control encefálico de la micción se produce por los siguientes medios:

- A través de la médula espinal, los núcleos encefálicos estimulan los centros parasimpáticos sacros para que, por medio del nervio pudendo, relajen el músculo esfínter externo, cuando hay deseo de orinar. Además se produce contracción abdominal y relajación del suelo pélvico, que facilitan la micción.

- A través de la médula espinal, los núcleos encefálicos estimulan los centros simpáticos que producen contracción del trígono y del esfínter externo, impidiendo la micción.

COMPONENTES DEL SISTEMA DE CONTROL DE LA VEJIGA

El control de la vejiga significa que orinamos sólo cuando nosotros queremos hacerlo. Para un buen control de la vejiga, todos los componentes del sistema deben actuar en conjunto:

- Los músculos de la pelvis deben sostener la vejiga y la uretra
- Los músculos del esfínter deben abrir y cerrar la uretra
- Los nervios deben controlar los músculos de la vejiga y del suelo de la pelvis

Sistema de estabilización de la vejiga

De manera general, la vejiga está bien mantenida y sólo su cara superior es libre y permite su distensión.

La vejiga está totalmente contenida en una cámara fibrosa, la cámara vesical, formada por:

- Por arriba: el peritoneo pelviano.
- Por delante y lateralmente: por la aponeurosis umbílico-prevesical.
- Por atrás y caudalmente: por la fascia vésico-vaginal.
- Lateralmente: por las láminas sacro-recto-génito-pubianas.

Peritoneo pelviano

Es el fondo del saco peritoneal, extensido entre el peritoneo parietal anterior y el peritoneo parietal posterior. Se presenta como un velo qué reposa sobre las vísceras pelvianas. Recubre la cara superior de la vejiga y se adhiere a ésta.

En la mujer, la vagina y el útero se interponen entre el recto y la vejiga. Así, el peritoneo pelviano delimita dos recesos:

- El fondo de saco vésico-uterino por delante
- El fondo de saco recto-uterino por detrás (Douglas)

También se genera entre la pared anterior y la cúpula vesical, cuando la vejiga está llena, el fondo de saco peritoneal prevesical. Cuanto más se relaja la vejiga, más este fondo de saco se ahueca. A la inversa, este fondo de saco desaparece cuando la vejiga se vacía.

Si no puede estar considerado como un medio de suspensión, el peritoneo puede, en caso de fijación, alterar el eje vesical y oponerse así al buen desarrollo de su movimiento fisiológico.

Comentario osteopático

Este relación peritoneal explica el interés de investigar y tratar sistemáticamente las adherencias que puedan existir en los diferentes sectores de del abdomen.

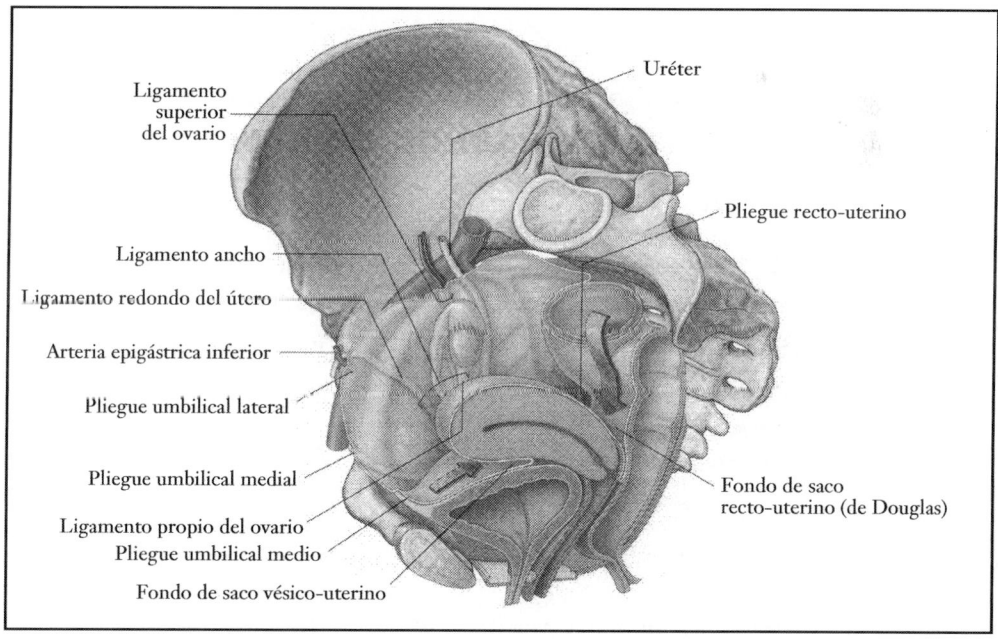

Figura 88. Peritoneo pelviano. Vista anterolateral izquierda.

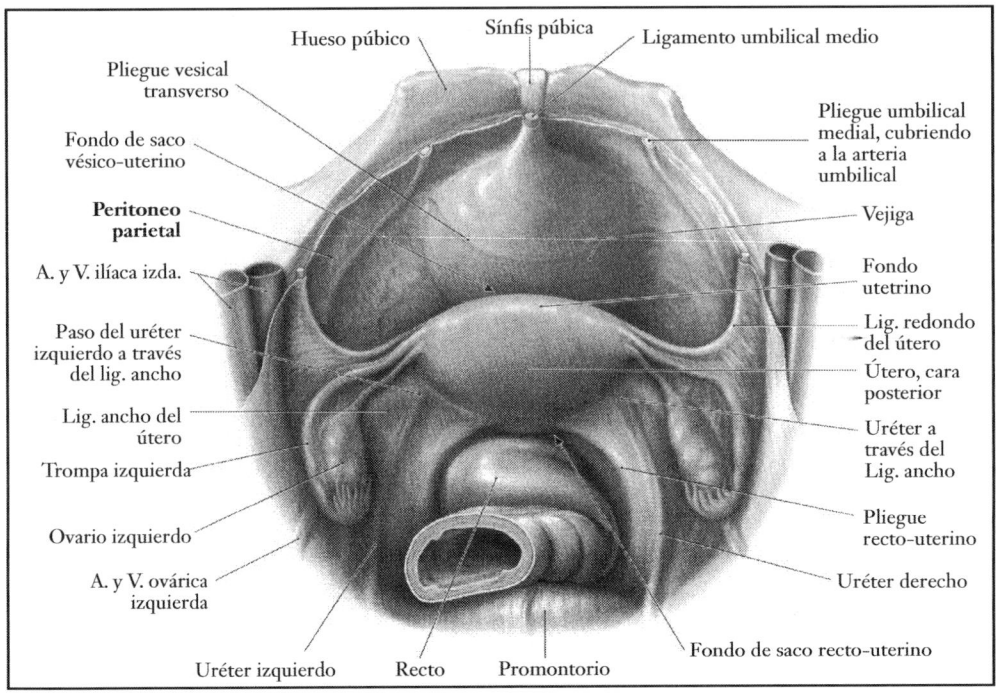

Figura 89. Órganos pélvicos recubiertos por el peritoneo pelviano. Vista craneal.

Aponeurosis umbílico-prevesical

Constituye un tipo de hamaca para la vejiga; se presenta como un semi-cono con concavidad superior:

- Las cuerdas de suspensión de la hamaca están representadas por los ligamentos umbilicales medios. Son los vestigios de las arterias umbilicales del feto, parcialmente obliterados en su parte delantera. En el adulto, estas arterias quedan todavía permeables en su parte posterior, y son el origen de las arterias vesicales superiores.
- La red de la hamaca se extiende entre las sujeciones que constituyen los ligamentos umbilicales mediales. Está constituida por un plano aponeurótico en el cual reposan las caras infero-laterales de la vejiga.
- La aponeurosis se prosigue con la fascia superior del diafragma urogenital.

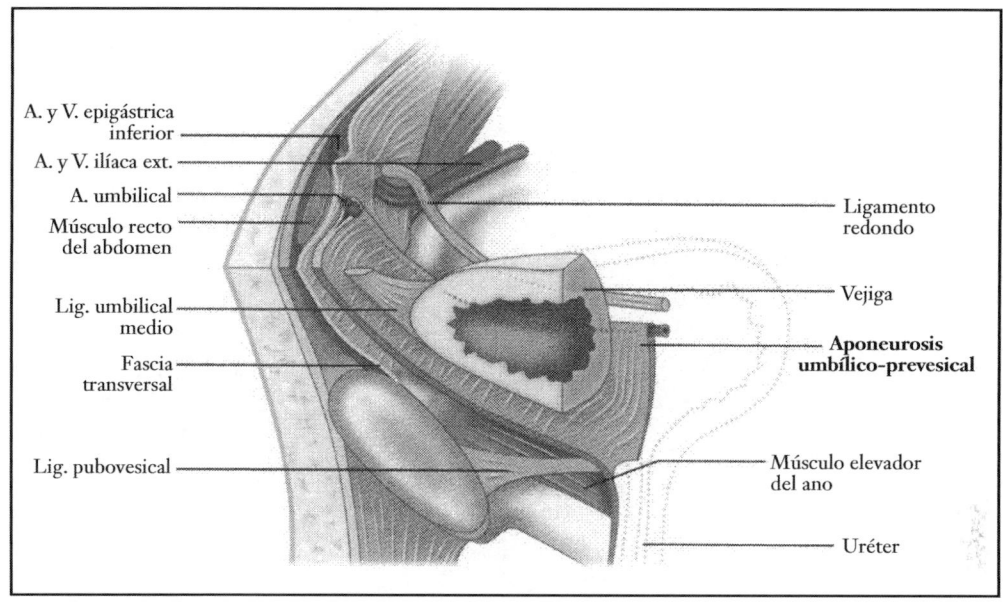

A. y V. epigástrica inferior
A. y V. ilíaca ext.
A. umbilical
Músculo recto del abdomen
Lig. umbilical medio
Fascia transversal
Lig. pubovesical

Ligamento redondo
Vejiga
Aponeurosis umbílico-prevesical
Músculo elevador del ano
Uréter

Figura 90. Aponeurosis umbílico-prevesical.

Fascia retrovesical

Es una lámina fibrosa y muscular lisa extendida del fondo de saco vésico-uterino hasta el centro tendinoso del perineo. Constituye un tabique bastante delgado, que cierra la cámara vesical caudalmente y hacia atrás. Se denomina aponeurosis vésico-vaginal o fascia de Halban. Por su espesor circulan el uréteres antes de llegar a la vejiga.

Láminas sacro-recto-génito-pubianas

Son láminas fibrosas extendidas entre el sacro y el pubis, por las cuales pasa el plexo hipogástrico. Cierran lateralmente la cámara vesical.

Nota: Las láminas sacro-recto-génito-pubianas constituyen una continuidad tisular, es de hecho una cadena de tres eslabones:

- El eslabón posterior está formado por los ligamentos útero-sacros.
- El eslabón intermedio está formado por los ligamentos vésico-uterinos.
- El eslabón anterior está formado por los ligamentos pubo-vesicales.

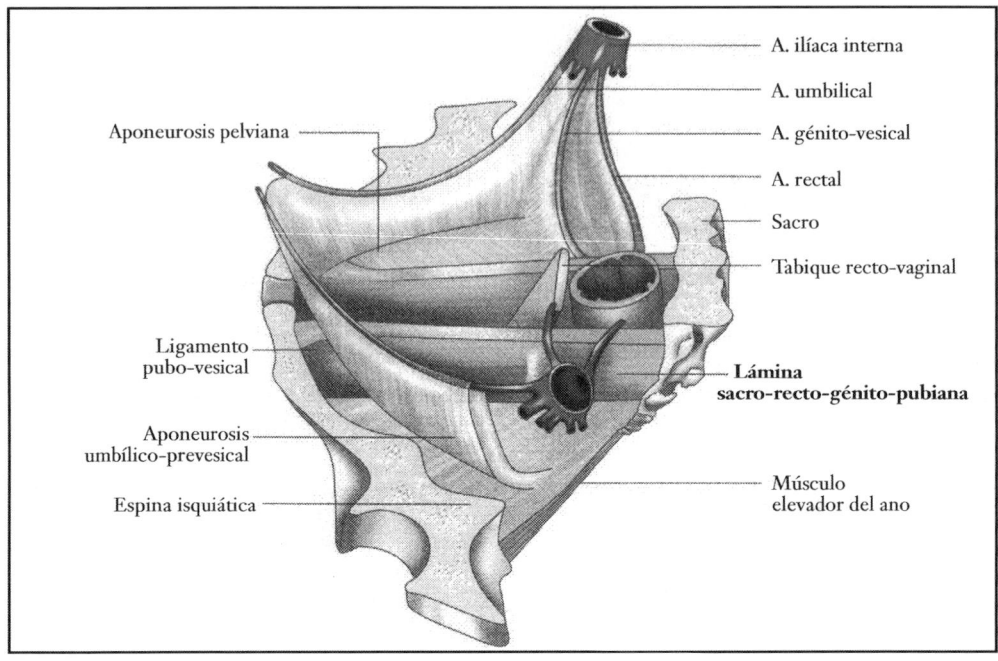

Figura 91. Láminas sacro-recto-génito-pubianas.

LIGAMENTOS

El uraco o ligamento umbilical medial

El uraco (ligamento umbilical medial) es una estructura conjuntiva que parte de la zona anterosuperior de la vejiga. Mide 12 centímetros de longitud y 2 milímetros de diámetro. Es una hoja triangular que se inserta en la cara posterior e inferior del ombligo. Se sitúa entre el peritoneo parietal anterior, PPA, y la fascia vesicoumbilical, llamada también aponeurosis umbilicoprevesical.

Esta aponeurosis se adhiere:

• Por arriba, al mismo lugar que el uraco, a la cara posterior del ombligo
• En ambos lados, a la vaina de las arterias umbilicales
• Abajo, a los ligamentos pubovesicales

Los ligamentos pubovesicales se insertan en la parte anteroinferior de la vejiga. Se unen a la cara posterior del pubis y a la sínfisis pubiana.

Nota: el ligamento redondo del hígado también se inserta sobre el anillo umbilical. Podemos por lo tanto considerar una cadena mecánica "hepatovesical", detrás de la pared abdominal, constituida por el ligamento redondo del hígado, el anillo umbilical y el uraco.

Ligamento pubo-vesical

Existen dos ligamentos (derecho e izquierdo), cada uno nace de la cara posterior del pubis, cerca de la sínfisis. Se dirigen posterior y medialmente y finalizan al nivel del cuello vesical.

Son expansiones del músculo detrusor, poseen de hecho numerosas fibras musculares. Cada ligamento es perforado por la vena dorsal profunda del clítoris; podemos contemplar aquí las interrelaciones mecánicas entre la estática vesical y las funciones eréctiles.

Ligamentos vésico-uterinos

Se solidarizan la vejiga y al cuello uterino; se extienden por el fondo vesical a la cara antero-lateral de la parte supra vaginal del cuello uterino.

Su presencia interviene en la biomecánica pelviana y provoca, en cierta medida, una solidaridad entre el útero y la vejiga. Esto explica por qué, la mayoría de las veces, el prolapso uterino se acompaña de una ptosis de la vejiga (cistocele).

Ligamentos laterales

Estos ligamentos tienen un pobre papel mecánico. De hecho, son pliegues determinados por las arterias vesicales superiores.

Nota: los ligamentos vesicales están ricamente proveídos de mecanoreceptores y fibras musculares, lo que les da un papel preponderante en cuanto al tono y en cuanto a la estabilización de la vejiga.

EL EFECTO DE TURGENCIA Y LA PRESIÓN ABDOMINAL

Cumplen su función habitual en el sistema de cohesión de los órganos pelvianos. Cada órgano de la pelvis menor mantiene una relación de contigüidad con el peritoneo, y la presión abdominal actúa mediante los órganos suprapelvianos intraperitoneales. Sin embargo, sus efectos son menos intensos, lo que quizá explica las ptosis frecuentes de los órganos intrapelvianos.

SUPERFICIES DE DESLIZAMIENTO

La vejiga se articula por intermedio del peritoneo o de aponeurosis con el intestino delgado, el útero y el recto. Veremos más adelante que la vejiga se afecta sobre todo en sus relaciones posicionales; la alteración de las superficies de deslizamiento la afecta un poco menos que a las vísceras intraabdominales.

Vascularización arterial de la vejiga

Del tronco principal de la aorta abdominal...arteria ilíaca común... arteria ilíaca interna, de la cual se derivan tres ramas:

- Las arterias vesicales superiores que provienen de la arteria umbilical y de la arteria obturatriz.
- Las arterias vesicales anteriores derivadas de la arteria pudenda.
- La arteria vesical inferior que da la arteria vésico-vaginal.

La arteria rectal media, derivada de la arteria mesentérica inferior, envía igualmente frecuentemente ramas destinadas a la vejiga.

Drenaje venoso y linfático de la vejiga

- El plexo venoso vesical drena en las venas vesicales...vena ilíaca interna...vena ilíaca común...vena cava inferior.

- Los ganglios vesicales laterales drenan en los ganglios ilíacos internos ... ganglios ilíacos comunes ... ganglios lumbares derechos e inquierdos ... tronco lumbar derecho e izquierdo ... cisterna de Pecket ... conducto torácico.

Inervación de la vejiga

Sistema nervioso simpático:

- L1-L2 a través del plexo intermesentérico y los nervios hipogástricos al plexo hipogástrico inferior y plexo vesical.

Sistema nervioso parasimpático:

- S2 a S4, parasimpático sacro a través del plexo hipogástrico inferior y el plexo vesical.

CONCEPTO OSTEOPÁTICO DE LA VEJIGA

RELACIONES TOPOGRÁFICAS DE LA VEJIGA CON OTRAS ESTRUCTURAS

La vejiga en la mujer puede tener dificultades para realizar correctamente su fisiología dependiendo del parasitismo proveniente de estructuras vecinas, mediante relación ligamentaria, fascial y/o muscular. Por ello, deberíamos revisar las siguientes estructuras:

Superiores	Anteriores	Inferiores	Posteriores
• Peritoneo • Asas del intestino delgado • Útero	• Pubis • Peritoneo • Con la vejiga llena: pared abdominal ventral	• Cuello uterino • Vagina • Uretra • Suelo de la pelvis (diafragma pélvico) • Obturador interno	• Cuello e istmo uterino • Vagina • Uréter

MOVILIDAD

La vejiga se mueve en el mismo sentido que el sacro y el útero. Durante la inspiración va en dirección postero-superior y durante la espiración en dirección antero-inferior.

MOTILIDAD

Durante la inspiración se produce un movimiento en dirección posterosuperior. Durante la espiración se produce el movimiento inverso.

CONDICIONES DESENCADENANTES Y FACTORES GENERALES DE LA PATOLOGÍA VESICAL

- Intervenciones quirúgicas o traumatismos en la región vesical
- Infecciones vesicales recidivantes
- Obstrucción de la vejiga

- Disfunciones emocionales
- Patología osteopática de las vértebras lumbares L1 y L2
- Patología osteopática del sacro

SIGNOS CLÍNICOS GENERALES

- Composición patológica de la orina
- Dolores al orinar
- Enfermedades vesicales
- Incontinencia
- Impotencia, disminución de la libido

SIGNOS CLÍNICOS OSTEOARTICULARES

- Dolores en el sacro
- Dolores en la articulación sacrocoxígea
- Dolores en la charnela lumbosacra
- Dolores en la sínfisis púbica

INDICACIONES DEL TRATAMIENTO OSTEOPÁTICO

- Ptosis con incontinencia producida por la tos, estornudos, risa...
- Los reflujos vesicoureterales, que pueden tener serias consecuencias sobre los riñones (pielonefritis)
- Adherencias producidas por intervenciones quirúrgicas (cesárea, etc.)
- Cistitis recidivantes
- Perturbaciones del vaciamiento vesical (enuresis, disuria, etc.)
- Vaciamiento vesical incompleto. Común en mujeres de edad media y avanzada:

  – Se debe a una contracción pobremente sostenida
  – Vejiga sobre-distendida e historia de micción infrecuente
  – Cistocele
  – Debilidad del músculo detrusor asociada a la edad
  – Enfermedad (Ej: Neuropatía diabética)

CONTRAINDICACIONES

- Cistitis aguda
- Hematuria
- Sonda
- Dispositivo intrauterino
- Si el tratamiento de la vejiga desencadena reacciones vegetativas manifiestas, por ejemplo náuseas intensas, vómitos, crisis de sudor, mareo, tendencia al colapso, taquicardia, éste se interrumpe.

COMPONENTE EMOCIONAL DE LA VEJIGA

Problemas de vejiga me indican que puedo tener tendencia a agarrarme a mis viejas ideas, que me niego a soltar. Resisto al cambio a causa de mi inseguridad. Las dolencias demuestran que vivo ansiedad desde hace mucho tiempo y que es tiempo para mí de soltar libremente mis emociones negativas indeseables.

Infecciones urinarias son la indicación de que vivo muchas frustraciones, pena e inseguridad no expresadas.

La vejiga se resiente de la presión educativa recibida durante la infancia, sus padres le inculcaron más el concepto del deber que el del derecho. Le enseñaron a ser más servicial y estar más atenta a los demás que así misma. La mujer vejiga es reservada, apagada, tímida y sobre todo sumisa.

FISIOPATOLOGÍA DEL DESPLAZAMIENTO URETROVESICAL
Según Jean-Pierre Barral, D.O.

Los trastornos principales de la vejiga se producen a causa de un debilitamiento de las estructuras que la sostienen. Esta debilidad sobreviene en la multípara o la primípara cuando durante el parto el niño fue extraído con fórceps sobre una episiotomía demasiado ancha. El periné pierde entonces gran parte de su contractilidad y elasticidad, lo que menoscaba su función de esfínter. Las otras causas de esta debilidad son la vejez, las depresiones, las ptosis viscerales altas que comprimen la vejiga, en especial las enteroptosis, las anteversiones uterinas, los estreñimientos bajos y, por regla general, todo lo que puede empujar la vejiga y el suelo pelviano hacia abajo. Los desplazamientos del coxis se reservan para el final, después de haber analizado el desplazamiento uretro-vesical.

Cuando el esfínter uretral se encuentra en la zona abdominal, la presión abdominal se ejerce sobre la vejiga y la uretra proximal, lo que fortalece su potencia. Si la uretra proximal, como consecuencia de un debilitamiento del periné, escapa de la zona abdominal, la presión abdominal ya no fortalece el esfínter uretral sino que, al contrario, al actuar únicamente sobre la presión vesical, la fortalece en detrimento del esfínter provocando una incontinencia. Figura 92.

La presión abdominal está contenida por delante por la pared abdominal anterior, por detrás por el coxis y por debajo por el periné.

Si una paciente se cae sobre el coxis, y éste se desplaza en anterioridad (extensión), la posición en anterioridad del coxis relajará las fibras perineales y descenderá el esfínter proximal de la uretra. Esto explica parcialmente las incontinencias vinculadas a las caídas sobre el coxis.

Para que el periné conserve su función, es preciso que sea tónico y elástico. Si el coxis se aproxima a la sínfisis pubiana, las estructuras fibromusculares hacen lo mismo y pierden de forma automática parte de su tonicidad; pierden entonces su función de sostén del esfínter.

Las fijaciones de la articulación sacro-coxígea irritan los nervios simpáticos y causan un espasmo vesical. La presión intravesical aumenta, y esto constituye un factor suplementario de la incontinencia urinaria de esfuerzo.

ETIOLOGÍA DE LAS FIJACIONES

Las etiologías de las fijaciones y las ptosis vesicales son numerosas:

- Desde arriba, la masa intestinal del intestino delgado, o incluso el estómago, pueden empujar la vejiga hacia abajo.

- Desde atrás, el útero puede empujar la vejiga hacia abajo o atrás, según su posición (en el varón, la próstata).
- Por delante puede haber una retracción de los pubovesicales, lo que impide la expansión hacia arriba de la vejiga cuando está llena, desplazándola entonces hacia abajo y atrás.
- Por abajo, el desplazamiento uretro-vesical se produce a causa del debilitamiento del suelo perineal.

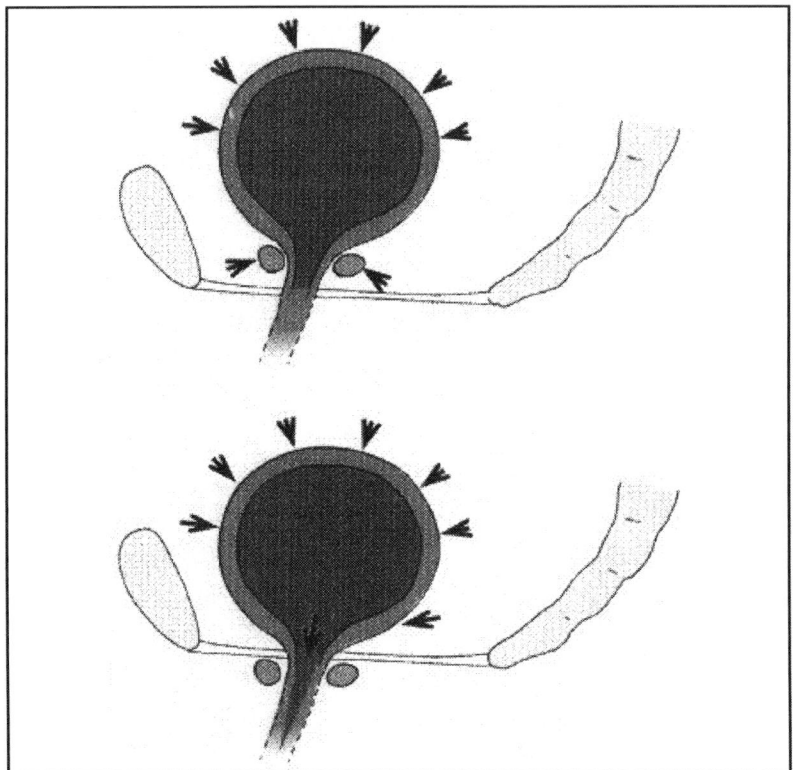

Figura 92. Fisiopatología del desplazamiento uretrovesical.

DIAGNÓSTICO OSTEOPÁTICO DE LA VEJIGA

1. ANAMNESIS

La anamnesis representa uno de los puntos más importantes del diagnóstico.

Con respecto a la vejiga, la paciente presentará síntomas característicos de este órgano:

- Incontinencias
- Polaquiurías
- Disfunciones miccionales
- Sensación de peso en el bajo vientre
- Color y/u olor anormal de la orina
- Etc.

En caso de hematuria, es imprescindible un estudio médico para determinar la etiología de la misma.

Si el peso en el bajo vientre disminuye cuando la paciente se sostiene el vientre, puede concluirse de que se trata de una ptosis vesical, o bien de un problema uterino, ya que la barrera que separa la fisiopatología mecánica de ambos órganos es muy delgada.

Es útil saber si la incontinencia tiene lugar sólo tras realizar un esfuerzo, tras toser, durante esfuerzos en la defecación, si apareció en el posparto, después de una intervención quirúrgica o una caída sobre el coxis, y si la penetración durante las relaciones sexuales despierta las ganas de orinar.

2. DERMALGIAS REFLEJAS

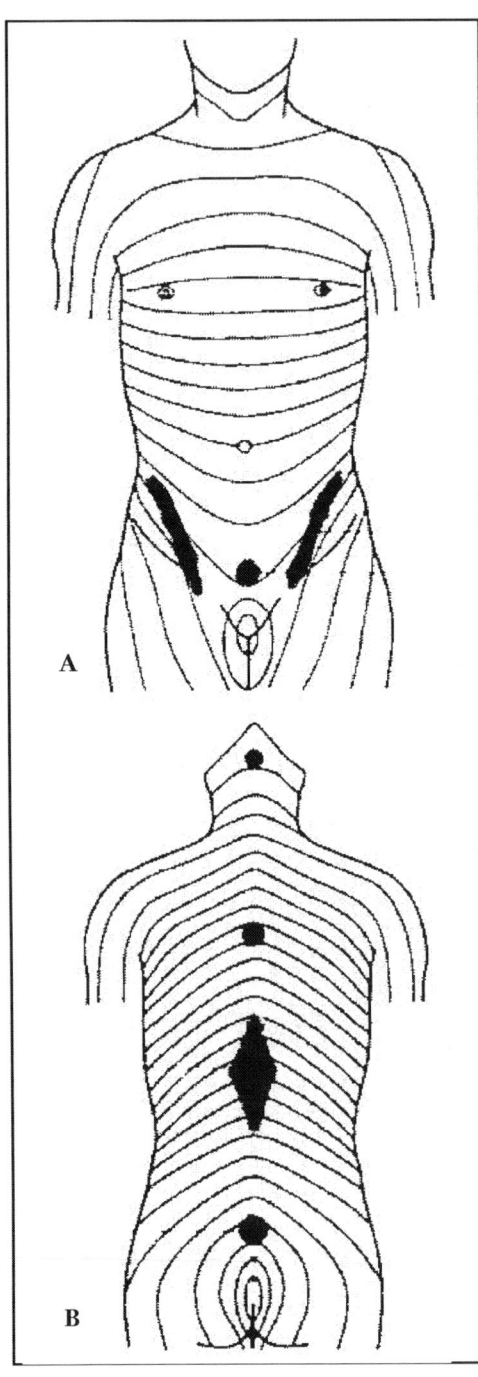

Riñón

Cara interna de la cresta ilíaca anterior en el dermatoma de T12. L3 por encima de la rodilla

Uréter

T12-L1 paralelamente al ligamento inguinal

Vejiga

En la línea central del dermatoma de T12

Riñón

Zona en forma de rombo por debajo de las costillas en la línea central de T8 a L2.

Vejiga

En los dermatomas de C3 y T4
    Circular sobre la línea central en la unión entre el sacro y el coxis.

Figura 93. Dermalgias reflejas del sistema urinario. A: vista anterior. B: vista posterior.

3. ESCUCHA LOCAL

Una fijación vesical da, en el momento de la escucha local, la impresión de que el talón de la mano es atraída según una línea umbílico-pubiana, hundiéndose más o menos según la fijación se sitúe sobre la parte ventral o caudal de la vejiga. También se añaden frecuentemente componentes laterales que siguen las estructuras que participan en la fijación.

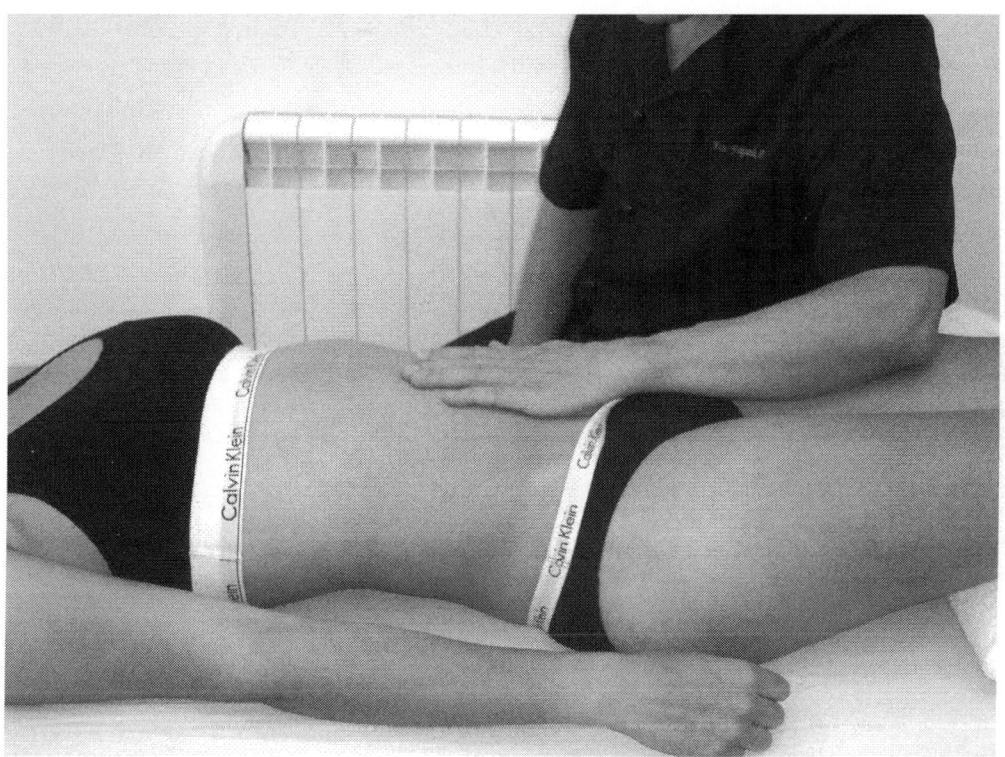

Foto 41. Test de escucha local de la vejiga.

4.　TEST DE MOVILIDAD DE LA VEJIGA

La paciente en decúbito supino con las rodillas en semiflexión. El osteópata en bipedestación junto a la paciente. Situamos la mano plana sobre el abdomen de la paciente, con la eminencia tenar justo por encima de la sínfisis del pubis. Valoramos de manera activa la movilidad craneal, lateral y medial.

Este mismo test lo podemos realizar situando los dedos de ambas manos superpuesta justa por encima de la sínfisis púbica. Deprimimos delicadamente la pared abdominal deslizándonos sobre las diferentes capas tisulares sobre los órganos subyacentes. Atención, contra más nos apoyemos, menos vamos a sentir sobre los diferentes tejidos. Moviéndonos entre los diferentes tejidos de la pared abdominal, es posible individualizar la vejiga cuya consistencia es más bien gomosa, en comparación con las asas intestinales, recubiertas por el epiplon mayor, cuyas asas son depresibles y poco induradas.

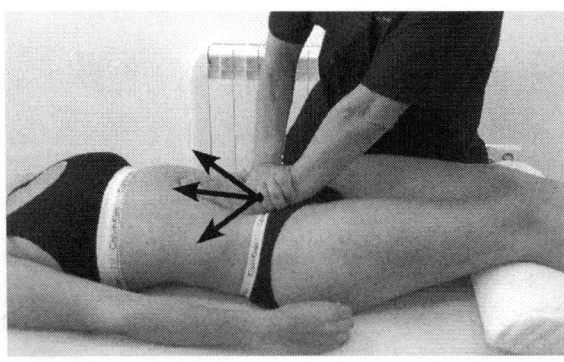

Foto 42. Test de movilidad de la vejiga.

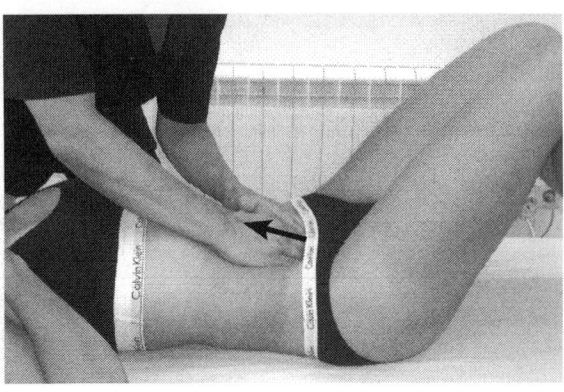

Foto 43. Test de movilidad de la vejiga, variante.

5. TEST DE SOSPECHA DE PATOLOGÍA VESICAL

La paciente en sedestación sobre la camilla. El osteópata en bipe-destación por detrás de la paciente. Las manos contactan con la vejiga a la altura del borde superior de la sínfisis púbica, empujándolos hacia atrás y, al final de movimiento, hacia arriba. Levantamos el ápex de la vejiga, por intermedio del uraco y de los ligamentos umbilicovesicales, para apreciar el recorrido y la elasticidad de la misma. Seguidamente se retiran súbitamente las manos. Los dolores que aparecen al retirar las manos son un signo de hundimiento de la vejiga. Al levantarla, la paciente siente alivio.

Para estar seguro de que se trata de una ptosis vesical, empujamos la vejiga hacia abajo. El movimiento debe desencadenar una sensación de peso y deseos de orinar. Esta sensación de peso se localiza en la región perineal baja, mientras que el desplazamiento del útero provoca una tensión más posterior.

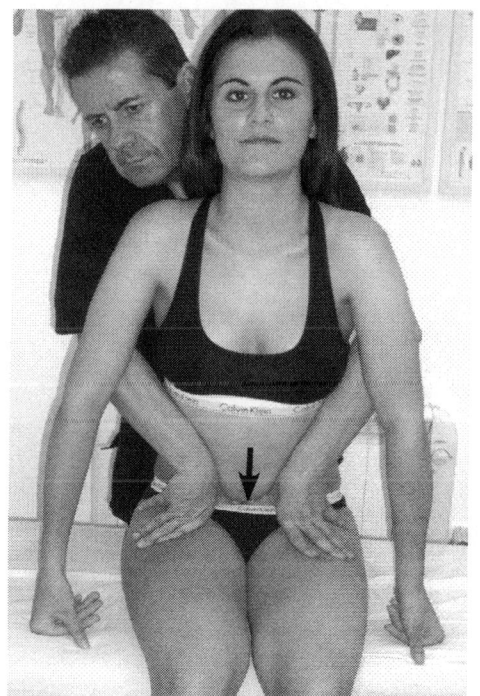 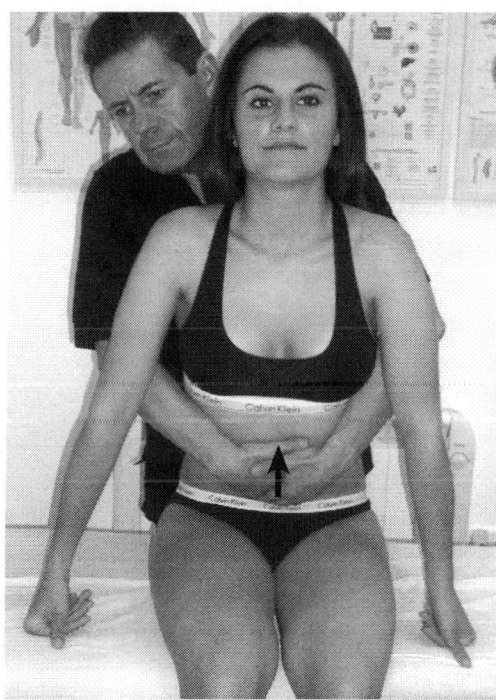

Foto 44. Test de sospecha de patología vesical. Test de agravación.

Foto 45. Test de sospecha de patología vesical. Test de alivio.

6. TEST DE MOTILIDAD DE LA VEJIGA

La paciente en decúbito supino con las piernas estiradas o en semi-flexión. El osteópata en sedestación junto a la paciente. Situamos la mano dominante con la eminencia tenar inmediatamente por encima de la sínfisis del pubis, en la línea media.

Hemos de percibir durante la inspir un movimiento del talón de la mano en dirección posterosuperior. Durante la espir se produce el movimiento inverso.

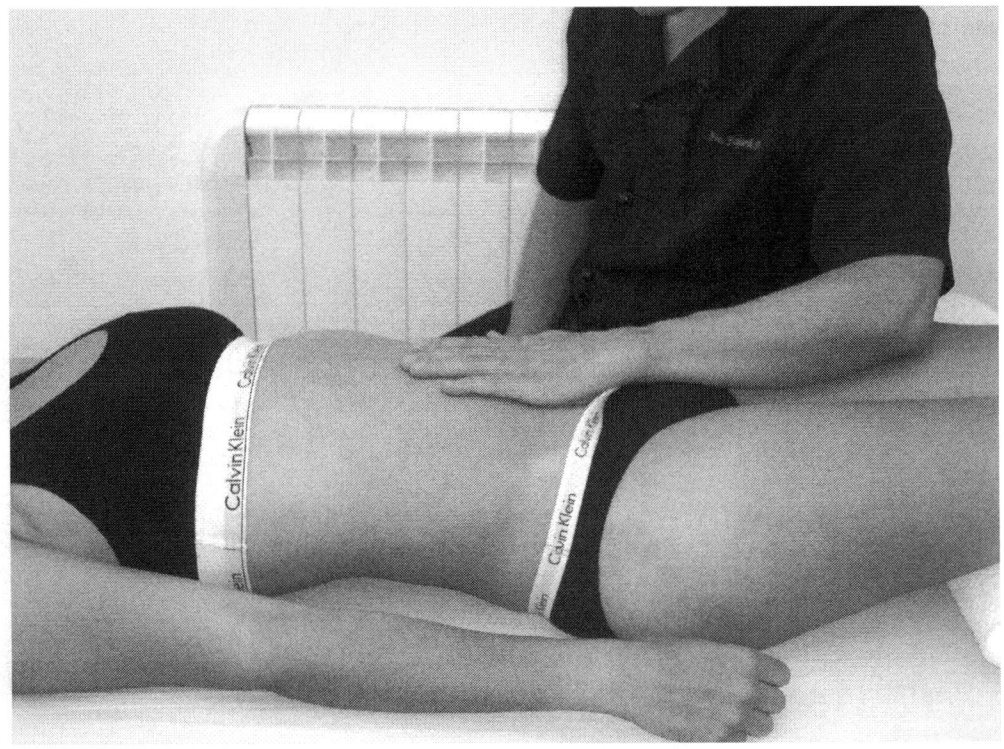

Foto 46. Test de motilidad de la vejiga

TRATAMIENTO OSTEOPÁTICO DE LA VEJIGA

Nota: todo tratamiento de osteopatía visceral ha de ir precedido de un correcto equilibrio de la estructura. No debemos olvidar el enunciado de Still "la estructura gobierna la función".

1. Tejido conjuntivo: C.B.
2. Percusión sacra
3. Técnica de inhibición de la hiperactividad simpática en L1 a L2
4. Técnica reflejas periósticas
5. Diafragma abdominal
6. Diafragma pélvico
7. Gran maniobra abdominal general
8. Liberación de la cadena estática visceral
9. Normalizaciones específicas para la vejiga:

    - Tratamiento de la motilidad de la vejiga
    - Movilización del ligamento pubovesical
    - Tratamiento del uraco, ligamento falciforme y ligamento redondo
    - Técnica de levantamiento de la vejiga

10. Técnicas de estimulación arterial, venosa y linfática
11. Técnicas parasimpáticas (A.O., CV4 y bombeo occipital)

1. Tejido conjuntivo: C.B.

Ver página 130.

2. Percusión sacra

Ver página 135.

3. Técnica de inhibición de la hiperactividad simpática en L1 a L2

Ver página 135.

4. Técnicas reflejas periósticas

Las realizamos de L1 a L2.
Ver página 136.

5. Diafragma abdominal

Ver página 137.

6. Diafragma pélvico

Ver página 141 y capítulo VI.

7. Gran maniobra abdominal general

Ver página 143.

8. Liberación de la cadena estática visceral

Ver página 145.

9. Normalizaciones específicas para la vejiga:

A. *Tratamiento de la motilidad de la vejiga*

La paciente en decúbito supino con las piernas extendidas o en semiflexión. El osteópata en sedestación junto a la paciente. Situamos la mano dominante con la eminencia tenar inmediatamente por encima de la sínfisis del pubis, sobre la línea media.

Percibimos durante la inspir un movimiento del talón de la mano en dirección posterosuperior; durante la espir se produce el movimiento inverso.

La motilidad se trata de forma indirecta, siguiendo el movimiento que no muestra limitación, deteniéndose en el extremo de este movimiento durante varios ciclos y llevando finalmente el movimiento limitado a una nueva barrera. También se puede intentar aumentar la amplitud del movimiento libre controlando a continuación si ha mejorado la limitación.

El tratamiento se repite hasta que la motilidad alcanza su ritmo, dirección y amplitud normales.

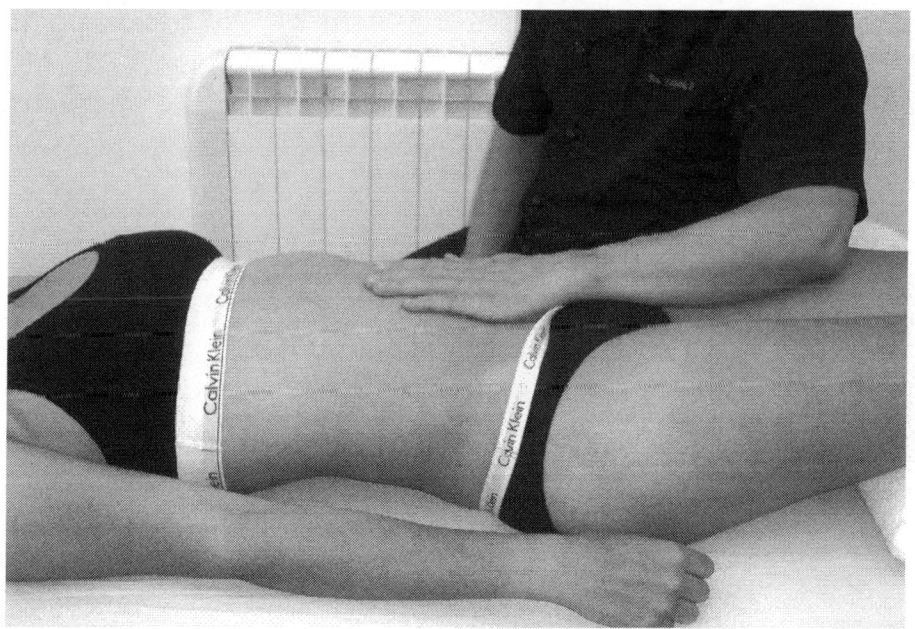

Foto 47. Tratamiento de motilidad de la vejiga.

B. *Tratamiento del ligamento pubovesical*

La paciente en decúbito supino con las rodillas flexionadas. El osteópata en bipedestación, a la cabecera de la paciente y a un lado. Sitúa los dedos 2º a 5º de ambas manos superpuestos por encima de la sínfisis del pubis, con los dedos apuntando en dirección caudal. Ejercemos algo de presión en dirección posterior e inferior, llegando de esta manera al espacio retropúbico entre la vejiga y el hueso púbico.

Es importante ejercer la presión con cuidado, de lo contrario es una técnica muy dolorosa. La presión se mantiene hasta que percibimos la relajación del tejido, junto con el alivio del dolor.

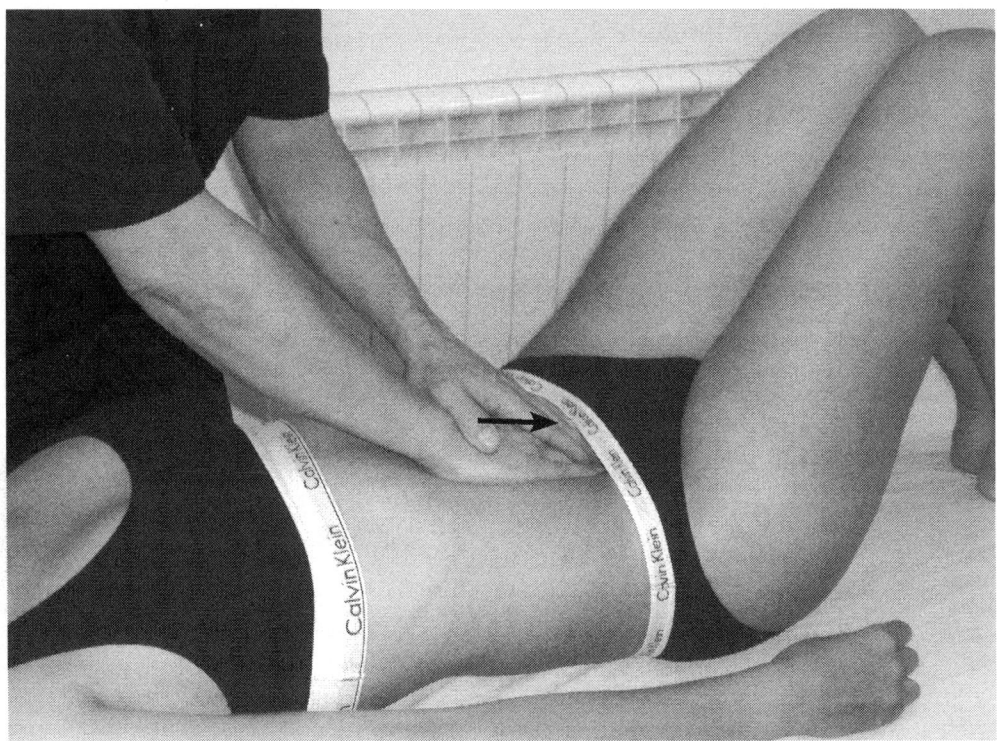

Foto 48. Tratamiento del ligamento pubovesical.

C. *Tratamiento del uraco, ligamento falciforme y ligamento redondo*

La paciente en decúbito supino con las rodillas en semiflexión. El osteópata en bipedestación junto a la paciente. Realizamos una tracción tisular del uraco, ligamento falciforme y ligamento redondo en dirección anterosuperior, manteniendo de 30 segundos a 1 minuto por sección.

Si esta toma resulta muy dolorosa, podemos realizar la técnica mediante inducción tisular.

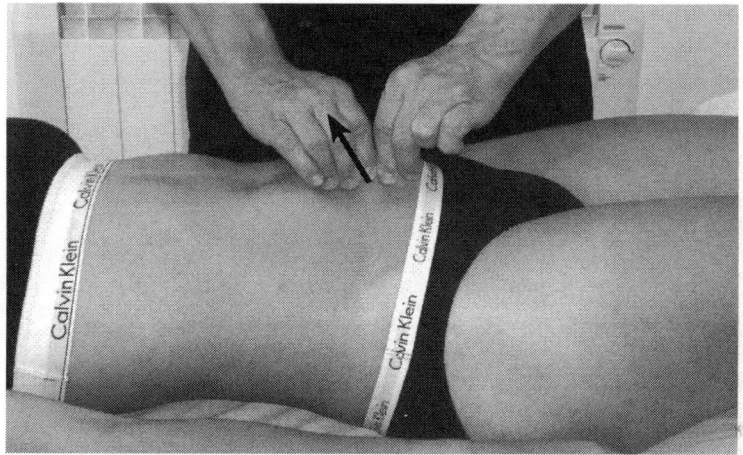

Foto 49. Tratamiento del uraco.

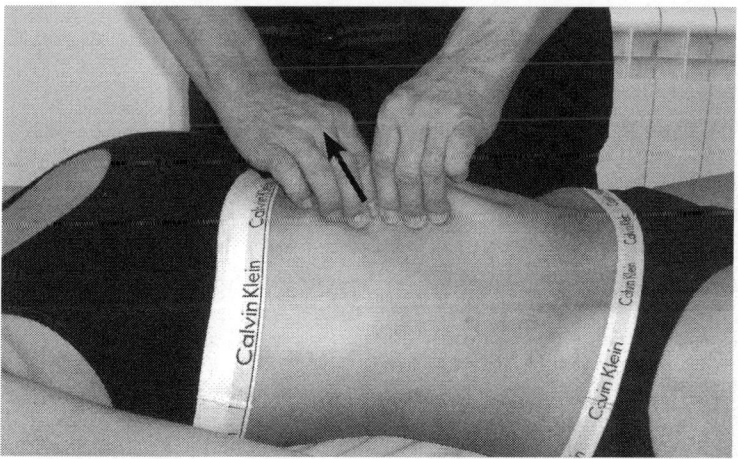

Foto 50. Tratamiento del ligamento falciforme y ligamento redondo.

D. Levantamiento de la vejiga

La paciente en decúbito supino con las rodillas en semiflexión. Si es posible, con la camilla levantada 30° en la zona de la pelvis. El osteópata en bipedestación junto a la paciente. Situamos el talón de la mano dominante por encima de la sínfisis del pubis, sobre la línea media. Realizamos una presión en dirección posterior y ascendente, sin deslizamiento de la mano sobre la piel. Vamos progresando, poco a poco, manteniendo la técnica hasta la finalización del movimiento vesical.

Nota: esta técnica es pasiva y se realiza en ausencia de fases respiratorias.

Así mismo, esta técnica puede realizarse en sedestación, pero la gravedad juega en contra de nuestro propósito terapéutico.

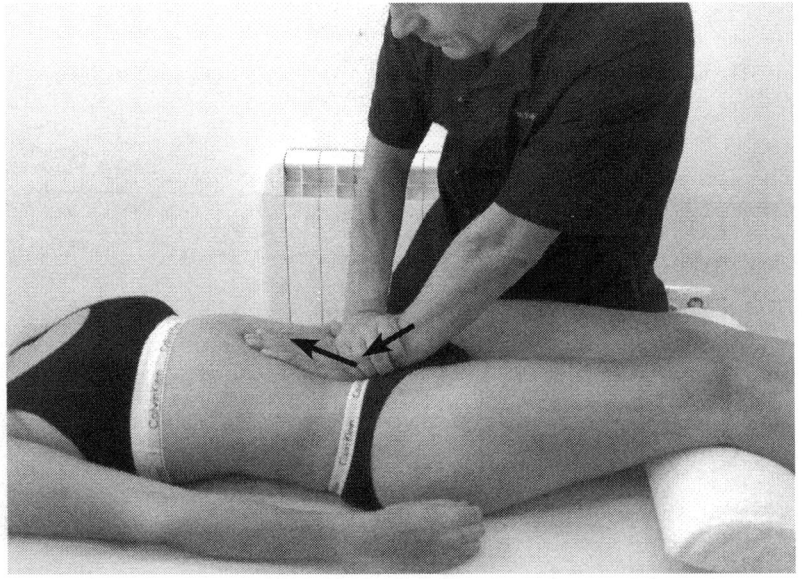

Foto 51. Levantamiento de la vejiga.

10. Técnicas de estimulación arterial, venosa y linfática

Ver página 160.

11. Técnicas parasimpáticas (A.O., CV4 y bombeo occipital)

Ver página 162.

Capítulo VI

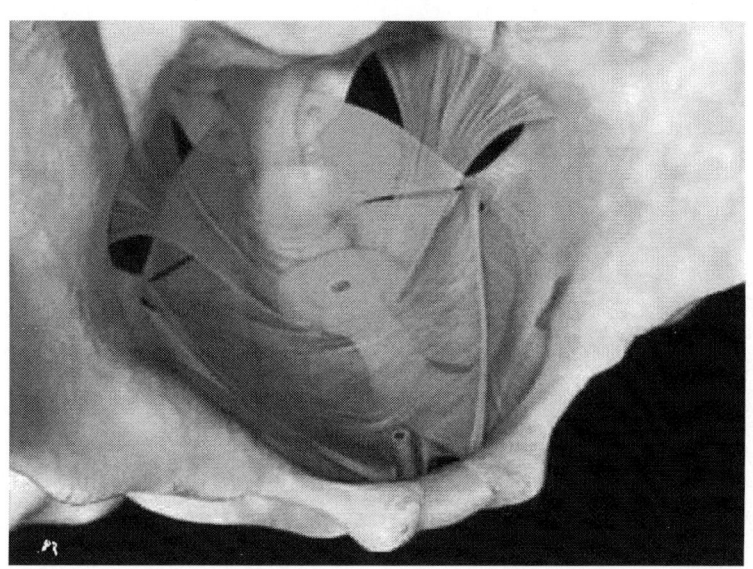

EL SUELO PÉLVICO

EL SUELO PÉLVICO

El suelo pélvico es un ensamble de músculos, de fascias y de estructuras aponeuróticas que obturan la parte inferior de la cavidad pelviana.

Suele reagruparse juntas a estas estructuras bajo el término general de suelo pelviano, pero anatómicamente, hay que distinguir tres capas que poseen una denominación específica:

- La capa profunda: correspondiente al **diafragma pélvico**
- La capa media: correspondiente al **diafragma urogenital**
- La capa superficial: correspondiente a los **músculos perineales superficiales**

Tabla 2
Piso pélvico

Diafragma pelviano	Diafragma urogenital	Músculos perineales superficiales
Músculo elevador del ano Músculo puborectal Músculo pubocoxígeo Músculo ileocoxígeo Músculo coxígeo	Transverso profundo del periné Esfínter externo de la uretra	Músculo isquiocavernoso Músculo bulboesponjoso Músculo constrictor de la vulva Músculo transverso del periné

FORMA

El suelo pelviano se presenta bajo la forma de un rombo plegado. Distinguimos un triángulo anterior y un triángulo posterior, adosados por la línea bi-isquiática:

- el triángulo anterior corresponde a la región urogenital, es el perineo anterior;
- el triángulo posterior corresponde a la región ano-rectal, es el perineo posterior.

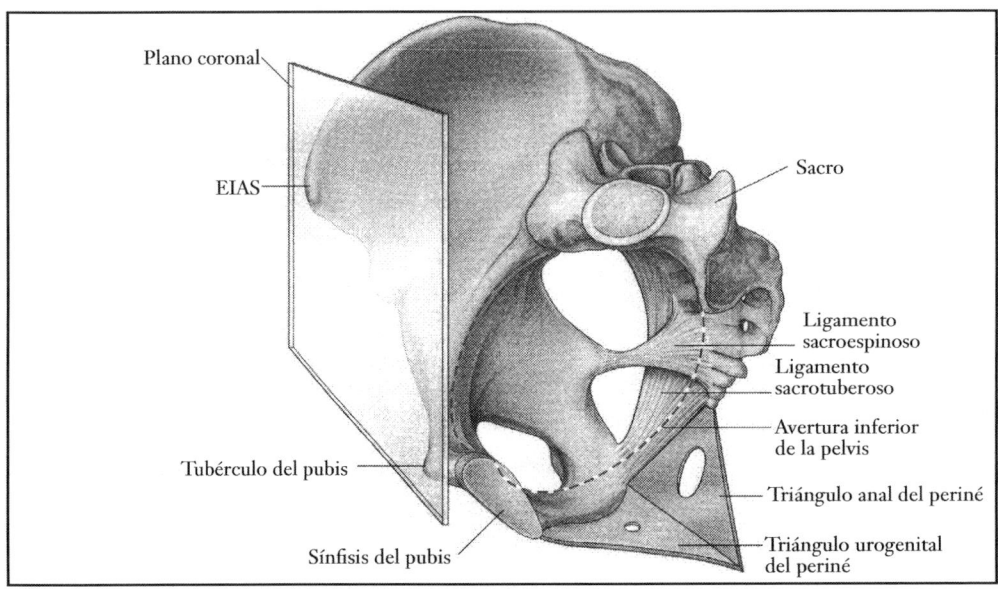

Figura 95. Forma del suelo pélvico.

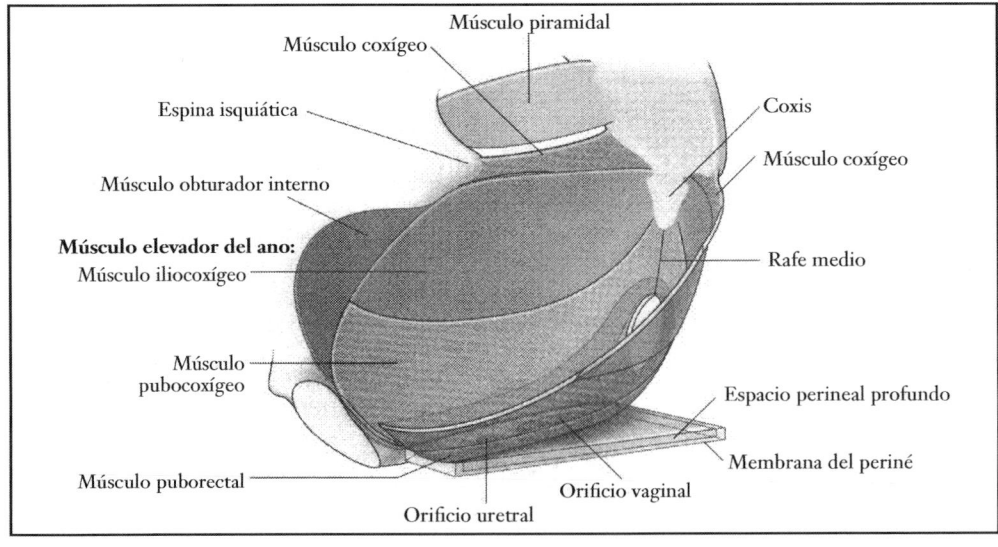

Figura 96. Organización del suelo pélvico.

EL DIAFRAGMA PÉLVICO

Este diafragma se extiende hacia anterior desde el pubis, posterior hacia el coxis y lateral hacia ambas paredes laterales de la pelvis menor.

Puede ser representado como el fondo de un bol, una hamaca músculo-tendinosa situada transversalmente en la pelvis menor. Divide la pelvis menor en dos pisos: el piso superior, o **piso pélvico**, y el piso inferior, o **piso penineal**.

Orificios del diafragma pélvico

Este fondo de bol presenta dos orificios:

- Por delante una dehiscencia voluminosa, llamada el **hiato urogenital**, por la cual pasan la uretra y la vagina. En la mujer, contrariamente al hombre en el que la próstata viene a obturarla, la hendidura urogenital queda en gran parte abierta a causa de la presencia de la vagina. Esta apertura indispensable para el parto es no obstante propicio al prolapso de los órganos pelvianos.
- Por atrás el **hiato anal,** que es un orificio circular y que constituye el segundo punto débil del diafragma pelviano.

Estos dos orificios están separados por el **centro tendinoso**. Figura 97.

Para compensar estos puntos de debilidad del diafragma pelviano, un plano muscular viene a encajarse sobre éste con el fin de asegurar la continencia de los orificios. Este plano muscular consta adelante por el **diafragma urogenital** y por atrás por el **esfínter del ano.** Mediante un juego de contracciones y de relajaciones musculares, permite al suelo pelviano asegurar las fases de continencia y fases de evacuación.

El diafragma pélvico está formado por dos músculos:

1. El músculo elevador del ano

Es el principal componente del piso pélvico, un músculo que cubre la mayor parte de la pelvis. El elevador del ano es el músculo más extenso de la pelvis. Está compuesto por tres fascículos o haces: el haz puborrectal, pubocoxígeo e iliocoxígeo.

- El haz puborrectal se origina desde la cara posterior de ambos lados de la sínfisis del pubis. Su origen es medial al origen del haz pubocoxígeo. El haz puborrectal es un fascículo muscular grueso que avanza hacia posterior e inferior hasta detrás del recto a nivel de la unión anorrectal donde sus fibras se cruzan dando la característica forma de "U".

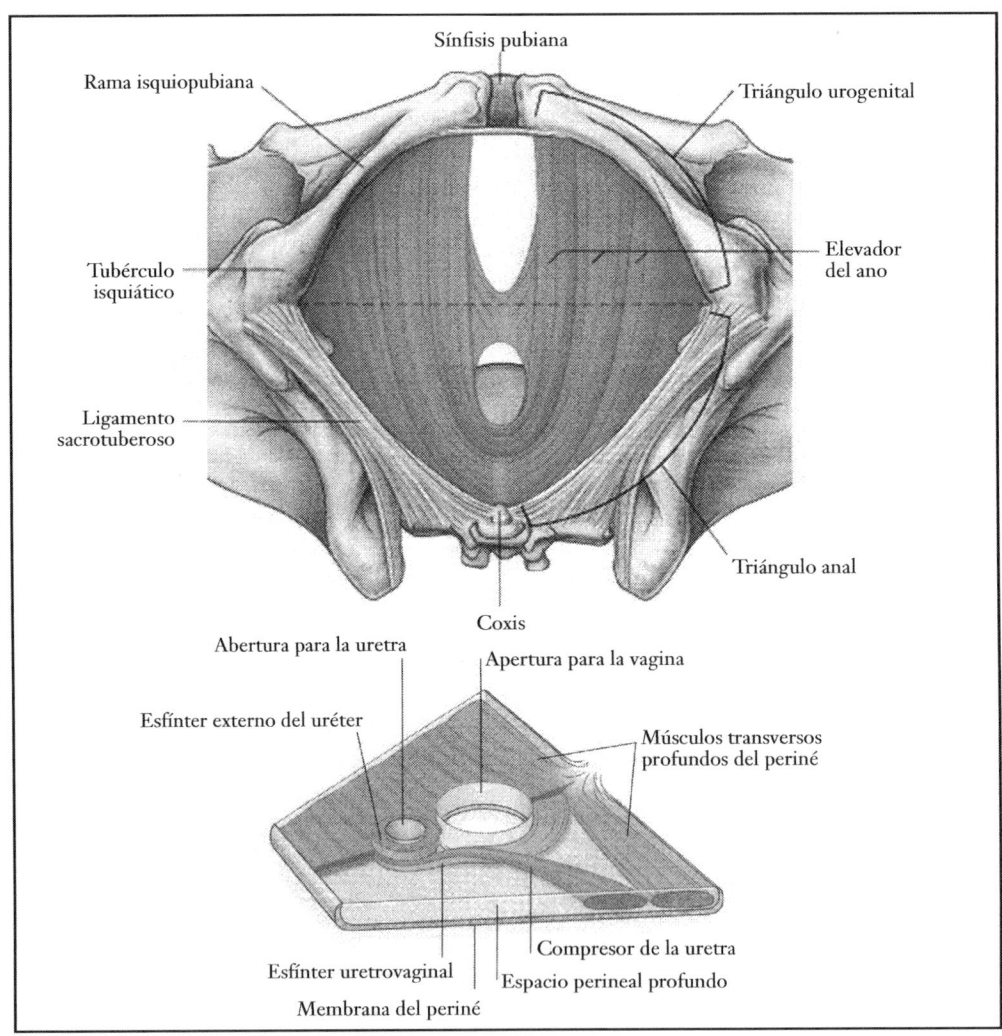

Figura 97. Orificios del suelo pélvico.

- El haz pubocoxígeo se origina lateral al origen del haz puborrectal, en la sínfisis del pubis, sobrepasando el recto e insertándose a nivel del coxis.

- El haz iliocoxígeo se inserta en las regiones laterales a la sínfisis de pubis y en el arco tendinoso de músculo elevador del ano (un engrosamiento ancho curvo y cóncavo de la fascia obturatoria) y hacia posterior se inserta en el ligamento anocoxígeo lateral a las dos últimas vértebras coxígeas. La disposición de las fibras adopta una dirección hacia inferior y medial en dirección al conducto anal, formando un "embudo" con forma de V o de "alas de paloma" al observar cortes coronales a esta altura.

El control de este músculo está dado por inervación proveniente del nervio para el músculo del elevador del ano proveniente del plexo sacro, ramas del nervio pudendo, perineal y rectal inferior.

Sultan describió en 1994 que tras los partos vaginales existe la posibilidad de trauma sobre este músculo, determinando una prevalencia de entre un 15 a 35% de alteraciones anatómicas en esta población. Durante el parto además, pueden producirse lesiones a nivel de la inervación, especialmente de los nervios pudendos lo cual provocaría una denervación y atrofia de este músculo. Lo anterior determina una pérdida de la estructura y secundariamente descenso del piso pélvico, especialmente de los compartimentos anterior y medio. Sin embargo, estas alteraciones no siempre se asocian con la aparición de síntomas como incontinencia urinaria y fecal así como sensación de bulto por prolapso uterino.

El músculo elevador del ano es una estructura dinámica que en reposo presenta la forma de un "embudo" o "domo", que al contraerse se horizontaliza, elevando y llevando hacia anterior a la unión ano-rectal generando un ángulo que dificulta el paso de las heces desde el recto hasta el ano por un cambio en los ejes de ambos, y finalmente se relaja y estira coordinadamente durante la defecación descendiendo la unión ano-rectal y alineando el recto con el conducto anal para permitir la defecación (Figura 98). Esto es parte del mecanismo tanto de continencia fecal, para evitar la salida de la heces en un momento inapropiado, como de defecación adecuada. En algunos pacientes puede producirse una descoordinación de este mecanismo y al momento de la defecación se genera una contracción paradójica e inconsciente del haz pubo-rrectal lo que es causa de estreñimiento por obstrucción defecatoria. Esta alteración funcional pude ser tratada ya que al ser un músculo estriado.

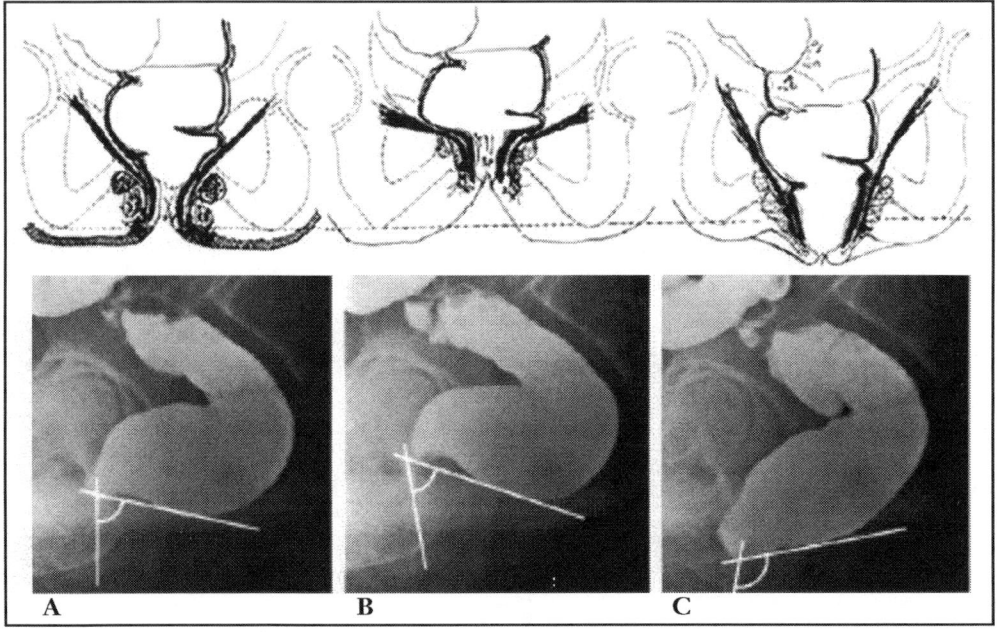

Figura 98. El músculo elevador del ano en cortes coronales.
Se observa la forma de embudo o "V" en estado de reposo (A). Durante la contracción voluntaria se produce la elevación de la unión anorrectal y la horizontalización de sus fibras (B). Durante la defecación el músculo se relaja y elonga permitiendo la correcta alineación de recto y conducto anal para permitir el paso de las heces (C).

2. Músculo Coxígeo

El músculo coxígeo es un músculo par situado en el periné. Atravie-sa la cavidad de la pelvis como una hamaca, en posición dorsal respecto al músculo elevador del ano. Se inserta en la cara interna y bordes de la espina ciática y ligamento sacro-espinoso por fuera y en el borde del coxis por dentro. Está inervado por el nervio coxígeo y tiene una acción de soporte del suelo pélvico.

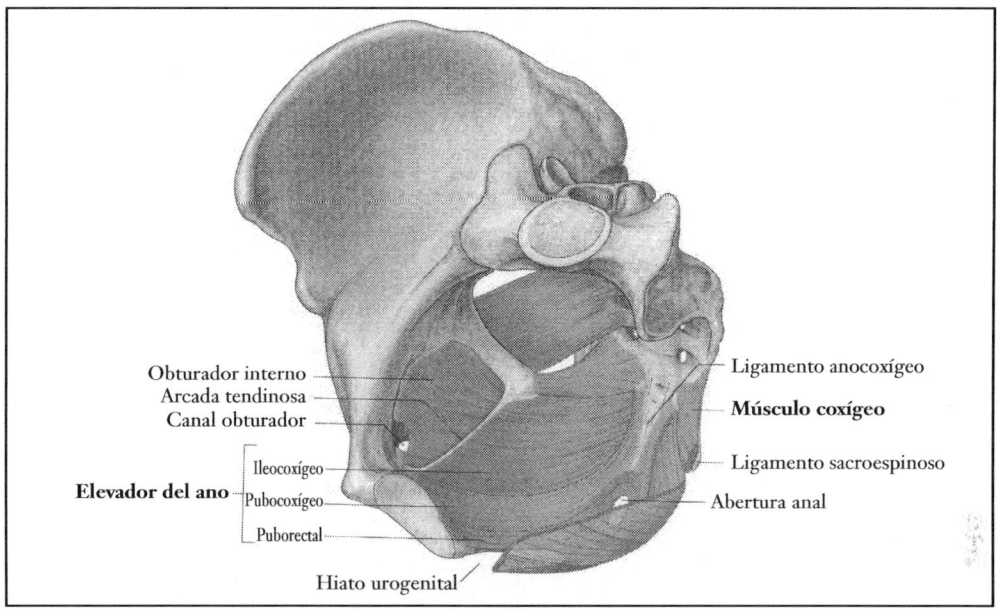

Figura 99. Diafragma pélvico pélvico.

Relacionas del diafragma pélvico

Cara superior o pelviana

Está cubierta por la fascia superior del diafragma pélvico (fascia profunda del periné).

Responde al espacio extraperitoneal pélvico.

Cara inferior

Es convexa y perineal. Está cubierta por la fascia inferior del diafragma pélvico. Responde adelante al diafragma urogenital, y por atrás a la fosa isquio-rectal.

EL PERINÉ

El periné es la región anatómica más superficial correspondiente al suelo de la pelvis, conformada por el conjunto de partes blandas que cierran hacia abajo el fondo de la pelvis menor, la excavación pélvica.

Está delimitado por cuatro ángulos: el borde inferior de la sínfisis púbica por delante, las tuberosidades isquiáticas lateralmente, y el coxis por detrás.

Se divide en dos regiones mediante la línea bi-tuberositaria: el **periné urogenital** por delante y el **periné anal** por detrás. Figura 101.

Entre estas dos regiones se encuentra sobre la línea medial el **centro tendinoso** del periné. Figura 100 y 103.

El periné posee su cara inferior recubierta por las estructuras cutáneas y los órganos genitales externos: el clítoris y las glándulas vestibulares mayores (glándulas de Bartolini).

El periné urogenital

El diafragma urogenital es una lámina músculo-fibrosa que ocupa el espacio libre que dejan los elevadores del ano en sus bordes internos en el triángulo perineal anterior. Tiene las aberturas para la vagina, la uretra y la vena dorsal del clítoris y está formado por el músculo transverso profundo del periné y terminan en la cuña perineal (centro tendinoso, rafé medio entre la vagina y el recto).

La salida de la pelvis está cubierta por dos hojas musculares, la más profunda es el "diafragma pélvico" y la más superficial es el "diafragma urogenital". El diafragma pélvico constituye el piso de la cavidad pélvica y el diafragma urogenital rellena el espacio bajo el arco del pubis. Los músculos del diafragma urogenital femenino son los siguientes:

Plano superficial

1. Músculo transverso superficial
2. Músculo Isquiocaernoso
3. Musculo Bulboesponjoso
4. Músculo constrictor de la vulva (bulbocavernoso)

Plano profundo

5. Esfínter externo de la uretra
6. Músculo transverso profundo del periné

1. Músculo transverso superficial

Un pequeño conjunto de fibras musculares que pasan a lo largo de la frontera posterior del diafragma urogenital y ayudan a otros músculos a soportar los tejidos pélvicos.

Es un músculo par y angosto que, como su nombre lo indica, es un músculo superficial y transversal del periné, que pasa frente al ano. Su función probablemente sea de contribuir en la fijación del núcleo fibroso del periné. Puede que también tenga un papel en la defecación al comprimir el conducto anal, y en la eyaculación. Es un músculo inervado por el nervio pudendo.

2. Músculo isquiocavernoso

Una estructura tendinosa que se extiende hasta el margen del arco del pubis. Es un músculo par y superficial del periné, presente tanto en hombres como en mujeres. Parten del isquión y rodean la porción superior de los labios en la vulva femenina. Participan en la erección del clítoris. Los trastornos de la contractilidad del isquicavernoso y bulbocavernoso guarda relación con la etiología de la disfunción eréctil en el hombre.

Su función en las mujeres es tensionar la vagina.

Es inervado por la rama profunda y muscular del nervio perineal, el cual es rama del nervio pudendo, el cual lleva fibras simpáticas y para-simpáticas.

3. Los músculos bulboesponjosos

Que están unidos y rodean la base del pene o también de la vagina.

Es un músculo par y superficial del periné, que varía en sus insercio-nes y trayecto en hombres y mujeres. En los hombres, recubre el bulbo del pene; y en las mujeres, rodea el orificio de la vagina. Por el más largo recorrido alrededor de la base del pene, el músculo bulbocaver-noso en hombres es más largo que en las mujeres. Los trastornos de la contractilidad del músculo isquicavernoso y bulbocavernoso guardan relación con la etiología de la disfunción eréctil en los hombres.

En las mujeres sus fibras discurren a cada lado de la vagina y se inser-tan en los cuerpos cavernosos del clítoris. Un fascículo cruza sobre el cuerpo del clítoris para comprimir la vena dorsal profunda del clítoris y favorecer la erección del mismo. Hacia atrás, se pierde en el rafe medio, rafe anovulvar o núcleo central del periné. En mujeres contribuye a la erección y orgasmo femenino y cierra la vagina.

En ambos sexos es inervado por la rama profunda y muscular del nervio perineal, el cual es rama del nervio pudendo, el cual lleva fibras simpáticas y parasimpáticas.

4. *Músculo constrictor de la vulva (bulbocavernoso)*

Musculo par que rodea el orificio inferior de la vagina y la terminación de la uretra, proviene del rafe anobulbar, y se dirige hacia adelante, al clítoris, al cual se inserta en su cara dorsal y al ligamento suspensorio. Comprime la vena dorsal del clítoris en la erección, desciende el clítoris y aplica su extremidad libre sobre el pene en la cópula, comprime la glándula de Bartolini y exprime su producto al conducto de excreción.

Inervación: N. Perineal.

El vaginismo se produce por la contracción espástica de este músculo. El control voluntario sobre la contracción de este músculo forma parte de prácticas sexuales tendentes a mejorar la experiencia coital.

5. *Músculo esfínter externo de la uretra*

Es un músculo estriado, voluntario, del periné tanto de hombres como mujeres, que rodea la uretra y cierra la porción membranosa de este conducto.

Este músculo está constituido por fibras superiores e inferiores. Las fibras inferiores nacen a cada lado del isquion y del ligamento transverso del periné y discurre hacia atrás a cada lado de la uretra. Nace al costado de la vagina y forma un lazo alrededor de la uretra.

La función del músculo es de esfínter o músculo de cierre para contener la micción, o sea, sirve para contener la orina.

La inervación está a cargo del nervio pudendo.

6. *Musculo transverso profundo del periné*

Es un músculo par de la capa profunda del periné humano, presente tanto en hombres como en mujeres.

La parte anterior del músculo transverso profundo del periné rodea las paredes laterales y posterior de la uretra y se inserta en las ramas isquiopúbicas y se mezcla con el tejido conjuntivo parauretral y paravaginal y les ayuda a mantenerse en su sitio. Las fibras musculares estriadas que rodean a la uretra se disponen en fibras espirales que ayudan a que la uretra se pueda ocluir voluntariamente con la participación de los músculos bulbocavernosos e isquicavernosos.

Es uno de los componentes principales del diafragma urogenital y es inervado por la rama perineal del nervio pudendo.

Periné anal

Es atravesado por el canal anal y contiene un solo músculo:

1. Músculo esfínter externo del ano

Es un músculo que se encuentra en la parte inferior del recto en el perineo posterior. Posee la forma de un anillo aplanado.

Se inserta por detrás en el rafe anocoxígeo; o por delante en el rafe anobulbar.

Lo inerva el nervio hemorroidal. Cumple la función de ser constrictor de ano.

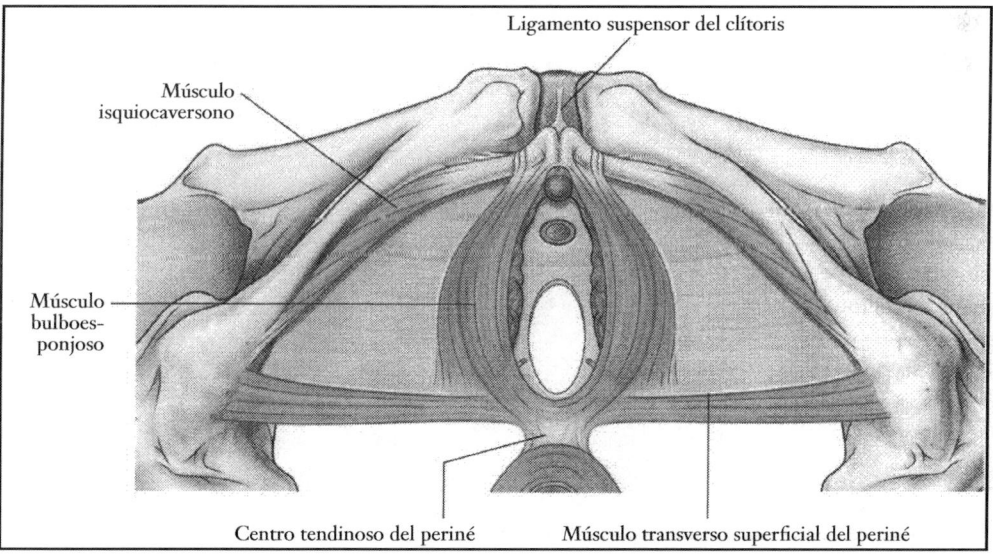

Figura 100. Músculos perineales superficiales.

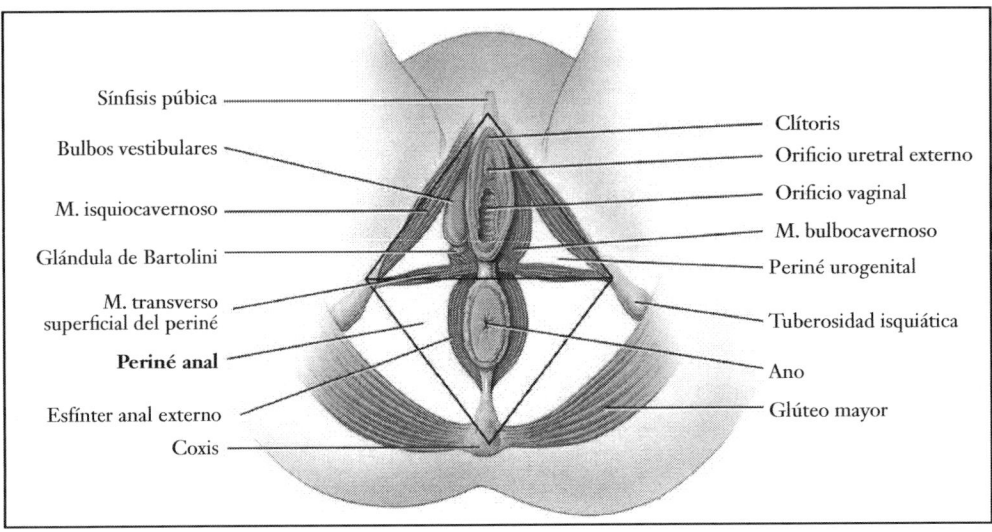

Figura 101. Músculos perineales.

Centro tendinoso del periné

Se trata de una formación fibromuscular inmediatamente subcutánea. Contiene igualmente fibras musculares tensas del recto y de la vagina formando el músculo recto-vaginal.

El centro tendinoso está unido mecánicamente a todos los elementos miofasciales del suelo pélvico.

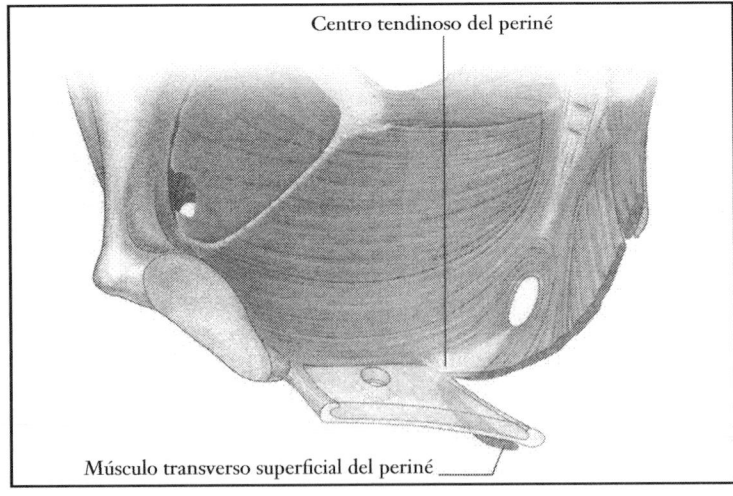

Figura 102. Centro tendinoso del periné.

Fosas isquiorectales

Espacio delimitado por los músculos obturador interno y elevador del ano y, en su parte anterior, por el diafragma urogenital.

Están situadas bajo el diafragma pélvico, al lado de las caras laterales del canal anal y del recto. Son profundas, de 8 a 10 cm, y contienen los cuerpos adiposos de la fosa isquio-rectal así como el pedículo váscu-lo-nervioso pudendal que circula por el canal pudendal. Es una zona de posible compresión y el origen del síndrome canalar, el síndrome famoso de Alcock. Figura 103.

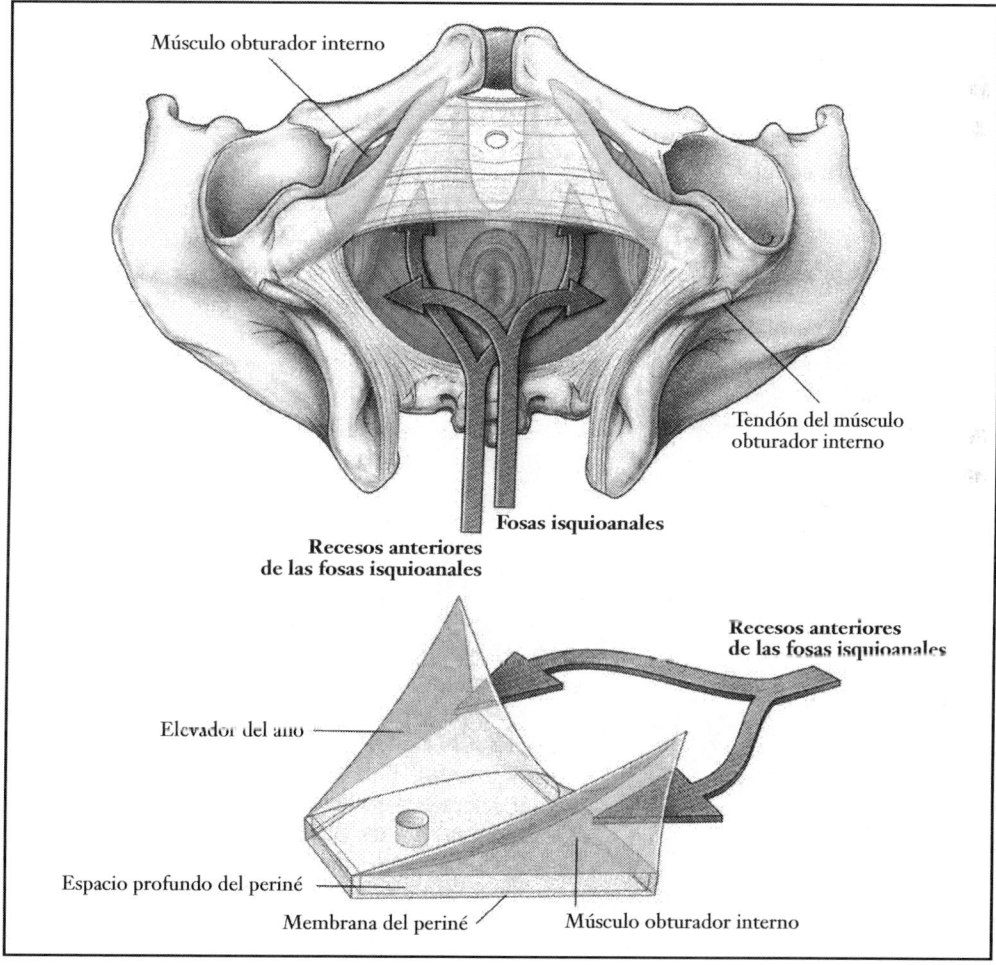

Figura 103. Fosas isquiorectales.

Región obturatriz

El foramen obturado es parcialmente obliterado por dos sistemas de membranas.

Membrana obturatriz interna

Se dispone como una piel de tambor que cierra en gran parte la ventana obturadora. No obstante, deja libre su parte craneal para formar el canal obturador, por el cual pasa el pedículo obturador compuesto de la arteria obturadora, las venas obturadoras y del nervio obturador.

Membrana obturatriz externa

Se presenta como una cinta fibrosa de talla reducida con relación a la membrana obturatriz interna. No obstante, presenta un interés osteopático, porque posee una relación con la articulación de la cadera.

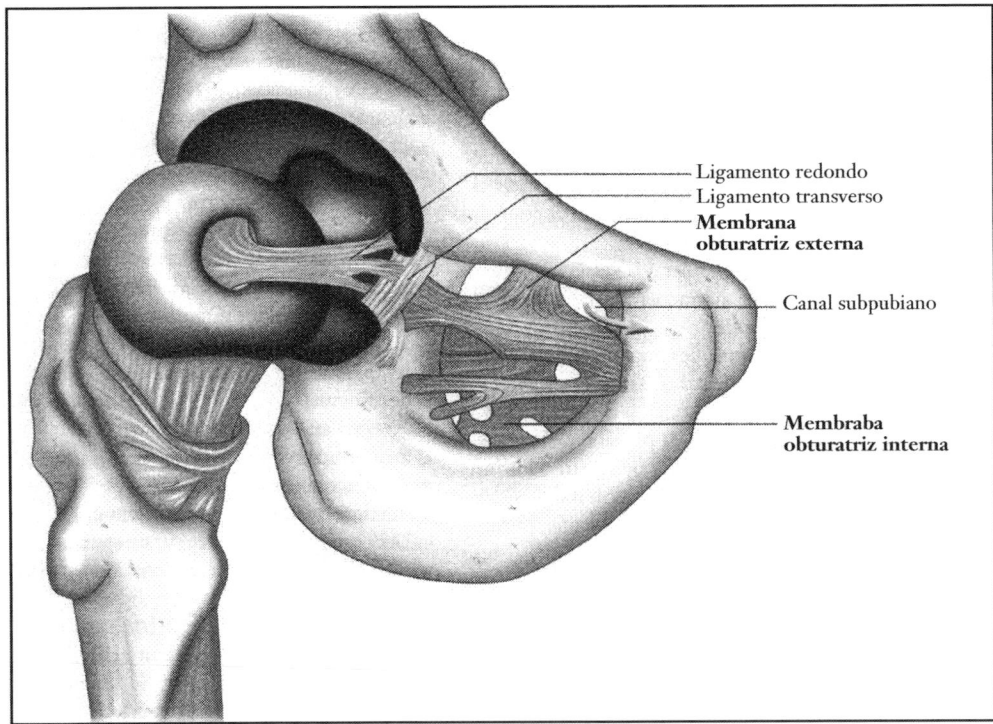

Figura 104. Membranas obturatrices.

En efecto, existe una continuidad anatómica entra la membrana obturadora externa, el ligamento transverso del acetábulo y el ligamento redondo de la cadera. Esta continuidad da a la membrana obturadora externa un papel propioceptivo para la articulación coxofemoral.

Desde un punto de vista clínico, es interesante constatar que los numerosos dolores de cadera pueden estar relacionados a tensiones vesicales. Estas tensiones provocan fenómenos mecánicos que se reflejan sobre la movilidad de la cadera. Figura 104.

Nota: debido a su papel de repartidor de las presiones de la esfera pelviana, las membranas obturadoras juegan, en caso de fijación, un papel importante en las patologías de la cadera.

INSERCIONES DEL SUELO PELVIANO

Hay que observar que el suelo pelviano posee inserciones óseas directas en su superficie (coxis, pubis, espina isquiática); pero sobre todo inserciones aponeuróticas y ligamentosas muy extensas.

Así, las relaciones óseas son suavizadas por la presencia de músculos y ligamentos que tapizan el conjunto de las paredes; forman un marco osteofibroso sobre el cual se inserta el suelo pelviano.

Inserciones aponeuróticas

La pared endopelviana es tapizada por dos músculos principales cuyas aponeurosis sirven de inserción al suelo pelviano:

- El músculo **obturador interno** prácticamente recubre toda la superficie isquio-pubiana, y representa una superficie importante de inserción para el músculo elevador del ano.
- El músculo **piramidal** obtura la gran escotadura ciática y contribuye a cerrar el fondo de la pelvis.

Inserciones ligamentarias

Al lado de las formaciones musculares, se encuentran dos ligamentos sobre los cuales el suelo pelviano también toma inserción:

- El ligamento sacro-tuberoso
- El ligamento sacro-espinoso

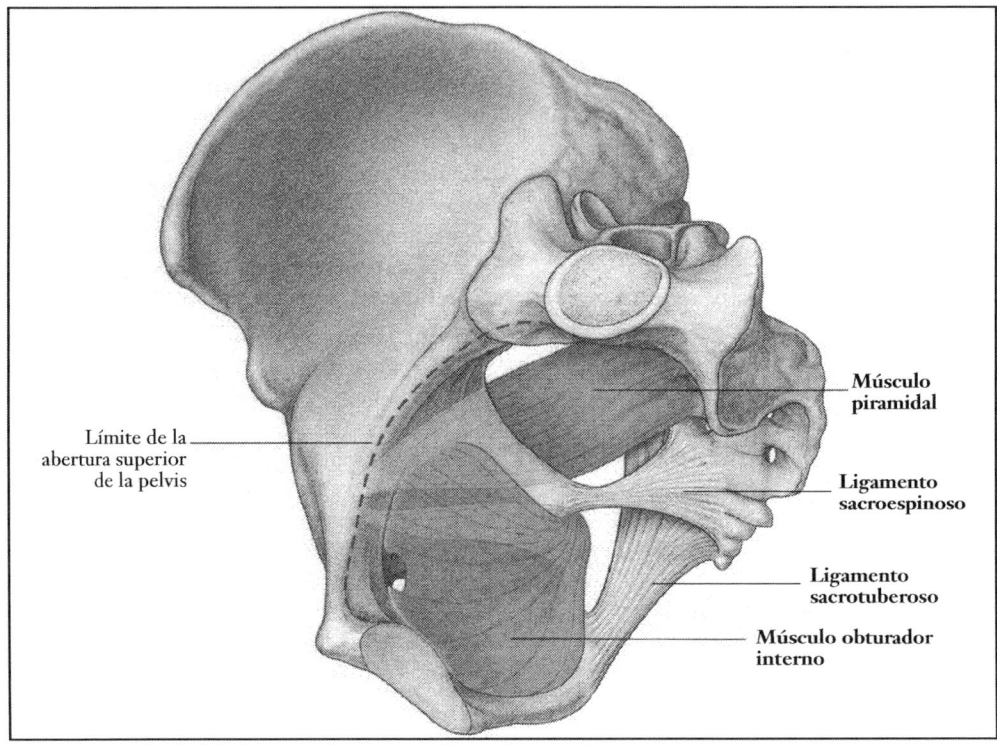

Figura 105. Inserciones músculo-ligamentarias del suelo pélvico.

VASCULARIZACIÓN DEL SUELO PÉLVICO

Las arterias provienen principalmente de la arteria pudenda, de la arteria vesical inferior y de la arteria obturatriz.

El músculo coxígeo es vascularizado por la arteria sacra lateral.

INERVACIÓN DEL SUELO PÉLVICO

Diafragma pélvico

- Sistema nervioso simpático: T10 a L2 a través del nervio esplácnico mayor y menor
- Sistema nervioso parasimpático: S2 a S4, nervio pudendo

Periné

La inervación del perineo viene dada por el nervio pudendo, un nervio motor y sensitivo, el cual nace del plexo sacro (S2-**S3**-S4). En su trayecto es acompañado por la arteria pudenda interna, recorriendo las paredes laterales de la pelvis de cada lado adosado al músculo piriforme. Cuando llega a la espina ciática (aún un tronco nervioso común) la arteria abandona al nervio, el cual sale de la pelvis por el agujero ciático mayor, da un giro y entra de nuevo a la pelvis por el agujero ciático menor hasta la tuberosidad isquiática, donde comienza a dar sus ramas:

- Ramas perineales profundas y superficiales, las cuales inervan los planos superficiales y profundos del perineo. Alcanza los tejidos subcutáneos de la vulva. Inerva a los músculos del plano superficial del perineo, la piel y las porciones internas de los labios mayores, menores y el resto del vestíbulo vulvar.
- Rama hemorroidal inferior, inerva al músculo esfínter externo del ano y a la piel adyacente.
- Nervio dorsal del clítoris, que es su rama terminal en el sexo femenino y el nervio dorsal del pene, su homólogo masculino.

FUNCIONES DEL SUELO PÉLVICO

El suelo pelviano corresponde a una estructura muscular y ligamentosa que se encuentra en la parte baja de la pelvis y que conforma una especie de diafragma través del cual pasan y se ubican estructuras tales como los genitales internos femeninos (útero y vagina), vejiga, uretra, el recto y el ano. Asimismo en esa zona se encuentran centros nerviosos que controlan las funciones evacuatorias y la sensibilidad dolorosa local y regional.

La calidad del suelo pélvico condiciona una buena parte de la dinámica urogenital.

CONCEPTO OSTEOPÁTICO DEL SUELO PÉLVICO

CONDICIONES DESENCADENANTES Y FACTORES DE LA PATOLOGÍA DEL SUELO PÉLVICO

- Intervenciones quirúrgicas o traumatismos en la región de la pelvis menor
- Infecciones vesicales recidivantes
- Partos
- Descenso de los órganos abdominales
- Patología osteopática de las vértebras T10 a L2
- Patología osteopática del sacro

SIGNOS CLÍNICOS GENERALES

- Cistitis recidivantes
- Incontinencia urinaria
- Estreñimiento
- Dolencias ginecológicas
- Hinchazón en las extremidades inferiores

SIGNOS CLÍNICOS OSTEOARTICULARES

- Dolores en la charnela lumbosacra
- Dolores en los glúteos
- Dolores en la región del perineo
- Coxigodinia

Nota: cualquier patología de suelo pélvico influye en el sistema cráneo-sacro, en los órganos de la pelvis y en los del abdomen.

INDICACIONES DEL TRATAMIENTO OSTEOPÁTICO

- Ptosis con incontinencia producida por la tos, estornudos, risa...
- Adherencias producidas por intervenciones quirúrgicas (cesárea)
- Cistitis recidivantes
- Hundimiento del suelo de la pelvis
- Estreñimiento
- Coxigodinia
- Patologías urogenitales
- Para estimular la circulación y el drenaje linfático de las extremidades inferiores y de los órganos de la pelvis

CONTRAINDICACIONES

- Cistitis aguda
- Hematuria
- Sonda
- Dispositivo intrauterino

MUSCULATURA RELACIONADA

- Músculos del periné (bulbocavernoso, isquiocavernoso, transverso superficial, esfínter estriado del ano, esfínter externo de la uretra y el transverso profundo del periné)
- Musculatura abdominal

TEST PARA EL SUELO PÉLVICO

PALPACIÓN DIAGNÓSTICA DEL SUELO DE LA PELVIS

La paciente en decúbito prono, con las rodillas ligeramente flexionadas con ayuda de un cilindro colocado en los pies.

El osteópata en bipedestación junto a la paciente. Apoyamos las palmas de ambas manos sobre la región glútea de la paciente, con los pulgares situados en la cara interna de la tuberosidad isquiática. Ejercemos una ligera presión en dirección cráneo-medial y cráneo-lateral, comprobando:

- La elasticidad
- Resistencia
- Sensación de dolor del perineo y ligamento sacro-tuberoso
- El tono muscular del suelo de la pelvis.

Nota: este mismo diagnóstico puede también realizarse con la paciente en decúbito lateral.

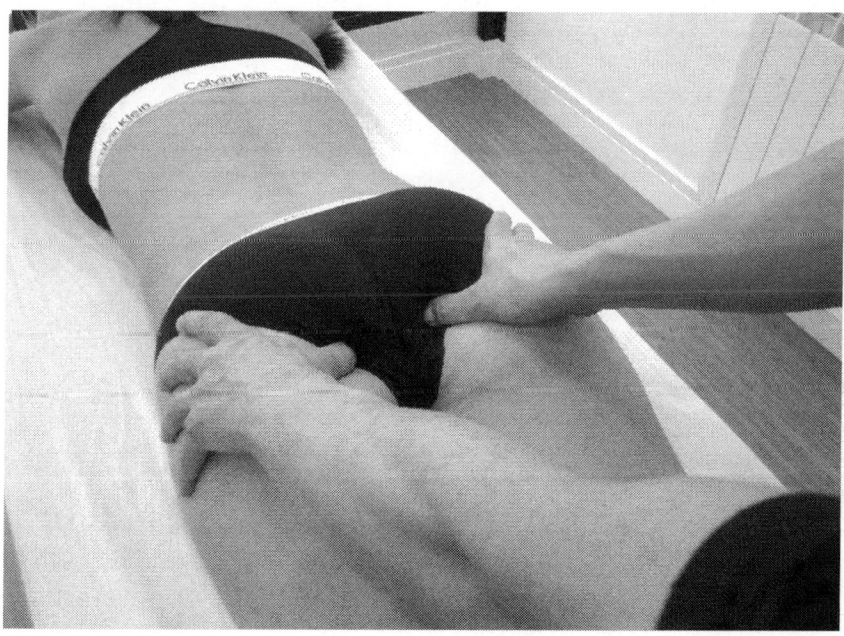

Foto 52. Diagnóstico del suelo pélvico.

TRATAMIENTO OSTEOPÁTICO DEL SUELO PÉLVICO

Nota: todo tratamiento de osteopatía visceral ha de ir precedido de un correcto equilibrio de la estructura. No debemos olvidar el enunciado de Still "la estructura gobierna la función".

1. Tejido conjuntivo: C.B. Ver página 130
2. Percusión sacra. Ver página 134
3. Técnica de inhibición de la hiperactividad simpática en T10 a L2. Ver página 135
4. Diafragma abdominal. Ver página 137
5. Diafragma pélvico (autoestiramiento). Ver página 141
6. Liberación de la fascia presacra. Ver página 142
7. Normalizaciones específicas del suelo pélvico:

   – Tratamiento del suelo de la pelvis, bilateral
   – Tratamiento del suelo de la pelvis, unilateral
   – Levantamiento del suelo de la pelvis
   – Liberación de la membrana obturatriz
   – Liberación de la fosa isquio-rectal

TRATAMIENTO DEL SUELO DE LA PELVIS, BILATERAL

La paciente en decúbito prono, con las rodillas ligeramente flexionadas con ayuda de un cilindro colocado en los pies. El osteópata en bipedestación a la cabecera de la paciente, junto a uno de sus hombros. Situamos las palmas de ambas manos sobre la región glútea de la paciente, con la punta de los dedos medio y anular de ambas manos penetrando junto al coxis. Ejercemos un crédito a la piel en dirección caudal, y durante la fase espiratoria realizamos una tracción en dirección cráneo-lateral sobre el perineo.

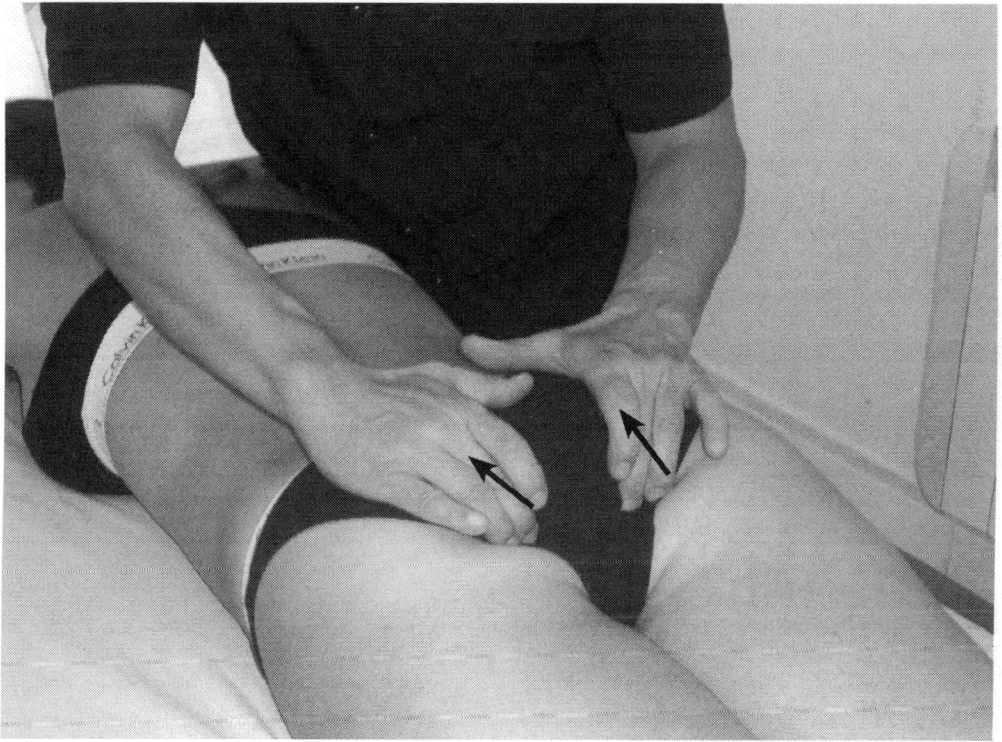

Foto 53. Tratamiento del suelo de la pelvis, bilateral.

TRATAMIENTO DEL SUELO DE LA PELVIS, UNILATERAL

La paciente en decúbito prono, con las rodillas ligeramente flexionadas con ayuda de un cilindro colocado en los pies. El osteópata en bipedestación a la cabecera de la paciente, junto al hombro homolateral del lado a tratar. Situamos ambas manos, la una sobre la otra, sobre los glúteos del lado a tratar, con la punta de los dedos junto al coxis.

Ejercemos un crédito a la piel en dirección caudal, y durante la fase espiratoria realizamos una tracción en dirección cráneo-lateral sobre el perineo.

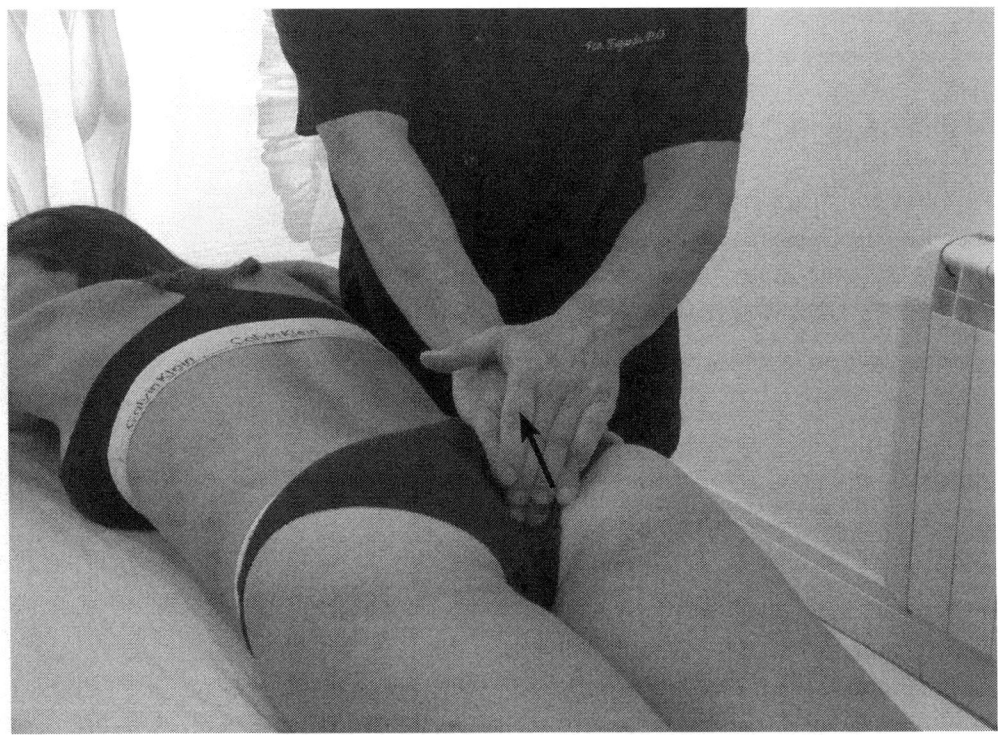

Foto 54. Tratamiento del suelo de la pelvis, unilateral.

LEVANTAMIENTO DEL SUELO DE LA PELVIS

La paciente en decúbito lateral contrario al lado a tratar. El osteópata, por detrás de la paciente, sentado en la camilla. Situamos la mano caudal, con los dedos estirados, sobre la musculatura del suelo de la pelvis, entre la tuberosidad isquiática y el recto.

Ejercemos una presión en dirección craneal hasta la resistencia del tejido. Durante cada fase espiratoria aumentamos ligeramente esta presión.

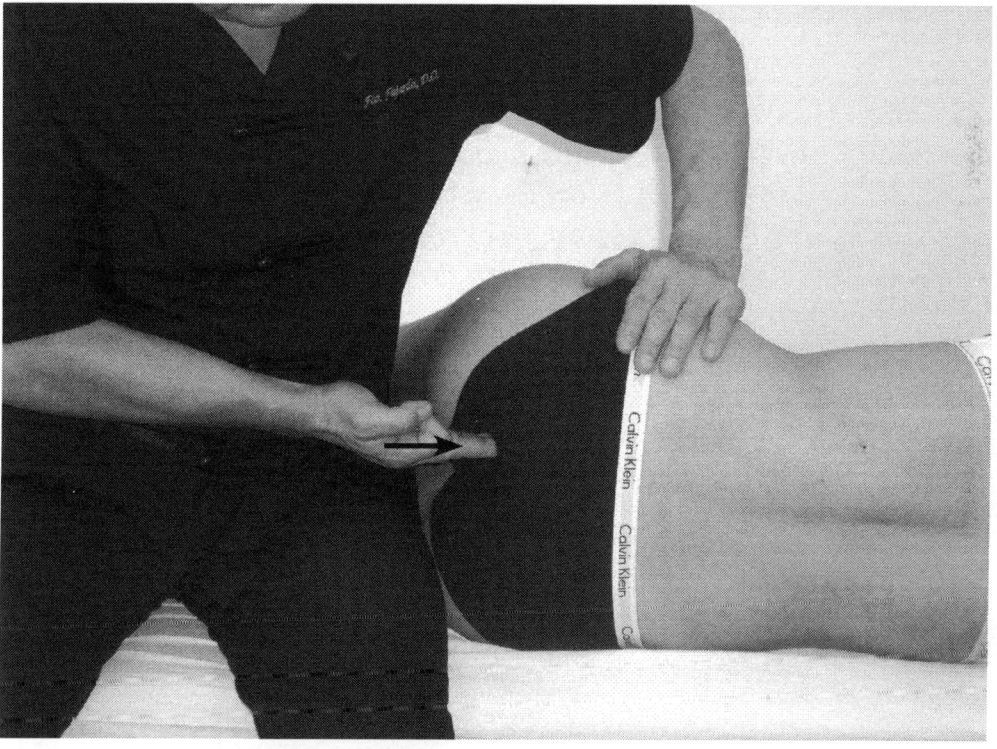

Foto 55. Levantamiento del suelo de la pelvis.

LIBERACIÓN DE LA MEMBRANA OBTURATRIZ

La paciente en decúbito supino con la extremidad izquierda en flexión de rodilla y cadera, pie plano sobre la camilla (la paciente debe relajar bien la pierna izquierda, pudiendo apoyar la parte externa de la rodilla contra el osteópata).

El osteópata en bipedestación sobre el lado izquierdo de la paciente a la altura de la articulación de la cadera. Situamos nuestra mano izquierda orientada sobre el músculo grácil (el músculo más medial del grupo de los aductores). El pulgar estará situado en la posterioridad de este músculo, con la pulpa del pulgar dirigido hacia craneal y el resto de los dedos reposando en la cara dorsal alrededor del muslo.

Empujamos el pulgar lentamente en dirección craneal y un poco lateral; nos apoyamos en este nivel sobre el borde inferior del músculo obturador externo al cual podemos valorar su elasticidad o su rigidez así como su sensibilidad eventual al dolor. Si orientamos entonces el pulgar en dirección medial, encontramos la membrana obturadora y podemos evaluar su elasticidad.

La técnica consiste en presionar de manera mantenida o presionar aumentando poco a poco en cada fase espiratoria; vibraciones eventuales o fricciones dulces hasta la relajación de la tensión tisular.

Esta técnica repercute sobre la membrana obturadora o el músculo obturador.

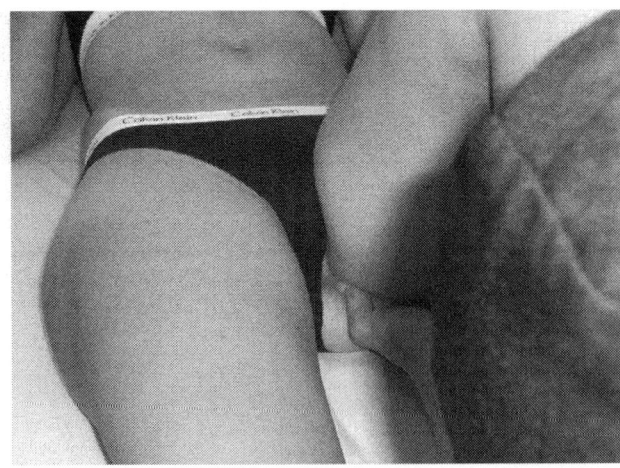

Foto 56. Liberación de la membrana obturatriz.

LIBERACIÓN DE LA FOSA ISQUIO-RECTAL

Esta técnica va dirigida a la parte posterior del suelo pelviano. Tiene por objeto relajar los tejidos peri rectales de la fosa isquio-rectal comprendidos entre la cara media del isquion y la cara lateral del recto.

La paciente está en sedestación, con las manos cruzadas sobre sus hombros. Deslizamos nuestra mano bajo la región glútea de la paciente, inclinándole el tronco del lado opuesto. Localizamos el isquion y el ligamento sacro-tuberoso. Luego hacemos resbalar los dedos por delante del ligamento y por dentro del isquion. Nuestros dedos se encuentran así dentro de la fosa isquio-rectal. Figura 106.

Efectuamos movimientos de circunducción cada vez más amplios del tronco de la paciente por encima de este apoyo, con el fin de acentuar progresivamente la progresión de nuestros dedos en la fosa isquio-rectal.

Poco a poco, los tejidos peri rectales van a relajarse y a permitir a nuestros dedos deslizarse cada vez más profundamente, sin tener nunca que realizar una gran fuerza sobre estos tejidos. Fotos 57 y 58.

Nota: debido a la presencia del plexo hipogástrico en esta región, esta técnica tiene efectos neurovegetativos; la paciente a menudo siente una sensación de calor en la región glútea.

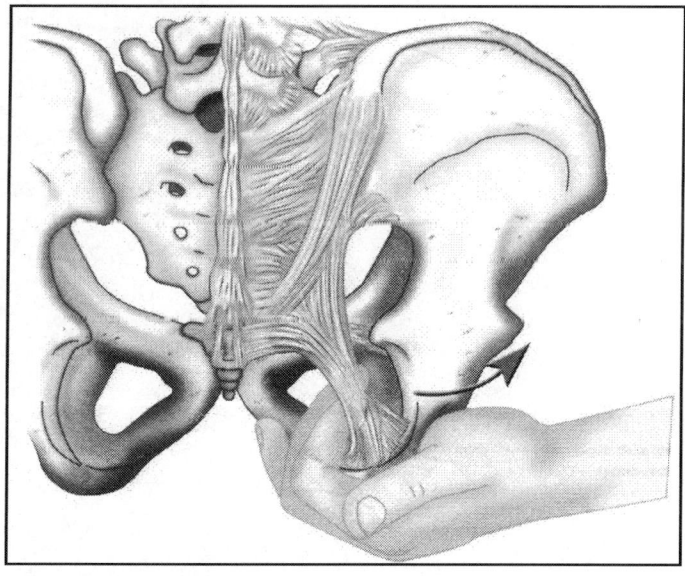

Figura 106. Liberación de la fosa isquio-rectal.

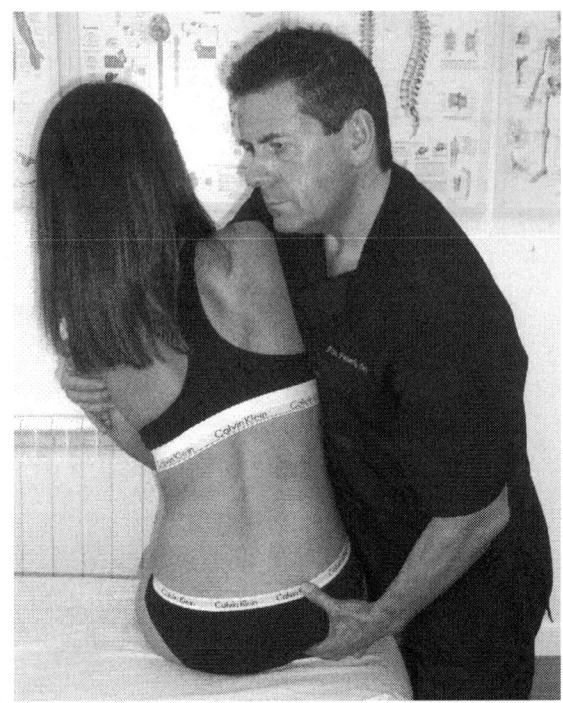

Foto 57. Liberación de la fosa
isquio-rectal.

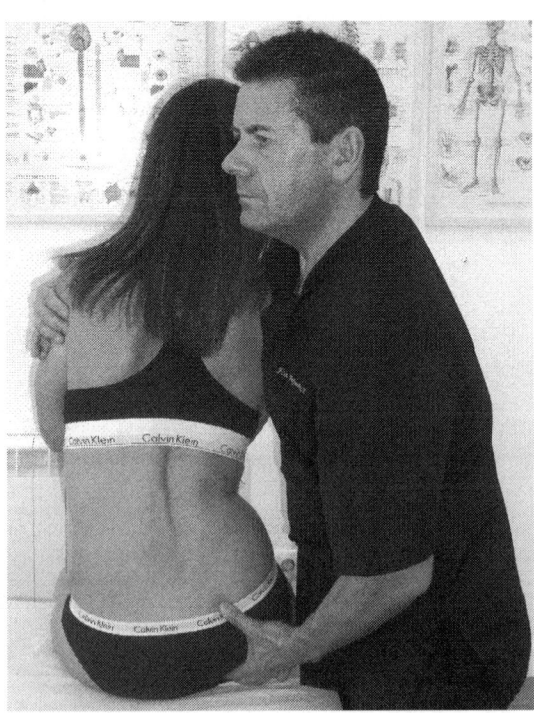

Foto 58. Liberación de la fosa
isquio-rectal.

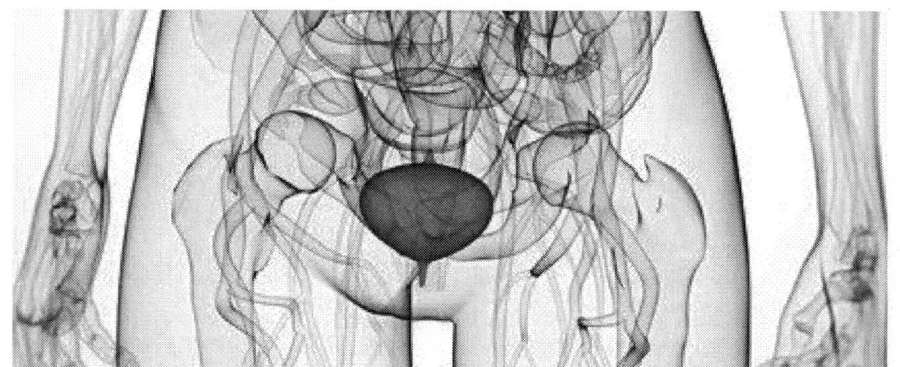

Capítulo VII

Principales patologías
de la vejiga
y del suelo pélvico

GENERALIDADES

Los factores etiológicos implicados en la fisiopatología de las disfunciones del suelo pélvico más frecuentes son el embarazo, el parto vaginal, la multiparidad, la edad, la menopausia, la cirugía pélvica previa y otros factores que incrementan la presión intraabdominal de forma crónica, como el estreñimiento, la bronquitis crónica, obesidad, los ejercicios de alto impacto, como el aerobic, etc.

La evolución del ser humano hacia la bipedestación ha traído consigo una serie de cambios en la anatomía y función de su cuerpo. Un aumento de la presión intraabdominal con cambio en la dirección de los vectores de fuerza hacia abajo a través del piso pélvico puede ocasionar disfunciones de las estructuras que lo forman. La anatomía del piso pélvico es compleja dado la diversidad de estructuras así como la íntima interrelación entre ellas. Se ha evolucionado de una visión simplista y anatómica pura a una visión integral correlacionando anatomía y función.

Las estructuras musculares y el tejido conectivo (fascia, ligamentos, etc.) forman una unidad funcional que sirve de apoyo a los órganos abdominopélvicos durante la bipedestación y generan cambios en la presión intraabdominal. Además existen estructuras de tejido conectivo que unen los órganos urogenitales a la pelvis funcionando como puntos de fijación y suspensión. Todo ello mantiene la posición anatómica de los órganos en la pelvis permitiendo un adecuado funcionamiento tanto para la continencia fecal como urinaria, así como de los órganos urogenitales.

El adecuando entendimiento de la anatomía y fisiología del piso pélvico, permite el desarrollo de tratamientos tanto médicos como osteopáticos que buscan restablecer la estructura y anatomía en casos de pacientes con patología del piso pélvico.

1. LA INCONTINENCIA URINARIA

GENERALIDADES

La incontinencia urinaria consiste en la pérdida involuntaria de orina. La afectada tiene una necesidad imperiosa y repentina de orinar pero es incapaz de retener la orina.

Los escapes pueden producirse al estornudar, reír, realizar algún esfuerzo o ejercicio físico. Supone un problema higiénico, social y psíquico, ya que influye en la actividad cotidiana del enfermo y reduce su calidad de vida.

La incontinencia no es una enfermedad en sí misma, sino la consecuencia de una alteración en la fase de llenado vesical que se presenta en numerosas enfermedades. Es más común entre las mujeres, los niños (enuresis) y los ancianos.

La continencia urinaria es una función muy ligada a la independencia social. Es más, la tendencia de la incontinencia urinaria siempre es a empeorar, por lo que la mujer limita cada vez más la presencia social y actividades cotidianas. Prácticamente 8 de cada 10 situaciones pueden mejorar con tratamiento osteopático.

La International Continence Society, con sede en Ginebra, la define en 1975 como "la expulsión involuntaria de orina a través de la uretra, que además es objetivable y constituye un problema higiénico y social para la mujer".

1. Recuerdo fisiopatológico

La micción

La "diuresis" es la formación y expulsión de orina por el riñón, siendo la micción la acción de orinar.

Los elementos anatómicos implicados en la misma son:

- La vejiga: es un órgano hueco músculo-membranoso con una capacidad normal de 300 a 650 ml. Almacena y expulsa la orina, al tiempo que cierra el uréter y la uretra.

- El trígono: es una formación que se encuentra en la base de la vejiga y que queda delimitado por la desembocadura de los dos uréteres y la salida de la uretra. Está constituido por epitelio mesodérmico y las tres capas musculares de la vejiga.
- La uretra: presenta una longitud de 4 cm y un diámetro de 6 mm, con luz virtual. La capacidad de cierre está condicionada por su mucosa, red vascular periuretral, tejido conectivo y músculo liso y estriado.

Fases de la micción

1. *Fase de llenado:* es inconsciente. La vejiga se distiende con la llegada de la orina y los mecanismos de cierre uretral están activados. El tono vesical es miógeno, no es neurógeno. En esta fase destaca la acomodación vesical, también denominada "adaptabilidad", que es la capacidad de la vejiga de aumentar mucho su volumen con sólo un ligero aumento de la presión.

2. *Fase de vaciado:* es consciente, activa y voluntaria. Consiste en la contracción del músculo liso vesical y la relajación de los mecanismos de cierre uretrales. Estas dos fases han de estar perfectamente coordinadas por el sistema nervioso.

Regulación nerviosa

- Simpático (tóraco-lumbar). A nivel de la metámera T10-L2.
- Parasimpático (miccional sacro). A nivel de la metámera S2-S4.
- Pudendo. A nivel de la metámera S3-S4.

Cuando la vejiga se llena, desde los neuroreceptores vesicales se emite un estimulo aferente al centro medular y, mediante un acto reflejo, llega un estímulo eferente a vejiga que le condiciona una contracción. Pero este reflejo está modulado por la relación de los tres centros medulares. La coordinación de todos ellos se realiza a través del núcleo pontino (mesencefálico) y éste a su vez relacionado con el córtex, lo que hace que la micción sea voluntaria, consciente y en el lugar adecuado.

Los neurotransmisores son:

- Acetilcolina del sistema parasimpático y las terminaciones ganglionares del simpático y parasimpático.
- Adrenalina y noradrenalina del sistema simpático.

Fisiopatología (nivel lesional)

Cuando hay una lesión cerebral la incontinencia que provoca es coordinada, pero inconsciente. Cuando se contrae el detrusor, se relaja la uretra y viceversa. Ya que los tres centros medulares están coordinados adecuadamente por el núcleo pontino.

Cuando hay una lesión medular alta, la incontinencia que provoca es incoordinada. Falta el control del núcleo pontino. Se contrae el detrusor y se activan los mecanismos de cierre uretral a la vez. Existe el riesgo de hidronefrosis por el reflujo ureteral.

Cuando hay una lesión medular baja fallan los actos reflejos y no se contrae el detrusor, ni se activan los mecanismos de cierre uretrales.

2. Tipos de incontinencia urinaria

La SIC (Sociedad Internacional para la Continencia) distingue cuatro tipos de incontinencia:

1. Incontinencia urinaria de esfuerzo (o de estrés)

Al hacer un esfuerzo aumenta la presión en la vejiga y condiciona pérdida. Puede estar condicionada por:

- Disfunción uretral intrínseca: lesión de las estructuras periuretrales que mantienen a la uretra cerrada. Suele asociarse a fibrosis periuetral por cirugía previa para la IU, o radioterapia; o por denervación en casos de cirugía radical.
- Debilidad del suelo pélvico: se da en uretras hipermóviles. Con el esfuerzo la uretra se desplaza y no capta el aumento de presión abdominal. Aunque la uretra tenga todas sus estructuras normales, al desplazarse por la debilidad del suelo pélvico, no tiene sufi-

ciente capacidad de cierre para compensar el aumento de presión de la vejiga que si que está dentro del abdomen. Es la forma más frecuente.

2. Incontinencia urinaria de urgencia

Existe una disfunción vesical (por lesiones incompletas vesicales, medulares o corticales) que condiciona la pérdida de orina. Aparece con un gran deseo miccional en ausencia de esfuerzo. Puede deberse a:

- Contracciones involuntarias del detrusor: se denomina vejiga hiperactiva. Si estas contracciones son ocasionadas por una alteración neurológica se denomina vejiga hiperrefléxica. Si estas contracciones están condicionadas por causa desconocida se denomina vejiga inestable.

  Las contracciones involuntarias también pueden aparecer con las obstrucciones uretrales como ocurre con los prostáticos.

- Baja acomodación: con el aumento del volumen aparece un aumento progresivo y exagerado de presión que condiciona la incontinencia. Suele aparecer en lesiones vesicales orgánicas. Es materia del urólogo.

Cabe considerar la *incontinencia urinaria mixta*, que asocia características de las de esfuerzo y urgencia.

3. Incontinencia urinaria por rebosamiento

Aparece en obstrucciones uretrales (lesión posmedular). El detrusor se va distendiendo hasta llegar a tener una presión superior a la de la uretra. Esta presión no aumenta por contracción del detrusor, sino por la gran distensión. No es muy habitual en ginecología.

4. Incontinencia urinaria refleja

Aparece en las lesiones neurológicas (supramedular o conexiones médula-córtex). No existe deseo miccional. No actúan los mecanismos de cierre uretral.

Raramente se ve en Ginecología. Predomina la clínica neurológica.

3. Etiologías

Generales

- Trastornos psiquiátricos
- Transtornos neurológicos (anestesias parciales, parestesias, etc.)
- Trastornos endocrinos (p.ej. diabetes)
- Medicamentos:

    - Los medicamentos para tratar la hipertensión arterial pueden provocar que los músculos de los esfínteres se contraigan o se relajen mucho.
    - Los medicamentos para tratar el resfriado pueden tener el mismo efecto.
    - Los medicamentos para dormir o los relajantes pueden insensibilizar los nervios de la vejiga y evitar que envíen las señales nerviosas al cerebro de que la vejiga está llena. Sin esta señal y la urgencia para orinar, la vejiga se rebosa.
    - Los diuréticos extraen los líquidos de las zonas edematosas del cuerpo por lo que la vejiga recibe más orina. Esto puede ocasionar la salida involuntaria de orina ya que la vejiga se llena más rápido que de costumbre.

Nota: las bebidas que contienen cafeína, como el café y las bebidas de cola, pueden ocasionar incontiencia

Ginecológicas

- Antecedentes de intervenciones como plastias vaginales o histerectomías, en los que pudiera lesionarse vejiga o uretra.
- Síntomas ginecológicos: características del ciclo menstrual, status menopáusico, metrorragias, etc.
- Antecedentes obstétricos: número de partos y características de los mismos (distocias, procedimientos tocúrgicos, etc.), así como los pesos de los recién nacidos.

Urológicas

- Antecedentes de malformaciones, traumatismos, infecciones, etc.

- Sintomatología vesicouretral: polaquiuria, disuria, tenesmo, hematuria, etc.
- Datos analíticos urinarios.

Osteopáticas

Los trastornos principales de la vejiga se producen a causa de un debilitamiento de las estructuras que la sostienen. Esta debilidad sobreviene en la multípara o la primípara cuando durante el parto el niño fue extraído con fórceps sobre una episiotomía demasiado ancha. El periné pierde entonces gran parte de su contractilidad y elasticidad, lo que menoscaba su función de esfínter. Las otras causas de esta debilidad son la vejez, las depresiones, las ptosis viscerales altas que compriman la vejiga, en especial las enteroptosis, las anteversiones uterinas, los estreñimientos bajos y, por regla general, todo lo que puede empujar la vejiga y el suelo pelviano hacia abajo. Los desplazamientos del coxis se reservan para el final, después de haber analizado el desplazamiento uretro-vesical.

Cuando el esfínter uretral se encuentra en la zona abdominal, la presión abdominal se ejerce sobre la vejiga y la uretra proximal, lo que fortalece su potencia. Si la uretra proximal, como consecuencia de un debilitamiento del periné, escapa de la zona abdominal, la presión abdominal ya no fortalece el esfínter uretral sino que, al contrario, al actuar únicamente sobre la presión vesical, la fortalece en detrimento del esfínter provocando una incontinencia. Figura 92.

La presión abdominal está contenida por delante por la pared abdominal anterior, por detrás por el coxis y por debajo por el periné.

Si una paciente se cae sobre el coxis, y éste se desplaza en anterioridad (extensión), la posición en anterioridad del coxis relajará las fibras perineales y descenderá el esfínter proximal de la uretra. Esto explica parcialmente las incontinencias vinculadas a las caídas sobre el coxis.

Para que el periné conserve su función, es preciso que sea tónico y elástico. Si el coxis se aproxima a la sínfisis pubiana, las estructuras fibromusculares hacen lo mismo y pierden de forma automática parte de su tonicidad; pierden entonces su función de sostén del esfínter.

Las fijaciones de la articulación sacro-coxígea irritan los nervios simpáticos y causan un espasmo vesical. La presión intravesical aumenta, y esto constituye un factor suplementario de la incontinencia urinaria de esfuerzo.

4. Tratamiento osteopático

Estará enfocado en el tratamiento del suelo pélvico y sus órganos. Especial atención a los niveles articulares en relación neurológica con la continencia:

- T10-L2
- Sacro, sacroilíaca y pubis
- Coxis
- Coxo-femoral

Nota: en no pocas ocasiones el tratamiento de la incontinencia deberá ser puramente médico: ginecológico y/o neurológico. Pudiendo combinarse en ocasiones con el tratamiento osteopático.

2. CISTITIS

Es una infección bacteriana de la vejiga o las vías urinarias inferiores.

La infección de orina está provocada por la invasión de microorganismos en el tracto urinario. Puede producirse por dos vías diferentes: por el extremo inferior de las vías urinarias (abertura en la punta del pene o de la uretra, según se trate de un hombre o de una mujer), que es el caso más frecuente; o bien a través del flujo sanguíneo, en cuyo caso la infección afecta directamente a los riñones.

CAUSAS, INCIDENCIA Y FACTORES DE RIESGO

La cistitis se presenta cuando las vías urinarias inferiores (uretra y vejiga) se infectan con bacterias y resultan irritadas e inflamadas. Las infecciones de las vías urinarias más habituales son las producidas por bacterias, aunque también pueden presentarse a causa de virus, hongos o parásitos. De muchas de ellas es responsable la bacteria llamada Escherichia coli, que normalmente vive en el intestino. Más del 85% de los casos de cistitis son provocados por la EC. Las relaciones sexuales pueden aumentar el riesgo de cistitis debido a que las bacterias pueden pasar de la uretra a la vejiga durante la actividad sexual. Cuando la persona orina, ayuda a eliminar las bacterias de la vejiga, pero si estas bacterias se multiplican más rápidamente de lo que toma eliminarlas por medio de la micción, se presenta la infección.

Esta afección es muy común y afecta frecuentemente a mujeres sexualmente activas entre las edades de 20 a 50 años, pero también puede presentarse en aquellas que no son sexualmente activas. La infección del tracto urinario es muchísimo más frecuente en las mujeres que en los hombres, debido a sus uretras relativamente más cortas, por lo que las bacterias no tienen que viajar tanto para ingresar a la vejiga. La distancia entre la abertura de la uretra y el ano también es más corta en las mujeres que en los hombres.

La mitad de las mujeres tienen un episodio de infección urinaria a lo largo de su vida, casi siempre en forma de cistitis no complicada. 20-30% de esas mujeres presentan episodios recurrentes, que la mayoría de las veces son consecuencia de reinfección.

Los adultos mayores también presentan un elevado riesgo de desarrollar cistitis, con una incidencia en los ancianos mucho mayor que en las personas más jóvenes. Esto se debe en parte a afecciones que causan un vaciado incompleto de la vejiga, como la hiperplasia prostática benigna (HPB), la prostatitis y las estenosis uretrales. De igual manera, la falta de líquidos adecuados, la incontinencia intestinal, la inmovilidad o la disminución de ésta, incrementan el riesgo de padecer cistitis.

Otros factores de riesgo para la cistitis abarcan la obstrucción de la vejiga o la uretra, la inserción de instrumentos en las vías urinarias (como cateterismo o cistoscopia), el embarazo, la diabetes, el VIH y antecedentes de nefropatía analgésica o nefropatía por reflujo.

FACTORES QUE PREDISPONEN A LA INFECCIÓN URINARIA

- En las mujeres, circunstancias que guardan una estrecha relación con la edad: la frecuencia de las relaciones sexuales, en las más jóvenes; la falta de estrógenos y la disminución de la población de lactobacilos de la vagina, en las menopáusicas; la incontinencia, el sondaje vesical y el estado mental, en las mayores de 70 años.
- En las gestantes, la inhibición de la peristalsis ureteral.
- En los varones, la hipertrofia prostática.
- En los niños, una anomalía anatómica que permite el reflujo vesicoureteral.
- En los pacientes con lesiones medulares y equivalentes, el sondaje repetido y el vaciado incompleto de la vejiga.
- En los sondados, el tiempo transcurrido desde la colocación de la sonda.
- Alimentación rica en productos ácidos (carnes, carbohidratos) y especialmente el consumo de azúcares.

SÍNTOMAS

- Presión en la parte inferior de la pelvis
- Micción dolorosa (disuria)

- Necesidad frecuente o urgente de orinar
- Necesidad de orinar en la noche (nicturia)
- Color anormal de la orina (turbio)
- Sangre en la orina (hematuria)
- Orina con olor fuerte o fétido

Los síntomas adicionales que pueden estar asociados con esta enfermedad son:

- Relación sexual dolorosa
- Dolor de pene (poco común)
- Dolor en el costado
- Fatiga
- Fiebre
- Escalofríos
- Náuseas y vómitos
- Cambios mentales o confusión: con frecuencia, en las personas de edad avanzada, los cambios mentales o la confusión son los únicos signos de una posible infección urinaria.

TRATAMIENTO NATURAL DE LAS CISTITIS

Es fundamental cuidar la higiene, sobre todo el evitar aproximar o contaminar la zona de la uretra, evitando que los microorganismos penetren en las vías urinarias o en la vagina. También se deben evitar contaminar objetos de uso íntimo, como es el caso de tampones, diafragmas, productos espermicidas, etc.

Para favorecer el lavado de las vías urinarias y la eliminación de los microorganismos es importante incrementar el consumo de agua.

Para el tratamiento de la cistitis tenemos remedios vegetales que abarcan distintos aspectos de la enfermedad:

- *Para luchar contra las bacterias* usaremos plantas con acción antibiótica, como es el caso de la **Equinácea o la Gayuba**. Esta última es un excelente antiséptico urinario, sobre todo frente a bacterias pero, para que esto sea así, y la Gayuba realice su cometido de forma correcta, es importante que la orina sea lo más alcalina posible, por lo que se debe combinar con productos alcalinizantes, como el bicarbonato, que alcaliniza la orina. La **Uña de gato** es otra de las plantas que favorece la estimulación de nuestro sistema inmunológico y por tanto frena la infección. El antibiótico natural por excelencia es el **Ajo**.

- *Para luchar contra la inflamación* usaremos plantas antiinflamatorias como el **Abedul**, que combina una actividad antibacteriana con una antiinflamatoria. Su uso está muy recomendado para cistitis crónicas acompañadas de falta de micción. Otra planta antiinflamatoria por su riqueza en mucílagos es la **Linaza**, que a su vez permite la reducción del dolor. También antiinflamatoria y suavizante de las vías urinarias es la **raíz de Althea**, siendo además un analgésico leve.

Estudios clínicos posicionan el **Arándano rojo** (Vaccinium macrocarpon) en cabeza en el tratamiento de las cistitis e infecciones urinarias. La mayor parte de la evidencia se ha enfocado en sus efectos contra E. coli. El Arándano rojo presenta una acción antiséptica y antibiótica sobre los gérmenes que causan las infecciones urinarias. Uno de sus componentes, las Proantocianinas, son capaces de impedir que las bacterias se fijen en las paredes del tracto urinario, y la Vitamina C permite reforzar las defensas inmunitarias para combatir la infección. El Arándano ha mostrado también reducir niveles de las bacterias en las vejigas urinarias de las mujeres mayores. Existe un renovado interés en comprobar la capacidad de estas sustancias, de actuar sobre las infecciones urinarias recidivantes tan frecuentes en geriatría.

Los últimos estudios revelan que la ingesta mínima recomendada de Arándano rojo para el tratamiento de patologías urinarias es de 36 mg. de proantocianidinas, en dos tomas a lo largo del día para garantizar una actuación continuada del principio activo.

TRATAMIENTO OSTEOPÁTICO

Estará enfocado en el tratamiento del suelo pélvico y sus órganos, una vez parada la fase aguda.

3. CÁNCER DE VEJIGA

GENERALIDADES

El cáncer se origina cuando las células malignas cancerosos se adhieren a los tejidos de la vejiga.

Según la Sociedad Española de Oncología Médica (SEOM), este cáncer es uno de los más frecuentes y ocupa el noveno puesto en cuanto a número de diagnósticos de cáncer a nivel mundial. No obstante, en España se encuentra entre los 3-4 tumores más frecuentes.

TIPOS DE CÁNCER DE VEJIGA

Hay tres tipos de cáncer de vejiga que comienzan en las células que la revisten. A estos cánceres se les da el nombre, según el tipo de células que se vuelven malignas (cancerosas):

- *Carcinoma de células de transición:* cáncer que comienza en células de la capa de tejido más interna de la vejiga. Estas células se pueden estirar cuando la vejiga está llena y encogerse cuando se vacía. La mayor parte de los cánceres de vejiga comienzan en las células de transición. El carcinoma de células de transición puede ser de grado bajo o de grado alto:

  - El carcinoma de células de transición de grado bajo recidiva, con frecuencia después del tratamiento, pero pocas veces se disemina a la capa muscular de la vejiga o a otras partes del cuerpo.
  - El carcinoma de células de transición de grado alto, con frecuencia, recidiva después del tratamiento y con frecuencia a la capa muscular de la vejiga, hacia otras partes del cuerpo y a los ganglios linfáticos. Casi todas las muertes por cáncer de vejiga se deben a enfermedad de grado alto.

- *Carcinoma de células escamosas:* cáncer que comienza en las células escamosas, que son células delgadas, planas que se pueden formar en la vejiga después de una infección o irritación prolongadas.

- *Adenocarcinoma:* cáncer que comienza en las células glandulares (de secreción) que están en el revestimiento de la vejiga. Este es un tipo poco común de cáncer de vejiga.

El cáncer que está en el revestimiento de la vejiga se llama cáncer de vejiga superficial. El cáncer que se disemina a través del revestimiento de la vejiga y que invade la pared muscular de la vejiga o que se disemina a órganos cercanos y ganglios linfáticos se llama cáncer de vejiga invasivo.

ETIOLOGÍAS

Los factores de riesgo del cáncer de vejiga son los siguientes:

- Consumir tabaco, en especial, cigarrillos.
- Tener antecedentes familiares de cáncer de vejiga.
- Tener ciertos cambios en los genes que se relacionan con el cáncer de vejiga.
- Estar expuesto a pinturas, tintes, metales o derivados del petróleo en el sitio de trabajo.
- Haber recibido tratamiento con radioterapia dirigida a la pelvis o con ciertos medicamentos contra el cáncer, como la ciclofosfamida o la ifosfamida.
- Consumir Aristolochia fangchi, una hierba china. La Aristolochia fangchi es una hierba medicinal china que fue importada en Europa con fines adelgazantes pero se observó que causaba en las personas que lo ingerían, principalmente mujeres, una nefropatía y un aumento de sufrir carcinoma urotelial tanto del tracto urinario superior (principalmente) como de vejiga.
- Tomar agua de pozo con concentraciones altas de arsénico.
- Tomar agua tratada con cloro.
- Tener antecedentes de infecciones de vejiga, como las producidas por Schistosoma haematobium.
- Usar catéteres urinarios por un período prolongado.
- Una alimentación desequilibrada. Sin duda el factor principal, especialmente en comidas ricas en carnes rojas (sobre todo cerdo), en grasas saturadas, en carbohidratos refinados, azúcares y lácteos.

La edad avanzada es un factor de riesgo para la mayoría de cánceres. La posibilidad de presentar cáncer aumenta a medida que envejece, especialmente cuando hemos descuidado durante años la alimentación y el estilo de vida. No son los años, sino lo que has realizado en esos años.

SINTOMATOLOGÍA

El cáncer de vejiga u otras afecciones pueden causar estos y otros signos y síntomas. Consulte con su médico si presenta algo de lo siguiente:

- Sangre en la orina (de color parecido levemente al óxido o rojo brillante)
- Micción frecuente
- Dolor durante la micción
- Dolor en la parte baja de la espalda

DIAGNÓSTICO

Se pueden utilizar las siguientes pruebas y procedimientos:

- *Examen físico y antecedentes:* examen del cuerpo para revisar el estado general de salud, e identificar cualquier signo de enfermedad, como nódulos o cualquier otra cosa que parezca inusual. También se toman datos sobre los hábitos de salud del paciente, así como los antecedentes de enfermedades y los tratamientos aplicados en cada caso.
- *Examen interno:* examen de la vagina o el recto. El médico introduce un dedo enguantado y lubricado en la vagina o el recto para palpar y detectar masas.
- *Análisis de orina:* procedimiento para verificar el color de la orina y sus contenidos, como azúcar, proteínas, glóbulos rojos y glóbulos blancos.
- *Citología de la orina:* una prueba de laboratorio en la que se examina una muestra de orina al microscopio para determinar si hay células anormales.

- *Cistoscopia:* procedimiento que se utiliza para observar el interior de la vejiga y la uretra y determinar si hay áreas anormales. Se introduce un cistoscopio a través de la uretra hacia la vejiga. Un cistoscopio es un instrumento delgado en forma de tubo con una luz y una lente para observar. También puede tener un instrumento que sirve para tomar muestras de tejido que se examinan bajo un microscopio en busca de signos de cáncer.

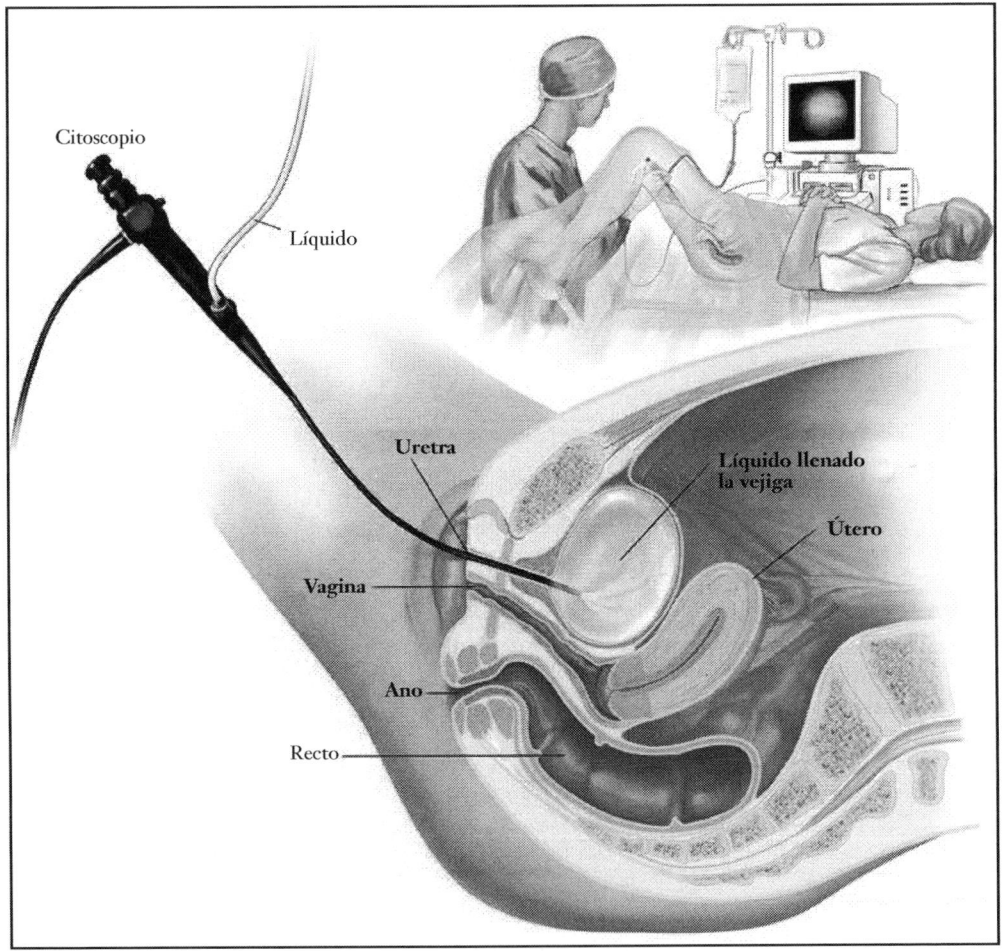

Figura 108. Citoscopia.

- *Pielograma intravenoso (PIV):* serie de radiografías de los riñones, los uréteres y la vejiga para determinar si el cáncer se encuentra en estos órganos. Se inyecta un material de contraste en una vena. A medida que este pasa por los riñones, uréteres y la vejiga, se toman radiografías para observar si hay algún bloqueo.

- *Biopsia:* extracción de células o tejidos para que un patólogo los pueda observar al microscopio a fin de determinar si hay signos de cáncer. La biopsia para el cáncer de vejiga se realiza por lo general durante la cistoscopia. Se puede extirpar todo el tumor durante la biopsia.

PRONÓSTICO

El pronóstico depende de los siguientes aspectos:

- El estadio del cáncer (si es un cáncer superficial o invasivo de vejiga y si se diseminó hasta otras partes del cuerpo). El cáncer de vejiga en los estadios iniciales a menudo se puede curar.
- El tipo de células del cáncer de vejiga y su aspecto bajo un microscopio.
- Si hay carcinoma in situ en otras partes de la vejiga.
- La edad y la salud general del paciente.

Si el cáncer es superficial, el pronóstico también depende de lo siguiente:

- La cantidad de tumores presentes.
- El tamaño de los tumores.
- Si el tumor recidivó (volvió) después del tratamiento.

Las opciones de tratamiento dependen del estadio del cáncer de vejiga.

ESTADIOS DEL CÁNCER DE VEJIGA

Después de que se diagnostica el cáncer de vejiga, se realizan pruebas para determinar si las células cancerosas se diseminaron dentro de esta o a otras partes del cuerpo.

El cáncer se disemina en el cuerpo de tres maneras.

El cáncer se puede diseminar desde donde comenzó a otras partes del cuerpo.

Para el cáncer de vejiga, se utilizan los siguientes estadios:

- Estadio 0 (carcinoma papilar o carcinoma in situ). Se encuentran células anormales en el tejido que reviste el interior de la vejiga. Estas células anormales se pueden volver cancerosas y diseminar hasta el tejido cercano normal. El estadio 0 se divide en estadio 0a y estadio 0is, de acuerdo con el tipo del tumor:

  - El estadio 0a también se llama carcinoma papilar, que puede tener el aspecto de pequeños hongos que crecen en el revestimiento de la vejiga.
  - El estadio 0is también se llama carcinoma in situ, que es un tumor plano en el tejido que reviste el interior de la vejiga.

- **Estadio I.** El cáncer se formó y se diseminó hasta la capa de tejido conjuntivo cercana al revestimiento interno de la vejiga.

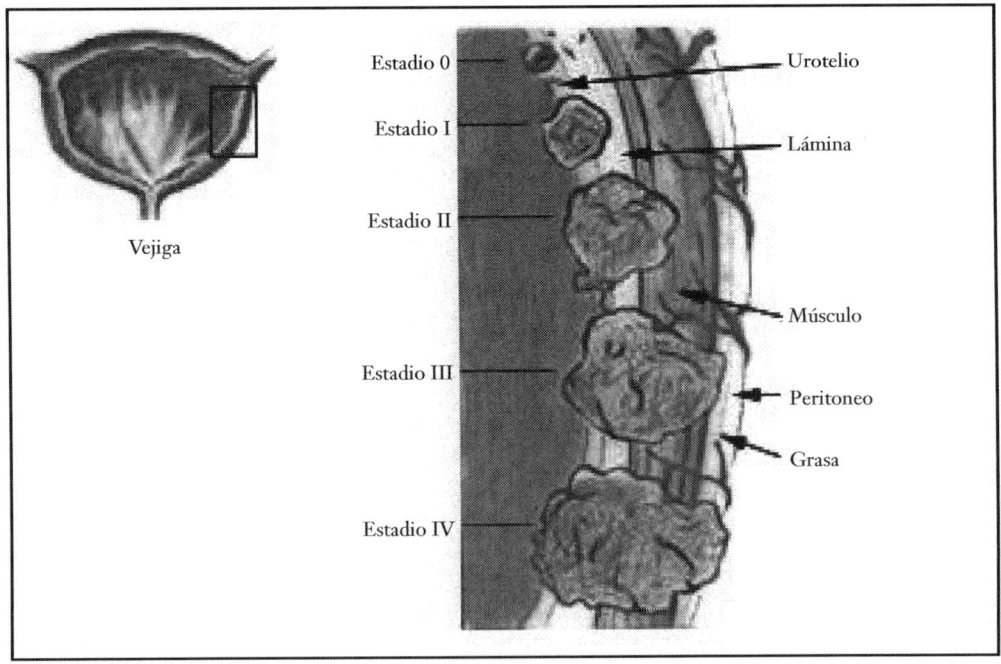

Figura 109. Estadios del cáncer de vejiga.

- **Estadio II.** El cáncer se diseminó hasta las capas de tejido muscular de la vejiga.
- **Estadio III.** El cáncer se diseminó desde la vejiga hasta la capa grasa que la rodea y se puede haber diseminado hasta los órganos reproductores (próstata, vesículas seminales útero o vagina).
- **Estadio IV.** Se presenta una o más de las siguientes situaciones:

  - El cáncer se diseminó desde la vejiga hasta la pared del abdomen o la pelvis.
  - El cáncer se diseminó hasta uno o a más ganglios linfáticos.
  - El cáncer se diseminó hasta otras partes del cuerpo, como pulmón, hueso o hígado.

PRUEBAS PARA DETERMINAR SI LAS CÉLULAS CANCEROSAS SE HAN DISEMINADO

El proceso que se utiliza para determinar si el cáncer se diseminó dentro del revestimiento y el músculo de la vejiga y hasta otras partes del cuerpo se llama estadificación. La información obtenida durante el proceso de estadificación determina el estadio de la enfermedad, que es importante conocer para planificar el tratamiento. En el proceso de estadificación, se pueden utilizar las siguientes pruebas y procedimientos:

- Exploración por TC (exploración por TAC)
- IRM (imágenes por resonancia magnética)
- Radiografía de tórax
- Exploración ósea

DIFERENTES MODELOS DE DISEMINACIÓN DEL CÁNCER EN EL CUERPO

El cáncer se puede diseminar a través del tejido, el sistema linfático y la sangre:

- Tejido. El cáncer se disemina desde donde comenzó y se extiende hacia las áreas cercanas.

- Sistema linfático. El cáncer se disemina desde donde comenzó hasta entrar en el sistema linfático. El cáncer se desplaza a través de los vasos linfáticos a otras partes del cuerpo.
- Sangre. El cáncer se disemina desde donde comenzó y entra en la sangre. El cáncer se desplaza a través de los vasos sanguíneos a otras partes del cuerpo.

El cáncer se puede diseminar desde donde comenzó a otras partes del cuerpo.

Cuando el cáncer se disemina a otra parte del cuerpo, se llama metástasis. Las células cancerosas se desprenden de donde se originaron (tumor primario) y se desplazan a través del sistema linfático o la sangre.

- Sistema linfático. El cáncer penetra el sistema linfático, se desplaza a través de los vasos linfáticos, y forma un tumor (tumor metastásico) en otra parte del cuerpo.
- Sangre. El cáncer penetra la sangre, se desplaza a través de los vasos sanguíneos, y forma un tumor (tumor metastásico) en otra parte del cuerpo.

El tumor metastásico es el mismo tipo de cáncer que el tumor primario. Por ejemplo, si el cáncer de vejiga se disemina a los huesos, las células cancerosas en los huesos son, en realidad, células de cáncer de vejiga. La enfermedad es cáncer de vejiga metastásico, no cáncer de hueso.

4. CÁNCER COLO RECTAL

GENERALIDADES

La mayoría de los cánceres colorrectales son adenocarcinomas (cánceres que empiezan en las células que producen y liberan moco y otros líquidos). El cáncer colorrectal comienza a menudo como un crecimiento que se llama pólipo, que se puede formar en la pared interna del colon o el recto. Con el tiempo, algunos pólipos se vuelven cancerosos. Al encontrar y eliminar los pólipos se puede prevenir el cáncer colorrectal.

En los Estados Unidos, el cáncer colorrectal es el tercer tipo más común de cáncer en hombres y mujeres. Las muertes por cáncer colorrectal han disminuido con el uso de las colonoscopias y prueba de sangre oculta en la materia fecal, mediante los que se comprueba si hay sangre en la materia fecal.

El cáncer de recto es una enfermedad en la que se forman células cancerosas (malignas) en los tejidos del recto.

El recto forma parte del aparato digestivo, asimila los nutrientes (como las vitaminas, los minerales, los carbohidratos, las grasas, las proteínas y el agua) de los alimentos y guarda los desechos hasta que se expulsan del cuerpo. El aparato digestivo está formado por el esófago, el estómago, el intestino delgado y el intestino grueso. El recto junto con el conducto anal forman la última parte del intestino grueso y miden alrededor de 15-20 centímetros de largo. El conducto anal termina en el ano (abertura del recto hacia el exterior del cuerpo).

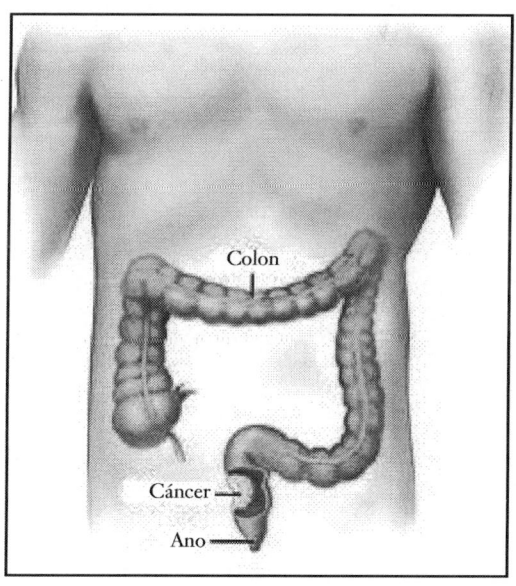

Figura 110. Cáncer de recto.

ETIOLOGÍAS

- Tener 50 años o más.
- Tener ciertas afecciones hereditarias, como poliposis adenomatosa familiar (PAF) y cáncer de colon sin poliposis hereditario (CCS-PH o síndrome de Lynch).
- Tener antecedentes personales de cualquiera de los siguientes trastornos:

  – Cáncer colorrectal.
  – Pólipos (trozos pequeños de tejido en forma de grano) en el colon o el recto.
  – Cáncer de ovario, de endometrio o de mama.

- Tener uno de los padres, hermanos o hijo con antecedentes de cáncer colorrectal o pólipos.
- Una alimentación desequilibrada. Sin duda el factor principal, especialmente en comidas ricas en carnes rojas (sobre todo cerdo), en grasas saturadas, en carbohidratos refinados, azúcares y lácteos.

SINTOMATOLOGÍA

El cáncer de recto u otras afecciones puede producir estos y otros signos y síntomas. Consulte con su médico si tiene alguno de los siguientes problemas:

- Sangre (de color rojo muy vivo o muy oscuro) en la materia fecal
- Cambio en los hábitos intestinales
- Diarrea
- Estreñimiento
- Sentir que el intestino no se vacía completamente
- Heces más delgadas o con forma distinta a la habitual
- Incomodidad abdominal general (dolor frecuente ocasionado por gases, distensión abdominal, sensación de estar lleno o calambres)
- Cambios en el apetito
- Pérdida de peso sin razón conocida
- Sensación de mucho cansancio

DIAGNÓSTICO DEL CÁNCER COLO RECTAL

Para detectar (encontrar) y diagnosticar el cáncer de recto, se utilizan pruebas que examinan el recto y el colon.

Entre las pruebas que se usan para diagnosticar el cáncer de recto están las siguientes:

- *Examen físico y antecedentes:* examen del cuerpo para revisar los signos generales de salud, como verificar si hay signos de enfermedad, como masas o cualquier otra cosa que parezca anormal. También se toman los antecedentes de los hábitos de salud del paciente, así como los antecedentes médicos de sus enfermedades y tratamientos anteriores.

- *Examen digital del recto (EDR):* examen del recto. El médico introduce un dedo cubierto por un guante lubricado en la parte inferior del recto para palpar si hay masas o cualquier otra cosa que parezca poco usual. En las mujeres, también se puede examinar la vagina.

- *Colonoscopia:* procedimiento en el que se observa el interior del recto y el colon para determinar si hay pólipos (trozos pequeños de tejido en forma de grano), áreas anormales o cáncer. Se introduce un colonoscopio a través del recto hasta el colon. Un colonoscopio es un instrumento delgado con forma de tubo que tiene una luz y una lente para observar. También puede tener una herramienta que extrae pólipos o muestras de tejido para verificar al microscopio si hay signos de cáncer.

- *Biopsia:* extracción de células o tejidos para observarlos bajo un microscopio y verificar si hay signos de cáncer. Durante una biopsia, se puede analizar el tejido que se extrae del tumor para ver si hay alguna probabilidad de que el paciente tenga una mutación genética que cause CCSPH. Esto puede ayudar a planificar el tratamiento. Se pueden usar las siguientes pruebas:

- *Prueba de reacción en cadena de la polimerasa con retrotranscripción (RCP-RT):* prueba de laboratorio en la que se estudian las células de una muestra de tejido mediante sustancias químicas para verificar si hay ciertos cambios en la estructura o función de los genes.

- *Estudio inmunohistoquímico:* prueba de laboratorio en la que se agrega una sustancia, como un anticuerpo, un tinte o un radioisótopo a una muestra de tejido para verificar si tiene ciertos antígenos. Este tipo de estudio se usa para determinar la diferencia entre distintos tipos de cáncer.
- *Prueba de antígeno carcioembrionario (ACE):* prueba en la que se mide la concentración de ACE en la sangre. Tanto las células cancerosas como las células normales liberan ACE en la sangre. Cuando se encuentran cantidades más altas de las normales, puede ser una indicación de cáncer de recto u otras afecciones.

PRONÓSTICO

El pronóstico y las opciones del tratamiento dependen de los siguientes aspectos:

- El estadio del cáncer (si afecta solamente el revestimiento interior del recto, si afecta todo el recto o se diseminó hasta los ganglios linfáticos, los órganos cercanos u otras partes del cuerpo)
- Si el tumor se diseminó hacia la pared del intestino o a través de ella
- Si el cáncer se encuentra en el recto
- Si el intestino está bloqueado o tiene un orificio
- Si se puede extirpar todo el tumor mediante cirugía
- La salud general del paciente
- Si el cáncer se acaba de diagnosticar o recidivó

ESTADIOS DEL CÁNCER DE COLON

Una vez diagnosticado el cáncer de recto, se realizan pruebas para determinar si las células cancerosas se diseminaron dentro del recto o hasta otras partes del cuerpo.

El cáncer se disemina en el cuerpo de tres maneras.

El cáncer se puede diseminar desde donde comenzó a otras partes del cuerpo.

Se utilizan los siguientes estadios para el cáncer de recto:

- **Estadio 0 (carcinoma in situ).** Se encuentran células anormales en la mucosa (capa más interna) de la pared del recto. Estas células anormales se pueden volver cancerosas y diseminarse. El estadio 0 también se llama carcinoma in situ.

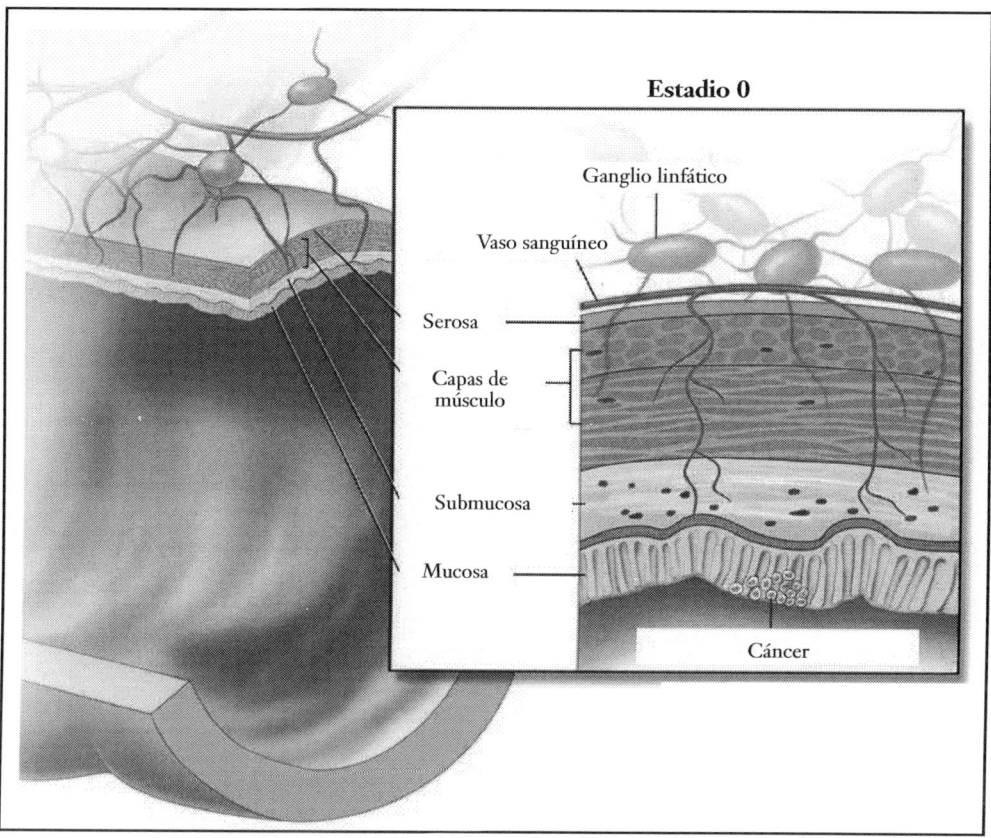

Figura 111. Estadio 0 (carcinoma in situ de recto).
Se muestran células anormales en la mucosa de la pared del recto.

- **Estadio I.** El cáncer se formó en la mucosa (capa más interna) de la pared del recto y se diseminó hasta la submucosa (capa de tejido debajo de la mucosa). El cáncer se puede haber diseminado hasta la capa muscular de la pared del recto.

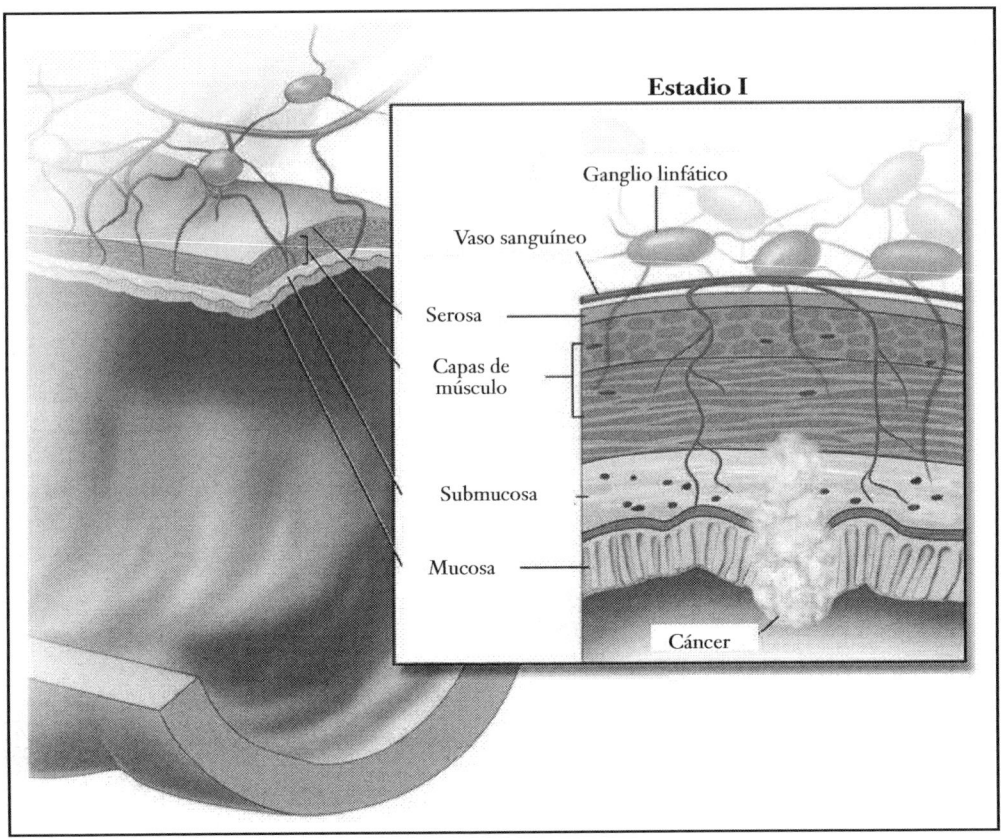

Figura 112. Cáncer de recto en estadio I.
El cáncer se diseminó desde la mucosa de la pared del recto hasta la capa de músculo.

- **Estadio II.** El cáncer de recto en estadio II se divide en estadio IIA, estadio IIB y estadio IIC.

  - Estadio IIA: el cáncer se diseminó a través de la capa muscular de la pared del recto hasta la serosa (capa más externa) de la pared del recto.
  - Estadio IIB: el cáncer se diseminó a través de la serosa (capa más externa) de la pared del recto, pero no se diseminó hasta los órganos cercanos.
  - Estadio IIC: el cáncer se diseminó a través de la serosa (capa más externa) de la pared del recto hasta los órganos cercanos.

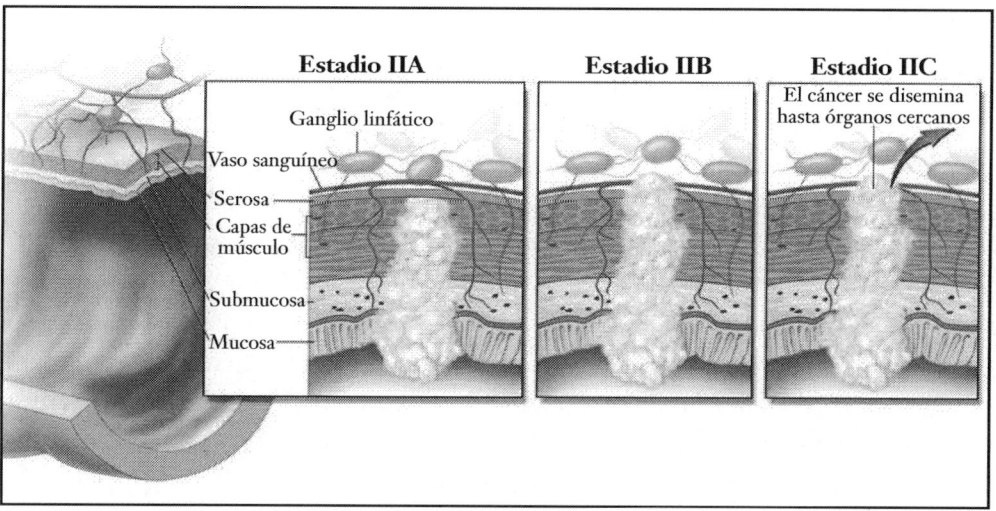

Figura 113. Cáncer de recto en estadio II.
En el estadio IIA, el cáncer se diseminó a través de la capa de músculo de la pared del recto hasta la serosa. En el estadio IIB, el cáncer se diseminó a través de la serosa, pero no se diseminó hasta órganos cercanos. En el estadio IIC, el cáncer se diseminó a través de la serosa hasta órganos cercanos.

- **Estadio III.** El cáncer de recto en estadio III se divide en estadio IIIA, estadio IIIB y estadio IIIC.

En el estadio IIIA:

- El cáncer se ha diseminado a través de la mucosa (capa más interna) de la pared del recto, hasta la submucosa (capa de tejido debajo de la mucosa) y se pudo diseminar hasta la capa muscular de la pared rectal. El cáncer se diseminó hasta por lo menos uno, pero no más de tres, ganglios linfáticos cercanos o se formaron células cancerosas en los tejidos cercanos a los ganglios linfáticos.
- El cáncer se diseminó a través de la mucosa (capa más interna) de la pared rectal hasta la submucosa (capa de tejido debajo de la mucosa). El cáncer se diseminó hasta por lo menos cuatro, pero no más de seis, ganglios linfáticos cercanos.

En el estadio IIIB:

- El cáncer se diseminó a través de la capa muscular de la pared del recto hasta la serosa (capa más externa) de la pared rectal o se diseminó a través de la serosa, pero no hasta los órganos cercanos. El cáncer se diseminó hasta por lo menos uno, pero no más de tres ganglios linfáticos cercanos, o se formaron células cancerosas en los tejidos cercanos a los ganglios linfáticos, o;
- El cáncer se diseminó hasta la capa muscular de la pared del recto o hasta la serosa (capa más externa) de la pared del recto. El cáncer se diseminó hasta por lo menos cuatro, pero no más de seis, ganglios linfáticos cercanos, o;
- El cáncer se diseminó a través de la mucosa (capa más interna) de la pared del recto hasta la submucosa (capa de tejido debajo de la mucosa) y se puede haber diseminado hasta la capa muscular de la pared rectal. El cáncer se diseminó hasta siete o más ganglios linfáticos cercanos.

En el estadio IIIC:

- El cáncer se diseminó a través de la serosa (capa más externa) de la pared del recto, pero no se diseminó hasta los órganos cercanos. El cáncer se diseminó hasta cuatro, pero no más de seis, ganglios linfáticos cercanos, o
- El cáncer se diseminó a través de la capa muscular de la pared del recto hasta la serosa (capa más externa) de la pared rectal o se diseminó a través de la serosa, pero no se diseminó hasta órganos cercanos. El cáncer se diseminó hasta siete o más ganglios linfáticos, o;
- El cáncer se diseminó a través de la serosa (capa más externa) de la pared del recto y se diseminó hasta los órganos cercanos. El cáncer se diseminó hasta uno o más ganglios linfáticos cercanos, o se formaron células cancerosas en los tejidos cercanos a los ganglios linfáticos.

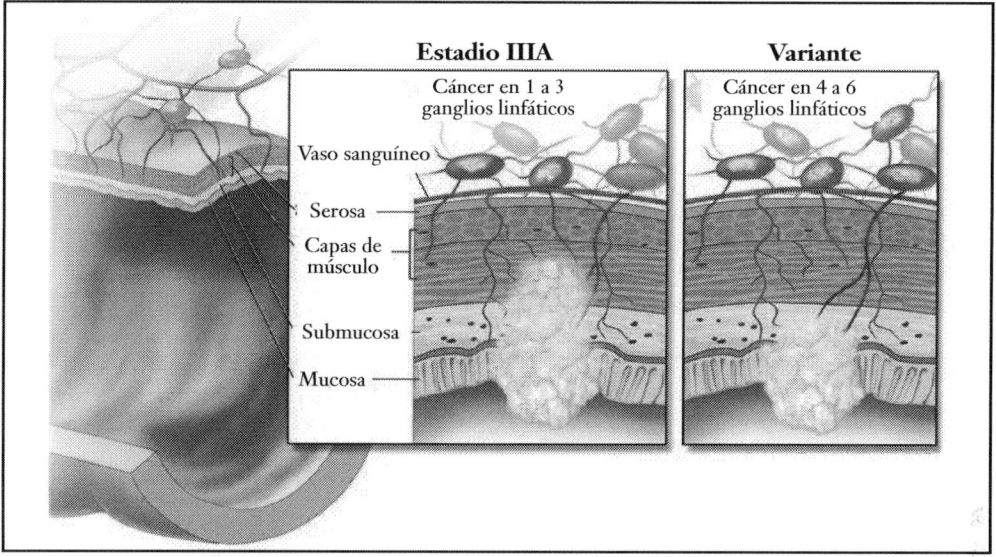

Figura 114. Cáncer de recto en estadio IIIA.
El cáncer se ha diseminado a través de la mucosa de la pared del recto hasta la submucosa y se puede haber diseminado a la capa de músculo, y se diseminó hasta 1 a 3 ganglios linfáticos cercanos o hasta tejidos cerca de los ganglios linfáticos. Variante: el cáncer se diseminó a través de la mucosa hasta la submucosa y hasta 4 a 6 ganglios linfáticos cercanos.

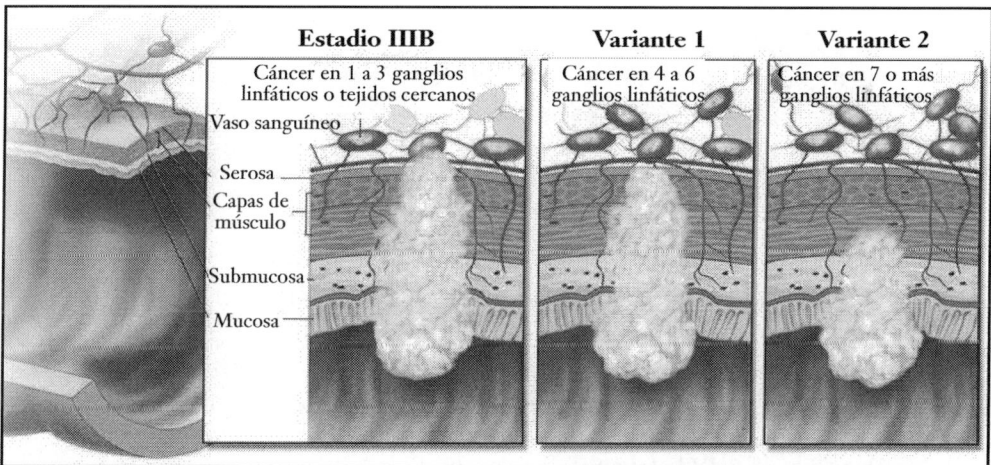

Figura 115. Cáncer de recto en estadio IIIB. El cáncer se diseminó a través de la capa de músculo de la pared del recto hasta la serosa, o se diseminó a la serosa, pero no hacia los órganos cercanos. El cáncer se diseminó hasta 1 o 3 ganglios linfáticos cercanos, o hasta los tejidos cercanos a los ganglios linfáticos. Variante 1: el cáncer se diseminó hasta la capa de músculo o hasta la serosa, y hasta 4 a 6 ganglios linfáticos cercanos. Variante 2: el cáncer se diseminó a través de la mucosa hasta la submucosa y se puede haber diseminado hasta la capa de músculo y hasta siete o más ganglios linfáticos cercanos.

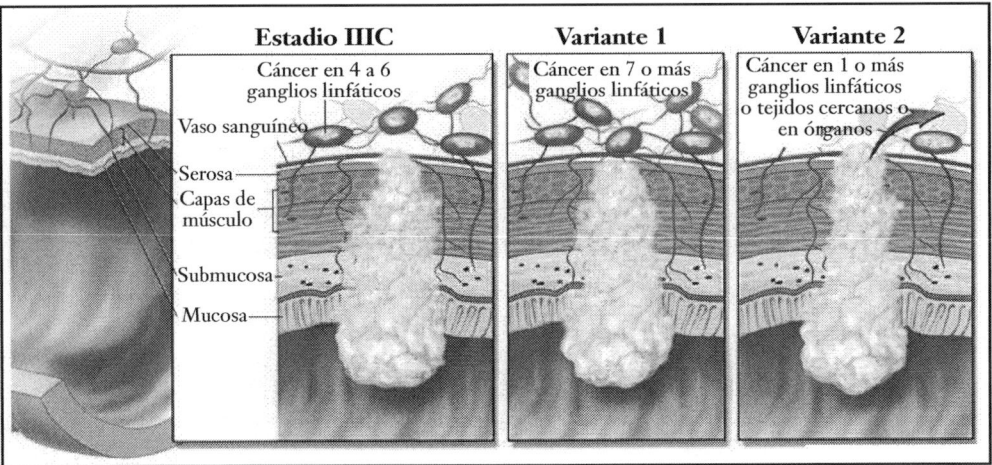

Figura 116. Cáncer de recto en estadio IIIC. El cáncer se diseminó a través de la serosa de la pared del recto, pero no hasta órganos cercanos; el cáncer se diseminó hasta 4 a 6 ganglios linfáticos. Variante 1: el cáncer se diseminó a través de la capa de músculo hasta la serosa o se diseminó a través de la serosa, pero no hasta órganos cercanos; el cáncer se diseminó hasta siete o más ganglios linfáticos cercanos. Variante 2: el cáncer se diseminó a través de la serosa hasta órganos cercanos; el cáncer se diseminó hasta uno o más ganglios linfáticos cercanos, o hasta los tejidos cercanos a los ganglios linfáticos.

- **Estadio IV.** El cáncer de recto en estadio IV se divide en estadio IVA y estadio IVB.

  – Estadio IVA: el cáncer se pudo diseminar a través de la pared del recto y se pudo diseminar hasta los órganos o ganglios linfáticos cercanos. El cáncer se diseminó hasta un órgano que no está cerca del recto, como el hígado, el pulmón o el ovario, o hasta un ganglio linfático lejano.

  – Estadio IVB: el cáncer se pudo diseminar a través de la pared del recto y se pudo diseminar hasta los órganos o ganglios linfáticos cercanos. El cáncer se diseminó hasta más de un órgano que no está cerca del recto o hacia el revestimiento de la pared abdominal.

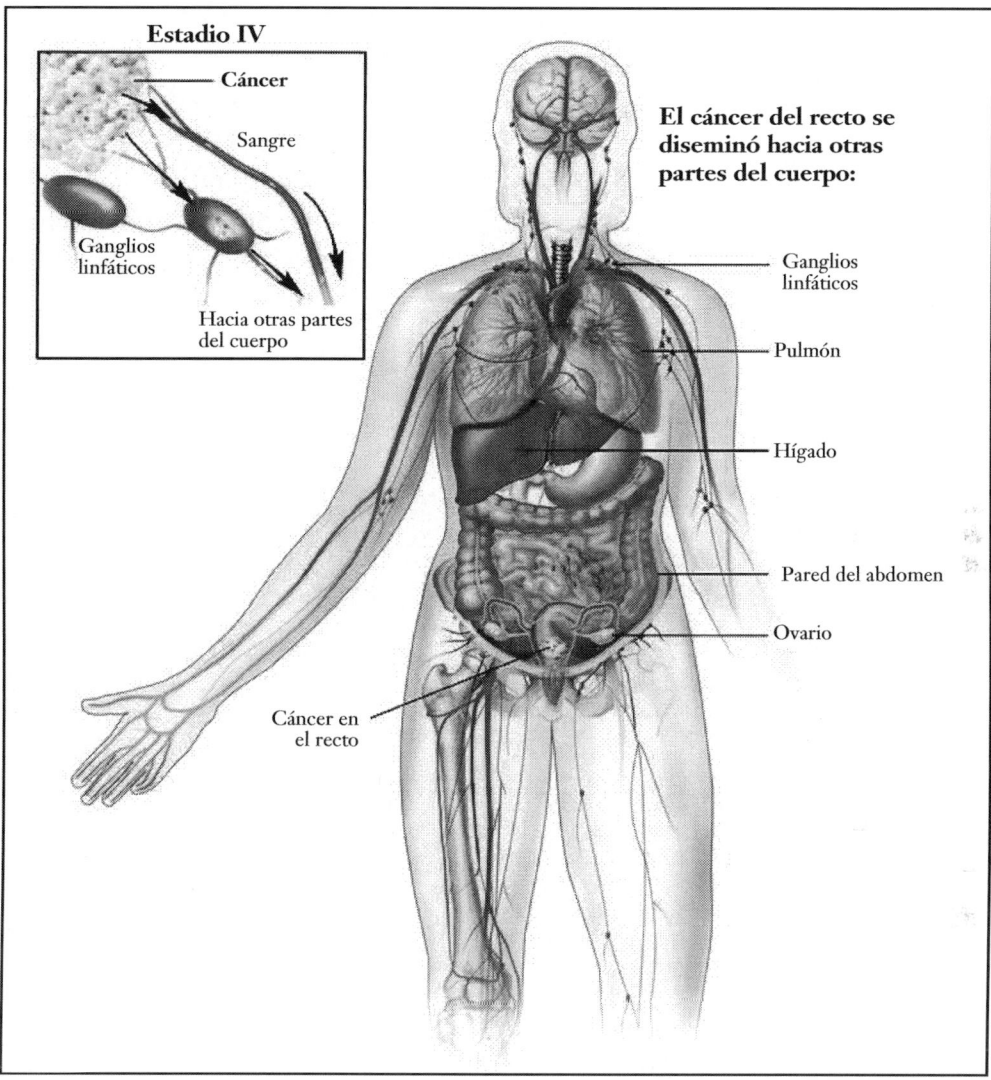

Figura 117. Cáncer de recto en estadio IV.
El cáncer se diseminó a través de la sangre y los ganglios linfáticos hacia otras partes del cuerpo, como el pulmón, el hígado, la pared del abdomen o el ovario.

PRUEBAS PARA DETERMINAR SI LAS CÉLULAS CANCEROSAS SE HAN DISEMINADO

El proceso que se utiliza para determinar si el cáncer se diseminó dentro del recto o a otras partes del cuerpo se llama estadificación. La información que se reúne durante el proceso de estadificación determina el estadio de la enfermedad. Es importante conocer el estadio de la enfermedad a fin de planificar el tratamiento.

En el proceso de estadificación, se pueden utilizar las siguientes pruebas y procedimientos:

- Radiografía del tórax
- Colonoscopia
- Exploración por TC (exploración por TAC)
- IRM (imágenes por resonancia magnética)
- Exploración por TEP (exploración por tomografía con emisión de positrones)
- Ecografía endorrectal

DIFERENTES MODELOS DE DISEMINACIÓN DEL CÁNCER EN EL CUERPO

El cáncer se disemina en el cuerpo de tres maneras. El cáncer se puede diseminar a través del tejido, el sistema linfático y la sangre:

- Tejido. El cáncer se disemina desde donde comenzó y se extiende hacia las áreas cercanas.
- Sistema linfático. El cáncer se disemina desde donde comenzó hasta entrar en el sistema linfático. El cáncer se desplaza a través de los vasos linfáticos a otras partes del cuerpo.
- Sangre. El cáncer se disemina desde donde comenzó y entra en la sangre. El cáncer se desplaza a través de los vasos sanguíneos a otras partes del cuerpo.

El cáncer se puede diseminar desde donde comenzó a otras partes del cuerpo.

Cuando el cáncer se disemina a otra parte del cuerpo, se llama metástasis. Las células cancerosas se desprenden de donde se originaron (tumor primario) y se desplazan a través del sistema linfático o la sangre.

- Sistema linfático. El cáncer penetra el sistema linfático, se desplaza a través de los vasos linfáticos, y forma un tumor (tumor metastásico) en otra parte del cuerpo.
- Sangre. El cáncer penetra la sangre, se desplaza a través de los vasos sanguíneos, y forma un tumor (tumor metastásico) en otra parte del cuerpo.

El tumor metastásico es el mismo tipo de cáncer que el tumor primario. Por ejemplo, si el cáncer de recto se disemina a los pulmones, las células cancerosas en los pulmones son, en realidad, células de cáncer de recto. La enfermedad es cáncer de recto metastásico, no cáncer de pulmón.

5. LA EPISIOTOMÍA

Una episiotomía es un corte quirúrgico que se realiza justo antes del parto en el área muscular, que está entre la vagina y el ano (el área llamada perineo) para ampliar la apertura vaginal.

Los obstetras solían realizar episiotomías rutinariamente para acelerar el parto y evitar desgarros en la vagina, particularmente durante el primer parto vaginal. Y es que se creía que la incisión "limpia" de una episiotomía sanaba más fácilmente que un desgarro espontáneo.

Muchos expertos también creían que una episiotomía podría ayudar a prevenir futuras complicaciones, como incontinencia.

Sin embargo, una gran cantidad de estudios realizados en los últimos 20 años han refutado esta teoría. De hecho, no hay evidencia clara que demuestre que la episiotomía ofrezca alguna protección real a tu tejido vaginal y músculos del suelo pélvico. Este procedimiento puede incluso causar problemas.

Por esa razón, el Congreso Estadounidense de Obstetras y Ginecólogos (ACOG por sus siglas en inglés) así como otros expertos ahora están de acuerdo en que este procedimiento no debería llevarse a cabo rutinariamente.

La incidencia de episiotomías ha ido disminuyendo. En 1979, casi 2 de cada 3 partos vaginales pasaba por una episiotomía, y en 2004, se reportaron menos de una por cada 5 partos. (El número de episiotomías que se realiza para facilitar partos vaginales asistidos, en los cuales el médico utiliza una ventosa obstétrica o fórceps, es significativamente mayor, aunque estos también han disminuido con el tiempo). Pero algunos expertos creen que ese número podría ser más bajo.

¿CUÁLES SON LOS RIESGOS?

Hay algunos riesgos al someterse a una episiotomía. Debido a los riesgos, las episiotomías no son tan comunes como solían ser. Los riesgos abarcan:

- El corte puede desgarrarse y aumentar de tamaño durante el parto. El desgarre puede llegar hasta el músculo alrededor del recto o incluso hasta el recto mismo.
- Puede haber más hemorragia.
- El corte y los puntos de sutura pueden infectarse.
- Las relaciones sexuales pueden ser dolorosas durante los primeros meses después del nacimiento.

Algunas veces, una episiotomía puede ser útil incluso con los riesgos.

¿QUIÉN NECESITA LA EPISIOTOMÍA?

La episiotomía solía realizarse de rutina para prevenir desgarros en el parto e infecciones, pero hoy en día se sabe que no es indispensable, y se usa únicamente a discreción del médico cuando:

- Si la cabeza del bebé es muy grande.
- Cuando el bebé está teniendo sufrimiento fetal por el lento progreso del parto.
- Si el bebé viene en presentación de nalgas.
- Requieres el uso de fórceps o ventosa para ayudar al bebé a nacer.
- Si la posición del bebé requiere una mayor apertura.
- Cuando el médico se ve forzado a sacar al bebé de emergencia.
- Por estrechez o hipoplasia vulvovaginal.
- Por distocias del hombro del bebé.
- Por escasa elasticidad vaginovulvoperineal.
- Por exceso de volumen fetal.
- Por afecciones locales predisponentes (edema, condilomas o cicatrices).
- En primíparas.
- En perineo alto y excesivamente musculoso.

¿POR QUÉ ES MEJOR UN DESGARRO ESPONTÁNEO QUE TENER UNA EPISIOTOMÍA?

Las investigaciones han demostrado que las mujeres que sufren desgarros espontáneos generalmente se recuperan en la misma cantidad de tiempo o en menos tiempo y, a menudo, con menos complicaciones que aquellas a las que se les realizan episiotomías.

Las mujeres a las que se les practica una episiotomía tienden a perder más sangre en el parto, tienen más dolores durante la recuperación y tienen que esperar más tiempo para tener relaciones sexuales sin molestias.

Una episiotomía además incrementa el riesgo de una infección, y un estudio más reciente mostró que a las mujeres que se les practica ese procedimiento en el primer parto vaginal, tienen más probabilidades de sufrir un desgarro en el siguiente parto.

Además, las mujeres que pasan por una episiotomía tienen más posibilidades de sufrir desgarros graves en la zona del esfínter anal o, incluso, en el recto (conocidos como laceraciones de tercer o cuarto grado respectivamente) que aquellas que dan a luz sin que las corten.

Estos desgarros graves tienen como consecuencia más dolor perineal después del nacimiento, requieren un periodo de recuperación significativamente más largo y tienen más posibilidades de afectar la fortaleza de los músculos del suelo de la pelvis. Además, los desgarros del esfínter anal aumentan el riesgo de incontinencia anal (es decir, los problemas para controlar el movimiento de los intestinos o los gases).

Bajo el punto de vista osteopático una episiotomía representa una cicatriz, verdadero enemigo del tejido conjuntivo. La curación de una herida es un proceso complejo, aunque generalmente es ordenado e implica una combinación de regeneración y depósito de tejido conjuntivo (fibrosis o cicatriz). La curación se produce cuando los tejidos son incapaces de regenerarse, si se desestructura el tejido conjuntivo subyacente, o después de exudados extensos.

En el caso de ser un daño superficial, se puede curar de manera espontánea en tres fases:

- Inducción de la inflamación por la lesión inicial.
- Formación de tejido de granulación y reepitelización.

- Depósito de matriz extracelular y remodelación con contracción de la herida.

Durante la formación del tejido cicatricial se produce la contracción de la herida, debido a los miofibroblastos, que pueden reducir la herida inicial hasta un 70% de su superficie inicial. Los miofibroblastos son células intermedias entre fibroblastos y fibras musculares lisas; contienen filamentos de actina y miosina, están rodeadas de material de membrana y entre ellas existen complejos de unión. Aparecen a los dos o tres días de iniciada la reparación de la herida, probablemente derivadas de los pericitos perivasculares. La ausencia de miofibroblastos impide la cicatrización final de la herida, mientras que su exceso favorece las contracturas patológicas. En un mes se completa la reparación total de la herida con la colagenización.

En muchos casos, dependiendo del estado físico de la paciente, de su edad, del estado de su suelo pélvico, de la alimentación que lleva, etc. la cicatriz va a generar problemas importantes. Por ello, toda episiotomía representa el principal punto de abordaje terapéutico para el osteópata.

¿CUÁNDO SE PUEDE VOLVER A TENER RELACIONES SEXUALES?

El perineo debería estar completamente cicatrizado entre cuatro y seis semanas después del parto. Por lo tanto, se puede intentar tener relaciones sexuales entonces. Si se tuvo laceraciones de tercer o cuarto grado, es particularmente importante esperar a tener sexo hasta que el médico lo autorice.

No obstante, a pesar de que haya cicatrizado muchas mujeres con episiotomía sufren dolores durante sus relaciones sexuales muchos meses o años después. Son las consecuencias del daño producido al suelo pélvico y que podemos solucionar con un buen tratamiento osteopático.

TIPOS DE EPISIOTOMÍAS

Hay tres tipos de cortes:

- Medial o vertical: Consiste en practicar la incisión en línea recta desde la vagina hacia el ano. Este corte debe ser muy pequeño y se debe evitar llegar al ano. No suele realizarse ya que, aunque la cicatrización y el postparto es mejor, hay más riesgo de infección y de complicaciones en el ano como desgarro del esfínter anal y del recto.
- Lateral: Consiste en practicar la incisión perpendicular a la dirección del ano, en horizontal. Apenas se utiliza en la actualidad.
- Medio-lateral: Consiste en practicar la incisión con un ángulo en la dirección del ano, pero alejado de éste. La incisión parte en dirección oblicua (45°) desde la horquilla vulvar. Interesando vagina, piel y músculo, incluida en su totalidad la fascia pubo-rectal del elevador del ano. Puede prolongarse en caso necesario. La tasa de desgarros es menor al 1%, y la cicatrización es buena aunque pueden quedar retracciones del vestíbulo y dispareunia durante unos meses.

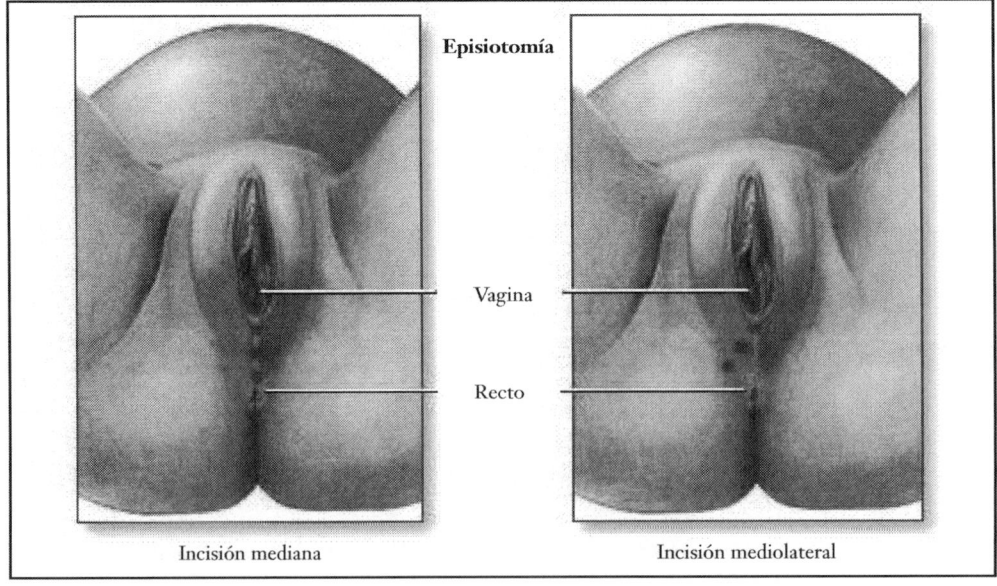

Figura 118. Tipos de episiotomías

Los cortes más practicados son los medio-laterales ya que, aunque tienen una cicatrización más difícil y, probablemente, más molestias posparto, evitan infecciones y lesiones en el ano.

TRATAMIENTO OSTEOPÁTICO

Consistirá en el tratamiento del suelo pélvico y órganos urogenitales implicados.

6. DEBILIDAD DEL SUELO PÉLVICO

GENERALIDADES

El suelo pélvico está formado por una serie de estructuras aponeuróticas y musculares, cuya debilidad se relaciona de forma directa con la aparición de diferentes patologías. Por lo tanto, el fortalecimiento del suelo pélvico mejora la calidad de vida de muchas mujeres que padecen molestias relacionadas con el suelo pélvico.

Los sistemas genital y urinario son los principales afectados por la debilidad muscular de la zona debido a la maternidad, al estreñimiento o a una tos crónica. Incontinencia urinaria, anal y disfunciones sexuales constituyen, entre otras, las patologías más frecuentes.

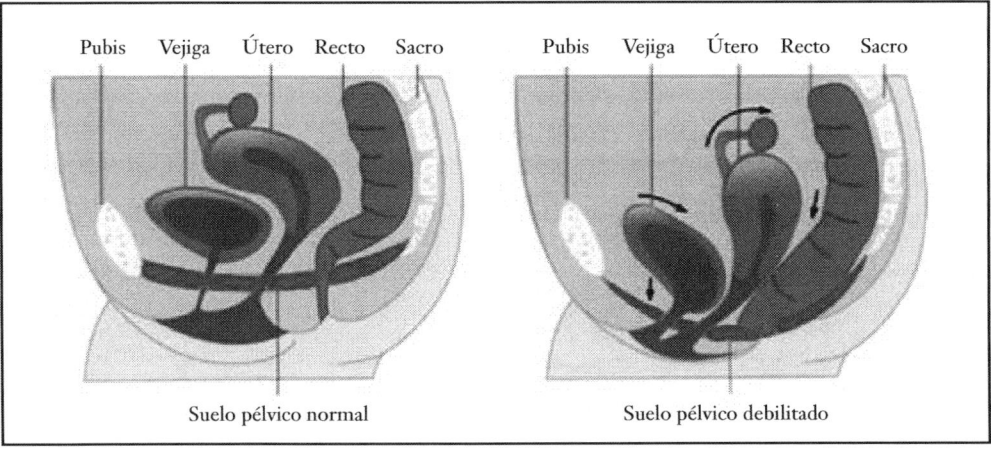

Figura 119. Debilidad del suelo pélvico.

SINTOMATOLOGÍA

- Sensación de que se precisa ir a defecar varias veces durante un periodo de tiempo corto.
- Sensación de que no puedes terminar de defecar.
- Estreñimiento o dolores al hacer el esfuerzo de defecar.
- Necesidad frecuente de orinar. Cuando de hecho orinas, puede que pares y comiences muchas veces.

- Dolor al orinar.
- Dolor en la parte inferior de la espalda que no se puede explicar por otras causas.
- Dolor continuo en tu zona pélvica, genitales, o recto.
- Y específicamente en las mujeres, dolor durante el acto sexual.

PATOLOGÍAS ASOCIADAS

- Incontinencia urinaria
- Prolapsos:

  - del útero,
  - de la vejiga (cistocele)
  - del recto (rectocele)

ETIOLOGÍAS

En general, todas las acciones que ejercen una presión (puntual o continuada), sobre los músculos del suelo pélvico, provocan que éstos se abomben hacia afuera; especialmente si éstos no están lo suficientemente fuertes. Lo que poco a poco irá distendiéndolos, fatigándolos y debilitándolos hasta desgastar su capacidad de garantizar una apropiada continencia a la hora de miccionar o defecar, un correcto sostén de los órganos y vísceras de la cavidad abdominal, molestias en las relaciones sexuales, etc.

- **Patologías osteopáticas.** De la esfera pélvica, lumbosacra, coxofemoral, de los órganos urogenitales y emocionales.
- **El parto vaginal:** sin lugar a dudas, es la principal causa de daño de los músculos y ligamentos de sostén del suelo pélvico. Dependiendo de cómo se haya desarrollado el embarazo, el periodo de dilatación y el expulsivo final del bebé, se derivarán futuras molestias y anomalías en el funcionamiento de la vejiga, del recto y, por supuesto, de la sexualidad.
  Por ejemplo, si se ha tenido un parto traumático (con instrumental, episiotomía o desgarros) o múltiples partos, se tendrá más pro-

babilidades de que el suelo pélvico haya sufrido alguna lesión. Es muy importante una valoración osteopática del suelo pélvico de la mujer después del parto, tras la cuarentena.

- **El estreñimiento crónico:** el esfuerzo a la hora de defecar puede dañar el suelo pélvico.
- **Deportes de impacto:** algunas prácticas deportivas, como correr, ocasionan un aumento repetitivo de la presión intraabdominal.
- **La obesidad:** el sobrepeso está claramente relacionado con la debilidad de los tejidos de sostén de la vejiga.
- **Mujeres con enfermedades respiratorias crónicas y grandes fumadoras:** los accesos de tos repetidos y enérgicos acaban desarrollando también debilidad y defectos anatómicos.
- **Tras cirugías.** Mujeres que han sido sometidas a cirugía ginecológica o a tratamientos agresivos como radioterapia de tumores pélvicos, por ejemplo, y que pueden sufrir a posteriori alteraciones de la estructura del suelo pélvico.
- La tos crónica, las alergias con repetidos estornudos y nariz congestionada.
- Levantar peso, empujar o tirar de objetos pesados.
- Las malas posturas prolongadas. Estar sentada con la espalda encorvada incrementa la presión ejercida sobre el suelo pélvico.
- Ejercicios hiperpresivos o de alto impacto: running, aerobic, tenis, abdominales tradicionales, levantamiento de pesas o de alta resistencia...
- Llevar ropa muy ajustada durante periodos prolongados: jeans muy ajustados, corsets, fajas, etc.

TRATAMIENTO

1. Tratamiento osteopático. De la esfera pélvica, lumbosacra, coxofemoral, de los órganos urogenitales y de las disfunciones emocionales.

2. Ejercicios de Kegel. La denominación procede del nombre de un ginecólogo americano llamado Arnold Kegel (1984-1981), que demostró que a través de ejercicios que potenciaban partes específicas de la musculatura del suelo pélvico se podía llegar a reducir la incontinencia urinaria. Kegel publicó por primera vez estos estudios en 1948 y fue profesor adjunto de Ginecología de la Facultad de Medicina de la Universidad del Sur de California.

Desde este momento la eficacia de los ejercicios, que refuerzan la musculatura voluntaria periuretral y los músculos del suelo de la pelvis, se ha ido probando en numerosos estudios. Y además, ha significado una revolución en este campo de la medicina ya que ha supuesto un tratamiento no quirúrgico, de primera línea, para la relajación genital. Pero no sólo eso, los Kegel también sirven para facilitar el parto y, en el campo sexual, son los más recomendados para alcanzar un mayor placer sexual.

El entrenamiento de los músculos del suelo pélvico resulta muy eficaz para fortalecer tanto el suelo pélvico como el periné, además de ser un método eficaz para evitar la IU.

PROTOCOLO DE ENTRENAMIENTO

El entrenamiento consiste en la contracción voluntaria de la musculatura del suelo pélvico.

Como todo entrenamiento físico debe tener una estructura lógica, dividiendo las cargas de trabajo en series y repeticiones. Existen diferentes protocolos de entrenamiento, pero todos ellos coinciden en la importancia de la velocidad de ejecución de los ejercicios, ya que esta tiene una relación directa con el tipo de fibra reclutada en cada contracción. El músculo elevador del ano contiene tanto fibras lentas (tipo I) como fibras rápidas (Tipo II), las fibras lentas aportan tono basal y forman parte del esfínter uretral; mientras que las rápidas se reclutan ante contracciones repentinas debidas al aumento brusco de la presión intraabdominal y siendo de vital importancia en caso de IU de esfuerzo. Debido a esta razón el protocolo de entrenamiento debe contener tanto contracciones lentas y mantenidas (entre 5 y 10 segundos), como contracciones rápidas, con el objetivo de reclutar los dos tipos de fibras. Otro aspecto importante a tener en cuenta es de los tiempos de recuperación, que deben ser prolongados para conseguir la recuperación total del músculo entre serie y serie. Así el tiempo de relajación será el doble que el tiempo de la contracción mantenida (entre 15 y 20 segundos).

La carga de entrenamiento debe aumentar de manera muy progresiva, se puede empezar realizando 2 sesiones diarias las primeras semanas para llegar a realizar un máximo de entre 4 y 6 sesiones al día. La primera semana, en cada sesión se realizarán 10 contracciones y progresar hasta las 30 en 4 semanas. Es importante ir alternando sesiones rápidas con sesiones de contracciones lentas y ser riguroso con el tiempo de recuperación entre contracciones.

1. Detener el flujo de la orina para encontrar los músculos del suelo pélvico

Antes de hacer los ejercicios de Kegel, es importante que encuentres los músculos pélvicos. Estos son los músculos que conforman el piso de la pelvis. La manera más común de encontrarlos es tratar de detener el flujo de la orina. Esta tensión que ejerces en el músculo es el movimiento básico de un ejercicio de Kegel. Relaja los músculos y deja que la orina siga fluyendo para tener más certeza de la ubicación de los músculos de Kegel.

Sin embargo, no hagas que detener el flujo de la orina se convierta en tu rutina de ejercicios de Kegel. Realizar los ejercicios de Kegel mientras orinas puede tener el efecto contrario y debilitar los músculos.

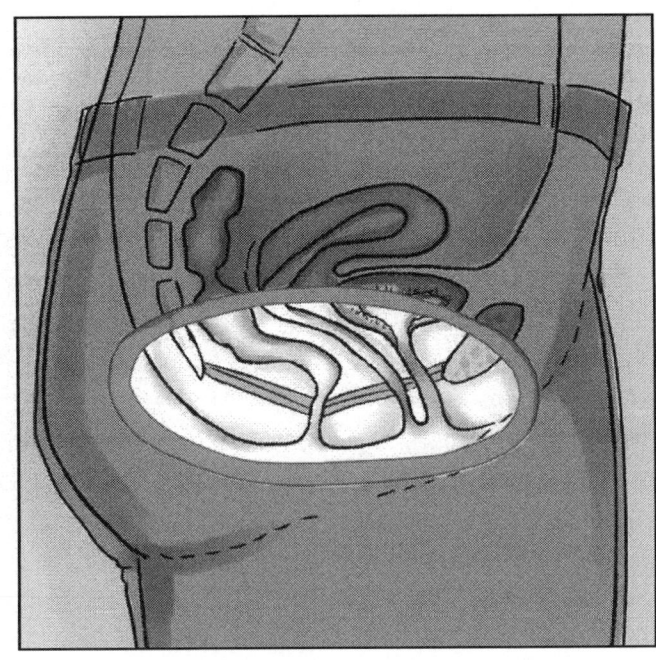

Figura 120. Ejercicio de Kegel 1.

2. Si aún se tiene problemas para encontrar los músculos de Kegel, se introduce un dedo en la vagina y se aprietan los músculos

Se debe sentir cómo los músculos se tensionan y el suelo pélvico se mueve hacia arriba. Se relaja los músculos y se siente que el piso pélvico regresa a su lugar. Hay que asegurarse de limpiar bien el dedo antes de introducirlo en la vagina.

Si se trata de una mujer con una vida sexual activa, también le puede preguntar a su pareja si siente que su vagina "aprieta" y suelta su pene durante las relaciones sexuales.

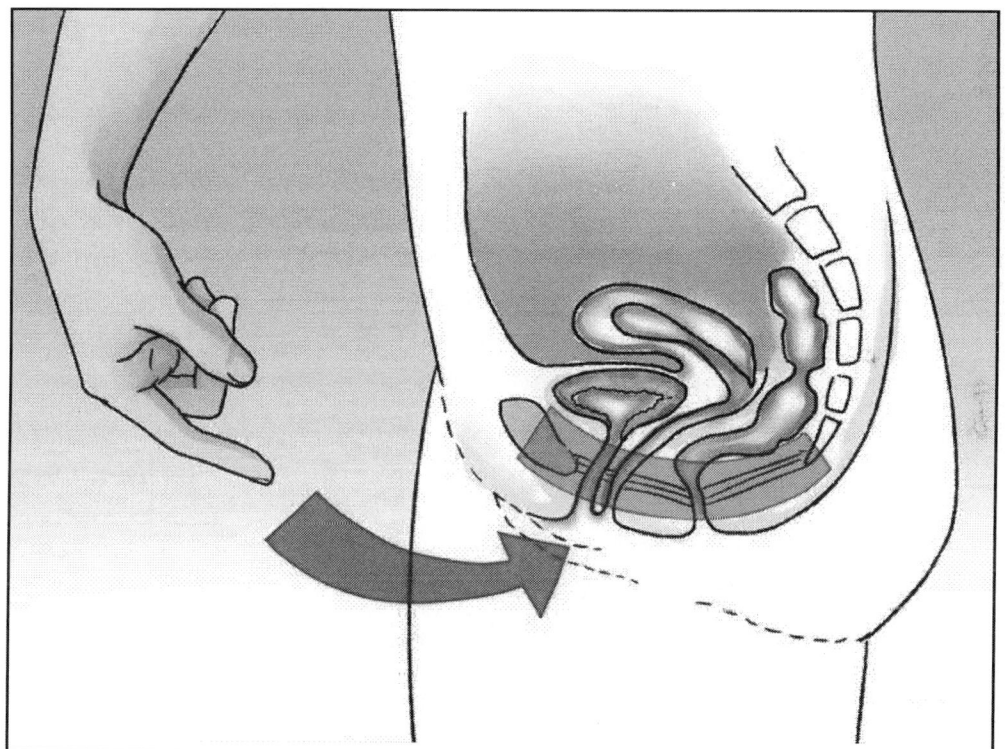

Figura 121. Ejercicio de Kegel 2.

3. Aprieta los músculos del piso pélvico durante 5 segundos

Paciente en una posición cómoda. Se puede hacer estos ejercicios mientras se está sentada en una silla o acostada en el suelo. Hay que asegurarse de que los glúteos y los músculos del abdomen estén relajados. Si se está acostada, se debe estar en decúbito supino con los brazos a los lados y las rodillas levantadas y juntas. De igual forma, no hay que levantar la cabeza para no forzar el cuello.

Se debe realizar tanto contracciones lentas y mantenidas (5 segundos), como contracciones rápidas, con el objetivo de reclutar los dos tipos de fibras. El tiempo de recuperación debe ser prolongado para conseguir la recuperación total del músculo entre serie y serie. Así el tiempo de relajación será el doble que el tiempo de la contracción mantenida (10 segundos). Al principio se realizan dos series diarias de 10 contracciones de 5 segundos cada una, con un tiempo de reposo entre cada repetición de 10 segundos.

La carga de entrenamiento debe aumentar de manera muy progresiva, hasta llegar a realizar un máximo de entre 4 y 6 sesiones al día. La primera semana, en cada sesión se realizarán 10 contracciones y progresar hasta las 30 en 4 semanas. Es importante ir alternando sesiones rápidas con sesiones de contracciones lentas y ser riguroso con el tiempo de recuperación entre contracciones.

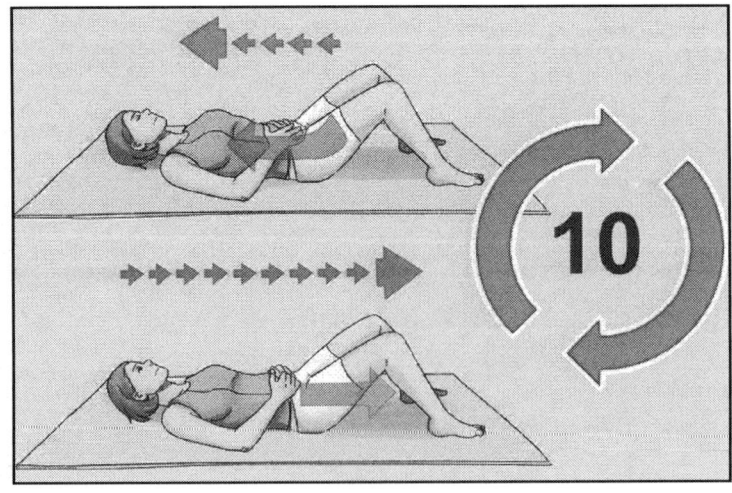

Figura 122. Ejercicio de Kegel 3.

4. Ejercicio de Kegel hacia dentro

Esta es otra variedad de los ejercicios de Kegel. Para realizar un ejercicio de Kegel hacia dentro hay que imaginar que los músculos del suelo pélvico son una aspiradora. Se tensiona los glúteos y se lleva las piernas hacia arriba y adentro. Mantenemos esta posición durante 5 segundos y luego descansamos 10 segundos. Se realiza 10 repeticiones seguidas.

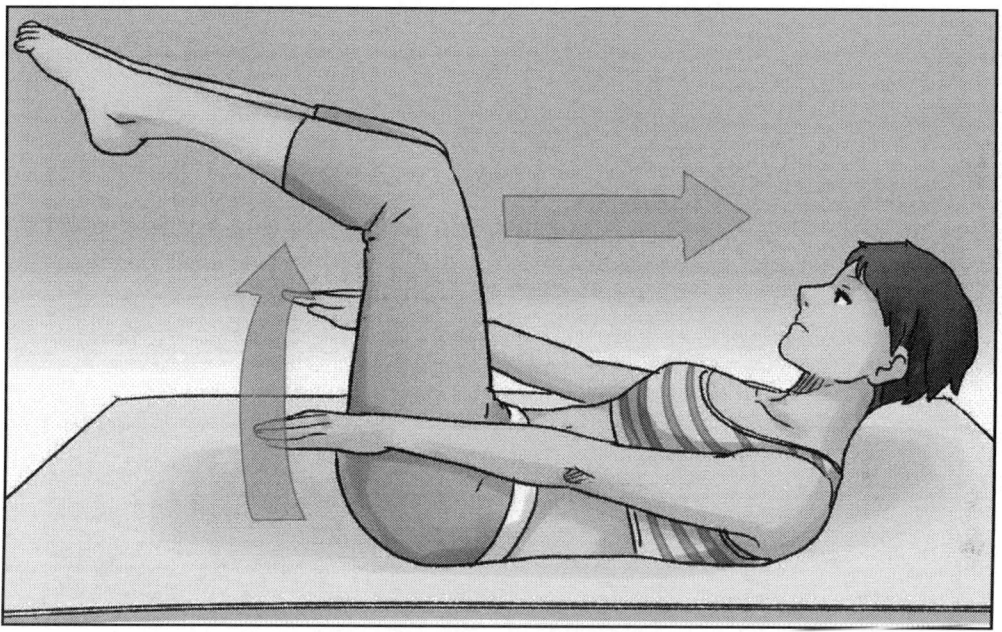

Figura 123. Ejercicio de Kegel 4.

Nota: hay que incluir los ejercicios de Kegel en la rutina diaria. La mejor parte de los ejercicios de Kegel es que se pueden realizar sin que nadie lo sepa. Se pueden hacer mientras se está sentada en la oficina, viendo la televisión, etc.

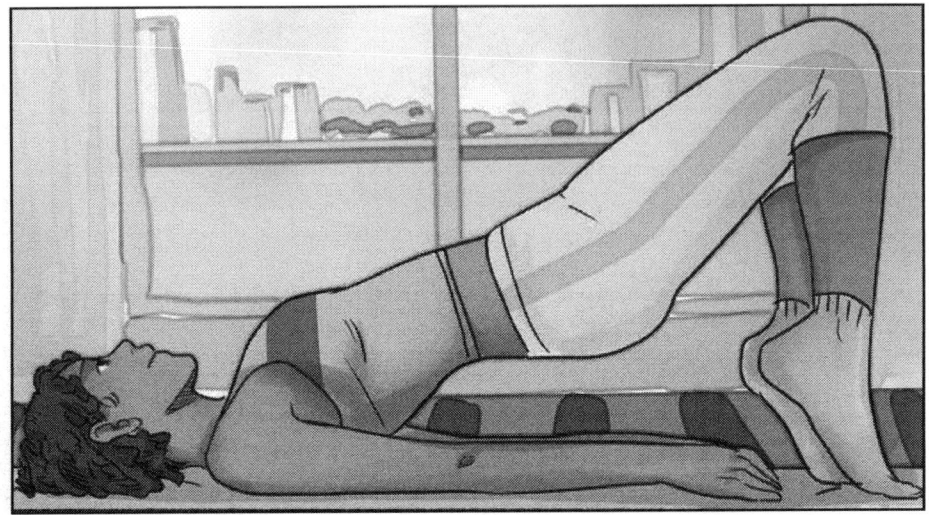

Figura 124. Ejercicio de Kegel 5.

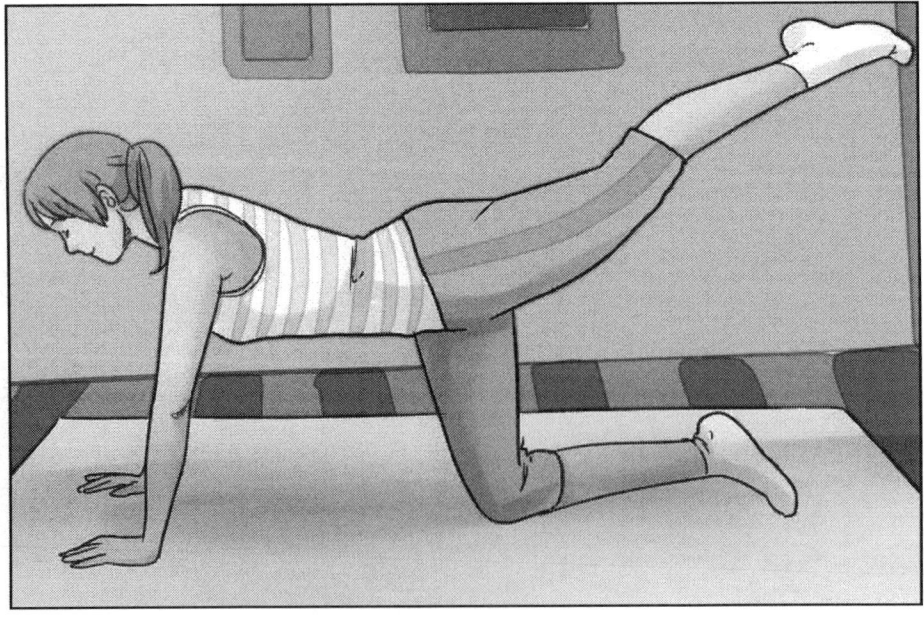

Figura 125. Ejercicio de Kegel 6.

CONSEJOS GENERALES

- Hay que procurar no aguantar la respiración, ni apretar los glúteos, ni tensionar tos muslos, ni contraer fuertemente los músculos del vientre. Hay que apretar y levantar.
- Las mujeres embarazadas también pueden hacer los ejercicios de Kegel.
- Podemos imaginar que nuestros pulmones están en la pelvis y relajamos el perineo al inspirar y lo contraemos al espirar.
- Siempre hay que practicar los ejercicios de Kegel con la vejiga vacía. Hacer los ejercicios de Kegel con la vejiga llena puede debilitar el suelo pélvico e incrementar el riesgo de contraer una infección en el tracto urinario.
- No realizar los ejercicios de Kegel mientras orinamos o defecamos, a menos que inicialmente estemos ubicando los músculos del suelo pélvico. Interrumpir el flujo de la orina puede ocasionar infecciones en el tracto urinario.

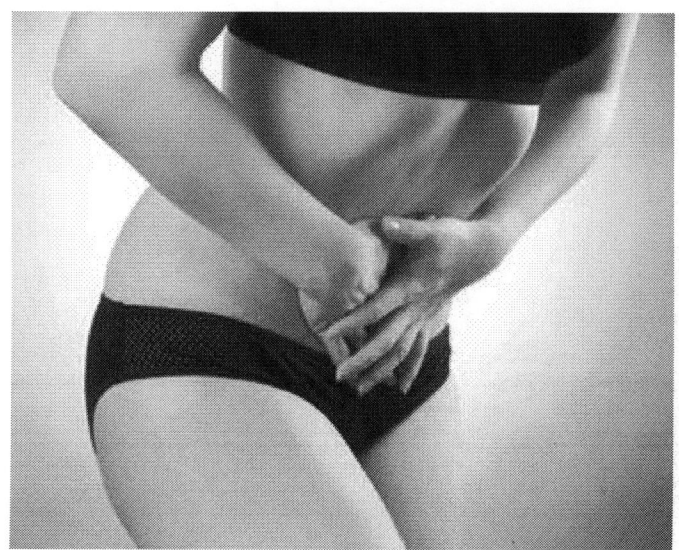

Capítulo VIII

EL SÍNDROME PREMENSTRUAL

EL SÍNDROME PREMENSTRUAL

GENERALIDADES

Se define como al conjunto de manifestaciones funcionales, físicas y psicológicas que aparecen durante los 3 o 4 días que precenden a la regla, y que finaliza generalmente con la aparición de la misma.

Para poder hablar de síndrome premenstrual (SPM), las disfunciones deben producirse durante varios ciclos consecutivos (al menos 2).

Fue definido como síndrome médico por primera vez en 1931 por el doctor Robert Frank con el nombre de tensión premenstrual, probablemente porque apreció el estado de presión angustiosa,

El SPM afecta al 80%-90% de las mujeres en edad fértil.

El síndrome premenstrual lo hemos observado sobre todo ocupando el tiempo correspondiente a la semana que precede al flujo catamenial y casi siempre los síntomas han sido los siguientes: dolor y otras alteraciones mamarias, cefalea e hiperemotividad, molestia e hinchazón abdominal subumbilical, lumbago y sacralgia, trastornos urinarios muy diversos; con menor frecuencia: gran irritabilidad nerviosa, insomnio, dermopatías, dolores articulares, prurito vulvar, alteración de la libido, náusea, estreñimiento o diarrea, etc.

LOS MOLIMENOS

La vida de la mujer desde la menarquía hasta la menopausia es una serie de ciclos, que pueden diferenciarse en 4 períodos de alternancia circulatoria y en 2 molimen: intercalar y catamenial.

- **Del 1er al 7° día del ciclo menstrual**

La superficie del endometrio (capa interna que reviste el útero) se rompe y se convierte en un fluido de sangre. Fluye desde el interior del útero a través del cuello cervical y sale del cuerpo a través de la vagina. Se produce el flujo menstrual y la circulación se acelera. Es una fase fisiológica de descongestión. Disminuye la progesterona y **aumentan los estrógenos.** Una regla normal dura de 3 a 7 días.

- **Del 8° al 13° día del ciclo menstrual**

La glándula pituitaria señala a los ovarios que desprendan estrógeno y progesterona, las hormonas responsables del ciclo menstrual.

La hormona estrógeno hace que el endometrio se engruese y se prepare para alimentar y proteger al embrión.

La hormona progesterona mantiene estas paredes del útero intactas hasta que la mujer queda embarazada y durante el embarazo o hasta que comience la menstruación.

La circulación se ralentiza originando una estasis fisiológica moderada. El punto álgido de esta fase congestiva se sitúa en los días 11 y 12 de ciclo. Se corresponde al fenómeno de la preovulación. Se produce el cruce folicular. Interviene una hormona hipotérmica: la foliculina. Esto es el molimen intercalar o primera fase útero-anexial de Stapfer. **Esta fase está controlada por los estrógenos.**

- **Del 14° al 18° día del ciclo menstrual**

La glándula pituitaria envía una señal que hace que el cuerpo libere la hormona foliculoestimulante (FSH) y la hormona luteinizante (LH).

La hormona foliculoestimulante permite que los óvulos se desarrollen en el ovario.

La hormona luteinizante produce la liberación de uno (o más) óvulos maduros, los que luego entran a la trompa uterina.

La circulación se acelera. Es una fase fisiológica de descongestión. La madurez del folículo tiene lugar alrededor de los días 14, 15 y 16 del ciclo. Esto es el punto ovular. **Esta fase está controlada por la progesterona.**

• Del 18° al 28° día del ciclo menstrual

Después de la ovulación: el huevo viaja por la trompa hacia el útero.

Si el óvulo no es fecundado por un espermatozoide o no se implanta, la superficie del endometrio ya no se necesita y se prepara para ser eliminada.

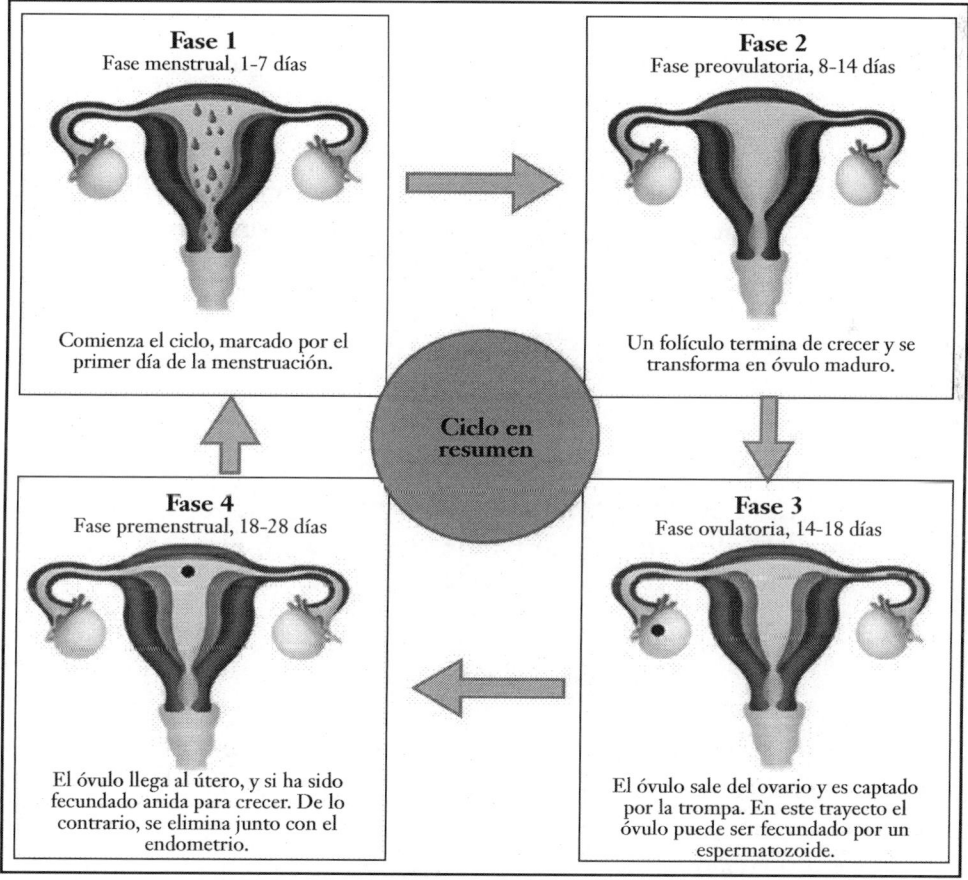

Figura 127. Fases del ciclo menstrual.

El ciclo se ha completado y la menstruación comenzará nuevamente.

La circulación se ralentiza, originándose un fenómeno de estasis mucho más importante que el del molimen intercalar. El período álgido de esta fase congestiva se sitúa entre los días 21 y 22 del ciclo. Aquí interviene una hormona hipertermizante: la progesterona, a la que se añade la luteína: meseta luteal. Las variaciones de temperatura de la curva térmica están en un ciclo normal, comprendidas entre 36,2º y 37,2º C. Este es el molimen catamenial o 2ª fase útero-anexial de Stapfer. Precede a la regla. **Esta fase está controlada por la progesterona.**

LAS HORMONAS FEMENINAS

Durante la vida reproductiva de la mujer, su salud está altamente determinada por el equilibrio de sus hormonas sexuales: estrógenos y progesterona.

Cuando éstas se desequilibran pueden aparecer problemas como pérdidas del deseo sexual, menstruaciones irregulares o abundantes, fibromas, quistes de pecho, endometriosis, infertilidad, síndrome premenstrual, retención de agua, aumento de peso, etc.

La progesterona

Es una hormona sexual que liberan los ovarios y posteriormente la placenta. Durante el ciclo menstrual, su función es acondicionar el endometrio para facilitar la implantación del embrión en este, y durante el embarazo ayuda a que transcurra de manera segura.

También tiene un papel durante el periodo de lactancia, ya que ayuda a preparar las glándulas mamarias aumentando el tamaño de los senos para la segregación de leche. Otras de sus funciones son incrementar la excreción de sodio y cloro, ejercer un efecto relajante del útero, aumentar las secreciones del cuello uterino o mantener la vascularización de la mucosa uterina.

Ayuda a controlar el peso previniendo la retención de líquidos, y a usar la grasa para producir energía; es de vital importancia para la salud de la tiroides; estimula el deseo sexual; fortalece los huesos y protege contra el cáncer y la formación de quistes.

No hay que confundir la progesterona natural con los progestágenos o progesterona sintética que se encuentra en preparados hormonales. Esta forma sintética inhibe la producción de progesterona en el organismo, causando serios efectos secundarios.

Nota: en menor medida, la progesterona también es producida por las glándulas adrenales y por el hígado. Los hombres también tienen progesterona en su cuerpo, aunque en muy pequeñas cantidades. Se produce en los testículos y las glándulas suprarrenales.

Los estrógenos

Son producidos por los ovarios, glándulas suprarrenales y células grasas del organismo. Aunque comúnmente se les encapsula en un mismo término, hay tres formas de estrógenos presentes en el cuerpo humano que tienen una función endocrina. Estas hormonas actúan sobre el núcleo de las células y regulan la síntesis de proteínas, lo que explica su importancia tanto en el desarrollo sexual y la reproducción, como en otros procesos físicos y mentales del organismo. Los tres tipos de estrógenos son:

- *Estrona*

Es el menos abundante de los estrógenos. Se sintetiza a partir de la progesterona y su producción tiene lugar en el ovario y en tejido adiposo.

Promueve el desarrollo y el mantenimiento de las estructuras reproductivas de la mujer (especialmente la capa endometrial del útero), las características secundarias sexuales (distribución de la grasa en los pechos, abdomen, pubis, caderas; el tono de voz; el ensanchamiento de la pelvis; y la distribución del vello), y los pechos.

- *Estradiol*

Su síntesis se produce a partir de la testosterona y es el tipo de estrógeno que se encuentra en mayor cantidad en el organismo femenino durante los años de fertilidad.

Ayuda a controlar el balance de líquidos y electrolitos. La mayoría de éstos son minerales esenciales que ayudan a controlar el equilibrio de acidez y alcalinidad del organismo, al mismo tiempo que controlan la secreción de hormonas y neurotransmisores.

- *Estriol*

Se sintetiza a partir de la androsterona y se produce en grandes cantidades durante el embarazo, llegando a aumentar hasta mil veces sus niveles en la orina durante la gestación. La medición de los niveles de estrioles es una prueba muy frecuente para comprobar el estado del feto y de la placenta. Analizando la producción de este estrógeno se pueden detectar problemas y complicaciones como la insuficiencia placentaria, que puede comprometer gravemente la vida del feto.

Estimula la síntesis de proteínas, las cuales ayudan a crear nuevas hormonas y enzimas metabólicas, y a reparar los daños que se crean con el uso y desgaste del organismo.

Los estrógenos y la menopausia

La llegada de la menopausia se traduce en una caída drástica en la producción de estrógenos. Debido a la importancia de estas hormonas en muchos de los procesos del organismo, el descenso de sus niveles repercute de forma negativa, dando lugar a complicaciones y trastornos, como alteraciones en el estado de ánimo, ansiedad, cansancio, sequedad vaginal, aparición de osteoporosis o el incremento del riesgo de sufrir enfermedades cardiovasculares.

Observaciones: en los últimos años, se han llevado a cabo importantes estudios que demuestran que una gran mayoría de los problemas relacionados con **el desequilibrio de las hormonas sexuales viene dada por un exceso de estrógenos (especialmente estrona y estradiol) y una falta de progesterona en el organismo.** Existen varios factores que pueden influir en esto: exceso de xenoestrógenos presentes en el medio ambiente; falta de nutrientes en el hígado y un desequilibrio intestinal.

Los xenoestrógenos

Son compuestos químicos sintéticos nuevos, es decir, que no existen en la naturaleza sino que han sido creados por el hombre, que imitan la acción de los estrógenos naturales. Poseen un efecto estrogénico e incluyen: pesticidas, plásticos, compuestos industriales y drogas farmacéuticas.

Los estrógenos naturales actúan con una molécula más grande llamada receptor, y una vez que lo hacen, la actividad biológica asociada a esa hormona se activa. Básicamente, se enciende el interruptor. Los xenoestrógenos encajan en los mismos receptores que los estrógenos y realizan la misma función que la hormona natural. Pero, además, también pueden a su vez convertirse en más receptores -a veces sinérgicamente- haciendo que el efecto del estrógeno o xenoestrógeno sea más profundo.

Estos químicos tienen la estructura molecular muy parecida a los estrógenos y pueden cumplir diferentes funciones: unirse a los receptores hormonales de las células obstruyendo la respuesta hormonal natural; y destruir los mensajes hormonales. El resultado, en todos los casos es, por un lado, un exceso de estrógenos y, por contrapartida, una deficiencia de progesterona.

Los xenoestrógenos suelen ser productos provenientes del petróleo y solubles en grasa. Así pues, una vez estos químicos entran en nuestro organismo a través de la ingesta de vegetales que han sido rociados con ellos, o bien a través del consumo de animales alimentados con granos rociados con pesticidas, éstos quedan depositados en nuestra grasa, convirtiéndonos en candidatos a sufrir serios desequilibrios hormonales.

Los xenoestrógenos son "anti-adaptógenos ", es decir, interfieren con nuestra habilidad innata de adaptarnos al medio ambiente. Afectan negativamente a la red que conecta nuestra parte neurológica-endocrino-inmunitaria que se encarga de que adaptemos nuestros sistemas para mantenernos sanos. Por otra parte, una dieta pobre en "adaptógenos", o sea, vitaminas, minerales, ácidos grasos esenciales y fitonutrientes (los cuales nos ayudan a desintoxicar el organismo, equilibrar las hormonas y aumentar nuestro potencial de adaptación), nos predispone a sufrir serios problemas de salud.

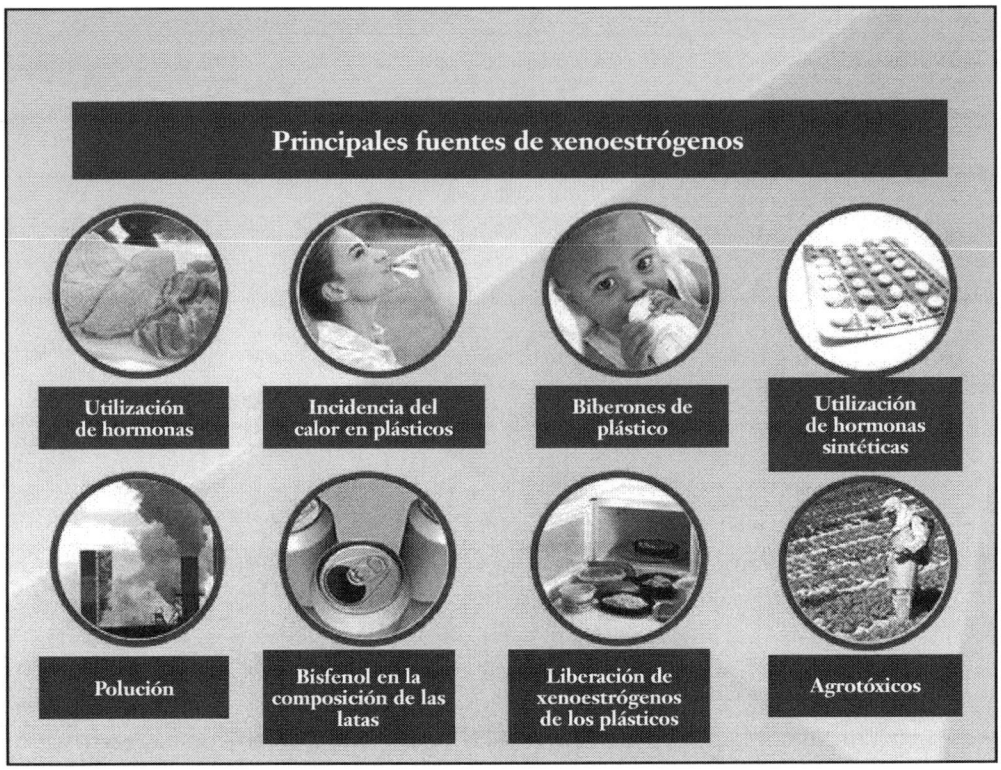

Figura 128. Principales fuentes de xenoestrógenos.

No hay que confundir a los xenoestrógenos con los fitoestrógenos, ya que no actuan de forma similar. Los fitoestrógenos se producen de forma natural en los alimentos vegetales y los xenoextrogenos son artificiales. No hay nada de qué preocuparse con los fitoestrógenos, a menos que los estemos consumiendo de manera aislada y abundantemente.

Probablemente, la diferencia más importante entre los dos es que los xenoestrógenos se acumulan en el tejido adiposo de los seres humanos y animales, mientras que los fitoestrógenos se metabolizan y pasan relativamente poco tiempo en el cuerpo.

En 1992, un equipo de especialistas en reproducción de la Universidad de Copenhague, sorprendió al mundo con el anuncio publicado en el British Medical Journal, en el que el número de espermatozoides se habían reducido aproximadamente un 50% en los países industrializados desde 1938. Ésa fue una gran noticia. Ya que la gente empezó a preocuparse por los xenoestrógenos como causa potencial.

Uno de los artículos más recientes, de hace sólo un par de años, mostró que los xenoestrógenos pueden almacenarse en nuestro tejido adiposo. Los investigadores tomaron muestras de tejido de más de 400 adultos y en un 75% de las muestras se encontró que tenían niveles significativos de xenoestrógenos. El DDT y sus derivados estaban presentes en 98,3% de las muestras.

En los hombres el cáncer sería el peor de los efectos. Los hombres son particularmente susceptibles al cáncer con una mayor exposición a los estrógenos; los estrógenos de cualquier tipo, incluyendo los xenoestrógenos. Menos aterrador es que también pueden tener efectos perjudiciales sobre la composición corporal.

En las mujeres se ha relacionado a los xenoestrógenos con el cáncer de mama. La exposición a estrógenos es reconocida por la American Cancer Society como un factor de riesgo para el cáncer de mama.

Prevención de unos niveles altos de estrógenos

- Beber agua mineral embotellada en recipientes de vidrio.
- Minimizar el consumo de productos envasados en plástico, y especialmente la exposición de estos al sol.
- Eliminar de la dieta las grasas saturadas, productos lácteos, azúcares y estimulantes como el café, té, chocolate y refrescos.
- Evitar siempre que sea posible tomar medicamentos como la píldora o tratamientos hormonales para tratar la menopausia.
- Comer a diario vegetales y frutas.
- Aumentar el consumo de cebollas, ajo, col, brócoli, nabos, coliflor, rabanitos, coles de Bruselas, por su alto contenido en sulfuro.
- Aumentar el consumo de lentejas, centeno, maíz, manzanas, almendras, avena, frutas cítricas, hinojo, apio y algas.
- Tomar a diario suplementos nutricionales:

    - Cinc, cobre, magnesio y vitaminas B2, B6 y B12, son imprescindibles para la degradación y desintoxicación de los estrógenos.

– Vitamina C con Bioflabonoides
– Tomar ácidos grasos esenciales, Omega 3: pescado azul, aceite de oliva, aguacate, algas, garbanzos, lentejas, fresas, etc. Omega 6: aceite de girasol, pipas de girasol, de maíz, de soja, nueces, almendras, aceite de oliva, etc.

Interacciones entre las hormonas gonadales y otros sistemas

Las hormonas gonadales interactúan con otros sistemas como el SNC, cardiovascular y otros sistemas reguladores. Por lo tanto, es de esperar que las fluctuaciones relacionadas con la menstruación puedan provocar modificaciones en la actividad de otros sistemas que puedan justificar la multitud de síntomas del SPM.

TERMINOLOGÍA

No deben confundirse los diferentes términos médicos relacionados con problemas en la menstruación:

Metrorragia: es cualquier hemorragia vaginal, procedente del útero, no asociada al ciclo menstrual por su ritmo o por la cantidad de flujo.

Menorragia: es el aumento anormal del flujo menstrual o de la duración de la menstruación, pero con intervalos intermenstruales normales. Ésta se produce cuando la menstruación se extiende más allá del límite de los siete días o bien implica una pérdida de sangre mayor a 80 ml. En la práctica, esta pérdida no suele cuantificarse, por lo que sólo se tiene en cuenta en aquellas mujeres en que llega a interferir con su vida normal.

Menorrea: es sinónimo de menstruación, o ciclo menstrual normal en mujer en edad fértil.

Proiomenorrea: es el trastorno del ciclo menstrual caracterizado por un intervalo excesivamente corto, generalmente inferior a 21 días, entre una menstruación y la siguiente.

Opsomenorrea: es un trastorno del ciclo menstrual que tarda más de 35 días.

Polihipermenorrea: es la menstruación frecuente y profusa, por aumento de la cantidad de flujo menstrual y acortamiento del intervalo intermenstrual. Es sinónimo de menorragia y de hipermenorrea.

Amenorrea: es la ausencia de menstruación durante más de 90 días.

Oligomenorrea: es el trastorno del ciclo menstrual caracterizado por ausencia de la menstruación durante más de 35 días.

Polimenorrea: es el trastorno del ciclo menstrual caracterizado por una menstruación en periodos menos de 21 días.

Hipomenorrea: es la disminución en la cantidad de flujo menstrual.

Hipermenorrea: es el aumento en la cantidad de flujo menstrual.

CONCEPTO OSTEOPÁTICO DEL SPM

ETIOLOGÍA Y FISIOPATOLOGÍA DEL SPM

No hay una única causa identificable. Se han propuesto varios factores etiológicos.

Como mecanismos fisiopatológicos se han barajado modificaciones hormonales ováricas, endocrinas y neuronales:

- Bajos niveles de progesterona
- Altos niveles de estrógenos-descenso de estrógenos
- Cambios del cociente estrógeno-progesterona
- Aumento de la actividad renina-angiotensina-aldosterona
- Aumento de la actividad suprarrenal
- Descenso de endorfinas endógenas
- Modificaciones de la respuesta a las prostaglandinas
- Secreción excesiva de prolactina
- Déficit de vitaminas (calcio y magnesio y vitamina B6)
- Hiperactividad simpática (aorta e ilíaca), muy importante
- Anomalías de posición uterina adquiridas
- Lesiones osteopáticas sacras, ilíacas, lumbares, coxofemorales
- Abortos provocados
- Infecciones genitales
- Endometriosis: la endometriosis consiste en la aparición y crecimiento de tejido endometrial fuera del útero, sobre todo en la cavidad pélvica como en los ovarios, detrás del útero, en los ligamentos uterinos, en la vejiga urinaria o en el intestino.
- Dispareunia: coito difícil o doloroso
- Hiperfoliculina: secreción exagerada de la hormona sexual ovárica foliculina
- Factores psicoafectivos, emocionales o psicológicos
- En presencia de un conflicto familiar, profesional o conyugal
- En la joven con la aparición de sus primeras reglas
- Tras embarazos
- Más frecuentemente en las personas pasivas

- Causas ovarianas
- Utilización de estroprogestágenos (estrógenos sintéticos)
- Alimentación desequilibrada. Los grandes enemigos del sistema genital femenino son los lácteos y el cerdo. Así como el consumo de azúcares.

Características patológicas del SPM

Se caracteriza por el edema, la vasodilatación, la estasis abdominal, pudiendo generalizarse al conjunto de vísceras abdominales y dar lugar a un estado congestivo pelviano: denominador común de los síndromes intermenstruales y premenstruales.

Los trastornos son imputables a la existencia de un estado congestivo pelviano con una participación hormonal.

SIGNOS CLÍNICOS

Los signos clínicos son muy variados de una mujer a otra, y nunca se presentan todos juntos.

Disfunciones circulatorias

- Hiperemia abdominal y mamaria, se le hincha el vientre o el pecho
- Accesos de calor, sofocos
- Sudores profusos
- Cefaleas
- Vértigos
- Leucorreas (flujo blanco) crónicas
- Sensación de pesadez
- Dolores abdominales
- Piernas pesadas
- Dismenorreas (difícil o dolorosas)

- Flujo menstrual escaso, oscuro (cargado de deshechos), coagulado. Si le ocurre esto, hay que preguntarle inmediatamente si toma la píldora anticonceptiva. Bajo tratamiento con estrógenos y progestágenos de síntesis, se produce una inhibición de la ovulación y, al final del mes, no hay reglas. Lo que se produce es una hemorragia por deprivación, un ciclo artificial producido por estos estrógenos sintéticos. Esta hemorragia por deprivación es cuantitativamente más reducida en relación a las reglas normales. Si la mujer no pierde la cantidad normal de sangre, esta va a quedar en el interior y congestiona todo el circuito.

Disfunciones neurovegetativas

- Insomnio
- Anorexia
- Avidez por ciertos alimentos
- Fatiga
- Letargia
- Agitación
- Alteración de la libido

Disfunciones neurológicas

- Lipotimias o síncopes
- Manifestaciones tetánicas
- Convulsiones
- Mareos
- Vértigos
- Parestesias
- Temblores

Disfunciones cardio-vasculares

- Precordialgias: dolores en la región anterior del corazón
- Extra-sístoles: contractura prematura de la aurícula o del ventrículo, o de ambos, independiente del ritmo normal
- Palpitaciones

Disfunciones digestivas

- Nauseas
- Diarreas
- Dispepsias
- Disquinesia biliar
- Colitis
- Síndrome esofagiano (reflujo)
- Modificaciones del tránsito intestinal
- Crisis hemorroicas. Las hemorroides son varices intestinales, hay una pérdida de la elasticidad venosa, hay una estasis local. Cuando la mujer está congestionada, la estasis local es mayor pudiendo desencadenar este brote hemorroidal
- Trastornos hepáticos
- Ictericia durante el periodo catamenial, del 18 al 28

Disfunciones respiratorias

- Tos espasmódica (irritativa)
- Picores en la garganta
- Molestia en la fonación premenstrual o menstrual (incluso pérdida de la voz)
- Afección catarral de la mucosa nasal caracteriza por obstrucción nasal, derrame mucosos o mucopurulento y estornudos (coriza)

Disfunciones dermatológicas

- Prurito anal
- Herpes catamenial, del 18 al 28, bucal o vaginal
- Acné
- Piel grasa
- Cabello graso
- Cabello seco
- Desarrollo excesivo del bello (hirsutismo)
- Hiperhidrosis plantar
- Picazón o irritación molesta de la piel de la vagina y en el área circundante de la vulva, (prurito vulvar).

Disfunciones urinarias

- Dolor de vejiga (cistalgias)
- Emisión anormalmente frecuente de orina (polaquiuria)

Disfunciones alérgicas

- Urticaria
- Edema agudo circunscrito angioneurótico de la piel (angioedema o edema de Quincke)

Disfunciones psíquicas

La sintomatología psíquica premenstrual es extraordinariamente frecuente:

- Alteraciones de la conducta: disminución de la eficiencia, aislamiento social.
- Afectivas: tristeza, cólera, ansiedad, depresión, irritabilidad y labilidad emocional.
- Cognitivas: disminución de la concentración, indecisión, pensamientos suicidas, ideación paranoide.

Estos síntomas conductuales y del ánimo son los que más disconfort producen a las mujeres y son los que las llevan a tomar medicación más frecuentemente.

Disfunciones osteoarticulares

- Dolores lumbares, lumbosacros o sacro-coxígeos

Existen tres posibilidades principales:

Primera posibilidad: no existen etiologías mecánicas (disfunciones osteopáticas, traumatismos), y los dolores aparecen insidiosamente en uno de los dos molimen o durante las reglas. La disfunción primaria es congestiva; y si dura en el tiempo, podrá producir una disfunción secundaria articular.

Segunda posibilidad: existe una etiología mecánica precisa con respecto al origen de los dolores que presenta la paciente, y éstos aumentan en uno de los dos molimen o durante las reglas. La disfunción primaria es articular lumbar, ilíaca o sacra; y la disfunción secundaria es congestiva pelviana.

Tercera posibilidad: existen antecedentes emocionales (depresión, ansiedad, miedos, etc.), y la paciente refiere más molestias cuando se siente peor emocionalmente. La disfunción primaria es emocional y la disfunción secundaria es congestiva pélvica.

Este análisis permitirá al osteópata definir la prioridad terapéutica.

Observaciones

La característica común a todos los síntomas, ya sean psíquicos o físicos, es que aparecen antes de la menstruación, que afectan a la rutina diaria o al trabajo de las mujeres que padecen SPM y que dicha sintomatología desaparece con la menstruación, siguiéndose de un periodo libre de síntomas hasta el siguiente periodo premenstrual.

Aunque lo típico de la sintomatología es su aparición en la fase lútea (ultimas dos semanas del ciclo menstrual), hay una considerable variación en la duración de los síntomas. La mayoría de las mujeres que solicitan tratamiento experimentan los síntomas una o dos semanas, pero se han observado otros patrones. Algunas mujeres experimentan el disconfort unos días alrededor de la ovulación y luego otra vez en la semana premenstrual; por el contrario, otras pueden padecer las molestias solamente unos días antes de la regla.

La afectación de la vida diaria es un criterio fundamental para valorar la gravedad del SPM. Hay un deterioro de las relaciones familiares, sociales, laborales y en la actividad sexual que afecta entre el 15 y el 30% de las que padecen este trastorno.

CONCEPTO EMOCIONAL DEL SPM

Si yo vivo un síndrome premenstrual altamente doloroso, con mucha inflamación, que me impiden hacer mi vida normal y provocan en mí muchas alteraciones, debo estar viviendo un conflicto de confusión.

Estoy ante la disyuntiva de disfrutar de ser mujer y sufrirlo como una mártir. Es una confusión que me domina mes a mes. Algo en mí rechaza el haber nacido mujer. Debo revisar si mis padres no deseaban un niño, gracias a lo cual yo pude haber nacido con la orden de que "ser mujer es malo" o "ser mujer implica sufrir".

EXÁMENES CLÍNICOS

1. La leucorrea

El término leucorrea significa literalmente "secreción blanca". A veces suele utilizarse este término para designar la secreción de flujo vaginal (las secreciones normales de la vagina y del cuello del útero), pero no debemos equivocarnos.

La leucorrea es un flujo no sangrante que procede del aparato genital femenino. Puede deberse a una secreción cervical abundante y/o a una excesiva descamación de la vagina, provocada por lo general por una infección baja del aparato genital.

El osteópata deberá precisar los períodos de aparición:

Premenstrual / Intermenstrual / Posmenstrual

No habrá que olvidar que la leucorrea es bastante a menudo una llamada de atención en ginecología, y que si la leucorrea benigna acompaña generalmente a los estados congestivos pélvicos, su suspensión gracias a las técnicas de descongestión no debe enmascarar una etiología más grave.

Ante una leucorrea se debe (ginecólogo):

- Determinar si es fisiológica o patológica
- Evidenciar el o los gérmenes etiológicos
- Indicar un tratamiento eficaz y prevenir las recidivas

Estado fisiológico de la vagina

La vagina presenta como datos de normalidad:

- Un pH ácido: 3.8-4.6.

- La acidez está relacionada con la transformación del glucógeno de las células vaginales en ácido láctico, hecho que depende de la presencia de bacilos de Doderlein y de la impregnación estrogénica.
- La acidez vaginal protege de infecciones, pero puede favorecer el desarrollo de micosis.

a. Leucorrea fisiológica

Tiene un origen doble, la secreción cervical y la descamación vaginal.

- La secreción cervical:

    – Preovulatoria
    – Aspecto de clara de huevo
    – Transparente
    – Almidona la ropa

- La descamación vaginal:

    – Premenstrual
    – Aspecto lechoso

La leucorrea fisiológica no presenta signos funcionales asociados y evoluciona sin tratamiento.

b. Presunción diagnóstica de la leucorrea

A favor del carácter fisiológico de la leucorrea:

- Características del flujo

    – Secreción transparente o de aspecto lechoso
    – Ausencia de olor
    – Aparición periovulatoria

- Ausencia de factores ginecológicos desencadenantes
- Ausencia de signos funcionales asociados
- Ausencia de enfermedad en la o las parejas sexuales
- Frotis en fresco; no se observan leucocitos polimorfonucleares, ni esporas, ni hifas micóticas ni tricomonas.

c. Carácter patológico de la leucorrea

- Características del flujo

    - Abundacia, color variable, olor
    - Aparición después de relaciones sexuales, aborto, parto o maniobras uterinas

- Existencia de signos funcionales acompañantes. Prurito vulvar, escozor, dispareunia, dolor pélvico, polaquiuria, disuria
- Existencia de alteraciones en la o las parejas sexuales
- Frotis en fresco. Se observan leucocitos polimorfonucleares, esporas, hifas micóticas o tricomonas.

Suele ser necesario cultivo microbiológico con antibiograma para precisar el o los gérmenes responsables, las asociaciones microbianas son muy frecuentes.

Los principales cuadros que provocan leucorrea patológica son los que se incluyen en la tabla 3 con sus características correspondientes.

Tabla 3.
Características del flujo vaginal según la causa

Patología	cantidad	color	consistencia	olor
Candidiasis	Escasa Moderada	Blanco-amarillento	Grumosa	Indiferente
Tricomonas	Aumentada	Amarillo-verdoso	Espumosa	Maloliente
Vaginosis	Moderada	Blanco-grisáceo	Homogéneo-adherente	Maloliente

2. Los senos

Generalmente aumentan de volumen, duelen; a veces con una irritación de los pezones y una circulación superficial. El uso del sujetador es a veces difícilmente soportable.

En algunas mujeres se puede constatar la presencia de nódulos, limitados y móviles, sin adenopatía axilar, o sea, sin enfermedad en los ganglios.

La mastopatía aparece más frecuentemente en el molimen catamenial.

3. La sobrecarga ponderal

Varía generalmente entre 500 gr. y 3 kg. Aparece mas fácilmente en el molimen catamenial y desaparece tras la regla.

Se localiza preferiblemente en la mitad inferior del cuerpo en forma de obesidad ginoide.

DIAGNÓSTICO OSTEOPÁTICO

Aunque puede realizarse un diagnóstico provisional basándose en la descripción sintomática, el diagnóstico debe ser confirmado con un diario prospectivo durante al menos dos ciclos consecutivos.

Ante una paciente probablemente afecta de síndrome premenstrual la sistemática de estudio consistiría en:

1. Realización de historia cínica detallada incluyendo la descripción de los síntomas y duración de los mismos, así como su relación con el ciclo menstrual.

2. Evaluación de diagnósticos diferenciales mediante la exploración física o pruebas complementarias especificas (útero, trompas, ovarios, vejiga, etc.).

3. Observación prospectiva de los síntomas mediante la autoevaluación diaria de su presencia e intensidad por al menos dos ciclos.

4. Evaluación del registro de calendario, estableciendo el diagnóstico.

5. Eventual valoración psicológica.

6. Diagnóstico osteopático de la pelvis y de T9 a L2 como áreas principales; así como del eje cráneo-sacro y cadenas lesionales.

TRATAMIENTO OSTEOPÁTICO

Nota: todo tratamiento de osteopatía visceral ha de ir precedido de un correcto equilibrio de la estructura. No debemos olvidar el enunciado de Still "la estructura gobierna la función".

El tratamiento para el SPM se compone de dos partes, la enfocada al tratamiento en consulta por parte del osteópata, y la enfocada a la realización en casa por parte de la paciente de movimientos terapéuticos de descongestión.

El tratamiento en consulta lo realizaremos 2-3 días antes de la supuesta fecha en la que le debe bajar la regla a nuestra paciente.

PROTOCOLO TERAPÉUTICO PARA EL SPM

1. Tejido conjuntivo, C.B.
2. Cadena estática visceral, CEV
3. Percusiones sacras
4. Técnica de inhibición de la hiperactividad simpática de T9 a L2
5. Técnicas reflejas periósticas de T9 a L2
6. Diafragma abdominal
7. Diafragma pélvico
8. Maniobra abdominal general, en inspiración. 4-5 veces
9. Reflejo dinamogénico-cardiovascular, en sentido contrario a las agujas del reloj
10. Solicitación de las reglas (entre los días 26 a 30):

    – Circunducciones femorales pasivas bilaterales
    – Circunducciones tibiotarsianas pasivas bilaterales
    – Fricciones circulares con vibraciones sobre las regiones ováricas derecha e izquierda y sobre la cara anterior del útero.

11. Movimiento ortovisceral, 3-4 veces

1. Tejido conjuntivo, C.B.

Vér página 130.

Todos los pases específicos para solicitar la regla se encuentran dentro de la construcción de base excepto dos, que los incluiremos dentro de la misma. Estos dos pases son los enganches a la tuberosidad isquiática y los enganches a la fosa retrotrocantérica.

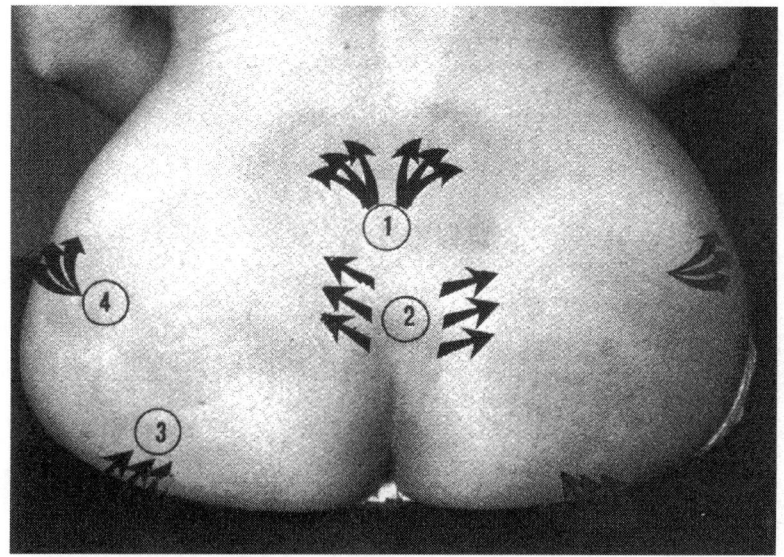

Foto 59. Tejido conjuntivo específico para solicitar la regla.

2. Cadena estática visceral, CEV

Vér página 145.

3. Percusiones sacras

Vér página 134.

4. Técnica de inhibición de la hiperactividad simpática de T9 a L2

Vér página 135.

5. Técnicas reflejas periósticas

Vér página 136.

6. Diafragma abdominal

Vér página 137.

7. Diafragma pélvico

Vér página 141.

8. Maniobra abdominal general, en inspiración. 4-5 veces

Vér página 143.

9. Reflejo dinamogénico cardiovascular

Las fricciones circulares abdominales, los masajes suaves rectales, los movimientos terapéuticos de descongestión y la gran maniobra abdominal ponen en juego el poderoso reflejo dinamogénico cardiovascular, influyendo sobre el estado local y, por vía de retorno, el estado general.

Los efectos producidos son mecánicos y sobre todo reflejos.

El reflejo dinamogénico cardiovascular encuentra su origen en los plexos abdomino-pelvianos, movilizados a través de la pared abdominal y las asas intestinales del intestino delgado.

En el reflejo dinamogénico cardiovascular las fricciones circulares deben ser dulces, breves y sin vibraciones.

Durante el tratamiento, asistimos a una vasoconstricción de los capilares locales y a una sístole.

Después del tratamiento, asistimos a una vasodilatación, a una diástole, a un aumento de la amplitud del pulso y a una aceleración de la circulación de retorno.

Estos resultados dependen de la intensidad de la intervención manual del osteópata. Efectivamente, si el tratamiento es demasiado insistente, prolongado o violento, los resultados obtenidos serán diametralmente opuestos a lo que queremos obtener.

Estos resultados fueron demostrados clínicamente y experimentalmente sobre la rana y después sobre la mujer, por Thure Brandt en Berlín en 1893 y por el Doctor Stapfer, Goltz y Romano en París en 1912, sucesivamente directores de clínica en ginecología en el hospital Baudeloque en París.

La paciente en decúbito supino, con las rodillas y cabeza semiflexionados. El osteópata en sedestación a un lado de la paciente. Se trabajan los nueve cuadrantes del abdomen, un minuto por cuadrante, aplicando un masaje muy superficial en sentido contrario a las agujas del reloj.

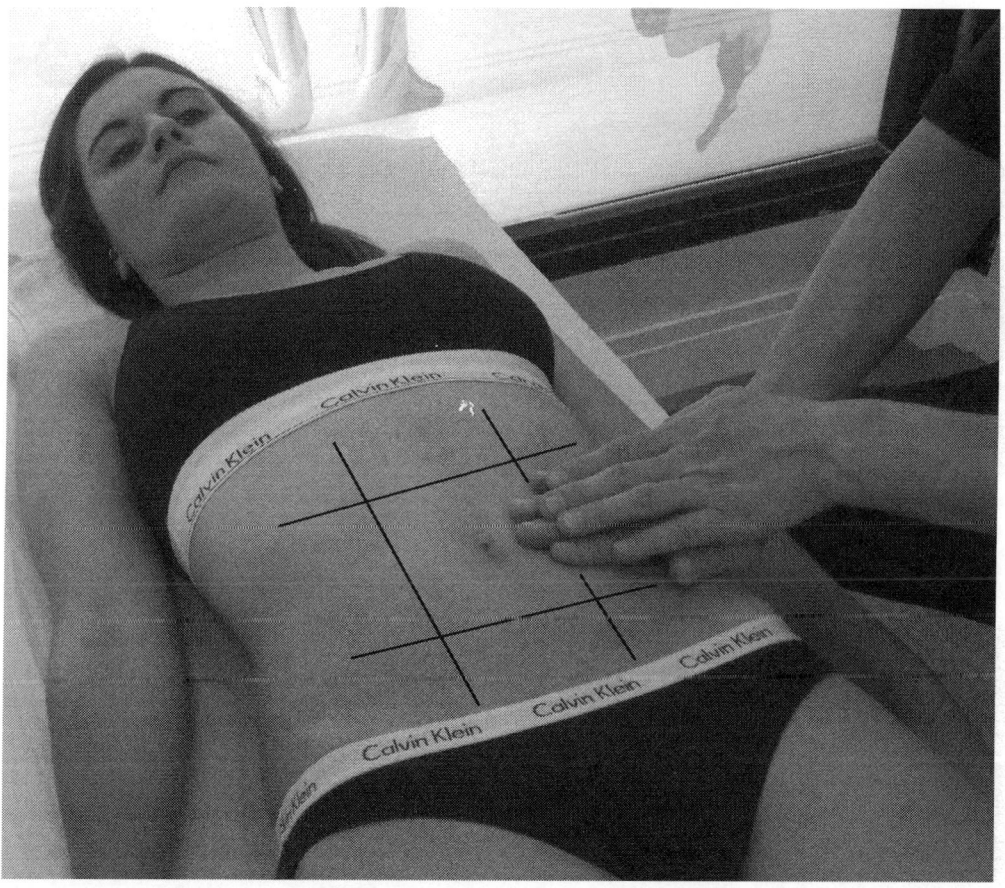

Foto 60. Reflejo dinamogénico cardiovascular.

10. Solicitación de las reglas
Entre los días 24 a 27 del ciclo

Todas las amenorreas se acompañan de un estado congestivo pélvico.

Bajo la toma de estroprogestágenos, la hemorragia por deprivación se manifiesta cuantitativamente reducida con relación a las reglas normales, originando un estado congestivo pélvico, o incluso aumentándolo.

Las técnicas destinadas a favorecer la reaparición de las menstruaciones permiten suprimir el síntoma de amenorrea, y cuando los movimientos terapéuticos de descongestión son previamente realizados, la vuelta del flujo menstrual es cualitativa y cuantitativamente satisfactorio.

La solicitación de las reglas se compone de las siguientes técnicas:

- Circunducciones femorales pasivas bilaterales
- Circunducciones tibiotarsianas pasivas bilaterales
- Fricciones circulares con vibraciones sobre las regiones ováricas derecha e izquierda y sobre la cara anterior del útero

• *Circunducciones femorales pasivas bilaterales*

La paciente en decúbito supino con las rodillas en extensión. El osteópata en bipedestación a un lado de la paciente. Realizamos de 8 a 10 circunducciones femorales pasivas bilaterales, destinadas a comprimir las arterias útero-ováricas.

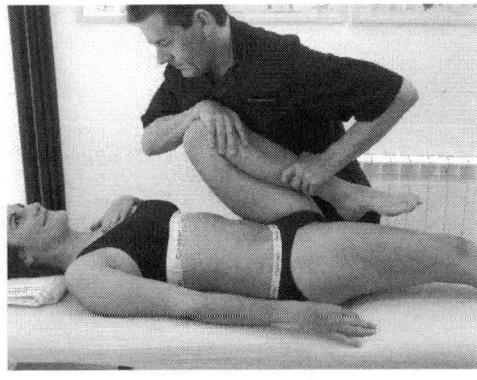 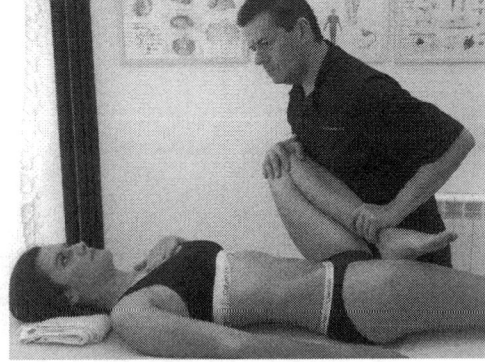

Foto 61. Circunducciones femorales, inicio.   Foto 62. Circunducciones femorales, final.

• *Circunducciones tibiotarsianas pasivas bilaterales*

La paciente en decúbito supino, con las rodillas en extensión. El osteópata en bipedestación a un lado de la paciente. Realizamos de 8 a 10 circunducciones tibiotarsianas pasivas bilaterales, en posición inclinada, para favorecer el retorno venoso.

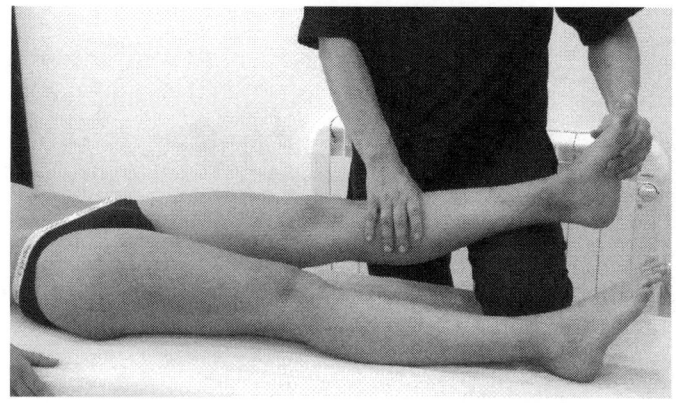

Foto 63. Reflejo dinamogénico cardiovascular.

• *Fricciones circulares con vibraciones sobre las regiones ováricas derecha e izquierda y sobre la cara anterior del útero*

La paciente en decúbito supino, con las rodillas en extensión. El osteópata en bipedestación a un lado de la paciente. Realizamos fricciones circulares con vibraciones sobre las regiones ováricas derecha e izquierda, y sobre todo en la cara anterior del cuerpo uterino.

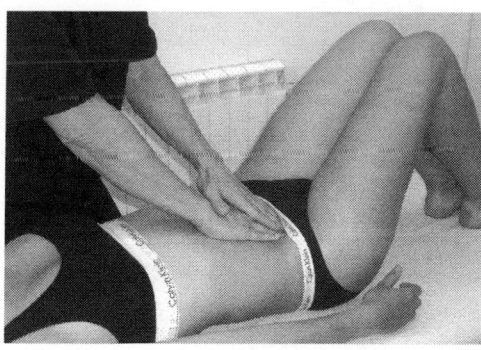

Foto 64. Fricciones circulares sobre los ovarios.

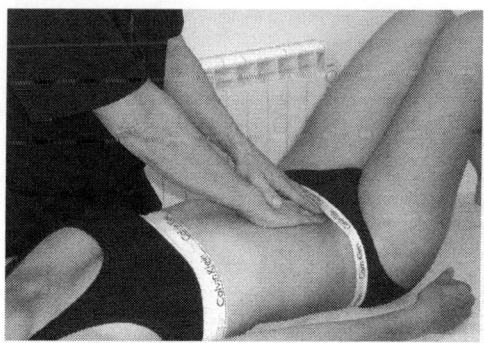

Foto 65. Fricciones circulares sobre la cara anterior del útero.

11. Movimiento ortovisceral, 3-4 veces

Esta técnica no forma parte de los movimientos terapéuticos de descongestión.

Tampoco tiene ningún efecto vaso constrictor ni hemostático.

Este movimiento lo realizamos 4 o 5 veces para crear una agitación circulatoria abdominal saludable.

La paciente en sedestación en un taburete. El osteópata en bipedestación por detrás de la paciente sujetándola por las axilas.

En un primer tiempo, la paciente espira profundamente dejando caer el peso de su cuerpo, mientras el osteópata le guía en este movimiento. En un segundo tiempo, solicitamos a la paciente una inspiración profunda, momento en el cual el osteópata levanta a la paciente, sin su colaboración, todo lo posible sin llegar perder el contacto de la región glútea con el taburete.

Se repite 3 o 4 veces al final de cada sesión.

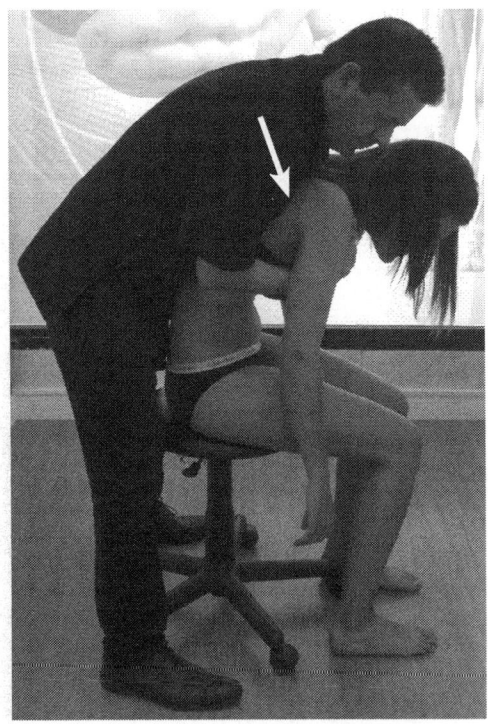 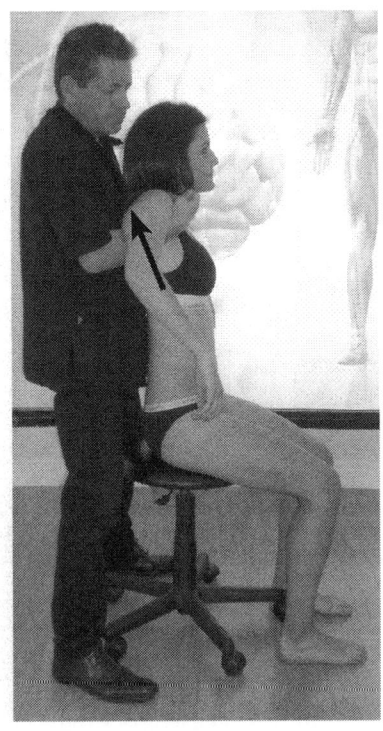

Foto 66. Movimiento ortovisceral, inicio.   Foto 67. Movimiento ortovisceral, final.

MOVIMIENTOS TERAPÉUTICOS DE DESCONGESTIÓN

Los movimientos terapéuticos de descongestión provocan alteraciones locales en la presión y volumen de la masa sanguínea. Son vaso constrictores y hemostáticos (detienen el flujo sanguíneo o hemorrágico). Intervienen por vía mecánica y por vía refleja.

La acción mecánica

Está representada por una derivación pasiva y activa. La derivación pasiva se explica mediante la posición en declive y el papel de la pesadez. Intervienen sobre la circulación venosa y directamente sobre la estasis. La derivación activa está representada por la contracción muscular específica. Interviene mediante la circulación arterial, modificando el aporte de sangre nueva a la zona congestionada.

La acción refleja

Deriva directamente de los fenómenos mecánicos provocados. Obligando a los vasos a encogerse, debido a la disminución de presión de su contenido, se produce un despertar de la contractilidad de los vasos.

La acción mecánica interviene sobre los centros vaso-motores y los estimula. La repetición de excitaciones sobre estos centros vaso-motores acaba por condicionarlos, lo que permite la persistencia de los efectos: teoría de Frank sobre la repetición de las excitaciones.

Indicaciones

Estos movimientos pueden ser utilizados con intenciones descongestivas o hemostáticas:

- Hemorragias consecutivas por la presencia de un dispositivo intrauterino.
- Metrorragias benignas. Son pérdidas de sangre fuera de la regla. Hay que verificar el carácter benigno de estas metrorragias, ya

que una metrorragia puede ser el síntoma de una patología maligna. Toda metrorragia hay que considerarla en un primer tiempo como algo sospechoso, hasta que el carácter benigno no haya sido verificado (ginecólogo).

- Amagos de interrupción espontánea de embarazo en los 3-4 primeros meses.

  La mujer embarazada que en los meses más delicados (3-4 primeros), tiene hemorragias que comprometen su embarazo, realizará los movimientos terapéuticos por la mañana y noche durante los 3-4 primeros meses. Los resultados son muy eficaces.

- Menorragias fibromentosas. Aquella mujer que tiene un fibroma tiene, en general, un flujo menstrual cuantitativamente importante y de larga duración. Se puede lograr que este fibroma sea silencioso.

Se pueden utilizar en los estados congestivos pélvicos con un objetivo de descongestión, con la condición de que estos movimientos se hagan en el periodo de aparición de la sintomatología congestiva. Es decir, bien en el molimen catamenial, del día 18 al 28 (lo más frecuente), o en el molimen intercalar, del día 8 al 14 (menos frecuente). O bien del día 8 al 28, cuando se han unido los dos molímenes, con la condición que los movimientos terapéuticos sean efectuados durante un trimestre.

Si la regla llega antes del día 28, se le dice a la mujer que pare de hacer los movimientos descongestivos y que comience de nuevo a partir del día 18 del ciclo.

Si la regla no llega antes del día 28 del ciclo, se le dice que pare el movimiento y espere hasta la llegada de la regla.

En consulta, veremos a estas mujeres entre los días 24 y 27 del ciclo. Nuestro objetivo será solicitar la regla, sobre todo si se ha estado bajo tratamiento anticonceptivo, pues al parar de tomar anticonceptivos se desencadenan amenorreas con frecuencia y la mujer no tiene más la regla, pues hemos pasado de un estado donde la función ha sido bloqueada con la píldora a un estado de libertad, pero a veces esta función no se reanuda con normalidad.

Si queremos que esta descongestión sea eficaz, es necesario que el flujo menstrual sea cuantitativamente satisfactorio.

Contraindicaciones

Estos movimientos son inoperantes en ciertos casos:

- Menopausia, pues ya no hay reglas
- Amenorreas primarias
- Embarazo
- Administración de estroprogestágenos. Hay que dejar de tomar la píldora
- Lactancia

Los movimientos terapéuticos de descongestión son dos

- Movimiento de los abductores
- Movimiento de extensión cruro-fémoro-ilíaco

El movimiento de abductores es el más frecuentemente utilizado en los estados congestivos pélvicos.

Estos movimientos deben ser efectuados durante un trimestre, 3 ciclos. El osteópata deberá desconfiar de los fenómenos de hábito y a veces remplazar un movimiento de descongestión por otro.

Los resultados de estos movimientos terapéuticos de descongestión son duraderos y espectaculares, a condición de que sean perfectamente ejecutados en los períodos precisos de la aparición de la sintomatología congestiva, y que ningún ejercicio gimnástico sea ejecutado durante el trimestre de descongestión, con el fin de no dañar la naturaleza de los movimientos terapéuticos. Especialmente ejercicios que tiendan a generar aumento del tono muscular del piso pelviano.

Estos movimientos terapéuticos de descongestión no puede realizarlos una sola persona. Exigen cooperación.

Sin embargo:

- No exigen por parte del ayudante una competencia particular.
- El número de movimientos a ejecutar se limita de 4 a 7 y no requieren más que unos minutos de trabajo, a la mañana y a la noche, sin horarios impuestos, únicamente en los molimen indicados.

La evolución es trimestral; la sintomatología congestiva se reduce de un mes a otro. Aunque el movimiento haya sido efectuado de 4 a 7 intervalos, dependiendo de la categoría de los movimientos realizados, la descongestión obtenida dura aproximadamente 5 ó 6 horas. Esta es la razón por la cual estos movimientos deben ser efectuados mañana y noche, con el fin de mantener una derivación satisfactoria en el molimen indicado. Al final del ciclo, la llegada del flujo menstrual permite, de un mes a otro, un fenómeno de autorregulación.

Durante el trimestre, mientras que la paciente efectúa los movimientos de descongestión, el osteópata le aconsejará ir a verle una vez al mes; entre los días 24 y 27 del ciclo, con el fin de impulsar sus reglas, por método mecánico y reflejo, y permitir así la descongestión previamente efectuada y hacer concreto el flujo menstrual cuantitativa y cualitativamente satisfactorio.

Influencia del piramidal de la pelvis y de la masa común sacro lumbar en la lesión circulatoria pélvica

Los movimientos terapéuticos descongestionantes, descubiertos por Thure Brandt y H. Stapfer, se basan en el principio siguiente: un músculo que trabaja moviliza una cantidad de 6 a 8 veces superior de sangre que un músculo en reposo (ley de Chauveau y Marey). Se trata de excitar a las masas musculares cuyas arterias y venas nutrientes se encuentran unidas indirectamente en derivación a las del sistema útero-ovario. La resultante de todo ello es una derivación sanguínea, es decir, una descongestión capaz de dispersar sobre los 2.400 m2 de territorio capilar, influenciando así el estado local y, por vía de retorno, el estado general. Los únicos músculos que poseen un sistema arterio-venoso unido en derivación sobre el sistema útero-ovario (arterias ováricas y uterina) son:

1. La masa común sacro lumbar irrigada por las arterias lumbares que toman su origen al nivel de la aorta abdominal y por la arteria ilio-lumbar que es una rama de la arteria glútea.

2. Los músculos pelvi-trocantéreos irrigados por la arteria glútea que tiene su origen en la ilíaca interna, bajo la uterina y por medio de

la isquiática, bajo la ramificación uterina. Entre los músculos pelvi-tro-cantéreos figura el piramidal de la pelvis (arterias sacras, arteria glútea) y, de esta manera, juega un papel en la lesión circulatoria pélvica.

Movimiento de los abductores

La paciente en decúbito supino, con ambas rodillas flexionadas. El osteópata en sedestación, a caballo, sobre la camilla a los pies de la paciente. Foto 68.

En un primer tiempo, la paciente espirando levanta la pelvis de la camilla y realiza una abducción de sus muslos, contra la resistencia moderada ejercida por el osteópata sobre la cara externa de sus rodillas, el cual permite que la abducción se produzca. Se repite 7 veces. Foto 69.

En un segundo tiempo, la paciente espirando nuevamente, levanta la pelvis de la camilla y mantiene sus muslos en abducción mientras que el osteópata los acerca el uno contra el otro contra la oposición ejercida por la paciente, la cual permite que la aducción se produzca. Foto 70.

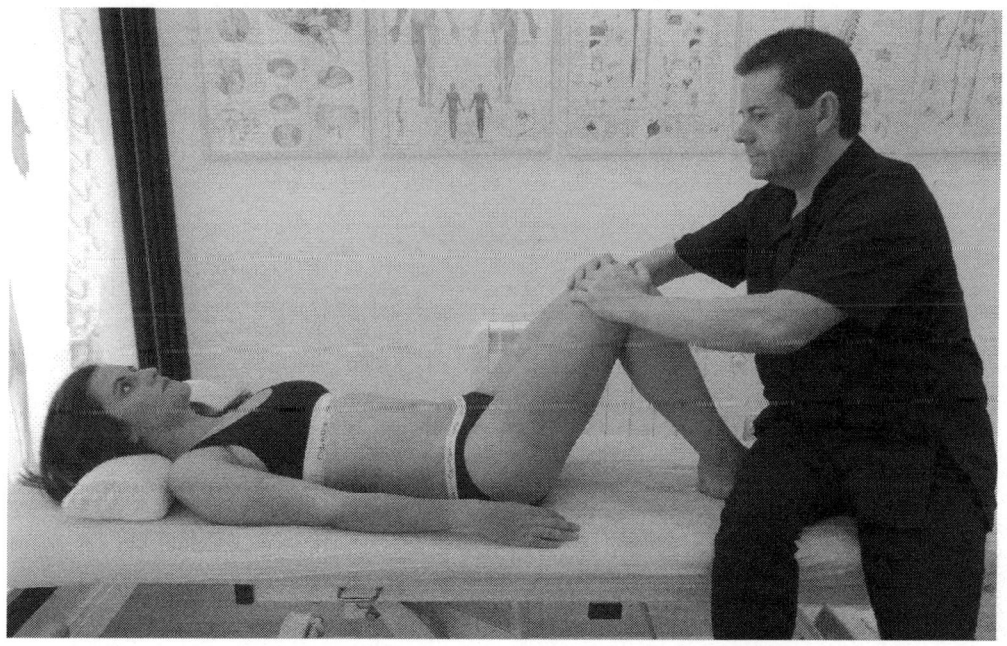

Foto 68. Movimiento de los aductores. Posición de partida.

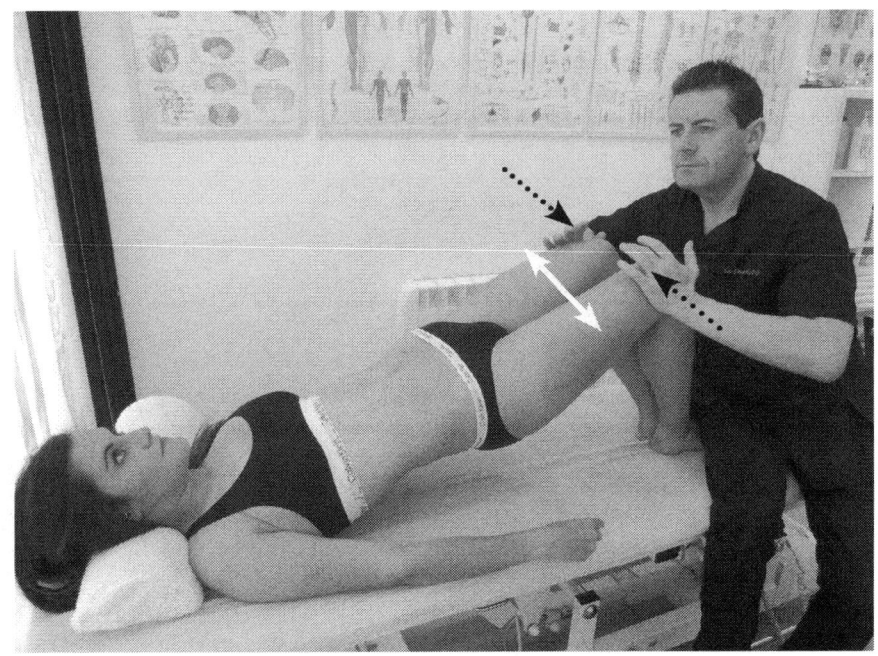

Foto 69. Movimiento de los aductores, primer tiempo.

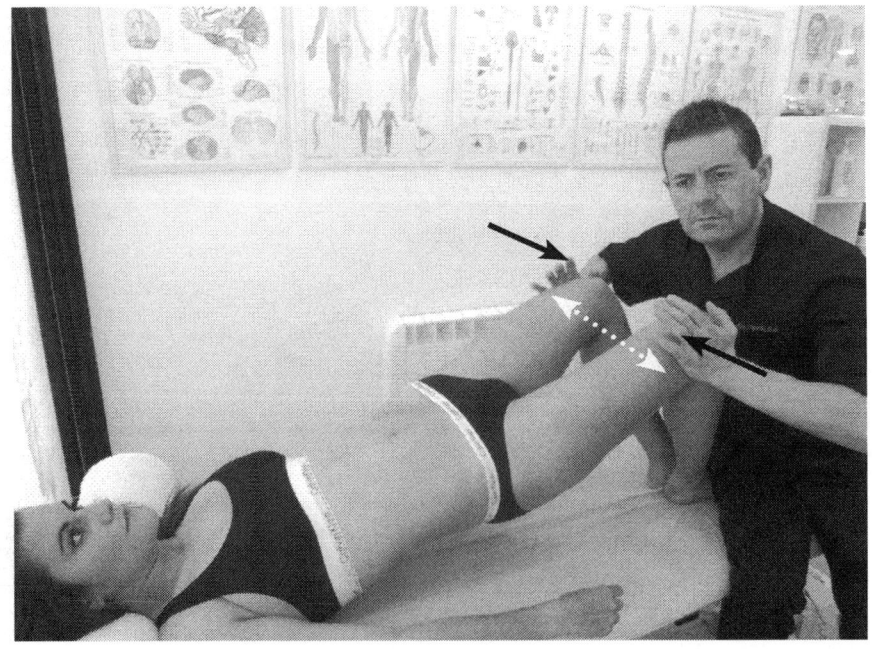

Foto 70. Movimiento de los aductores, segundo tiempo.

Movimiento de extensión cruro-fémoro-ilíaco

La paciente en bipedestación con las manos apoyadas sobre la camilla. El osteópata en cuclillas junto a la pierna a trabajar.

En un primer tiempo, la paciente realiza la extensión de su pierna extendida contra la resistencia del osteópata, el cual permite el movimiento. Se repite 7 veces en ambas extremidades.

En un segundo tiempo la paciente mantiene la extensión de su pierna, mientras que el osteópata la desciende progresivamente hacia el suelo, contra la resistencia que opone la paciente; pero la paciente permite el movimiento. Se repite 7 veces en ambas extremidades.

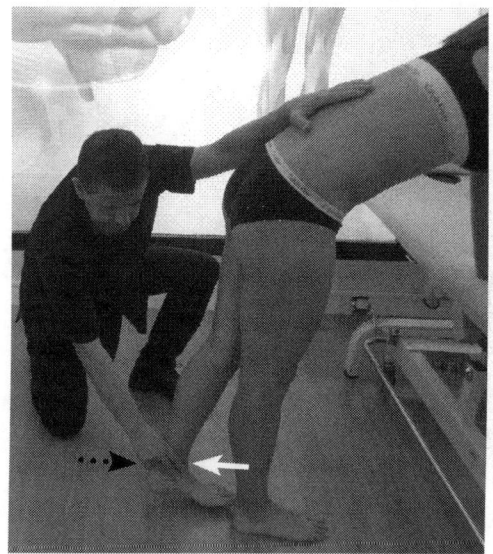 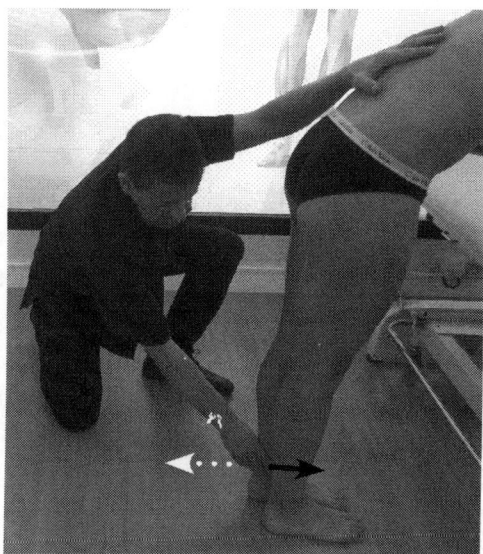

Foto 71. Movimiento de extensión cruro-fémoro-ilíaco, primer tiempo.

Foto 72. Movimiento de extensión cruro-fémoro-ilíaco, segundo tiempo.

INCIDENTES Y ACCIDENTES PRODUCIDOS POR LOS ANTICONCEPTIVOS HORMONALES: LA PÍLDORA

Una de las principales etiologías que producen el síndrome premenstrual es la toma regular de la píldora anticonceptiva. Por lo tanto, cualquier mujer afectada de esta patología debe dejar de tomar la píldora anticonceptiva para obtener un resultado terapéutico satisfactorio.

Bajo tratamiento con estrógenos y progestágenos de síntesis se produce una inhibición de la ovulación, lo que produce que a final de mes la mujer no tenga la regla. Lo que se produce es una hemorragia por deprivación, un ciclo artificial producido por los estroprogestágenos.

Esta hemorragia por deprivación es cuantitativamente más reducida con relación a las reglas normales. Si la mujer no pierde la cantidad normal de sangre, esto va a producir una congestión de todo el circuito.

El sangrado por deprivación es un sangrado que se produce en los días de descanso de un anticonceptivo hormonal. Este sangrado supone eliminar de manera natural ciertas hormonas, pero no es menstruación, ya que a causa del método contraceptivo no se ha creado un óvulo y este no ha de eliminarse junto a los tejidos que lo acompañan.

No obstante, los avances en estos métodos para evitar el embarazo y que evitan el ovulación hoy no implican de forma necesaria hacer descansos y por lo tanto pueden dar lugar a que cada usuaria de los mismos decida si quiere sangrar o cuando. A estos se les llama de duración prolongada y los que más permiten hasta ahora ser tomados de esta manera, es decir de forma continuada, son algunas píldoras anticonceptivas.

La utilización prolongada de la píldora anticonceptiva está probablemente ligada a ciertas formas de cáncer, según dos artículos médicos publicados en Londres en la prestigiosa revista médica "The Lancet".

Según el Dr. Malcolm Pike, exdirector de los fondos imperiales de investigación sobre el cáncer (Oxford), las mujeres jóvenes que toman la píldora durante un tiempo prolongado tienen un riesgo 4 veces mayor de contraer cáncer de pecho que las que no toman la píldora.

El Dr. Pike, que realizó sus investigaciones en Estados Unidos, estima que las mujeres más amenazadas son aquellas que utilizan la píldora entre la adolescencia y la edad de 25 años.

El segundo artículo, dirigido por el profesor Martín Vessey, nos indica que las mujeres que utilizan la píldora durante largo tiempo son más vulnerables al cáncer de cuello de útero.

El profesor Vessey examinó a 10.000 mujeres durante 10 años, y afirmó que en las usuarias regulares de la píldora, durante un periodo superior a 8 años, las patologías y cáncer de cuello de útero son dos veces más elevadas que en aquellas mujeres que utilizan métodos anticonceptivos externos.

La toma regular de la píldora favorece las siguientes patologías

- **Metrorragia**, (hemorragia fuera de la regla)
- **Amenorrea** de corta o larga duración:

  – Bien después de parar de tomar la píldora
  – Durante la toma de la píldora

El eje hipotálamo-hipófisis-ovario, está muy afectado.

- **Nauseas**
- **Nódulos al nivel de los pechos** (mastosis)
- **Estado depresivo**
- **Descenso de la libido**
- **Estado congestivo pélvico** unido a la insuficiencia del flujo de la hemorragia de privación.
- **Atrofia del endometrio.** Esto es un argumento muy importante. Esta atrofia tiene como consecuencia la imposibilidad en esta mujer de poderse quedar embarazada. La primera mitad de la vida de una mujer está dominada por la procreación. Una mujer que toma la píldora debe saber que en el momento que deje de tomarla va a tener muchas dificultades para quedarse embarazada, puesto que se reconoce que se produce una atrofia del endometrio. No obstante, hay un 15-20 % de mujeres a las que nos les ocurre esto.
- **Riesgo de aborto** en un embarazo producido justo después de dejar de tomar la píldora. Se sabe que si el óvulo anida en un endometrio que no está regenerado, el riesgo de aborto es muy grande.
- **Riesgo de multiplicación de ovocitos**, al dejar de tomar la píldora. Hemos bloqueado la función durante unos meses o años. No

había ovulación, no había reglas. De repente, al deja de tomar la píldora la función queda un poco alterada y se produce, a veces, una multiplicación de ovocitos: embarazos generales múltiples.

- **Perturbación del metabolismo de los glúcidos.**
- **Perturbación de las lipoproteínas de alta y baja densidad** (colesterol y triglicéridos).
- **Alteración del sistema renina-angiotensina-aldosterona** (hipertensión arterial, riesgo vascular).
- **Riesgo tromboembólico.** Cada año hay mujeres jóvenes con buena salud, de entre 20 y 30 años, que mueren por problemas tromboembólicos a causa de la píldora. Por este motivo, no se da nunca la píldora a mujeres con problemas circulatorios. Es una contraindicación. Pero hay casos en los que no se respeta esto.
- **Riesgo de ictericia hepática.** Es una mujer que nos visita por trastornos hepato-biliares, tomando la píldora.
- **Riesgo de cáncer de cuello uterino y de pecho.**
- **Obesidad ginecoide:** de cintura para abajo.

La píldora fue inventada en 1955, desde entonces son muchos los estudios realizados que han demostrado el alto riesgo que conlleva para la mujer la toma de este medicamento.

Como en tantos otros descubrimientos, su origen deriva de en un hecho fortuito ocurrido en las selvas tropicales de México en los años treinta del siglo pasado. Allí, el profesor de química Russell Marker, que se encontraba de vacaciones, estaba experimentando con un grupo de esferoides vegetales conocidos como sapogeninas, cuando descubrió un proceso químico que transformaba la sapogenina diosgenina en progesterona; es decir, en la hormona sexual femenina que tan intensamente se estaba buscando, naciendo así la posibilidad de desarrollar una sustancia sintética con actividades similares a la progesterona que pudiera administrarse por vía oral y que fuera capaz, en las dosis apropiadas, de interferir con el proceso cíclico de la ovulación y la fecundación.

Los primeros resultados permitieron preparar una píldora en 1955, que luego recibió el nombre comercial de Enovid. La píldora se basaba en una combinación estro-progestínica, en la que se mezclaban mestranol (150 microgramos) y norethynodrel (10 miligramos), aunque luego las cantidades de ambas sustancias fueron rebajadas. Del laboratorio se pasó en seguida a la fase de experimentación sobre mujeres. Los experimentos se iniciaron en 1956 en Puerto Rico, y el año siguiente en Haití y en Ciudad de México.

En un ambiente de presiones y de expectativas crecientes, la "Food and Drug Administration" (FDA), el organismo de Estados Unidos que da los permisos necesarios para vender y usar productos farmacéuticos, dio en 1957 la luz verde para el uso de Enovid, no como anticonceptivo, sino como fármaco para regular la menstruación. Tres años después, el 23 de junio de 1960, la píldora recibía el permiso para ser vendida explícitamente como anticonceptivo oral.

MÉTODOS ANTICONCEPTIVOS HORMONALES

La anticoncepción hormonal utiliza la acción de las hormonas del aparato reproductivo para impedir el embarazo, ya que interfiere en la sincronización de los mecanismos de la ovulación, transporte tubárico, crecimiento y transformación endometrial y las modificaciones del moco cervical. Además en la actualidad se dispone de diversas vías de administración (oral, vaginal, etc.) que facilitan la prescripción del anticonceptivo más adecuado para cada mujer. Todos ellos son susceptibles de producir cambios hormonales responsables en gran medida de los síndromes premenstruales.

Anillo vaginal anticonceptivo

El anillo vaginal de etonogestrel y etinil estradiol se usa para prevenir el embarazo. El anillo vaginal de etonogestrel y etinil estradiol pertenecen a una clase de medicamentos llamados combinación de anticonceptivos hormonales. El etonogestrel es una progestina y el etinil estradiol es un estrógeno. El anillo vaginal de etonogestrel y etinil estradiol funciona al prevenir la ovulación (la liberación de un huevo de los ovarios). También cambia el recubrimiento del útero para impedir el desarrollo del embarazo y modifica la mucosidad cervical (cuello uterino) para impedir el ingreso de los espermatozoides (células reproductivas masculinas). El anillo anticonceptivo es un método muy eficaz de prevención del embarazo, pero no previene la transmisión del virus de la inmunodeficiencia humana, VIH, (SIDA) ni de otras enfermedades de transmisión sexual.

Por lo general se coloca dentro de la vagina y permanece en el lugar durante 3 semanas. Después de 3 semanas, se debe retirar el anillo y descansar una 1 semana; luego se coloca un anillo nuevo. Nunca hay que utilizar más de un anillo anticonceptivo a la vez y siempre se debe colocar y retirar el anillo según el calendario que el médico ha dado.

Por lo general el anillo anticonceptivo permanecerá dentro de la vagina hasta que la mujer lo elimina. A veces puede deslizarse afuera cuando se está extrayendo un tampón o cuando tiene una evacuación intestinal, o si se padece estreñimiento y no se ha colocado adecuadamente el anillo en la vagina.

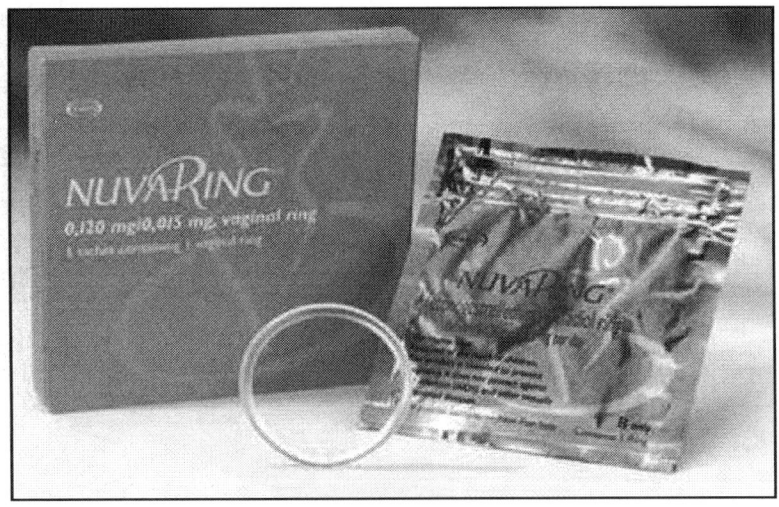

Foto 73. Anillo vaginal.

DIU, dispositivo intrauterino

Es un pequeño dispositivo en forma de "T" que se coloca dentro de su útero. Existen dos tipos:

- **DIU de cobre.** Éste libera una pequeña cantidad de cobre dentro del útero, lo que impide que el espermatozoide alcance y fertilice el óvulo. Si ocurre la fertilización, el DIU impide que el óvulo fertilizado se implante en el recubrimiento del útero. El DIU de cobre debe ser colocado por un médico. Puede permanecer en el útero de 5 a 10 años.
- **DIU hormonal.** Algunas veces se denomina sistema intrauterino (intrauterine system, IUS). Éste libera progestina en el útero, lo que impide que los ovarios liberen un óvulo, y hace que el moco cervical se espese, de tal forma que los espermatozoides no puedan alcanzar el óvulo. También afecta la capacidad de un óvulo fertilizado de implantarse exitosamente en el útero. El DIU hormonal debe ser colocado por un médico. Puede permanecer en el útero hasta cinco años.

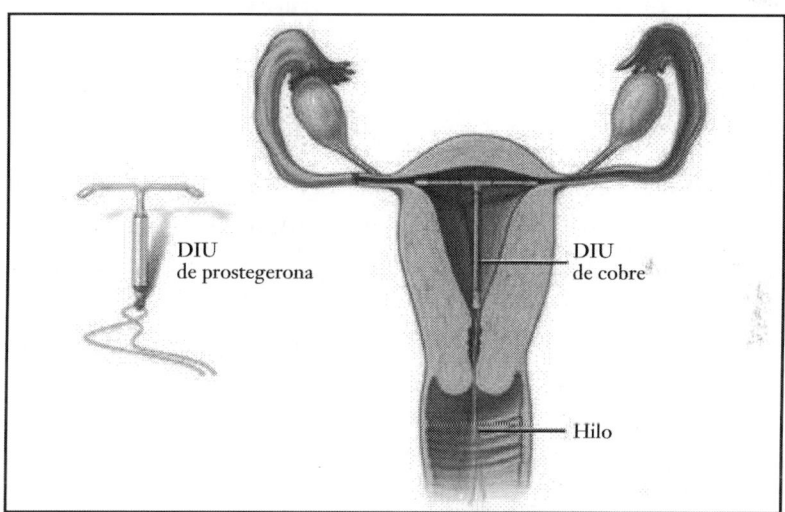

Figura 129. DIU, dispositivo intrauterino.

Implante anticonceptivo

Los implantes anticonceptivos son un nuevo método hormonal de planificación familiar de liberación prolongada, con duración de tres años, que consiste en colocar un tubo de plástico debajo de la piel en la parte superior interna del brazo, idealmente durante la menstruación.

Su inserción se realiza debajo de la piel, en el brazo, mediante un aplicador en forma de aguja. El implante hormonal sólo debe ser colocado y retirado por el personal capacitado.

Efectividad

Su efectividad como anticonceptivo es mayor al 99%. Si excede el tiempo de vida de más de tres años su efectividad disminuye. Otra causa de disminución de su efectividad es el peso de la mujer, correspondiendo a mayor peso corporal menor efectividad.

Mecanismo de acción

1. Evita la ovulación
2. Genera cambios endometriales
3. Dificulta el paso de los espermatozoides

Indicaciones

- Mujeres en etapa reproductiva con vida sexual activa de cualquier edad, independientemente del número de embarazos que tenga.
- En posparto o poscesárea cuando la mujer no está lactando, después de la tercer semana y cuando esté lactando a partir de la sexta semana.
- El implante hormonal no es adecuado para todas las mujeres; por lo tanto, se deberá consultar con el médico.

Efectos secundarios

- Los más frecuentes son alteraciones del sangrado menstrual. Éstas se presentan con el siguiente orden de frecuencia: sangrado frecuente e irregular, goteos, poca cantidad de sangrado, ausencia de sangrado y sangrado prolongado.
- Otros efectos secundarios incluyen malestares como: dolor de cabeza leve, acné, aumento de peso, ocasionalmente infección o reacción de la piel en la zona de la inserción.
- En caso de persistir alguna de las situaciones mencionadas suele aconsejarse consultar con el médico.

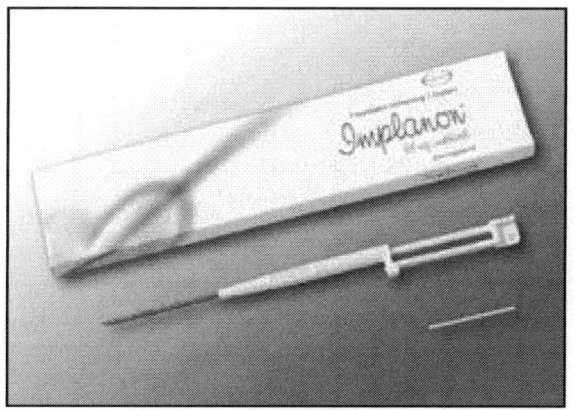

Figura 130. Implante anticonceptivo.

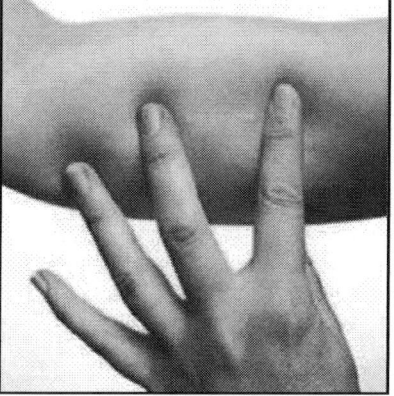

Foto 74. Implante anticonceptivo.

Inyecciones

Las inyecciones contienen hormonas (progesterona o estrógenos, entre otras) que evitan la ovulación en la mujer, impidiendo con ello el embarazo no deseado. Pueden ser inyecciones mensuales o trimestrales. Las hormonas se liberan lentamente y son administradas a través de una inyección intramuscular.

La eficacia de este método anticonceptivo hormonal depende de que las inyecciones se reciban de forma regular, el riesgo de embarazo aumenta si se omite una inyección. La efectividad del método es de un 99% si las inyecciones se administran óptimamente.

Ventajas

- No influyen en las relaciones sexuales
- No requieren ninguna acción diaria
- Nadie se da cuenta de que se está utilizando un método anticonceptivo
- No hay sangrado menstrual
- Gran efectividad
- Ayudan a aumentar de peso
- Ayudan a prevenir algunas enfermedades como el cáncer del revestimiento uterino, fibromas uterinos, enfermedad pélvica inflamatoria sintomática o la anemia.

Inconvenientes

- La mujer tarda una media de cuatro meses en recuperar la fertilidad después de abandonar el método anticonceptivo
- No protege contra las enfermedades de transmisión sexual
- Riesgo de olvido de una de las inyecciones

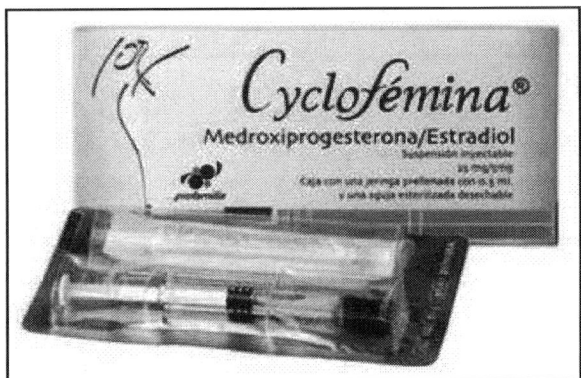

Foto 75. Inyecciones anticonceptivas.

Parche anticonceptivo

El parche anticonceptivo de norelgestromina y etinilestradiol funciona al impedir la ovulación (la liberación de óvulos por los ovarios) y al alterar la mucosidad cervical y el revestimiento interno del útero. El parche anticonceptivo es un método anticonceptivo muy eficaz, pero no previene la diseminación del virus de inmunodeficiencia humana (VIH; el virus que causa el síndrome de inmunodeficiencia adquirida, SIDA) y otras enfermedades de transmisión sexual. La presentación del sistema transdérmico de norelgestromina y etinilestradiol es un parche que se coloca sobre la piel. El parche se coloca una vez a la semana durante 3 semanas, seguidas de una semana sin parche. Si se está empezando a usar el parche anticonceptivo, puede colocarse el primero el día uno de su período menstrual o el primer domingo después del comienzo de su período. Si se coloca el primer parche después del primer día del período menstrual, se deberá usar otro método anticonceptivo de apoyo (por ejemplo, un preservativo y/o un espermicida) durante los primeros 7 días del primer ciclo.

Se coloca siempre el nuevo parche el mismo día de la semana (el día de cambio de parche). Hay que ponerse un nuevo parche una vez a la semana durante 3 semanas. Durante la semana 4, hay que quitarse el parche viejo y no ponerse uno nuevo, debiendo esperar el comienzo del período menstrual. El día que termine la semana 4, hay que colocarse un nuevo parche para iniciar nuevamente el ciclo de 4 semanas aunque el período menstrual no haya empezado o no haya terminado. No debe quedarse más de 7 días sin un parche.

Hay que colocarse el parche anticonceptivo en un lugar limpio, seco, intacto y

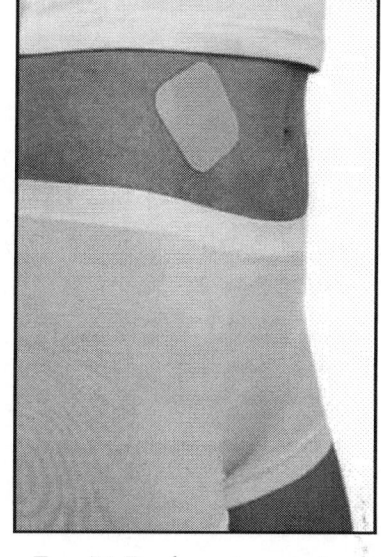

Foto 76. Parche anticonceptivo.

saludable de la piel de los glúteos, del abdomen, de la cara externa del brazo o de la parte superior del torso, en un lugar donde la ropa ajustada no lo friccione. Hay que colocar cada nuevo parche en un lugar distinto de la piel para evitar la irritación.

Hay que revisar el parche todos los días para cerciorarse de que esté bien pegado. Si el parche se despega parcial o totalmente durante menos de un día, debemos tratar de volver a colocarlo de inmediato en el mismo lugar. En ese caso, debemos ponernos un parche nuevo. El día de cambio de parche seguirá siendo el mismo. Si el parche se desprendió parcial o totalmente durante más de un día, o si no sabemos durante cuánto tiempo se desprendió, posiblemente no se está protegida contra el embarazo. Se deberá iniciar un nuevo ciclo poniéndose de inmediato un parche nuevo; el día en que se coloca el nuevo parche será el nuevo día de cambio de parche. Se debe utilizar otro método anticonceptivo de apoyo durante la primera semana del nuevo ciclo.

No olvidar quitarse el parche viejo, pues nunca se debe usar más de un parche a la vez.

Si olvidamos ponernos el parche al comienzo de cualquier ciclo (día 1 de la Semana 1), puede que no estemos protegida contra el embarazo. Aplicamos el primer parche del nuevo ciclo en cuanto nos acordemos.

Ahora hay un nuevo día de cambio de parche y un nuevo día 1. Debemos utilizar un método anticonceptivo de apoyo durante una semana.

Si olvidamos cambiarnos el parche durante uno o dos días a la mitad del ciclo (semana 2 o semana 3), nos ponemos el nuevo parche inmediatamente y aplicamos el siguiente parche en su día de cambio de parche acostumbrado. Si olvidamos cambiarnos el parche durante más de dos días en la mitad del ciclo, podemos quedarnos sin protección contra el embarazo. Se suspende el ciclo actual e iniciamos inmediatamente el nuevo ciclo poniéndonos un parche nuevo. Ahora hay un nuevo día de cambio de parche y un nuevo día 1. Debemos utilizar un método anticonceptivo de apoyo durante 1 semana.

Píldora de emergencia

El anticonceptivo de emergencia es un método para prevenir el embarazo en mujeres:

- Después de un ataque o violación sexual
- Cuando un preservativo se rompe o un diafragma se sale de su lugar
- Cuando una mujer olvida tomar las píldoras anticonceptivas
- Cuando se tiene una relación sexual y no se ha utilizado ningún método anticonceptivo

El anticonceptivo de emergencia muy probablemente funciona al impedir o demorar la liberación de un óvulo de los ovarios de la mujer. Este método previene el embarazo de la misma manera como lo hacen las pastillas anticonceptivas regulares.

Se pueden comprar dos píldoras (pastillas) anticonceptivas de emergencia sin receta:

- El Plan B One-Step es un solo comprimido que contiene 1.5 mg de levonorgestrel.
- Next Choice se toma en dos dosis, cada una de las cuales contiene 0.75 mg de levonorgestrel. Ambas píldoras se pueden tomar al mismo tiempo o como dos dosis separadas con un intervalo de 12 horas.

- Cualquiera de las dos se puede tomar hasta 5 días después de tener relaciones sexuales sin protección.

Los anticonceptivos de emergencia funcionan mejor cuando se toman dentro de las 24 horas después de la relación sexual. Sin embargo, todavía pueden prevenir el embarazo hasta 5 días después de haber tenido una relación sexual.

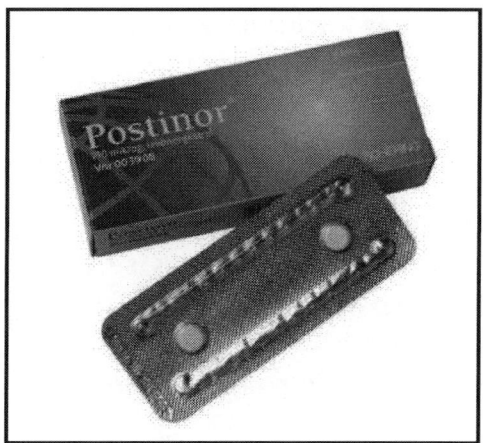

Foto 77. Píldora de emergencia.

El anticonceptivo de emergencia puede causar efectos secundarios. La mayoría de ellos son leves y pueden abarcar:

- Cambios en el sangrado menstrual
- Fatiga
- Dolor de cabeza
- Náuseas y vómitos

Después de usar el anticonceptivo de emergencia, el siguiente ciclo menstrual puede empezar antes o después de lo esperado y el flujo menstrual puede ser más ligero o más abundante de lo normal.

El anticonceptivo de emergencia no debe usarse si:

- Hay existe la posibilidad de estar embarazada
- Hay sangrado vaginal sin una razón conocida (consultar con el médico)

Se puede usar el anticonceptivo de emergencia incluso si no puede tomar regularmente pastillas anticonceptivas. Consultar con el médico.

El anticonceptivo de emergencia no debe usarse como un método rutinario de control de natalidad, debido a que realmente es menos eficaz para prevenir los embarazos que la mayoría de los tipos de anticonceptivos.

Píldoras anticonceptivas

Las píldoras anticonceptivas contienen formas artificiales de hormonas que normalmente se producen en los ovarios de una mujer. Estas hormonas se denominan estrógeno y progestágeno. Las píldoras anticonceptivas tienen ambas hormonas o progestágeno solamente.

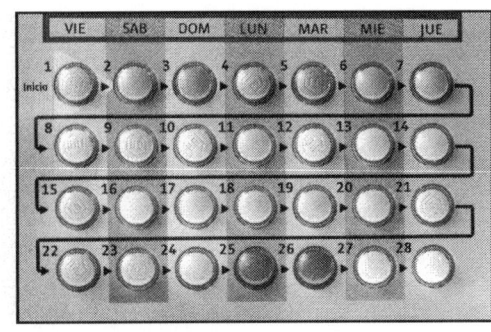

Foto 78. Píldora anticonceptiva.

Ambas hormonas impiden que el ovario de una mujer libere un óvulo durante su ciclo menstrual (lo que se llama ovulación). Ellas hacen esto cambiando los niveles de las hormonas naturales que el cuerpo produce.

Los progestágenos también impiden que los espermatozoides entren al útero haciendo que la mucosidad alrededor del cuello uterino de una mujer se vuelva espesa y pegajosa.

Todas las mujeres que toman píldoras anticonceptivas necesitan un chequeo al menos una vez al año. Las mujeres también deben hacerse revisar la presión arterial tres meses después de que comiencen a tomar la píldora.

Las píldoras anticonceptivas sólo funcionan bien si la mujer se acuerda de tomarlas sin pasar por alto ni un solo día. De cada 100 mujeres que toman píldoras anticonceptivas correctamente durante un año, sólo 2 o 3 quedan embarazadas.

Las píldoras anticonceptivas pueden causar muchos efectos secundarios, que ya han quedado expuestos precedentemente.

Una vez que una mujer deja de usar la mayoría de métodos anticonceptivos hormonales, retornará a sus anteriores ciclos menstruales al cabo de 3 a 6 meses. No siempre esto se cumple.

MÉTODOS ANTICONCEPTIVOS NATURALES

Son aquellos métodos que se basan en la fisiología (función) hormonal normal de la mujer, en los cuales hay abstención de tener relaciones sexuales durante la ovulación (momento en el cual el óvulo sale del ovario) y los días cercanos a ella (días de riesgo para quedar embarazada).

Método de ovulación

Se basa en la observación diaria de los cambios del moco cervical a lo largo del ciclo femenino, cambios que se asocian al aumento en los niveles de estrógenos previos al momento de la ovulación. Normalmente, las fases de infertilidad de la mujer se caracterizan por una ausencia de moco cervical visible y una sensación de sequedad vaginal. Conforme se acerca el momento de la ovulación el moco cervical se hace a lo largo de varios días y de forma progresiva, cada vez más líquido, elástico y transparente. Próximo al momento de la ovulación se produce el llamado pico de moco caracterizado por un cambio abrupto de las propiedades el moco y su posible desaparición. El moco cervical es un signo de fertilidad y por ello su observación puede ser utilizada para el control de la fertilidad. La confiabilidad es superior al 95% en varios países estudiados. Aunque, aplicado correctamente, puede ser considerado un método seguro, es inferior al método de la temperatura en fase posovulatoria. Su utilización es especialmente apta para la consecución del embarazo en casos de hipofertilidad, ya que permite concentrar las relaciones sexuales en torno al momento de mayores probabilidades de embarazo. Como método anticonceptivo es especialmente inseguro en mujeres con ciclos monofásicos (durante la menarquia o antes de la menopausia).

El método Ogino-Khaus

También conocido como el método del ritmo o el método del calendario, el método Ogino-Knaus es un método natural de control de natalidad. Fue desarrollado en 1924 por el ginecólogo japonés Kyusaku

Ogino, y perfeccionado por el médico austríaco Hermann Knaus en 1928. Consiste en contar los días del ciclo menstrual y elegir los días apropiados de las relaciones sexuales de la mujer para lograr o evitar quedar embarazada.

Se trata de contar la cantidad de días en la fase infértil pre-ovulatoria, se debe registrar durante 6 meses la duración de los ciclos menstruales, y se procede al cálculo matemático: Como el día de ovulación es el decimocuarto antes del primer día de menstruación y se dan "4 días de gracia", se resta 18 al número de días del ciclo más corto. Para encontrar el inicio de la fase infértil que inicia luego de que haya ovulado, se dan 3 "días de gracia", por lo tanto se resta 11 al número de días del ciclo más largo. Ese rango es el periodo fértil y no se puede tener relaciones en estos días. Se basa en no tener relaciones sexuales durante el período de ovulación.

Para una mujer cuyo ciclo menstrual se extiende entre 25 y 32 días, se estima que es infértil los primeros 7 días de su ciclo (25-18 = 7), es fértil entre los días 8 y 20, y vuelve a ser infértil el día 21 (32-11 = 21). Cuando se trata de evitar el embarazo, usándose perfectamente, este método tiene un nivel de efectividad de en torno al 80% (tasa de error del 20-25% según los estudios).

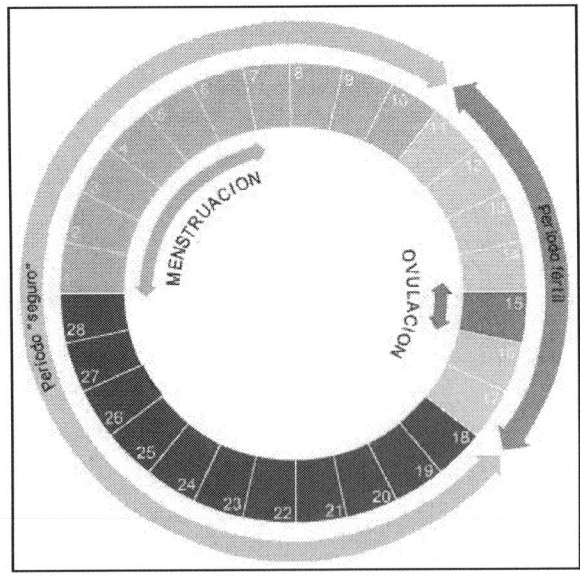

Figura 131. Método Ogino-Khaus.

MÉTODOS ANTICONCEPTIVOS DEFINITIVOS

Son aquellos métodos en los cuales existe una intervención quirúrgica la cual tiene como objetivo impedir la capacidad para reproducirse de forma permanente, esto quiere decir que no hay vuelta tras en este tipo de tratamientos por lo que se recomienda su análisis minucioso previo.

Oclusión tubaria bilateral o ligadura de trompas

Es un método quirúrgico anticonceptivo permanente que se realiza a la mujer.

- Es un método permanente e irreversible.
- El procedimiento se puede hacer en cualquier momento, incluso después de un parto.
- No se extraen órganos.
- Se sigue liberando un óvulo en cada ciclo menstrual y esto continua normal hasta la menopausia.
- Es un método anticonceptivo que ayuda a prevenir embarazos, pero no protege contra infecciones de transmisión sexual, para ello es necesario utilizar un método de barrera como el preservativo masculino o femenino.

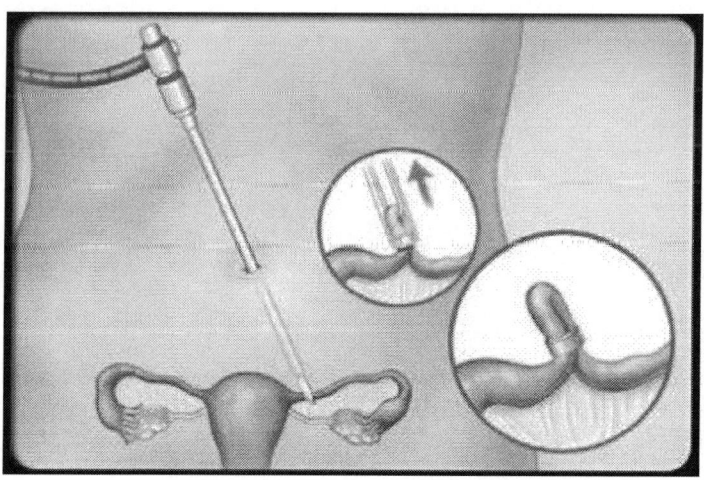

Figura 132. Ligadura de trompas.

Este método brinda protección anticonceptiva mayor al 99% pero menor al 100%. Es importante aclarar que siempre existe una probabilidad de falla.

Está indicado en mujeres en edad fértil con vida sexual activa que deseen un método permanente de planificación familiar, en las siguientes condiciones:

- Que hayan recibido una amplia información previa a su realización
- Que tengan el número de hijos deseados o que no deseen tener más
- Que su condición de salud impida llevar a buen término un embarazo y ponga en riesgo la salud de la madre durante el embarazo o en el parto

¿Es reversible la ligadura de trompas?

El porcentaje de éxito en este tipo de cirugía es extremadamente bajo y además es muy costoso. Por eso es muy importante que la mujer que está considerando hacerse la operación, esté consciente de que es un procedimiento definitivo.

¿Cuánto tiempo va a estar en el hospital después de la ligadura de trompas?

En general, después de la operación se debe permanecer en el hospital por un período mínimo de 2 a 6 horas bajo observación médica. A menos que se presentara una complicación, podrá salir del hospital el mismo día que le efectúen la operación.

Vasectomía

Es una cirugía para cortar los conductos seminíferos del hombre para que no permitan el paso de los espermatozoides desde su escroto hasta los testículos.

Sobre la vasectomía hay que precisar que:

- Es una cirugía permanente

- El procedimiento se puede hacer en cualquier momento.
- Se utiliza para no tener mas hijos; te vuelve estéril
- No ayuda a aprevenir ningún tipo de enfermedad de transmisión sexual

Tiene una efectividad del 90% al 99% si se hace correctamente.

¿Cómo se realiza?

La vasectomía por lo regular se realiza en el consultorio del cirujano usando anestesia local.

Después de rasurar y limpiar el escroto, el cirujano inyectará un anestésico en el área.

El cirujano hará luego una pequeña incisión quirúrgica en la parte superior del escroto, ligará los conductos deferentes y los cortará por separado. El cirujano empleará puntos de sutura o una goma de piel para cerrar la herida.

También se puede hacer una intervención sin incisión quirúrgica que se denomina vasectomía sin bisturí (NSV, por sus siglas en inglés).

El cirujano encontrará los conductos deferentes palpando el escroto y luego inyectará un anestésico.

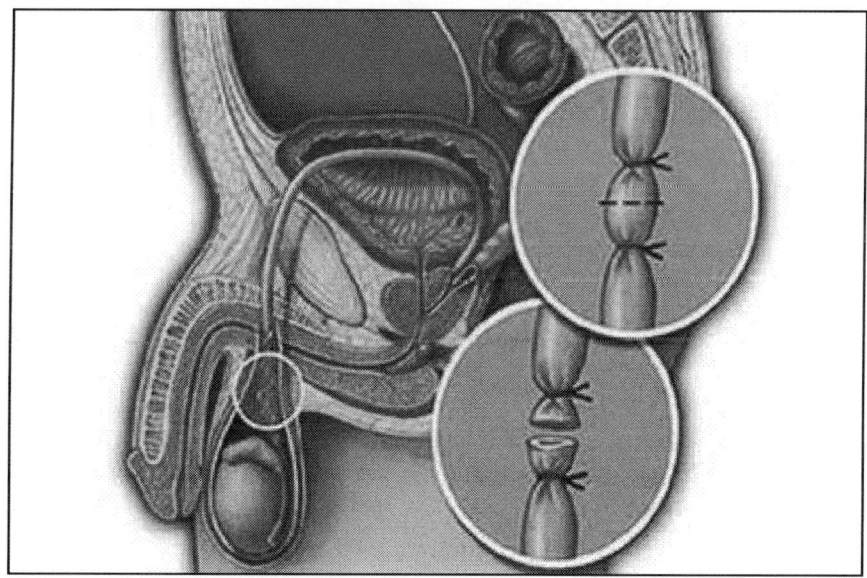

Figura 133. Vasectomía.

Luego hará un agujero diminuto en la piel del escroto y sellará los conductos deferentes. Generalmente, el cirujano traccionará los conductos deferentes a través del diminuto agujero con el fin de amarrarlos y cortarlos. No se necesitarán puntos de sutura.

¿Qué riesgos existen en la vasectomía?

No existe ningún riesgo serio para la vasectomía. El semen se examinará en los meses posteriores a la operación para verificar que no contenga espermatozoides.

Como sucede con cualquier procedimiento quirúrgico, se puede presentar infección, hinchazón o dolor prolongado. El seguimiento cuidadoso de las instrucciones para el tratamiento posoperatorio reduce estos riesgos de manera significativa.

En muy raras ocasiones, los conductos deferentes pueden crecer y juntarse nuevamente. Si esto sucede, los espermatozoides se pueden mezclar con el semen, lo cual haría posible un embarazo.

MÉTODOS ANTICONCEPTIVOS DE BARRERA

Los métodos de barrera son una de las formas anticonceptivas (control de la natalidad) más seguras. Estos métodos actúan como una barrera y no permiten que el espermatozoide del hombre llegue al óvulo de la mujer. Algunos métodos también protegen contra las enfermedades de transmisión sexual.

Preservativos masculinos

Un preservativo es un tipo de control natal (anticonceptivo) que se utiliza durante la relación sexual para evitar el embarazo y la propagación de algunas enfermedades de transmisión sexual (ETS), tales como:

- Clamidia
- Gonorrea
- VIH

Un preservativo impide que los espermatozoides entren en contacto con el interior de la vagina donde podrían llegar hasta el óvulo. (Si los espermatozoides alcanzan un óvulo, se puede presentar el embarazo). Igualmente, el preservativo evita que los organismos patógenos se diseminen de una persona a otra.

El preservativo masculino es una cubierta delgada que se ajusta sobre el pene erecto del hombre.

Están hechos de:

- Membrana animal (no protege contra la propagación de infecciones)
- Goma de látex
- Poliuretano

Si el preservativo se emplea adecuada y permanentemente, debe prevenir el embarazo en el 97% de los casos y evitar la propagación de la mayoría de las enfermedades de transmisión sexual. Sin embargo, la efectividad real entre los usuarios está sólo entre el 80% y el 90%.

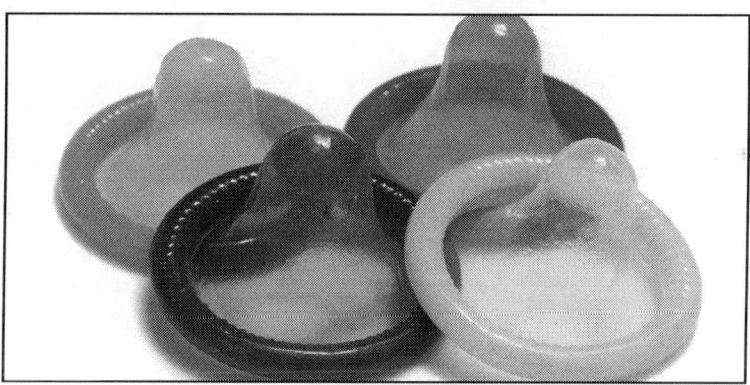

Foto 79. Preservativo masculino.

Preservativos femeninos

El preservativo femenino brinda protección contra el embarazo y las infecciones de transmisión sexual (ITS), como el VIH. Sin embargo, se cree que no funciona tan bien como el preservativo masculino para proteger contra las infecciones de transmisión sexual.

El preservativo femenino está hecho de un plástico delgado y fuerte llamado poliuretano. Una nueva versión está hecha de una sustancia llamada nitrilo y es mucho más barata. Estos condones encajan dentro de la vagina. Tienen un anillo en cada extremo, que se ubica en el interior de la vagina y se ajusta sobre el cuello uterino, cubriéndolo con el material protector de goma. El otro anillo, que está abierto, permanece por fuera de la vagina y cubre la vulva.

Tienen una efectividad de entre el 75% y el 82% en el uso habitual. Cuando se utiliza correctamente todo el tiempo, el preservativo femenino tiene una efectividad del 95%.

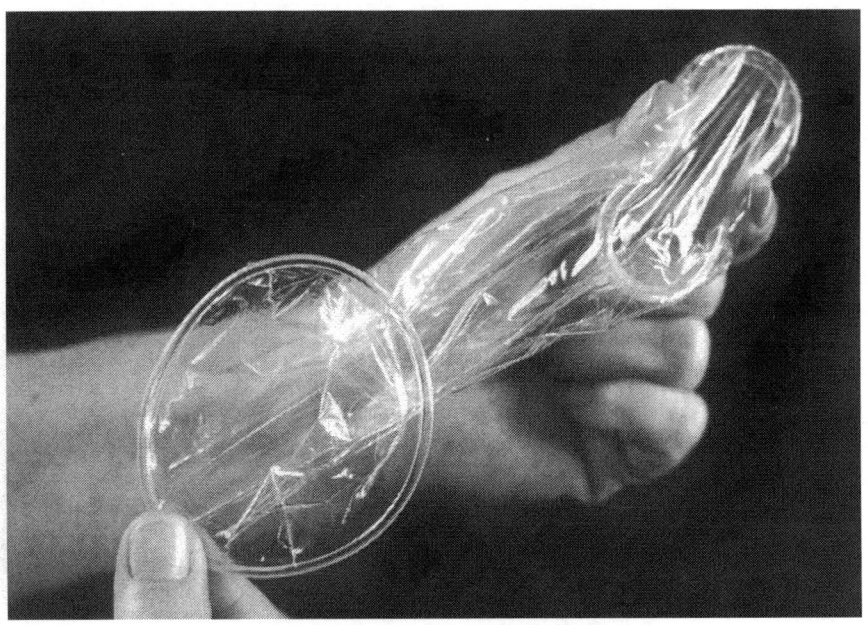

Foto 80. Preservativo femenino.

TÉCNICAS PERIÓSTICAS

Las técnicas periósticas fueron establecidas por P.Vogler y H.Krauss en 1953. El tejido perióstico está ricamente vascularizado e inervado.

Estas técnicas son muy útiles en afectaciones viscerales, ginecológicas y estructurales.

INTERESES DE LAS TÉCNICAS PERIÓSTICAS

Como las técnicas conjuntivas, estas técnicas no pueden suprimir más que un fenómeno lesional o una lesión secundaria, pero jamás una lesión primaria; lo que no disminuye su importancia.

Representan varios intereses terapéuticos:

- **Un papel antiálgico:** esta acción es muy eficaz en numerosas afecciones y especialmente en la apofisitis del crecimiento, la periostisis, la epicondilitis, esguinces, ciatalgias, parodontosis, vértigos, neuralgias de Arnold (lámina de C2), etc.
- **Un papel de activación de los procesos osteoblásticos y osteoclásticos:** produciendo una transformación ósea o perióstica local, muy interesante en ortopedia, fisioterapia, traumatológica, en reumatología y en sus consecuencias quirúrgicas: pseudoartrosis, consolidaciones lentas, fragilidades óseas, síndrome de Sudeck, etc. Estos efectos pueden ser comprobados radiológicamente.
- **Un papel reflejo en las funciones viscerales a distancia:** mediante la intervención de numerosos nervios sensitivos en relación íntima con el sistema nervioso autónomo, "el punto perióstico" produce una excitación, capaz de originar un fenómeno de autorregulación de las funciones viscerales.

TÉCNICA PERIÓSTICA

Según los tejidos periósticos considerados, los puntos periósticos podrán efectuarse:

- Con la primera falange del mayor doblado y situado en el eje de la mano, del antebrazo y del brazo,
- O con la extremidad del mayor en extensión, ayudado por el anular y el auricular.

La presión debe provenir del cuerpo y no de la mano.

Esta presión puntual será primero progresivamente creciente, para luego volverse decreciente. Los músculos deberán ser separados, pues esta presión no debe ser efectuada más que en el tejido perióstico.

La elección de los puntos dependerá del fin que se busca:

- Si se trata de un efecto antiálgico, será preferible comenzar el tratamiento por la zona menos dolorosa, para acercarse progresivamente al punto.
- Si se trata de un efecto de transformación ósea y perióstica, los puntos se dirigirán directamente a los alrededores de la zona implicada.
- Si se trata de un efecto reflejo a distancia, los puntos estarán en función de las correspondencias viscerales con el sistema nervioso autónomo.

Cualquiera que sea el fin, se tratará de una alternancia rítmica de presiones puntuales y de relajaciones, sin que por ello el dedo abandone el contacto con el tejido.

La duración del punto será variable. Generalmente, está comprendida entre 1 y 3 minutos.

Al principio, se percibe un dolor más o menos vivo, pero éste se suaviza poco a poco y termina por desaparecer.

Cuando el dolor ha desaparecido, el punto perióstico ha sido terapéuticamente eficaz.

El tejido se modifica de una sesión a otra. Se endurece y la sensibilidad disminuye.

En el curso de una sesión, son suficientes de 1 a 3 puntos periósticos.

Tras el tratamiento perióstico, una "huella circular", una tumefacción permanece sobre el lugar de la presión. Habrá que pellizcarlo para regularizar la circulación local y evitar que esta tumefacción sea dolorosa. En ningún caso se trata de una contusión.

ELECCIÓN DE PUNTOS PERIÓSTICOS EN PATOLOGÍA GINECOLÓGICA

La elección de los puntos estará en función de las correspondencias viscerales existentes entre el raquis, el cráneo, el sacro y el sistema simpático y parasimpático craneosacral.

Estos puntos serán practicados en las apófisis espinosas y transversas tóraco-lumbares en la región suboccipital, o en el sacro.

Relaciones simpáticas con las vísceras de la pelvis menor femenina

- T10: ovarios
- T11-T12: cuello uterino y trompas
- T10-L1: cuerpo uterino
- T9-L2: útero en general

Relaciones simpáticas con las glándulas endocrinas

- Zona suboccipital: hipófisis e hipotálamo
- C7-D4: tiroides
- T4-T9: suprarrenales
- T10: ovarios
- T2-T10: páncreas

Relaciones parasimpáticas craneosacras con las vísceras de la pelvis menor femenina y las glándulas endocrinas

- El nervio vago
- S1, S2, S3, S4: cuello uterino

Los efectos reflejos y antiálgicos de las técnicas periósticas representarán un complemento terapéutico muy útil en ginecología y disfunciones viscerales en general.

FITOTERAPIA

Menstruaciones dolorosas

- **Ajenjo.** En infusión. Prohibido en embarazadas, ya que tiene efectos abortivos.
- **Anís.** En infusión.
- **Hierba gatera.** (Ayuda en la ansiedad y estados de nerviosismo). En infusión o tintura, 1 cucharadita 2-3 veces al día.
- **Tintura madre de manzanilla.** 1 cucharadita, 3 veces al día.
- **Mejorana.** En infusión.
- **Menta.** En infusión o en tintura (1 cucharadita, 2-3 veces al día).
- **Ortiga mayor.** En infusión o tintura (1/4 de una cucharilla, 2 veces al día).
- **Perejil.** Crudo, en infusión (2 cucharillas de hojas secas o raíz), en tintura (1/2 cucharilla, 3 veces al día).
- **Tomillo.** En infusión o tintura (1 cucharilla, 3 veces al día).
- **Toronjil.** En infusión o tintura (1 cucharilla, 3 veces al día).
- **Ulmaria.** En infusión o tintura (1 cucharilla, 3 veces al día).
- **Zarzaparrilla.** En infusión o tintura (1/2 cucharilla, 3 veces al día)

Contra las hemorragias y menstruaciones abundantes

- **Bolsa de pastor.** En infusión.

Reguladores de la menstruación

- **Caléndula.** En infusión.

Para combatir la leucorrea

Bistorta, Salicaria, rosal, manzanilla, cincoenrama, aciano y bolsa de pastor. Se pueden usar en irrigaciones vaginales y como por vía interna.

OLIGOELEMENTOS PARA COMBATIR LA LEUCORREA

- Mn-Cu. 1 ampolla diaria en ayunas al levantarse 2 o 3 meses todos los días.
- Zn-Cu. 1 ampolla diaria al acostarse

Tomar, alternando, dos dosis a la mañana y dos dosis a la noche de:

- Cobre: los lunes, miércoles y viernes.
- Cobre-Oro-Plata: los martes, jueves y sábados.
- El domingo, tomar una dosis a la mañana y una dosis a la noche de Cobre-Oro-Plata.

En general tomar oligoelementos a base de cobre, que estimulan las defensas.

CONSEJOS NUTRICIONALES

Reducir o eliminar

Cerdo y sus derivados, carne roja, lácteos, azúcares, la sal, bebidas estimulantes (café, té, mate...), grasas saturadas, chocolate, refrescos (sobre todo los de cola).

Aumentar el consumo

- Alcachofa, apio, cebolla, berenjena, borraja, coliflor, espárrago, judía verde, manzana, melocotón, melón, níspero, pera, sandía, uva, fibra, onagra, aceite de germen de trigo.
- Vitamina E. Aceite de germen de trigo, aceite de girasol, almendra, avellana, germen de trigo, aceite de oliva, etc.
- Vitamina C. Acerola, pimiento dulce rojo, cítricos, brócoli, etc.
- Vitaminas B2. Pescado, levadura de cerveza y germen de trigo.
- Vitamina B6. Sardinas, nueces, lentejas, garbanzos, pollo, atún, avellanas, plátanos, etc.

- Vitamina B12. Sardinas, atún, almejas, huevos, levadura de cerveza, algas, germen de trigo, el Tempeh (soja fermentada), algas Nori, setas Siitake secas, hongo melena de león, microalga Clorela.
- Potasio. Dátiles, piña y plátanos que también presentan serotonina, azúcares de absorción lenta y fibra. Otras fuentes de potasio: lechuga, tomate, patatas y verduras en general.
- Magnesio. Salvado de trigo, semillas de calabaza, sésamo, almendra, avellana, anacardo, melaza, germen de trigo, judía blanca, espinaca, alcachofa, etc.
- Flavonoides. Arándanos, ciruelas, manzanas, bayas, naranjas, fresas, espinacas, chocolate amargo, frutos secos, vino tinto, derivados de la soja y té.
- Triptófano. Se trata de un aminoácido que interviene en la síntesis de serotonina. Pollo, pavo, huevos, pescado, legumbres, piña, plátano, nueces, salmón, chocolate negro, etc.
- Cereales integrales (pan, arroz, pasta). Aumentan los niveles de serotonina, pues estimulan la secreción de insulina, hormona que aumenta la disposición del triptófano para formar serotonina.

Nota: tomar una cápsula al día de Omega 3-6-9 de Plantapol.

Capítulo IX

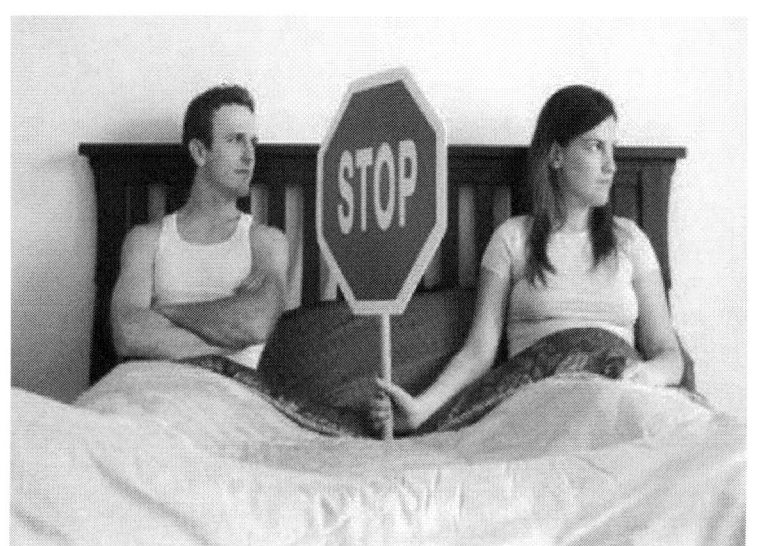

LA FRIGIDEZ

LA FRIGIDEZ

Según diversos autores de renombre en este campo, la frigidez es:

- Para el Doctor Bergler: "Es la ausencia del orgasmo vaginal".
- Para el Doctor Morales: "Es la inhibición del instinto sexual".
- Para la Sra. Dolto: "Es la insensibilidad de la mujer durante el coito".
- Para la Dra. Ghislaine Paris: "es la ausencia de sensaciones y de placer que, inevitablemente, acaba acompañada de la pérdida del deseo sexual y, por supuesto, de la anorgasmia".

Para los Doctores Masters, Johnson, Kaplan: "Hay que hacer una distinción entre las anorgásmicas que no tienen orgasmo y las anafrodisiacas que no sienten nada y en algunos casos, una repulsión.

Para el Doctor Wolfromm: "Es frigidez, toda mujer que se siente insatisfecha en el amor y la mujer más normal puede ser frígida en algún momento".

Todas estas definiciones no representan más que verdades parciales, pues, tras su lectura, nos damos cuenta lo compleja que es la frigidez: cada mujer tiene su verdad personal. Hay tantos tipos de frigidez como mujeres que las padecen.

La frigidez, asociada exclusivamente a un trastorno sexual femenino, sigue teniendo connotaciones muy peyorativas y denigrantes. Esto cobra aún más fuerza en una época en la que la sexualidad se muestra sin pudor y en la que parece que todo el mundo goza a lo grande. No formar parte del club de las "hedonistas" puede ser muy angustioso. ¿Pero qué se esconde realmente detrás de esta ausencia de placer?

ETIOLOGÍAS

Existen múltiples causas:

- **Los trastornos emocionales.** Sin duda, la causa principal. Son mujeres que han tenido una vida sexual plena, pero en un momento determinado de su vida dejan de tener deseo sexual. También ocurre en mujeres que han sufrido una educación muy dura con respecto al sexo, o aquellas que han padecido abusos sexuales en la infancia.

Generalmente, hay un traumatismo profundo o un conflicto interior. El miedo está en el centro de este estado: miedo de mis impulsos sexuales y del placer que podrían hacerme parecer "indecente", miedo de abandonarme y de perder el control. Tengo vergüenza y me culpabilizo profundamente. Esto frecuentemente resulta de un abuso sexual vivido en la infancia, o del acondicionamiento de los padres diciendo que "el sexo es malo" o de la creencia que "amor y sexo no van juntos". Estas percepciones estando escondidas en el inconsciente, deseo retirarme de toda participación, rechazar la sexualidad sin saber por qué de un modo consciente. La educación que recibí tiene un gran impacto sobre mi frigidez. ¿Estaba considerada la sexualidad envilecedora y representativa de los instintos más bajos del ser humano? ¿Oí hablar de resignación y sumisión frente a las relaciones sexuales, con el sobreentendido de que no había ningún placer? ¿Abusaron de mí sexualmente en mi infancia? Si es así, rechazo inconscientemente mi sexualidad y siento dificultad en dejarme tocar sin sentir miedo y asco.

Otros trastornos emocionales incluyen:

- La depresión.
- La homosexualidad latente en la joven, frecuente en edad escolar, reforzada por una experiencia heterosexual decepcionante.
- La noción de culpabilidad del tras haber sufrido un aborto. Esta frigidez habitualmente desaparece por un nuevo embarazo.
- El deseo inconsciente de dar a luz en la mujer que toma anticonceptivos.
- El miedo al embarazo.

- La ansiedad consciente debido a los celos, a la perdida del ser amado o a la falta de amor hacia la pareja.
- Enfermedades psiquiátricas.

- **Patologías osteopáticas:**

  – Anomalías de posición uterina adquiridas.
  – Disfunciones lumbo-pélvicas.

- **Diversas enfermedades:**

  – Desequilibrios hormonales unidos a la toma de estroprogestágenos, la mayor de las veces pretendido contraceptivo.
  – Dispareunias.
  – Disfunciones endocrinas: insuficiencias tiroideas, de suprarrenales, hipofisaria o gonádica.
  – La diabetes, la esclerosis en placas, y en general todas las enfermedades neurológicas.
  – Disfunciones del sistema nervioso central.
  – Alcoholismo.
  – Infecciones vulvo-vaginales.
  – Insuficiencias renales graves.
  – Anemias severas.
  – Etcétera.

- **La toma de algunos medicamentos**, como los psicotrópicos, los neurolépticos, los antidepresivos, los ansiolíticos, y otros somníferos, también pueden inhibir las sensaciones y provocar una fuerte disminución de la libido y de la excitabilidad. Así como antituberculosos, antihistamínicos, algunas anfetaminas, etc.
- **Intervenciones quirúrgicas:** cicatrices, episiotomías, histerotomías.
- **La anorexia.**

TRATAMIENTO

Dependerá de la etiología primaria que la produce. Una vez descartadas las etiologías puramente médicas, el tratamiento osteopático consistirá en:

- No tomar progestágenos de síntesis
- Normalización de las anomalías de posición uterinas adquiridas
- Tratamiento del síndrome premenstrual
- Corrección de las restricciones de movilidad articular lumbo-pélvicas
- Supresión o sustitución de medicamentos causantes
- Tratamiento psicológico o psiquiátrico cuando sea preciso
- Liberación somato emocional
- Alimentación adecuada

CONSEJOS DE ALIMENTACIÓN EN LA FRIGIDEZ

Aumentar el consumo de

- Chucrut crudo, dos veces al día
- Betacarotenos (albaricoques secos, melocotones secos, boniato cocido, zanahoria, col rizada, col común, espinacas crudas, albaricoques crudos, calabaza, melón cantalupo, hojas de remolacha, lechuga romana, pomelo rosado, mango, lechuga, brócoli cocido y coles de bruselas)
- Vitamina C (acerola, pimiento dulce rojo, guayaba, grosella negra, kiwi, brócoli, col de Bruselas, fresa, naranja, limón y lechuga.
- Vitamina E (aceite de germen de trigo, aceite de girasol, semillas de girasol, almendra, avellana, germen de trigo, aceite de oliva, cacahuete, nuez de Brasil, caviar, aceituna y aguacate.
- Frutas
- Cereales integrales
- Hortalizas
- Germen de trigo
- Zinc (germen de trigo, sésamo, frutos secos, legumbres...)

Evitar el consumo de

- Hamburguesas
- Cerdo y sus derivados
- Grasas saturadas
- Bebidas estimulantes (café, té, mate...)
- Alcohol
- Colesterol

Infusiones aconsejadas

Las siguientes infusiones tienen un efecto estimulante del deseo sexual:

- Ajedrea
- Romero
- Damiana
- Canela

Oligoelementos aconsejados para la frigidez

- Zinc– Cobre.

Posología: intensiva: 40 gotas, antes de las comidas, 2 veces al día. Sublingual.
Mantenimiento: 40 gotas, 1 vez al día.

Terapéutica nutricional contra la frigidez
Por el Dr. Héctor E. Solórzano del Río
Profesor de Farmacología del CUCS de la Universidad de Guadalajara y Presidente de la Sociedad Médica de Investigaciones Enzimáticas, A.C.

La **histidina** es un aminoácido esencial para los infantes (debe ser suministrada en la dieta); experimentos con adultos indican que pueden conservar la salud al menos por períodos cortos sin la ingesta dietética de este aminoácido. Fue aislada de la proteína en 1896. Su estructura se confirmó por síntesis química en 1911. Se reconoce frecuentemente como precursora de los síntomas de la alergia al producir la hormona histamina. La histidina la requiere el cuerpo para regular y utilizar oligoelementos esenciales tales como el cobre, el zinc, el hierro, el manganeso y el molibdeno.

Los metales tales como el zinc, el cobre y el níquel son transportados al enlazarse con la histidina y tal enlace parece esencial para la excreción rápida del metal excesivo.

La histidina puede elevar los niveles de histamina y la histamina facilita el orgasmo en ambos sexos. La liberación de histamina por los mastocitos es un requerimiento esencial para el orgasmo femenino.

La histidina necesita estar presente en una cantidad adecuada para que se pueda alcanzar el orgasmo. Este aminoácido ya mencionado es el padre de la molécula activa de la histamina. El orgasmo es provocado sencillamente cuando la histamina es liberada en el cuerpo por los mastocitos en los genitales. Estas células no funcionan sólo como parte del sistema inmunológico sino también causan el bochorno sexual experimentado por todos durante el clímax. Para ambas funciones, el ingrediente activo esencial es la histamina. Hemos visto que cuando hay insuficiente histidina en el cuerpo, al mismo tiempo y en forma directamente proporcional, la producción de histamina es baja y las mujeres tienen la dificultad, a veces hasta la imposibilidad de alcanzar un orgasmo. El resultado es conocido por todos, la frigidez con sus secuelas destructivas de culpabilidad y enojo.

Desde entonces, la L-histidina es usada muy frecuentemente como tratamiento dietético por los médicos nutricionalmente orientados.

Capítulo X

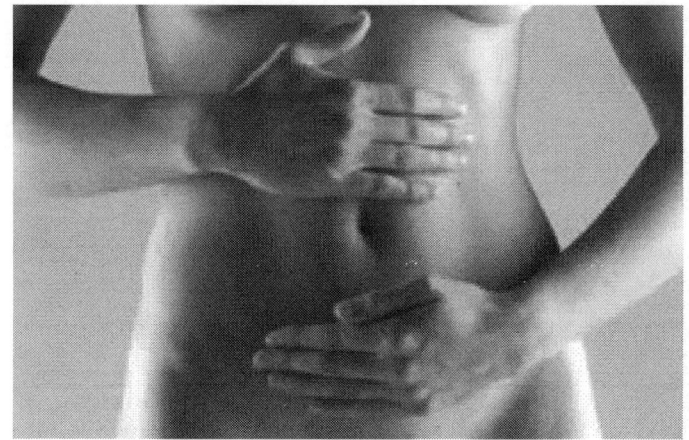

LAS AMENORREAS

LAS AMENORREAS

DEFINICIÓN Y GENERALIDADES

Las amenorreas se definen por la ausencia de menstruación.

Esta patología es muy compleja, en la medida en que precisa en algunas ocasiones de un examen ginecológico, endocrino, osteopático y psicosomático.

CLASIFICACIÓN

1. Fisiológicas:

- Antes de la pubertad,
- En la mujer embarazada,
- Durante la lactancia o la menopausia.

2. Patológicas:

- **Primarias.** Se trata de una ausencia de regla en la pubertad, la joven niña que no ha tenido reglas anteriormente. Teniendo en cuenta las amplias variaciones de la edad de la pubertad, teóricamente admitida hacia los 13 años, no se puede hablar verdaderamente de amenorrea primaria más que a partir de los 15-16 años. La influencia étnica y la referencia de la aparición de la primera regla en la madre son generalmente indicaciones importantes.
- **Secundarias.** Se trata de una mujer que ha tenido sus reglas y, que por causas tan numerosas como variadas, las reglas dejan de apa-

recer durante uno o varios meses. La duración de esta amenorrea secundaria establece una clasificación en corta o larga duración, que puede llegar a ser incluso de varios años. El período de la pre menopausia es muy favorable a la aparición de esta patología.

SÍNTOMAS

Las manifestaciones que pueden acompañar a la ausencia de la menstruación son:

- Cambio en el tamaño de las mamas.
- Secreción de las mamas.
- Sequedad vaginal.
- Aumento o pérdida de peso.
- Incremento del vello corporal.
- Acné.
- Cambios en la voz.
- Dolor de cabeza.

CONSECUENCIAS RELACIONADAS CON LA AMENORREA

Si la situación de ausencia de regla se mantiene, la falta de estrógenos puede provocar a largo plazo:

1. **Osteoporosis u osteopenia.** Éste es el mayor riesgo para la mujer deportista y malnutrida, porque la pérdida de masa ósea incrementa la frecuencia de fracturas por fragilidad de los huesos.
2. **Enfermedad cardiovascular.** La ausencia de estrógenos, a muy largo plazo, incrementa el riesgo de lesión de los vasos sanguíneos y del corazón.
3. **Infertilidad. Debido a la ausencia de ovulación.** Afortunadamente en muchas mujeres cuando se corrige la causa de la amenorrea, la regla puede volver a aparecer.
4. **Alteraciones del estado emocional.**
5. **Atrofia vaginal y mamaria.**
6. **Congestión y disfunciones urogenitales.**

ETIOLOGÍAS

La amenorrea es un síntoma. El osteópata deberá investigar las diferentes etiologías para que el tratamiento establecido no sea sintomático y sustitutivo.

- **Hipotálamo-hipofisarias**

Las amenorreas pueden ser primarias o secundarias.

Puede tratarse de una falta de estimulación hipofisaria o de una alteración neuro-hipotalámica.

En lo que concierne a las amenorreas de origen central, hay que señalar que el hipotálamo ordena las secreciones hipofisarias. Una perturbación de estos centros hipotalámicos puede entonces, mediante la intervención del relevador hipofisario, ser responsable de una amenorrea. El hipotálamo recibe también incitaciones múltiples de otros centros nerviosos y no puede ser responsable de la amenorrea más que indirectamente.

- **Problemas orgánicos en el canal vaginal, el útero o los ovarios**
- **Endocrino-metabólicas**
- **Amenorreas del posparto**
- **Exceso de secreción de prolactina,** provocado generalmente por la ingesta de medicamentos. La prolactina es una hormona que interviene en el ciclo menstrual y es segregada por la hipófisis. Si los niveles de prolactina aumentan, aumenta también la dopamina necesaria para neutralizarla, lo que influye negativamente en la producción de GnRH por el hipotálamo, que a su vez provoca una alteración del ciclo menstrual. La causa más frecuente del incremento de dopamina es la ingesta de determinados medicamentos, como algunos utilizados para el tratamientos de afecciones digestivas y que se expenden sin receta: metoclopramida, domperidona, sulpiride, cimetidina, branutidina, u otros como las fenotiacinas, la reserpina y la alfa-metildopa.

También el hipotiroidismo puede causar amenorrea, ya que se produce una estimulación de la hipófisis para que produzca más tirotropina y al mismo tiempo se produce más prolactina. En uno de cada cinco casos de aumento de prolactina se desconoce la causa. El aumento de prolactina ocasiona el 30% de los casos de amenorrea, por ello la determinación de esta hormona suele ser uno de los primeros pasos para estudiar la causa de las ausencias de regla.

- **Etiologías medicamentosas.** Corresponden sobre todo a las amenorreas secundarias.

  Ciertos tratamientos pueden originar un síndrome de amenorrea-galactorrea como la reserpina, la sulpirina o el dogmatil prescritos por el médico.

  La toma de estroprogestágenos, con fines anticonceptivos o terapéuticos, produce una inhibición de la ovulación y una hemorragia de deprivación.

- **Trastornos relacionados con el peso:** como la obesidad o la reducción de mucho peso de forma repentina con dietas extremas, después de una reducción de estómago o ante enfermedades como la anorexia. Algunos estudios ponen como punto de referencia los 48 kilos como peso mínimo para poder tener la regla. Las hormonas necesarias para el buen funcionamiento del sistema ginecológico precisan del colesterol para su producción. Un índice muy bajo de colesterol es una causa directa de amenorrea.

  Una pérdida del 10-15% del peso, sobre todo si es rápida, o un índice de masa corporal inferior a 19, puede producir amenorrea.

- **Trastornos psicológicos:**

  - Anorexia
  - Conflicto sentimental, familiar o profesional
  - Estados depresivos
  - Neurosis
  - Psicosis
  - Trastorno obsesivo compulsivo
  - Hipocondría
  - Deseo o temor de embarazo

La amenorrea puede estar vinculada al rechazo de la feminidad o a los inconvenientes de ser una mujer; a culpabilidad pudiendo proceder de las palabras y acciones de la pareja sexual; a sentimientos vividos durante ciertas reglas. La mujer vive cierto temor, una dolencia o culpabilidad. Para remediar a esto, se programa mentalmente y hace cesar sus reglas, rechazando la vida, decidiendo cesar de procrear. Rehúso quizás vivir lo que mi madre ya vivió con relación a mi padre y rehúso servir inconscientemente de genética (instrumento de reproducción) en mi actual relación, porque recuerdo el dolor que sentía al ver a mi madre triste en su relación amorosa. Rehúso vivir esta experiencia.

- **Disfunciones osteopáticas**

Están representadas por las lesiones osteopáticas de la sincondrosis esfenobasilar, SEB, con sus consecuencias en el funcionamiento de la hipófisis y, partiendo de ahí, sobre el eje hipotálamo-hipófisis-ovarios.

Estas lesiones osteopáticas esfenobasilares pueden ser primarias o secundarias a una lesión sacra.

DIAGNÓSTICO

Deberemos precisar si se trata de una amenorrea primaria o secundaria.

1. Amenorreas primarias

Las causas de amenorrea primaria se pueden dividir en dos grandes grupos: anomalías hormonales y anomalías de los genitales.

Anomalías hormonales

- **Hipogonadismo hipogonadotropo:** ausencia de desarrollo de las gónadas sexuales por ausencia de hormonas que las estimulen.

Puede ocurrir por una causa simplemente hormonal, o también por tumores del cráneo o accidentes en los que se haya producido un traumatismo.

- **Pubertad retrasada:** puede que el desarrollo hormonal de una niña suceda con retraso. En el niño suele ocurrir con cierta frecuencia y por causas fisiológicas, pero en las niñas es raro, y hay que descartar enfermedades que lo provoquen.
- **Síndrome de Kallman:** alteración congénita de las células productoras de GnRH. Se acompaña de alteración de las células encargadas del olfato, por lo que las niñas que lo padezcan tendrán amenorrea por fallo hormonal y anosmia (falta de olfato).

El tratamiento en estos casos consistirá en intentar solucionar la causa o aportar suplementos de las hormonas que faltan.

Anomalías de los genitales

Lo que determina que una persona desarrolle unos genitales internos y externos masculinos o femeninos (testículos u ovarios) es el cromosoma sexual Y, que puede aportar o no el padre. Cuando hay un cromosoma Y que funciona correctamente se formarán testículos y apariencia masculina, cuando no hay Y (porque el padre aporte un X, o simplemente porque no haya) se formarán ovarios y apariencia femenina. Hay varias situaciones en las que se altera la formación genital en una mujer, las más importantes son:

- **Síndrome de Turner:** es la causa más frecuente de amenorrea primaria. Sucede por una alteración genética en la que en vez de 46 cromosomas sólo hay 45 porque falta el segundo cromosoma sexual Y o X. En ausencia de cromosoma Y se forman genitales externos femeninos, y los internos también serán femeninos pero malformados (ovarios fibrosos no disfuncionales). Este síndrome se acompaña además de malformaciones (cuello alado, coartación de aorta, linfedema, etcétera) y baja altura.
- **Síndrome de Swyer:** en este caso el número de cromosomas es correcto (46, y con los cromosomas sexuales XY), pero el cromosoma Y no funciona, de forma que los genitales externos serán

femeninos y los internos, una vez más, serán disfuncionales (testículos fibrosos). En este caso, la niña no presentará malformaciones y su apariencia será la de una niña normal. Estas mujeres no pueden tener descendencia, pero no tienen por qué presentar más problemas.

- **Síndrome de Morris:** también llamado pseudo hermafroditismo masculino. Los cromosomas ahora son completamente normales con XY, es decir, una carga genética masculina. Sin embargo, la hormona masculina por excelencia, que es la testosterona, no puede actuar porque todas las células del cuerpo son resistentes a ella. Esto hace que la apariencia sea completamente femenina, con genitales femeninos, pero con testículos intra-abdominales, que segregan mucha testosterona, y deben extirparse porque suelen degenerar en cáncer. Como en el sídrome de Swyer, no podrán tener descendencia, pero por lo demás no presentan otros problemas.

- **Síndrome de Rokitansky:** el problema en este caso no es genético (los cromosomas son normales con carga sexual femenina XX), sino que está en la formación directa del aparato genital. La vagina, el útero y las trompas presentan distintas alteraciones, incluida su ausencia completa. Los ovarios son normales, así que su producción hormonal femenina es normal, y sólo requerirán cirugía para poder tener una vida sexual con normalidad.

- **Himen imperforado:** en este caso no hay alteraciones genéticas ni malformaciones del apartado genital. Simplemente el himen, que suele ser una membrana casi completa en la entrada de la vagina, que se rompe con el inicio de las relaciones sexuales o en cualquier otra situación, tapa completamente la salida de la vagina, de forma que cuando aparece la primera menstruación la sangre no puede salir y se acumula en la vagina. Llega un momento en el que aparecerá dolor y el himen se abombará; el médico simplemente tendrá que rasgarlo para permitir la salida del flujo menstrual.

Por lo tanto, el diagnóstico consistirá en descartar o confirmar estas entidades patológicas.

2. Amenorreas secundarias

El diagnóstico de la amenorrea secundaria se basa en la búsqueda de los factores que la han originado, y está sistematizado de tal forma que consiste en ir descartando causas hasta llegar a una conclusión final. Las pruebas que se realizan habitualmente son:

Pruebas médicas

- **Prueba de embarazo:** si es positiva se estudiará la gestación en curso; si es negativa, se realizan pruebas adicionales.
- **Determinación de TSH y prolactina:** si están alteradas se pensará en hipertiroidismo, hiperprolactinemia... Si los niveles son normales, se continúa el estudio.
- **Test de progesterona:** consiste en administrar un fármaco hormonal –progestágeno– a la paciente durante unos días, y comprobar si al retirarlo se produce la regla. En caso afirmativo, el problema era la anovulación por ausencia de pico de LH (frecuentemente debido a síndrome de ovario poliquístico), o hemorragias uterinas disfuncionales previas a la menopausia. Si la menstruación no se produce, es preciso seguir buscando la causa.
- **Aportación de estrógenos y progesterona:** si con esto no se produce la regla, el motivo de la amenorrea será una alteración de los genitales (por ejemplo, el síndrome de Asherman). Si se produce la regla, indicará que el fallo es puramente hormonal y se prosigue con el estudio.
- **Determinación de los niveles de FSH y LH:** si estas hormonas están elevadas, la alteración es del ovario, que no es capaz de responder produciendo hormonas. Si están disminuidas, hay que continuar el estudio.
- **Test de GnRH:** si se eleva la FSH, la alteración estará en el hipotálamo; si no se eleva la FSH, la alteración estará en la hipófisis.

Pruebas osteopáticas

- **Valoración del estado emocional.** Es importante valorar el estado emocional de la paciente. Un osteópata experimentado en este campo detectará inmediatamente si nuestra paciente presenta un componente emocional disfuncional.

En algunas ocasiones puede ser importante remitir a la paciente a un psicólogo.

- **Valoración de las disfunciones osteopáticas.** Pelvis en general, suelo pélvico, órganos genitales, T9 a L2, columna lumbar en general, charnela lumbo-sacra, SEB y eje cráneo-sacro.
- **Valoración nutricional.** Es muy importante realizar un exhaustivo informe de la nutrición que lleva nuestra paciente, ya que un desarreglo nutricional puede alterar el equilibrio hormonal, producir congestión de órganos urogenitales, crear quistes y tumores, etc. Todo ello predispone a padecer amenorrea.

TRATAMIENTO OSTEOPÁTICO

- Tejido conjuntivo: C.B. (con los pases específicos para solicitar la regla) + C.D.
- Tratamiento articular global
- Técnicas de normalización de las lesiones de la SEB
- Solicitación de la regla:

  - Circunducciones femorales pasivas bilaterales
  - Circunducciones tibiotarsianas pasivas bilaterales
  - Fricciones circulares con vibraciones sobre las regiones ováricas derecha e izquierda y sobre la cara anterior del útero.

- Movimientos terapéuticos de descongestión
- Liberación somato emocional y tratamiento mediante M.C.I.

El estrés es una de las principales causas de la amenorrea, por lo que es muy importante su control.

Observaciones

Es muy importante que la mujer deje de tomar la píldora anticonceptiva si lo realiza, así como cualquier otro tipo de medicamento susceptible de ser el causante de la amenorrea.

Aconsejar la práctica de ejercicio físico moderado y de un modo regular. Así se estimula el metabolismo y con ello la producción hormonal.

Este tipo de tratamiento lo realizaremos una vez por semana hasta que baje la regla. Una vez esta llega, nuestro tratamiento osteopático consistirá en abordarlo como el presentado en el capítulo VIII, el síndrome premenstrual.

Consejos nutricionales

Reducir o eliminar

- Prohibido comer cerdo, lácteos y azúcares.
- Reducir o eliminar el consumo de carnes rojas.
- Evitar los hidratos de carbono refinados (alimentos dulces y harinas blancas), así como los aditivos artificiales, ya que disminuyen la cantidad de vitamina B, necesaria para las funciones hormonales.
- Anular por completo el café y el tabaco. Son vasodilatadores del útero, lo que puede disminuir el desarrollo vascular del endometrio en el segundo período ovular.

Aumentar el consumo

- Aumentar el contenido de aminoácidos en la dieta: carne blanca (no más de dos veces por semana), pescado azul (no más de dos veces por semana), algas, germinado de alfalfa, polen de abejas, frutos secos, legumbres y cereales.
- Seguir una dieta rica en fibra con abundante contenido en verduras (sobre todo las de hoja verde), legumbres, frutas variadas y hortalizas, ensaladas, pues son ricas en oligoelementos y vitaminas.
- Optar por los aceites vegetales de primera presión en frío.
- Comer cereales y pasta integrales.
- Consumir ácidos grasos esenciales (frutos secos y semillas crudas, salmón, sardinas, aceite de sésamo, nuez...)
- Realizar una limpieza hepática y limpieza intestinal.

Vitaminas y minerales

- **Vitamina E**. Aceite de germen de trigo, semillas de girasol, pimentón, aceite de linaza, avellanas, piñones, nueces, vegetales, kiwis, mango, etc.
- **Vitamina B9, ácido fólico.** Legumbres (lentejas, habas soja), cereales integrales y sus derivados, vegetales de hoja verde (espinacas, coles, lechugas, espárragos), germen de trigo, frutas (melón, bananas, plátanos, naranjas, aguacate, etc.)
- **Vitamina B12.** Sardinas, atún, almejas, huevos, levadura de cerveza, algas, germen de trigo, el Tempeh (soja fermentada), algas Nori, setas Siitake secas, hongo melena de león, microalga Clorela.
- **Minerales.** Los principales son:

  - **Cobalto.** Regula el sistema nervioso y es imprescindible para la hematopoyesis (formación de la sangre). Es útil en el tratamiento de los trastornos de amenorreas. Su acción reguladora de la tiroides, hace que equilibre los desarreglos hormonales. En su estado natural se encuentra en la leche de vaca fresca, en el germen de trigo, en los cereales integrales, en las algas y en alimentos fermentados como encurtidos, miso, tamari, levadura de cerveza, etc.
  - **Magnesio,** que se encuentra en alimentos vegetales como la col, espinacas, lechuga cruda, judías verdes, etc.
  - **Yodo y Zinc,** cuyas principales fuentes son la algas y el agua de mar.

Fitoterapia. Plantas emenagogas

Cuando se produce una ausencia de la menstruación o ésta es poco abundante o frecuente, hay que ayudar al sistema hormonal a regularizar los cambios fisiológicos que se producen en el ciclo ovular de la mujer, para que se produzca la descarga menstrual final, utilizando las plantas denominadas emenagogas. Estas plantas favorecen o estimulan la aparición de la menstruación.

Su mecanismo de acción suele ser hormonal, puesto que tienen principios activos similares a los estrógenos:

- **Artemisa.** Es emenagoga, antianémica y antiespasmódica, facilita el parto y regula y provoca la menstruación, por lo que esta planta está indicada en el tratamiento de las alteraciones de la menstruación, en caso de amenorreas y dismenorreas (cuando las reglas son dolorosas). Evitar su uso en el embarazo, pues puede provocar el aborto, aunque no tiene propiedades abortivas tan intensas como otras plantas emenagogas. Se prepara en infusión para facilitar la menstruación y minimizar las dolencias, se toma una cucharadita de planta por taza de agua, en dosis de dos a tres tazas diarias, unos días antes de la regla.
- **Sauzgatillo** (Vitex agnus-castus), regulador hormonal femenino que permite combatir numerosos trastornos menstruales. Se recomienda la infusión. Lo ideal es tomarla en ayunas cada mañana.

Oligoelementos

Generalmente el cuadro de la amenorrea corresponde a la diatésis 4 o anérgica por la falta de respuesta funcional.

- Con frecuencia se prescribe la asociación **Cobre-Oro-Plata**, en forma líquida (gluconato) y con una dosis sublingual al día (por la mañana), seguida de la misma dosis de **zinc-cobre**, que actúa como regulador del eje hipofiso-gonadal (de control ovárico). El tratamiento debe durar entre dos y tres meses.
- El **cobalto** también se prescribe en los casos de amenorrea, ya que su acción reguladora de la tiroides equilibra los desarreglos hormonales.
- La asociación **Manganeso-Cobre** se puede tomar cuando predomina una hiporeactividad progresiva. Este estimulador suprarrenal está indicado cuando se inicia el síndrome climaterio, cuando se producen reglas poco abundantes que tienden a espaciarse.

Capítulo XI

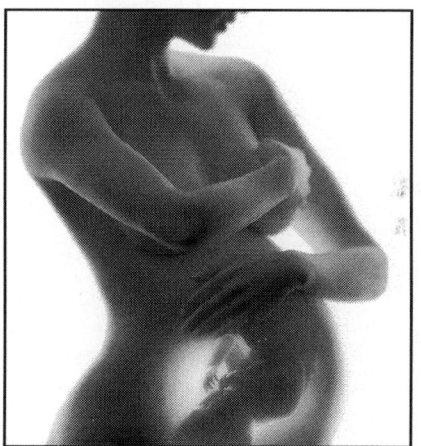

Enfoque osteopático
del preembarazo, embarazo
y posparto

1. ENFOQUE OSTEOPÁTICO DEL PREEMBARAZO

La mayoría de las mujeres en edad fértil comienzan a preocuparse de su salud sólo cuando descubren que están embarazadas, entre la semana 8 y 12 de gestación aproximadamente.

Esto representa un problema vital, ya que dejan escapar los meses cruciales en la formación del embrión, entre las semanas 4 y 10 después de la concepción, el periodo en el que se forman las estructuras fundamentales del bebé como el tubo neural. Según varios estudios, tomando ácido fólico en este periodo del embarazo precoz (cuando aún la gestante no conoce su estado) se previenen más del 72% de las malformaciones importantes del sistema nervioso del bebé, como la espina bífida.

Por ello, los cuidados en el preembarazo que un osteópata cualificado puede aportar son vitales para la buena salud del futuro bebé que está en camino y para la madre.

No es difícil preparar el organismo para la gestación, simplemente debemos tener claros una serie de conceptos que aunque parezcan básicos se desconocen o incumplen en el 90% de los casos.

EL EMBARAZO

Que una mujer consiga quedarse embarazada es cosa de dos: un hombre y una mujer. Ambos aportan células reproductoras, espermatozoide en el hombre y óvulo en la mujer (gametos). Una vez que el espermatozoide fecunda al óvulo se produce el **cigoto**, que es el pri-

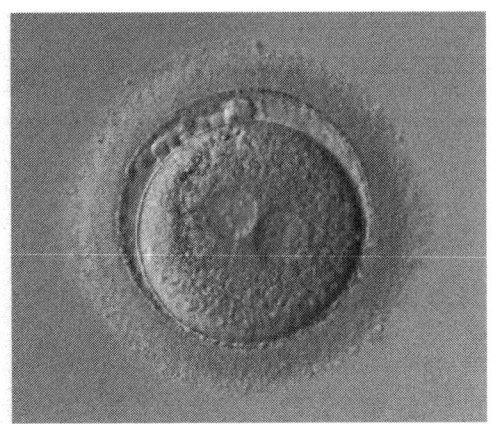

Figura 134. Cigoto.

mer estadio de vida. Cuando se fusionan los gametos se forma una nueva célula con un núcleo y 46 cromosomas, 23 de origen materno y 23 paterno. Al día siguiente, se produce la primera división por lo que deja de denominarse cigoto y pasa a denominarse **embrión** en día 2, embrión en día 3... así hasta la octava semana.

A partir de la fusión de los dos núcleos de los gametos hasta la 8ª semana de gestación se produce el desarrollo del embrión. Es una etapa de fuertes cambios celulares.

Tras la formación del cigoto, el embrión realiza una primera división, obteniéndose dos células y va dividiéndose sucesivamente. El número de células y el ritmo de división embrionario se denomina morfocinética y existen unos patrones determinados de división, aunque cada embrión es único y puede dividirse más o menos rápido. Se considera que un embrión es de buena calidad cuando sigue los patrones de división típicos.

En día 2, el embrión suele tener unas cuatro células, que deben ser de un tamaño similar. Por otra parte, un embrión en día 3 de excelente calidad suele tener de 7 a 9 células.

Cuando ya hay un número elevado de células que prácticamente no se pueden contabilizar, se denomina embrión en estado de mórula (porque adquiere el aspecto de una mora).

Con 5 días de desarrollo, el embrión se denomina **blastocisto**. En este momento ya adquiere una forma determinada, con diferentes tipos celulares.

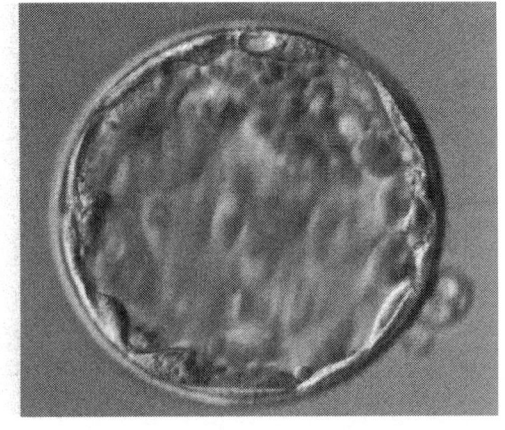

Figura 135. Embrión blastocístico

Se genera una cavidad interna y alrededor se sitúan las células llamadas trofoblasto, que serán las encargadas de la formación de la placenta. En una sección se encuentra la masa celular interna, que constituirá todo el cuerpo del bebé.

Entre los días 7 y 8 comienza la implantación del embrión. Es un período crítico, ya que hay muchos embriones que no lo consiguen. Se trata de la fijación del embrión (en estadio de blastocisto) en el útero de la mujer, concretamente en el endometrio.

El blastocisto sale de una membrana que lo protege y empieza a introducirse dentro del endometrio. La implantación termina (aproximadamente) en el día 14 después de la fecundación, de forma que el endometrio queda invadido por el embrión. Si este proceso finaliza, ya se puede decir que la mujer está embarazada y comienza así la producción de la hormona beta hCG (del inglés: human chorionic gonadotropin), gonadotropina coriónica humana, gonadotrofina coriónica humana, que es sintetizada sólo por las mujeres embarazadas por el embrión.

A partir de este momento, el embrión crece a un ritmo vertiginoso y pasa de tener una forma redondeada e irreconocible a adquirir una forma un poco más alargada. Tiene una silueta parecida a la de un bebé, aunque sin ningún tipo de detalles.

Feto

Cuando la gestación llega a la semana 8, se termina el periodo de embrión y comienza la **etapa fetal.**

Durante el primer mes, la proporción corporal es distinta y la cabeza ocupa un volumen mucho mayor. Conforme avancen los meses, el resto del cuerpo adquirirá una mayor proporción hasta formar su silueta definitiva.

En el feto hay un nivel de especialización celular muy específico.

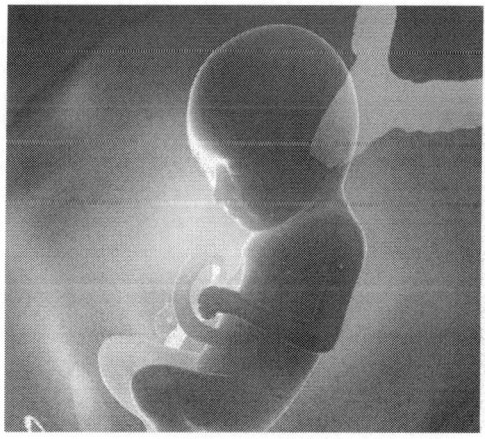

Figura 136. Feto.

Se forman distintos tejidos celulares y se crean todos los órganos que empiezan a funcionar, como el cerebro, hígado o los riñones.

La etapa fetal es el periodo más largo, el futuro bebé se llamará feto hasta el momento de su nacimiento entre las semanas 38 y 40 de embarazo. Tras el parto, el feto pasará a ser denominado bebé.

Observaciones: muchas mujeres tienen dificultad para poder quedarse embarazadas. Unas veces el problema radica en ellas, y otras en su pareja. En ocasiones el problema puede estar en los dos.

ESTERILIDAD E INFERTILIDAD

En general los términos esterilidad e infertilidad se utilizan como sinónimos para definir a aquellas parejas que tienen problema para tener un hijo, pero médicamente existen diferencias claves:

Esterilidad

Son las alteraciones de la fertilidad que sufre una pareja. En general se dice que tras un año de mantener relaciones sexuales de forma regular, sin utilizar métodos anticonceptivos, las parejas que no hayan logrado un embazado tienen problemas de esterilidad.

La definición se basa en la estimación de una probabilidad del 85% de quedar embarazada a lo largo de un año en condiciones normales. Es importante conocer que la especie humana posee un bajo poder reproductivo. Se estima que existe un 25% de posibilidad de embarazo en una relación sexual mantenida en el momento de ovulación de la mujer.

Existen dos tipos de esterilidad: esterilidad primaria y esterilidad secundaria.

- **Esterilidad primaria:** es cuando la pareja nunca ha logrado un embarazo.
- **Esterilidad secundaria:** se refiere a aquella pareja que alguna vez ha quedado embarazada, ya sea que el resultado final haya sido un parto o un aborto.

Infertilidad

Es la incapacidad de llevar a término un embarazo. Podemos usar como sinónimos de infertilidad las siguientes palabras: aborto de repetición, aborto habitual, aborto iterativo, aborto recurrente o pérdida gestacional repetida.

Ahora, es importante tomar en cuenta que padecer un aborto ocasional se considera normal en la historia reproductiva de una mujer.

Al igual que en la esterilidad, la infertilidad también tiene dos tipos: infertilidad primaria e infertilidad secundaria.

- **Infertilidad primaria:** la infertilidad primaria se refiere a aquellas parejas que nunca han conseguido finalizar un embarazo con un recién nacido vivo.
- **Infertilidad secundaria:** la infertilidad secundaria se refiere a aquellas parejas que, tras un embarazo y parto normal, no consigue llevar a término un embarazo.

Los porcentajes y cifras aquí expuestas corresponden para mujeres menores a 35 años de edad. Después de esta edad, las probabilidades de embarazo por mes son de aproximadamente el 10%, y después de los 40 años de edad, las probabilidades disminuyen al 5% por mes.

Si se considera que se tiene problemas de esterilidad o infertilidad, o si sospecha que por la edad las probabilidades de embarazo se están viendo afectadas, entonces es importante ponerse en manos de un médico en primer lugar, el cual descartará o confirmará la existencia de anomalías o patologías que requieran un tratamiento médico especializado.

Descartada la existencia de problemas que requieran un tratamiento médico, podemos pensar en una infertilidad funcional, y por lo tanto la visita al osteópata es muy importante.

La osteopatía puede aportar la solución a muchos problemas de abortos de repetición o a la imposibilidad de poderse quedar embarazada. Pero además la osteopatía ofrece, dentro de lo que se llama preembarazo, una guía indispensable para los futuros padres; tanto en el plano de tratamientos osteopáticos encaminados a un embarazo y posterior gestación sin problemas y con la máxima garantía, así como consejos nutricionales para ambos padres, imprescindibles para garantizar la salud del futuro bebé.

Cualquier pareja que esté pensando tener hijos debería comenzar 6 meses antes a realizar toda una serie de cuestiones que vamos a ir detallando.

El cuerpo humano se renueva celularmente cada 6 meses, por ello es de vital importancia que con esta antelación preparemos los cuerpos de los futuros padres.

Dentro del preembarazo, la misión principal del osteópata es que la mujer consiga quedarse embarazada.

Si una pareja acude a nuestra consulta con imposibilidad para que la mujer consiga quedarse embarazada, y sabiendo que ya han pasado por todo tipo de revisiones y pruebas médicas que han descartado la esterilidad, deberemos centrarnos en las causas osteopáticas, nutricionales y psicológicas que pueden producir esta infertilidad funcional.

ETIOLOGÍAS DE INFERTILIDAD FEMENINA

Para empezar, es necesario saber que el embarazo es el resultado de un proceso reproductivo complejo que comprende diversos pasos:

1. El ovario de una mujer debe liberar un óvulo sano (ovulación).
2. El óvulo debe viajar hacia el útero a través de una trompa sana.
3. El espermatozoide sano de un hombre debe unirse con el óvulo de la mujer en su camino (fertilización) a través de la trompa uterina.
4. El óvulo fertilizado o embrión debe adherirse al endometrio en el interior de un útero sano (implantación) y desarrollarse correctamente durante nueve meses.

Aproximadamente el 25% de las mujeres con infertilidad ovulan poco o nunca. Estas mujeres suelen tener periodos irregulares o no tenerlos en absoluto. La ovulación se puede alterar debido a cambios en la forma en que la glándula pituitaria, la cual libera ciertas hormonas.

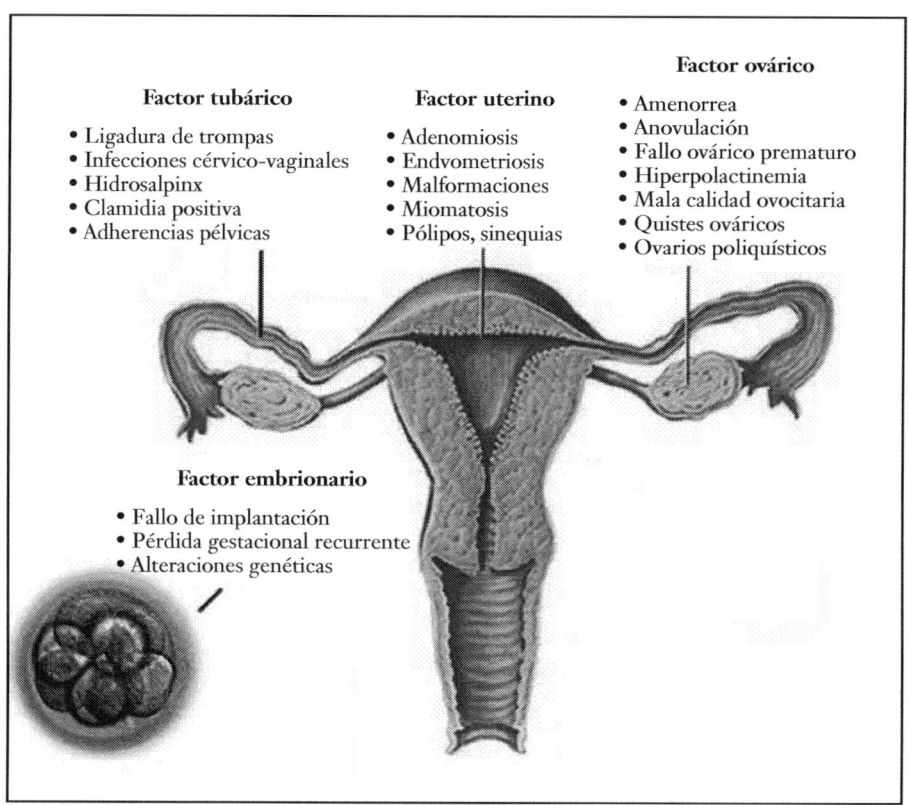

Factor tubárico

- Ligadura de trompas
- Infecciones cérvico-vaginales
- Hidrosalpinx
- Clamidia positiva
- Adherencias pélvicas

Factor uterino

- Adenomiosis
- Endvometriosis
- Malformaciones
- Miomatosis
- Pólipos, sinequias

Factor ovárico

- Amenorrea
- Anovulación
- Fallo ovárico prematuro
- Hiperpolactinemia
- Mala calidad ovocitaria
- Quistes ováricos
- Ovarios poliquísticos

Factor embrionario

- Fallo de implantación
- Pérdida gestacional recurrente
- Alteraciones genéticas

Figura 137. Factores femeninos de infertilidad.

Estas hormonas, la hormona luteinizante (HL) y la hormona folículo-estimulante (HFS), envían una señal al óvulo para que se desarrolle y el ovario lo libere. Estas dos hormonas, al llegar a los ovarios, activan o frenan la producción de dos hormonas más: los estrógenos y la progesterona, las cuales preparan el óvulo para su fecundación y al útero para que el óvulo fecundado se implante.

Entre los problemas que interfieren con la liberación normal de la HL y HFS están:

- Las lesiones en el hipotálamo
- Tumores pituitarios
- Tener un peso demasiado bajo o alto
- Hacer demasiado ejercicio
- Estrés extremo

Otros trastornos hormonales que interfieren con la ovulación o afectan la fertilidad son:

- Síndrome de ovario poliquístico (SOP)
- Hipertiroidismo o hipotiroidismo
- Diabetes
- Menopausia precoz
- La edad, ya que el número y la calidad de los óvulos disminuye gradualmente desde aproximadamente los 35 años.

Nota: cualquier alteración en el eje hipotálamo-hipófisis-ovario podrá ser causa de infertilidad.

ETIOLOGÍAS DE INFERTILIDAD MASCULINA

Las causas más comunes de infertilidad masculina están relacionadas con el esperma, generalmente, problemas con la calidad del espera y el recuento de espermatozoides. Los problemas relacionados con el esperma son:

- Bajo recuento de espermatozoides
- Esperma que no se mueve lo suficientemente rápido, muere antes de alcanzar el óvulo
- Esperma que no está formado correctamente
- Líquido seminal que es muy denso, el esperma no se puede mover con facilidad
- Ausencia de esperma

Los problemas relacionados con el esperma puede que se deban al exceso o a la insuficiencia de las hormonas que guían la producción de esperma.

Otra causa de infertilidad masculina es un problema con la eyaculación. En algunos casos, los conductos dentro de los órganos reproductivos del hombre están bloqueados. De ser así, el hombre puede tener dificultades para eyacular o no eyacula cuando tiene un orgasmo. A veces, la eyaculación retrocede de la próstata a la vejiga en vez de ser expulsada del cuerpo.

En algunos casos, se desconoce la razón de infertilidad. Esto se denomina infertilidad idiopática o inexplicada. Éste puede ser un diagnóstico bastante frustrante. Pero aunque te diagnostiquen infertilidad masculina idiopática, aún tienes opciones de tratamiento para considerar.

ETIOLOGÍAS QUE AUMENTAN EL RIESGO DE LA INFERTILIDAD

Hay causas que pueden aumentar el riesgo de la infertilidad en el hombre. Por ejemplo:

- Quimioterapia o radioterapia para el tratamiento del cáncer
- Toxinas ambientales, como el plomo y los pesticidas
- Consumo excesivo de alcohol o drogas
- Lesiones en el escroto y los testículos

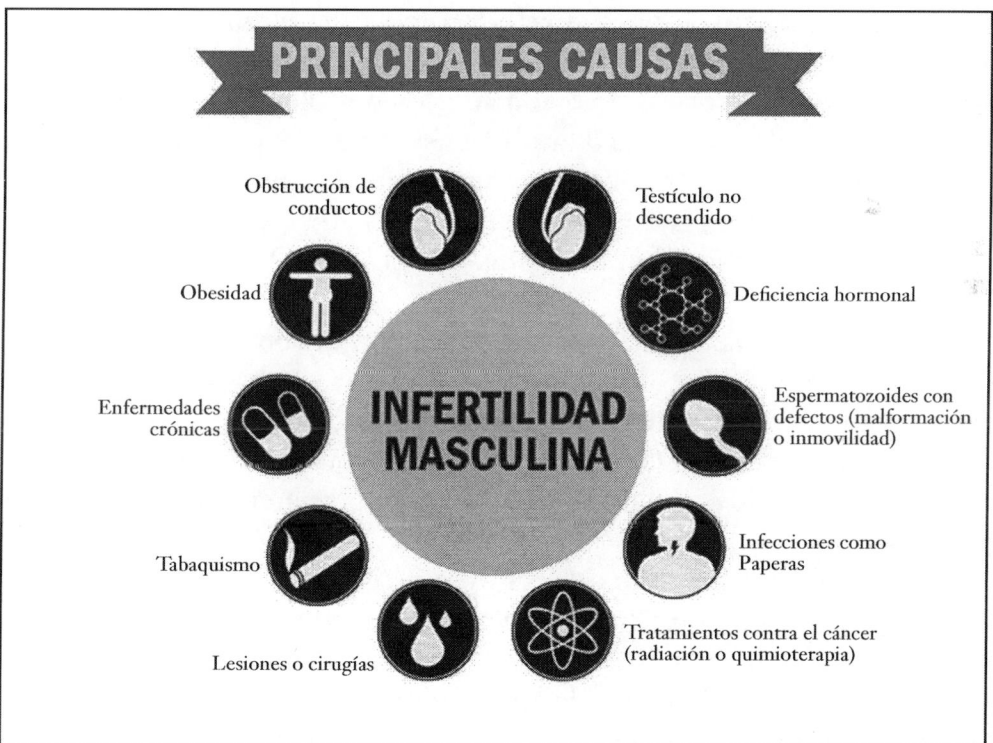

Figura 138. Factores masculinos de infertilidad.

- Fumar
- Haber dado mucho calor a los testículos por usar prendas muy ajustadas o por nadar o bañarse en agua caliente
- Tener un testículo que no desciende
- Disfunciones osteopáticas
- Trastornos emocionales
- Trastornos nutricionales

TRATAMIENTO ALOPÁTICO PARA LA INFERTILIDAD FEMENINA

El tratamiento alopático para la infertilidad depende de la causa y su edad. Hay dos categorías principales: una contribuye a la fertilidad con medicamentos o cirugía, y la otra usa técnicas de reproducción asistida.

Los medicamentos para fertilidad (clomifeno, en pastillas, e inyecciones de la hormona HFS y HL) son el principal tratamiento para las mujeres con trastornos de ovulación. Es posible que las mujeres sin una causa clara de infertilidad también usen estos fármacos. A veces los médicos combinan el tratamiento farmacológico con la inseminación intrauterina (IIU), en la que se liberan espermatozoides en el útero con un catéter que se inserta en la vagina. La IIU se realiza al momento de la ovulación.

La cirugía puede ayudar a las mujeres con fibromas, pólipos uterinos, tejido cicatrizal o endometriosis. La cirugía también puede ser una opción para algunas mujeres con bloqueo de trompas, según su edad y el tipo de bloqueo. Debe tener en cuenta que la cirugía para desbloquear las trompas puede aumentar el riesgo de embarazo ectópico (tubárico).

La tecnología de reproducción asistida utiliza técnicas como mezclar esperma con un óvulo fuera del cuerpo (fertilización in vitro o FIV) o inyectar un solo espermatozoide en un óvulo y transferir el embrión resultante al útero. Algunas mujeres a quienes les quedan muy pocos óvulos en los ovarios optan por la FIV utilizando el óvulo de una donante.

INFERTILIDAD FUNCIONAL EN LA MUJER

1. Concepto osteopático

Las principales etiologías responsables de la infertilidad funcional femenina son:

- **Malposiciones uterinas.** El 8% de las mujeres tienen el útero en retroversión, y el resto lo tienen en anteversión. La retroversión (la causa más común de infertilidad o esterilidad funcional y de abortos de repetición) solamente se relaciona con esta problemática si el útero está inmovilizado por una enfermedad inflamatoria pélvica o por una endometriosis. No hay que olvidar que no es tanto la malposición lo que es patogénico, sino sobre todo la falta de movilidad del órgano.
- **Falta de contractibilidad de la trompa.** La captación del óvulo expulsado por el ovario requiere de un infundíbulo y unas fimbrias amplias que este libre de adherencias y móvil.
  Es frecuente ver cómo pacientes de elevada fertilidad tienen una fimbria amplia, capaz de abrazar el ovario en gran parte de su superficie y captar el óvulo. Por otro lado, es común ver pacientes de baja fertilidad con una fimbria poco desarrollada a la cual se le escapan muchos de los óvulos que libera el ovario.
- **Adherencias tubáricas.** Las adherencias son bandas de tejido cicatricial que se forman entre los órganos de la pelvis (ovarios, trompas, útero, vejiga e intestino) y pueden provocar que éstos se adhieran entre sí y pierdan su funcionalidad.
  Las adherencias puede afectar la fertilidad en varias maneras:

  - Los ovarios pueden adherirse a otras estructuras, lo que daña su capacidad para liberar óvulos y obstaculiza la fecundación.
  - Pueden causar daño o bloqueo de las trompas e imposibilitar el tránsito del óvulo desde el ovario hasta el útero, así como impedir que los espermatozoides se encuentren con éste y lo fertilicen.
  - Las adherencias dentro o alrededor de las trompas imposibilitan el traslado del óvulo fertilizado hasta el útero, por lo que aumentan el riesgo de embarazo ectópico.

– Debido a que las adherencias pueden provocar dolor durante o después de tener relaciones sexuales, muchas parejas se ven obligadas a evitar el sexo durante la época más fértil de la mujer, lo que evidentemente impide la concepción.

- **Endometriosis.** Mujeres con endometriosis presentan frecuentemente infertilidad, ya que muestran disarmonías respecto de la "movilidad del útero" durante el ciclo. Es frecuente en ellas el hiperperistaltismo uterino (que casi doblará el número de contracciones) en la fase proliferativa del ciclo menstrual. Mientras en la mitad del ciclo hay una considerable disperistalsis (contracciones no dirigidas y convulsivas) que puede dificultar el transporte espermático.

La endometriosis puede afectar la fertilidad en varias formas:

– Las adherencias, por ejemplo, pueden provocar que las trompas y los ovarios se adhieran a otras superficies y, por tanto, impedir que desempeñen sus funciones correctamente
– Del mismo modo, la endometriosis puede causar daño o bloqueo del interior de las trompas e impedir así el tránsito del óvulo hacia el útero a través de éstas
– A nivel ovárico, las lesiones endometriósicas disminuyen la calidad de los óvulos y el número de folículos presentes en el ovario

Debido a que la endometriosis puede provocar dolor durante o después de tener relaciones sexuales, muchas parejas se ven obligadas a evitar el sexo durante la época más fértil de la mujer, lo que evidentemente impide la concepción.

- **Amenorreas.** El tratamiento de la condición causante de amenorrea generalmente resuelve este síntoma y debe acompañarse siempre de consejos para un estilo de vida saludable, que en algunos casos pueden ayudar a restablecer los periodos menstruales y, dependiendo de sus causas, incluso la fertilidad.
- **Disfunciones estructurales vertebrales.** Especialmente de T9 a L2, en el eje cráneo-sacro o bien disfunciones en la biomecánica craneal, que pueden repercutir en la correcta función del eje hipotálamo-hipófisario y por tanto en los órganos sexuales. La inco-

rrecta funcionalidad de este eje alterará la segregación hormonal dando lugar a alteraciones en la ovulación y en la maduración del esperma en el hombre.

- **Disfunciones pélvicas.** Las disfunciones pévicas influyen en las malposiciones uterinas y sus anexos, lo que puede sobre estimular el sistema neurológico y circulatorio y comprometer la función cíclica dificultando así la concepción. Así mismo, producen pérdidas del equilibrio del suelo pélvico, influyendo en el sistema cráneo-sacro, en los órganos de la pelvis y en los del abdomen.

- **Adherencias abdomino-pélvicas.** Causadas o bien por procesos inflamatorios, infecciosos, traumatismos o cicatrices posquirúrgicas. Estas adherencias pueden limitar la movilidad de las trompas y del útero. El útero está en relación con el hueso sacro y fisiológicamente está inclinado ligeramente hacia delante, en disfunción puede quedar fijado hacia atrás, en torsión, lateralizado... provocando mayor dificultad para el paso de los espermatozoides en cumplir su función fecundadora.

El enfoque osteopático estructural en el preembarazo consistirá en mantener un correcto equilibrio del conjunto de la estructura, con especial atención a:

1. **La pelvis**
2. **Regiones vertebrales T9 a L2**

El enfoque osteopático craneal en el preembarazo consistirá en mantener un correcto equilibrio de:

1. **Las membranas intracraneales e intraespinales**
2. **Al eje cráneo-sacro**
3. **A la SEB, al hipotálamo y a la hipófisis**

2. Concepto emocional

La infertilidad se define como la ineptitud a reproducirse. La esterilidad puede indicar un rechazo, una resistencia inconsciente a la idea de tener un hijo. También puede que desee un niño únicamente para colmar las esperas de las personas que me rodean pero que, para mis adentros, no lo deseo realmente. Teniendo miedo de dar a luz o de ser incapaz de cumplir con mi papel de madre o padre (miedo de la responsabilidad, problemas financieros…) o no deseando hacer vivir a mi hijo, los sufrimientos que viví, provoco la esterilidad. Puedo así sentir el temor de volver a vivir a través de mi embarazo, los recuerdos de los momentos en que me llevaba mi madre y que pudieron afectarme. Debo comprender que el deseo de tener un hijo puede ser muy grande pero el miedo también, que sea consciente o no; es la diferencia que puede pesar en la balanza para que el proceso de embarazo se active o no. Debería comprobar si pude vivir experiencias en el pasado que pudieran estar produciéndome un bloqueo emocional.

La infertilidad aparece en la vida de una persona, cuando tiene miedo y resistencia ante el proceso de la vida. En la mayoría de casos, estos pensamientos son inconscientes.

En ocasiones la infertilidad se manifiesta en personas que se autoculpan de ser improductivas en un área determinada de sus vidas (laboral, pareja, familiar…).

También se produce en personas que "creen" no estar en el lugar adecuado en ese momento de su vida o que no están haciendo lo oportuno.

- **La endometriosis** se vincula con el rechazo inconsciente de la maternidad. ¿Me hacen temer mis aspiraciones y mi vida de pareja que un niño lo cambie todo en mi vida? Dudo de mis capacidades de ser una buena madre. También puede suceder que no acepto con amor el mundo en el cual vivo. ¿Si no acepto con amor este mundo, cómo puedo traer al mundo a otro ser? Sin embargo, incluso antes de nacer, elegí venir a este mundo. Tomo consciencia de la relación entre mis temores, mis dudas, mi incertidumbre y la situación que vivo y acepto con amor expresar abiertamente lo que siento.

- **Los ovarios** representan mi deseo de procrear y también mi creatividad, mi destreza en crear, mi feminidad, por el hecho de ser una mujer y de estar colmada o satisfecha como mujer. Están relacionados con graves conflictos de pérdida. Por ejemplo la muerte de un ser querido, de animales, etc. Puede tratarse de la pérdida de un proyecto que amaba y que abortó. A menudo va acompañado de un sentimiento de culpabilidad. Un **quiste de los ovarios** indica la acumulación de energía emocional o sentimientos contrarios, vinculados con la energía de los ovarios. Un **cáncer de los ovarios**, se puede desarrollar después de un acontecimiento en que viví la PÉRDIDA de un ser querido.

- **Las trompas** representan un conflicto de tipo semixesual, poco limpio, generalmente con una persona masculina (discrepancia con alguien de otro sexo, insultos, violación, incesto, relaciones sexuales expresadas con violencia, etc.). La **salpingitis** es una infección aguda o crónica de las trompas. Esta enfermedad frecuentemente está vinculada a impotencia frente a una pareja sexual.
- **El útero** representa el hogar materno. Inhibo probablemente ciertas emociones referentes a mi hogar, mi familia o cualquier situación vinculada a ambos aspectos. Puedo sentirme culpable, con rencor u odio, pero no lo comento. Representa el conflicto de desvalorización, principalmente por no poderse quedar embarazada, por no tener un hijo, o por no tener la familia o el ideal de hogar deseado.

Nota: el cáncer está principalmente ligado a emociones inhibidas, profundo resentimiento y a veces muy viejo, con relación a algo o una situación que me perturba aún hoy y frente a la cual nunca me atreví a expresar mis sentimientos profundos.

El estrés. Cualquier situación que crea una demanda más grande a mi organismo me lleva a vivir estrés. El estrés puede ser psicológico (la presión de mi entorno), físico (una fuerte demanda para mi cuerpo vinculada al trabajo, al deporte, al calor, al frío, etc.) químico o bioquímico (toma de medicamentos, quimioterapia, cambio hormonal). El estrés en sí es de hecho menos importante que mi reacción frente a éste. Puede ser positivo, estimulante y creativo tanto como amenazador para mi cuerpo. Según mi reacción frente a las situaciones, sucesos, sentimientos y dificultades, el efecto estresante será benéfico o nocivo para mí.

El estrés produce la consiguiente alteración del sistema nervioso autónomo, lo que alterará de forma importante el eje hipotálamo-hipófisis-gónadas, tanto en la mujer como en el hombre. El sistema hipotálamo-hipofisario-gonadal se encuentra íntimamente ligado al encéfalo y es el encargado de regular un buen número de funciones vegetativas y entre las más importantes las relacionadas con el ciclo menstrual en la mujer y con la producción de testosterona en el hombre.

3. Concepto nutricional

La investigación realizada en la Clínica de Salud Reproductiva de Saint John's Word en Londres demuestra que una dieta altamente nutritiva maximizará las posibilidades de procreación.

Las investigaciones llevadas cabo en la universidad de Leeds (Inglaterra), dirigidas por la doctora Sara Mathews, donde monitorizaron a 215 mujeres quienes seguían el procedimiento de la FIV, hallaron que el simple hecho de ingerir una píldora diaria de multivitaminas podía aumentar la fertilidad femenina y duplicar las posibilidades de quedar embarazada.

Podemos afirmar que cualquier persona (el hombre o la mujer) que sufra una deficiencia nutricional e intente tener un bebé o concebir en un futuro, perjudicará sus posibilidades de quedar embarazada con la rapidez que desea. Y con un alto riesgo, al conseguirlo, de transmitir un sin fin de patologías a su bebé.

Un estudio estadounidense (Julio 2005. Human Toxome Project, Washiton DC. (www.ewg.org/sites/humantoxome/), detecto la presencia de 287 químicos distintos (pesticidas, aditivos industriales, teflón...) en el cordón umbilical de niños recién nacidos:

- 76 producen cáncer,
- 94 son tóxicos para el cerebro y el sistema nervioso,
- 79 de estas sustancias causan defectos de nacimiento o desarrollo anormal.

¿Podemos achacar a la genética los problemas de salud que manifestarán estos niños?

Cada seis meses el cuerpo se renueva completamente. Pero para que nuestras células se renueven necesitan de una materia prima de calidad que proviene, como no, de los alimentos que suministramos a nuestro organismo cada día. Por lo tanto, **las células crecen y se multiplican a expensas de los nutrientes que le aportamos a diario** a nuestro organismo. Pero si en vez de nutrientes le aportamos sustancias químicas, tóxicos, antinutrientes, alimentos vacíos y todo un cóctel de aberraciones culinarias que se nos ofrecen por televisión y en nuestros supermercados, el resultado final es sencillamente que nuestras células se están renovando a partir de basura.

Partiendo de esta premisa, afirmo con rotundidad y sin que me tiemble la mano que **prácticamente todas las patologías denominadas genéticas o hereditarias son el fruto de una mutación celular debida a una lamentable alimentación durante años o durante generación tras generación.**

Seis meses antes de quedarse embarazada, la mujer debería modificar su alimentación.

Alimentos y productos prohibidos

- **Lácteos.** Muchos estudios han comprobado que el alto consumo de leche está relacionado con la infertilidad. Los adultos no tienen las enzimas necesarias para metabolizar la galactosa (que es la principal azúcar de la leche y que se encuentra en todos los lácteos), y que es tóxica para los óvulos. Por otra parte, a las vacas se les suministran hormonas de crecimiento para acelerar su crecimiento y aumentar masivamente su producción de leche, por esta razón los productos lácteos contienen una gran cantidad de hormonas que al ser consumidas, alteran el equilibrio hormonal propio.

  Entre las hormonas que se han encontrado en la leche de vaca están prolactina, somatostatina, melatonina, oxitocina, hormona de crecimiento, hormona estimulante del tiroides, estrógenos, progesterona y corticosteroides. Al pasar por el proceso de homogeneización, las moléculas de la leche se vuelven tan pequeñas que no son digeridas sino que son eliminadas en el intestino o en el estómago y en consecuencia pasan directamente al flujo sanguíneo con su respectiva carga de hormonas, pesticidas y esteroides.

El exceso de estrógeno y la exposición a plaguicidas se ha relacionado con Síndrome de Ovario Poliquístico y Endometriosis. El consumo de leche y productos lácteos también se ha relacionado con algunos casos de infertilidad masculina.

- **La soja.** La soja no es recomendable porque puede causar infertilidad y problemas de tiroides tanto en mujeres como en hombres. Se ha demostrado que contiene propiedades que imitan el estrógeno, para evitar un impacto negativo en el equilibrio hormonal, es mejor evitar los alimentos procesados de soja, como leche de soja, hamburguesas de soja, polvo de proteína de soja, carnes y quesos de soja. La fertilidad tanto en hombres como en mujeres se puede afectar por la soja.

- **Cerdo y sus derivados.** Es la carne que más tóxicos trasmite al ser humano. Junto con los lácteos es el peor enemigo del sistema ginecológico.

- **Carne roja.** No más de dos raciones semanales. Aunque lo mejor no consumirla. Si bien la carne roja es una excelente fuente de nutrientes necesarios, el consumirla en exceso aumenta el amoníaco en el organismo, lo cual puede interferir con la implantación del óvulo en el útero. La carne roja en exceso también puede aumentar la acidez del organismo y afectar la actividad del esperma. Los espermatozoides son más eficientes en un medio alcalino. Además la carne roja está hormonada, interfiriendo en la fertilidad de hombres y mujeres.

- **Azúcares.** Normalmente, la glucosa proporciona energía a nuestras células, sin embargo, cuando hay un exceso de glucosa, ocurre un proceso llamado glicación, en el cual, las moléculas de azúcar (glucosa) que se encuentran en exceso en la sangre, atacan las moléculas de proteína en la superficie de las células adhiriéndose a ella deteriorándolas y haciéndoles perder su capacidad de abastecerse de oxígeno, agua y nutrientes y de expulsar sustancias tóxicas y radicales libres. Esto produce un envejecimiento de todas las células del cuerpo sin excepción, incluyendo todas las células del sistema reproductivo. La glicación crea los llamados productos finales (AGE) los cuales a su vez fabrican fibras de proteína rígida. Así que no sólo las células se endurecen y empiezan a funcionar mal sino que estos productos finales también actúan como radicales libres acelerando el proceso de envejecimiento.

Los óvulos deben tener la zona pelúcida (la capa exterior del óvulo) suficientemente suave para que los espermatozoides pueden penetrar en él. El endurecimiento de la zona pelúcida le dificulta a los espermatozoides penetrar en los óvulos, además que les confiere una apariencia arrugada y vieja. La buena noticia es que este proceso puede ser revertido si se encuentra en etapas tempranas y esa capa glicolisada puede ser eliminada, reciclada y reutilizada si se deja de bombardear con exceso de azúcar. El azúcar es indispensable para mantener las funciones del organismo, lo importante para mantener el equilibrio y no caer en exceso es ingerir solo azucares de Bajo Índice Glucémico (Hortalizas, frutas y granos enteros) y mantenernos alejados de los azucares de Alto Índice Glucémico (Jarabe de maíz, azúcar blanco, pan blanco, arroz blanco, pasta blanca). El té verde orgánico ayuda a acelerar el reciclaje de las fibras de colágeno de la superficie de las células ya que estimula la síntesis de colágeno e interfiere con la glicación y la formación de AGE. El ácido alfa lipóico es uno de los principales suplementos antiglicación. Al ser un antioxidante hidro y liposoluble combate eficazmente los radicales libres que crea la glicación. Las vísceras animales: riñón, corazón e hígado son fuentes alimenticias que contienen ácido alfa lipoico, pero no es aconsejable su consumo. Las fuentes vegetales de ácido alfa lipoico incluyen el brócoli, la espinaca, la col silvestre, la acelga y la levadura de cerveza, como señala el Linus Pauling Institute. La lipolisina también ha sido encontrada en tomates, guisantes y coles de Bruselas. De acuerdo al Linus Pauling Institute, el consumo de ácido alfa lipoico proveniente de los alimentos no tiene un efecto significativo sobre el ácido lipoico libre del plasma, mientras que cuando dicho compuesto está presente en suplementos genera un incremento notable en el plasma. De acuerdo al Memorial Sloan Kettering Cancer Center, el ácido alfa lipoico conjunto presente en los alimentos es difícil de liberar y, por lo tanto, tiene una disponibilidad menor para ingresar al plasma sanguíneo. El ácido lipoico libre hallado en los suplementos no está ligado a otros compuestos y entra fácilmente al plasma, donde es distribuido ampliamente a lo largo del organismo.

Al evitar el azúcar de alto índice glucémico, tomar té verde orgánico y un suplemento de ácido alfa lipóico, contribuirás al rejuvenecimiento de los óvulos cuyo proceso de glicacion se encuentre en etapas tempranas, en otras palabras, puedes salvar muchos de tus óvulos que de lo contrario estarían condenados a sufrir los estragos del envejecimiento. Debes tomar en cuenta que no sólo el azúcar es la responsable del envejecimiento de los óvulos, también lo son el alcohol, el café, las radiaciones, los productos químicos, las toxinas y el estrés, por lo cual debes evitar todos estos factores para lograr un verdadero cambio en la superficie afectada de los óvulos.

- **Cualquier producto que lleve Jarabe de maíz alto en fructosa.** Sabe muy dulce, más que el azúcar y crea más adicción. Para los fabricantes resulta más barato y los alimentos que lo contienen se conservan más tiempo.

- **Alimentos fat-free (Alimentos sin grasa)** son alimentos que son alterados para reducirle la grasa por lo cual son altamente procesados y de alto contenido de azúcar. Deben ser evitados, prefiere siempre alimentos naturales.

- **Guisantes.** Aunque contienen muchas vitaminas y minerales, son un anticonceptivo natural, contiene un componente llamado (m-xylohydroquinona) que produce infertilidad tanto en hombres como en mujeres.

- **Helados.** Contienen lácteos, azúcares y, en ocasiones, grasa de cerdo. Un cóctel de tóxicos.

- **Bebidas carbonatadas y azucaradas.** Acidifican, descalcifican y roban nutrientes esenciales.

- **Carbohidratos de alto índice glucémico.** Tales como harinas refinadas, azúcar blanca, arroz blanco, patatas, pasta, galletas, pan blanco, pizza, etc. los cuales se convierten rápidamente en azúcar aumentando la resistencia a la insulina, lo cual puede interferir en la ovulación.

- **Patatas fritas y frituras en general.** Las patatas fritas contienen no sólo grasas trans, que tienen relación con una larga lista de enfermedades, sino también son una de las más potentes agentes carcinógenas presentes en los alimentos: acrilamida, que se forma cuando las patatas blancas se calientan a altas temperaturas. Además, la mayoría de los aceites utilizados para freír las patatas se vuelven rancios en presencia de oxígeno o a altas temperaturas, estos alimentos pueden causar inflamación en el cuerpo y agravar enfermedades cardíacas, cáncer, artritis e infertilidad.

Una investigación de la Escuela de Salud Pública de Harvard (EE. UU.) presentados en junio en la revista The New England Journal of Medicine, confirman que las patatas fritas son uno de los alimentos que más rápido predisponen a la obesidad, uno de los factores de la infertilidad.

- **Hamburguesas y perritos calientes.** Altas cantidades de sodio, conservantes, grasas saturadas y grandes cantidades de nitratos y nitritos (sustancias cancerígenas). Predisponen a padecer infertilidad, a sufrir abortos y a nacimientos de bebés con problemas neurológicos. Según un estudio publicado la revista Cancer Causes and Control, que publica el Harvard School of Public Health (USA), los niños que comen más de 12 perritos al mes son nueve veces mas propensos a desarrollar leucemia. Asimismo, los niños cuyas madres consumieron durante el embarazo al menos un perrito caliente a la semana tienen el doble de posibilidades de desarrollar tumor cerebral. Y lo mismo cabe decir de aquellos cuyos padres comieron perritos calientes antes de la concepción.

Los Hot Dog producen riesgo de listeriosis. Esto puede causar:

- Parto prematuro
- Aborto espontáneo
- Muerte fetal
- Problemas de salud graves en los recién nacidos

Las materias primas utilizadas para los productos de carne precocinada, son desechos de los músculos, tejidos grasos, carne de la cabeza, pies de animales, piel animal, sangre, el hígado y otros subproductos que una vez triturados forman tu hamburguesa o perrito. ¿De esto quieres que esté formado tu futuro hijo?

- **El aspartame y Splenda** (afectan a la ovulación).

- **Grasas Trans.** Las grasas son perjudiciales para la salud e igualmente no son buenas para la fertilidad. El consumo de grasas trans ocultas en los alimentos, tales como buñuelos, galletas, caramelos, dulces, chocolate, patatas fritas, pasteles, comida rápida y miles de otros alimentos puede aumentar tu riesgo de infertilidad hasta en un 70%. El único propósito de añadir grasas trans de los alimentos es extender su vida útil y darle una consistencia más esponjosa en boca. Para reducir al mínimo el consumo de grasas, hay que leer las etiquetas de los ingredientes, las grasas trans son a menudo mencionadas como "grasas hidrogenadas" o "grasa vegetal endurecida" o simplemente "grasa vegetal".

- **Café.** Muchos estudios demuestran que la cafeína reduce la fertilidad. Beber sólo una taza de café al día puede reducir a la mitad tus probabilidades de concebir. La cafeína también puede afectar a tu pareja ya que puede hacer que disminuya el conteo y movilidad de los espermatozoides. Por estas razones es importante eliminar todos los alimentos y bebidas que contienen cafeína al menos tres meses antes de intentar concebir. Eso incluye las bebidas de cola, el té negro y el café, entre otras cosas. Tampoco es buena idea cambiarse a café descafeinado ya que si bien no tiene cafeína, tiene muchos químicos que también son nocivos. Un estudio demostró que beber tres tazas de café descafeinado al día aumenta el riesgo de una mujer de aborto espontáneo.

- **Exceso de alcohol.** El alcohol afecta tanto tu fertilidad como la de tu pareja. De hecho, el consumo de cualquier cantidad de alcohol puede reducir la fertilidad a la mitad y cuanto más se bebe, menos probabilidades hay de concebir. Las investigaciones también han demostrado que el consumo de alcohol causa una disminución en el conteo de espermatozoides, un aumento de espermatozoides anormales y una menor proporción de espermatozoides móviles. Además, el alcohol inhibe la absorción de nutrientes como el zinc, que es uno de los minerales más importantes para la fertilidad tanto femenina como masculina. Por difícil que parezca, debes eliminar el alcohol de tu dieta por lo menos durante tres meses antes de tratar de concebir.

- **Tabaco.** En el hombre, el cigarrillo influye directamente en la calidad del semen, en los fumadores leves disminuye la movilidad de los espermatozoides y en los fumadores fuertes produce espermatozoides anormales. Dejar de fumar puede aumentar el conteo de espermatozoides en los hombres. En la mujer, fumar acelera la perdida de óvulos, lo cual puede conllevar a un adelanto de la menopausia entre 1 y 4 años. Por otra parte, la gran variedad de tóxicos del humo del tabaco puede tener efectos nocivos sobre la movilidad de los cilios de la trompa, por lo que la posibilidad de embarazos tubárico o ectópicos (en la trompa) también es mayor. Las mujeres fumadoras tienen mayores probabilidades de tener abortos, partos prematuros, mayor incidencia de malformaciones en sus hijos, insuficiencia placentaria, etc. También se ha comprobado que el cigarro contiene cadmio, el cual aparte de ser altamente tóxico, provoca anomalías en la absorción y uso del zinc, un mineral indispensable para mantener la fertilidad.

Otros alimentos a evitar son: comidas congeladas, comida rápida, patatas fritas, margarinas, manteca, puré de patatas instantáneo, palomitas de microondas, patatas chips, pizza congelada y sopas envasadas.

Consejos para disminuir las toxinas

Como ya comentamos, las toxinas a las que estamos expuestos a diario disminuyen la calidad de los óvulos y espermatozoides. Si logramos disminuir la exposición a muchas de estas toxinas, le brindaremos un ambiente adecuado a nuestros óvulos y espermatozoides para desintoxicarse y mejorar su calidad, aumentando las posibilidades de lograr el embarazo.

Algunos consejos para disminuir la exposición a las toxinas son:

- Come alimentos de la temporada para evitar las conservas y químicos especiales para su conservación.
- Evita tomar agua directamente del grifo ya que en ella suelen existir muchos desechos industriales, químicos, residuos de productos farmacéuticos, pesticidas, herbicidas y productos comerciales de limpieza. A pesar que el agua es tratada, muchos de estos residuos,

por su mínimo tamaño no se filtran a través del proceso de filtración normal por lo que es recomendable instalar en la casa un filtro doble que filtre partículas de menos de 1 micrón.

- Evita los ambientadores de aire, ceras para pisos, limpiadores de tapicería (contienen formaldehidos). Evita también los productos de limpieza tóxicos como por ejemplo los que contienen amoniaco. Una buena opción para limpiar se logra disolviendo tres cucharadas de bicarbonato de sodio en dos litros de agua caliente. Agrega media taza de vinagre y dos cucharadas de aceite esencial de pino. La combinación del vinagre y bicarbonato de sodio es desinfectante, así como el aceite esencial de pino.
- Mientras estás tratando de concebir y durante el embarazo no utilices suavizantes al lavar la ropa.
- Evita la manipulación de solventes químicos.
- Evita los gases que emanan de las pinturas.
- Si está a tu alcance, usa productos de aseo personal y cosméticos orgánicos.
- No calientes ni cocines la comida en el microondas.

Nota: No te preocupes si te tienes que exponer ocasionalmente a uno que otro químico, lo que afecta es la acumulación de estos químicos en tu cuerpo durante largos periodos o a diario.

Aumentar el consumo (al menos 80% de nuestra alimentación)

Si bien todos los nutrientes son importantes para la salud, se ha logrado determinar cuáles son los nutrientes específicos que tienen un impacto directo sobre la fertilidad. Estos nutrientes ayudan a aumentar la fertilidad, inclusive si te vas a practicar una FIV porque ayudan a mejorar la calidad de los óvulos, de los espermatozoides y de los órganos reproductores en general, por lo que aumenta las probabilidades de éxito. Una dieta para favorecer la fertilidad te ayudará a concebir con más facilidad y aumentará las posibilidades de llevar el embarazo a término. Deberá incluir alimentos cargados de micronutrientes específicos necesarios para mejorar la función hormonal, la condición sanguínea, la salud del esperma y del óvulo, las condiciones del útero, el desarrollo fetal y te ayudará a restablecer cualquier desequilibrio existente y a proveer las reservas de micronutrientes necesarias para tener un bebe sano.

Una de las principales maneras de aportar un mayor número de nutrientes es comer principalmente crudo.

Los principales alimentos son:

- Frutas, verduras, hortalizas,
- Frutos secos (excepto los cacahuetes),
- Arroz, pan y pasta integrales.
- Algas (aportan los 88 oligoelementos y aminoácidos),
- Polen de abejas, alfalfa (aportan todos los aminoácidos esenciales),
- Carne blanca (no más de dos veces por semana),
- Huevos de granja ecológica.
- Pescado fresco con bajo nivel de mercurio (preferiblemente azul y no a diario),
- Ácidos grasos esenciales, Omega 3 (pescado azul, nueces, semillas de lino y chía molidas, aceite de oliva virgen extra), y Omega 6 (semillas de sésamo, pipas de calabaza y girasol, aguacate, frutos secos, aceite de girasol).

Nota: el consumo de alcohol, tabaco, grasas trans (aceites vegetales parcialmente hidrogenados) y ciertos medicamentos frenan los beneficios de los omega 3 y 6 (inhiben las enzimas que los transforman). Además, un exceso de omega 6 (fritos, grasa animal, mucho aceite, bollería, margarina, etc.), produce un exceso de Ácido Araquidónico: fuerte inflamatorio e inhibidor de los omega 3.

Alimentos, vitaminas y minerales imprescindibles en el preembarazo

La formación de un bebé en el útero materno precisa de grandes aportes de vitaminas y minerales para conformar sus estructuras básicas. El entramado celular es el encargado de crear el sistema nervioso, óseo, muscular, etc.

Si la embarazada tiene carencias nutricionales, éstas se trasladarán a su hijo.

Los micronutrientes más importantes para aumentar la fertilidad son: Vitamina A, Vitamina C, Vitamina D, Vitamina E , Vitamina B6,

Vitamina B12, Acido Fólico, Acido Lipóico, Calcio, Coenzima Q10, Hierro, Magnesio, Omega 3, Selenio y Zinc (un mineral que, además, favorece la fertilidad).

- **Vitamina A.** Esta vitamina es un gran antioxidante. Ayuda a la producción de moco cervical. En los hombres, este antioxidante protege los espermatozoides de los efectos dañinos de los radicales libres. Asegúrate de ingerir vitamina A de beta-caroteno (vegetal). La Vitamina A de origen animal (retinol) puede causar defectos de nacimiento si se toma en exceso.
  Fuentes alimenticias: patatas dulces, melón, espinacas, huevos, frutas y verduras amarillas, verduras de hoja verde oscuro y aceites de pescado.
- **Vitamina C.** La vitamina C mejora los niveles de las hormonas y aumenta la fertilidad en las mujeres con defecto de la fase lútea. También mejora la calidad del tejido conectivo y de los vasos sanguíneos, incluyendo los del revestimiento interno del útero, por lo cual favorece la implantación del embrión. También ayuda a mejorar la calidad del moco cervical. En cuanto a los hombres, se ha demostrado que la vitamina C mejora la calidad del esperma y lo protege del daño en el ADN, ayudando a reducir el riesgo de aborto involuntario por problemas cromosómicos. La vitamina C también aumenta la movilidad de los espermatozoides.
  Fuentes de Vitamina C: pimentón verde, frutas cítricas, fresas, arándanos, tomates, brócoli, nabos y otras verduras de hoja verde, la papa o patata blanca y la dulce (batata) y el melón.
  Los bioflavonoides se presentan junto a la vitamina C en la mayoría de las fuentes alimenticias, mientras que la vitamina C sintética no los contiene. Por eso es mucho más provechosa la obtención de la vitamina C de los alimentos que la ingesta de vitamina C de forma sintética. No se debe ingerir más de 1 gramo de Vitamina C al día, tomar más de 1 gramo al día, puede ser contraproducente para la fertilidad.
- **Vitamina D:** clave en la formación de los huesos.
  La vitamina D o colecalciferol es una vitamina liposoluble. Dentro de dichas vitaminas se encuentran la vitamina A, K, D y E.

Éstas son las que se disuelven en las grasas y se acumulan en el tejido adiposo y el hígado. Al acumularse estas vitaminas en estos tejidos existen unas reservas o depósitos de las mismas que pueden emplearse en periodos de escasez.

El colecalciferol puede ingerirse con los alimentos de origen animal o vegetal en sus dos formas: vitamina D2 y D3. La vitamina D que se ingiere con los alimentos no es la vitamina D activa, es decir la que interviene en los procesos del organismo, sino que esta vitamina necesita ser activada a través de la piel por los rayos UVA y debe ser metabolizada en hígado y riñón.

La vitamina D tiene como funciones en el organismo su intervención en la regulación del metabolismo del calcio y del fósforo aumentando sus niveles óseos, así como su función en el crecimiento y la mineralización ósea y de las yemas dentarias.

Las necesidades de vitamina D en mujeres en edad reproductiva son de unas 200 UI/día. Estos requerimientos aumentan durante el embarazo y la lactancia a 400 UI/día. Estas necesidades pueden ser suplidas con una dieta habitual equilibrada y exposición regular a la luz solar.

Por el contrario, se recomiendan suplementos de calcio y vitamina D durante el embarazo en mujeres que presenten riesgo de deficiencia como mujeres inmigrantes, adolescentes.

Por el contrario, durante la lactancia, la suplementación con vitamina D debe realizarse de forma sistemática a toda mujer lactante asociando una correcta exposición solar.

Fuentes de vitamina D: exposición al sol (15-20 minutos al día). A partir de colesterol, el proceso de transformación tiene lugar debajo de la piel, donde por acción de los rayos solares, el colesterol se transforma en colecalciferol, la forma activa de la vitamina D.

También obtenemos vitamina D del pescado azul, aceite de hígado de bacalao y la yema de huevo.

- **Vitamina E.** Aumenta la fertilidad en hombres y mujeres por ser un antioxidante de gran alcance. Mejora la salud y movilidad del esperma en los hombres. En las mujeres, ayuda a normalizar la producción de hormonas y puede mejorar la calidad de los óvulos.

También ayuda a proteger la integridad del ADN en el óvulo y en el espermatozoide.

Fuentes naturales: semillas de girasol, almendras, aceitunas, espinacas, papaya, vegetales de hojas verdes oscuras, aceites vegetales, aceites prensados en frío, melaza, huevos, granos enteros y aguacate.

- **Vitamina B6.** La Vitamina B6 ayuda a balancear las hormonas femeninas, equilibrando los niveles de estrógeno-progesterona, también ayuda a regular las menstruaciones irregulares y a disminuir los síntomas del Síndrome Premenstrual (SPM) y los niveles de prolactina.

  Fuentes naturales de vitamina B6: aguacate, plátano, legumbres, nueces, cereales integrales, pistachos.

- **Vitamina B12:** básica para el crecimiento celular

  La cianocobalamina, cobalamina o vitamina B12 es una coenzima esencial para el crecimiento y la replicación celular, y para el mantenimiento de la vaina de mielina del sistema nervioso. Esto se debe a que interviene en las reacciones de síntesis del ADN, así como en los procesos de replicación y reparación de las células.

  La Vitamina B12 mejora la absorción del hierro. Se ha demostrado que la vitamina B12 mejora la calidad y la producción del esperma. También puede ayudar a engrosar el endometrio en la fase de implantación del óvulo, disminuyendo las probabilidades de aborto involuntario. Algunos estudios han encontrado que una deficiencia de B12 puede aumentar las posibilidades de ovulación irregular e inclusive de suspensión de la ovulación por completo.

  Las recomendaciones de su ingesta en una dieta normal son de 2 microgramos para las mujeres no embarazadas. En las mujeres embarazadas, sus necesidades aumentan ya que es necesario para la replicación de las células tanto maternas como fetales. Aumenta sus necesidades un 10% en caso de las mujeres embarazadas siendo recomendable una ingesta desde 2.2 microgramos a 2.6 al día durante la gestación. Las necesidades se incrementan levemente durante la lactancia, por lo que se recomienda 2.8 microgramos.

La absorción de la vitamina B12 en el organismo es altamente compleja interviniendo en este proceso sustancias contenidas en la saliva, en el jugo gástrico, pancreático y una especial absorción intestinal. Esta delicada absorción puede fallar fácilmente cuando existe déficit de estas sustancias como cuando existe una gastritis o intervención en las que se ha extirpado el estómago parcialmente o una parte del intestino.

El déficit de cianocobalamina en la población general puede producir la denominada anemia megaloblástica. El déficit de esta vitamina en pacientes con predisposición genética puede producir la denominada acidemia metilmalónica, enfermedad extremadamente rara en la población general.

Principales fuentes naturales de Vitamina B12: sardinas, atún, almejas, huevos, levadura de cerveza, algas, germen de trigo, el Tempeh (soja fermentada), algas Nori, setas Siitake secas, hongo melena de león, microalga Clorela (Chlorella).

- **Vitamina B9 o Acido Fólico.** El ácido fólico mejora la ovulación y contribuye en la formación de estrógeno y progesterona. También ayuda a prevenir defectos del tubo neural, así como defectos cardíacos congénitos, labio leporino, defectos de las extremidades y las anomalías del tracto urinario en el desarrollo de los fetos. La deficiencia de ácido fólico puede aumentar el riesgo de nacimiento prematuro, bajo peso al nacer y retardo del crecimiento fetal. La deficiencia puede también aumentar el nivel de homocisteína en la sangre, que puede producir aborto espontáneo, desprendimiento de placenta y preeclampsia. En los hombres, el ácido fólico ayuda a mejorar la calidad y movilidad de los espermatozoides.

La vitamina B9 o ácido fólico interviene en el correcto desarrollo del cerebro del feto, proceso que no finaliza hasta años después del nacimiento del niño. Por eso es muy importante tratar que el nivel de ácido fólico materno sea mantenido en todo el embarazo y durante la lactancia, y que esta dure lo más posible.

Incluso un estudio realizado en SUNY Downstate Medical Center, en Nueva York y publicado en la revista "American Journal of Clinical Nutrition" concluye que su carencia puede aumentar el riesgo de autismo en el niño. Además interviene en la síntesis del

ADN y del ARN, en donde se encuentra la información genética de las células, y es imprescindible para que el organismo produzca células nuevas sanas.

Pero además esta vitamina del grupo B interviene en la "fabricación" de glóbulos rojos, tarea en la que el organismo se encuentra completamente entregado, porque de encargarse de desarrollar un bebé tiene que crear todo un órgano, la placenta.

Es una vitamina del grupo B que afecta sobre el sistema nervioso. Se sabe que es el precursor de algunos neurotransmisores, como la serotonina que trasmite seguridad. Pero es que además, tras dar a luz, la función sináptica de la madres se encuentra en alerta constante, y un nivel adecuado de ácido fólico va a ayudar a que su función cognitiva se encuentre en buen estado, por lo que previene la depresión posparto.

Es cierto que esta vitamina se encuentra en muchas verduras de hoja verde, como las espinacas, las acelgas, la lechuga, pero en cantidades que no alcanzan el mínimo imprescindible diario en el embarazo, 400 microgramos.

Que el padre lo tome antes de la gestación ayuda al desarrollo fetal. Una investigación de la Universidad McGuill en Canadá han encontrado que los niveles de ácido fólico del padre puede ser tan importante para el desarrollo y la salud de sus hijos como los de la madre. Ya antes en un estudio de la Universidad de Columbia aseguraba que si el futuro padre tiene unas buenas reservas de esta vitamina y de la vitamina B12 se reduce hasta en un 70% las posibilidades de que el bebé nazca con problemas del tubo neural como la espina bífida.

Hay que aconsejar tomar suplementos de ácido fólico al padre cuando la pareja viene con deseos de tener descendencia. Hay que tener en cuenta que el 50% de la información genética del futuro bebé va a proceder del hombre, así que también debe tomarlo.

Fuentes alimentarias de ácido fólico: lentejas, alubias, garbanzos, espárragos, espinacas, col rizada, vegetales, germen de trigo, huevos, melón, plátanos, naranjas y aguacate.

También se puede tomar como suplemento, la dosis recomendada es de 400 mg día.

Nota: sólo dos de cada diez mujeres en España toman ácido fólico antes de quedarse embarazadas. Preparar el embarazo es pues nuestra asignatura pendiente.

Observaciones: las vitaminas del complejo B también ayudan a reducir el estrés y mantener un equilibrio saludable de las hormonas de tu cuerpo. La falta de vitamina B es muy común en las personas que comen muchos alimentos refinados y alimentos procesados, en los vegetarianos estrictos y en los fumadores.

- **Acido alfa lipóico.** El ácido alfa-lipóico es un antioxidante muy importante, ya que ayuda a proteger los órganos reproductores femeninos, mejora la calidad y movilidad del esperma y ayuda al organismo a reutilizar continuamente los antioxidantes en el cuerpo. También contribuye a la desintoxicación de mercurio, cadmio y otros metales pesados, es un poderoso desintoxicante hepático y reduce los daños que causa el exceso de azúcar a las proteínas (glicación).
  Fuentes naturales: en pequeñas cantidades se encuentran en el brócoli, la espinaca, la col silvestre, la acelga y la levadura de cerveza. Es preferible consumirlo en forma de suplemento.
- **Calcio.** El calcio contribuye a balancear los niveles de estrógenos y progesterona.
  Fuentes naturales de calcio: algas, alfalfa, almendras, avellanas, espárragos, brócoli, col, algas, higos, semillas de linaza, semillas de sésamo, col rizada, hojas verdes, hojas de mostaza, avena, perejil, pasas, legumbres, etc.
- **Coenzima Q10.** La coenzima Q10 es un gran antioxidante necesario para el correcto funcionamiento de cada célula del cuerpo ya que provee la energía necesaria para la división celular y por lo tanto para la regeneración celular. Al disminuir la regeneración celular de todas las células del cuerpo (incluidos los óvulos, los espermatozoides y las células de todos los órganos del aparato reproductor) estas comienzan a envejecer. El Q10 aumenta la movilidad de los espermatozoides y protege los óvulos y los espermatozoides del daño de los radicales libres. Con la edad se pierde Coenzima Q10, por lo cual es importante reponerla.

La CoQ10 se utiliza para oxigenar corazón y cerebro. La deficiencia de CoQ10 afecta a órganos que necesitan gran cantidad de energía como corazón, cerebro, riñones e hígado.

Las personas mayores, los pacientes con problemas cardíacos y los vegetarianos presentan deficiencia de CoQ10. Existen al menos 100 estudios realizados por prestigiosas universidades y hospitales que relacionan la deficiencia de coenzima Q10 con las enfermedades cardiovasculares.

Fuentes de coenzima Q10: pescado azul, frutos secos, espinacas, brócoli, coliflor y zanahoria, semillas de sésamo, cacahuetes, pistachos, nueces, alubias, lentejas. Las naranjas y las fresas también la tienen pero en reducidas cantidades.

También se puede obtener a través de suplementos.

• Hierro

El hierro mejora la ovulación, estudios han demostrado que las mujeres que no reciben suficientes cantidades de hierro pueden sufrir anovulación (ausencia de ovulación).

La absorción del hierro de origen vegetal mejora gracias a la presencia en la comida de la vitamina C.

Fuentes de hierro: lentejas, espinacas, tofu, semillas de sésamo (ajonjolí), acelgas, semillas de calabaza, berro, garbanzos, alubias, miel, pistachos, anacardos, pan integral, cereales integrales, pollo, pavo, pescado, y remolacha roja (rica en hierro, vitamina C, ácido fólico, así como en magnesio y vitaminas B1, B2, B3, B6, por lo que es imprescindible para mujeres en preembarazo, embarazo y durante la regla), algas (arame, hiziki).

• Magnesio

El magnesio es esencial para tener una fertilidad óptima y para que el embarazo llegue a término ya que junto con la Vitamina B6 garantiza la producción de progesterona. La deficiencia de magnesio ha sido relacionada con el aborto espontáneo. También se le atribuye el efecto regulador de los niveles de estrógeno.

Alimentos que contienen magnesio: alfalfa, albaricoques, aguacates, plátanos, levadura de cerveza, arroz integral, cacao, melón, algas, higos, ajo, uvas, verduras de hoja verde, limones, judías, lima, nueces, perejil, melocotones, salvia, semillas de sésamo, berro y legumbres.

• Omega 3

El Omega 3 es uno de los llamados ácidos grasos esenciales porque el organismo no los puede fabricar a partir de otras sustancias, por lo cual su consumo es indispensable. Los ácidos grasos son tradicionalmente conocidos por disminuir el riesgo de enfermedades cardiovasculares. En cuanto a la fertilidad, que es el punto en el que estamos interesados en este momento, se ha demostrado que el Omega 3 ayuda a regular las hormonas en el cuerpo, aumenta el moco del cuello uterino, promueve la ovulación, mejora la calidad general del útero y aumenta el flujo sanguíneo a los órganos reproductivos. Durante el embarazo, la falta de Omega 3 puede estar asociada con nacimiento prematuro y bajo peso al nacer. En el hombre, mejora la calidad del esperma.

Las fuentes naturales de Omega 3 son: semillas de lino*, nueces, semillas de calabaza, semillas de chía, pescado azul, aceite de oliva virgen extra.

*Las semillas de lino, las puedes consumir en forma de aceite, en cápsulas o molidas, agregándolas a las sopas, ensaladas o jugo. Debes tener precaución, porque al consumirla en exceso o enteras, tienen efecto laxante.

• Selenio

Es un antioxidante que ayuda a proteger a los óvulos y a los espermatozoides de los radicales libres. Los radicales libres pueden causar daño cromosómico que es una causa de aborto involuntario y defectos de nacimiento. El selenio es también necesario para la creación de esperma. La deficiencia de selenio provoca fragilidad en los espermatozoides. *Fuentes alimentarias:* nueces de Brasil, ajo, pescado, pollo, pavo, levadura de cerveza, germen de trigo, lentejas, guisantes, semillas de girasol, cereales integrales.

• Zinc

El zinc ayuda a las mujeres a utilizar más eficazmente el estrógeno y la progesterona, para lograr la concepción. Los niveles bajos de zinc han sido directamente vinculados a los abortos involuntarios en las primeras etapas del embarazo. El zinc es considerado uno de los minerales más importantes para la fertilidad masculina; se ha demostrado que el aumento en el consumo de zinc, en los hombres, aumenta los niveles de esperma y mejora la forma, función y calidad de los espermatozoides.

Fuentes de zinc: ostras, pollo, cangrejo y pavo, nueces, granos enteros, pescado, mariscos, huevos, semillas de calabaza y girasol, centeno, avena, cereales integrales, legumbres, setas y germen de trigo.

Nota: tomar zinc a última hora de la noche asegura su absorción.

Super alimentos para la fertilidad

Los siguientes alimentos han sido seleccionados por el contenido en nutrientes específicos que poseen para mejorar la fertilidad. Incluirlos en la dieta con asiduidad potenciará las posibilidades de conseguir un embarazo sano y sin problemas.

• Huevos

Contienen vitamina D, Vitamina B12 y proteínas. Vale la pena el esfuerzo de buscar huevos frescos de granja que tengan las yemas anaranjadas o amarillo oscuro ya que son mucho más nutritivos y están libres de las toxinas que contienen los huevos industrializados.

Se pueden consumir sin problema 3-4 semanales.

• Frutos secos y semillas

Es importante comerlos crudos ya que son sensibles al calor y al tostarlos o cocinarlos se destruyen muchos de sus micronutrientes.

A continuación se detallan las semillas y frutos secos con su respectivo contenido de micronutrientes que favorecen la fertilidad:

- Semillas de Lino: Contienen Omega 3
- Semillas de calabaza (auyama): contienen zinc, Vitamina E y hierro
- Semillas de sésamo (ajonjolí): contienen zinc y Vitamina E y hierro.
- Semillas de Girasol: contienen Vitamina E.
- Almendras: contienen calcio y Vitamina E.
- Nueces: contienen Omega 3

Los frutos secos y semillas se pueden consumir agregándolos a las ensaladas, a la avena del desayuno, a los jugos, al arroz integral, también se puede hacer una mezcla de ellos y consumirlos como merienda, pero en poca cantidad puesto que tienen un alto contenido calórico.

• Vegetales
Son ricos en Vitamina A, Vitamina C, Hierro, Calcio y fibra.

Entre los vegetales de hoja verde oscuro tenemos: hierva de brotes de germinados, espinaca, acelga, col rizada, rúcula, escarola, hojas verdes de diente de león y hojas verdes de mostaza.

Se pueden consumir en ensaladas, sopas, salteados, en jugos, en tortillas o licuados.

• Brócoli
El brócoli es uno de los llamados super alimentos, es rico en betacaroteno y vitamina C, también tiene vitamina K , fibra dietética, ácido fólico, y es una buena fuente de Calcio. También contiene Selenio, que es excelente para aumentar la cantidad y movilidad de los espermatozoides.

Es importante cocinarlo lo menos posible para no destruir sus propiedades antioxidantes. Se debe lavar, sumergir en agua hirviendo con sal o una cucharadita de bicarbonato, dejarlo 7 minutos, sacarlo e introducirlo en un bol con hielo para cortar la cocción y evitar que se pierdan sus propiedades.

También puede tomarse licuado.

• Frutas
Ricas en Vitamina C, flavonoides y una gran variedad de antioxidantes. Las mejores frutas para la fertilidad son las ciruelas, uvas pasas, arándanos y fresas.

Recuerda que los antioxidantes son sensibles al calor así que para obtener sus beneficios se debe consumir en frescas, maduras y crudas. Se pueden consumir solas, en ensaladas y en jugos.

• Pescados y mariscos
Son ricos en Vitamina D, Omega 3, zinc, selenio, Vitamina B12 y Coenzima Q10. Al consumir pescado, es muy importante seleccionar pescados con bajo contenido de mercurio, que es una toxina muy dañina y especialmente perjudicial para la fertilidad.

Los pescados con bajos niveles de mercurio son: Bacalao, Bagre (pez gato), Anchoas, Cangrejo, Merluza, Arenque, Salmón, Sardina, Lenguado, Calamar, Corvina, Langosta, Dorado, Roncador, Trucha, Langostinos, Almeja, Ostra, Vieira, Gambas, Mejillones.

Evitar los pescados con altos niveles de mercurio como: Mero, Caballa o Macarella, Lubina Chilena, Atún (fresco o enlatado), Pez Aguja, Pargo Alazán, Pez Espada, Blanquillo, Jurel, Reloj anaranjado, Tiburón o Cazón y Caballa.

Nota: los pescado no hay que consumirlos más de dos veces por semana.

• Leguminosas (lentejas, garbanzos, alubias)

Contienen una gran cantidad de hierro, ácido fólico, calcio y son una excelente fuente de proteínas. También contienen carbohidratos complejos. Sólo una taza de lentejas cocidas proporciona el 90% del ácido fólico necesario en un día. Tanto las lentejas como los garbanzos y frijoles, se pueden comer en sopas, en cremas para untar o como guarnición.

Mención especial también merece la **Alfalfa** (contiene Vitamina A, E, C, D, Calcio, Hierro y Magnesio), pertenece al grupo de las leguminosas, tiene más calcio y proteínas que la carne, la leche o los huevos. Tiene cuatro veces más cantidad de vitamina C que la que contienen las frutas cítricas, la cual potenciará la calidad y número de espermatozoides en los hombres, además de aumentar la fertilidad de las mujeres. También tiene un alto contenido de magnesio y de Vitamina E.

• Algas verdes-azules

Su contenido de proteínas es tan fácilmente asimilable por el organismo que actuará rápidamente en las células, a diferencia de la carne que es mucho más difícil de procesar y digerir por el cuerpo humano. Las algas son ricas en vitaminas B6 y B12, nutrientes por excelencia para la fertilidad de la mujer.

Las algas también sirven para desintoxicar el cuerpo de metales pesados, incluso mercurio y plomo, además de otras toxinas que son nocivas para la concepción. El alto nivel antioxidante que se ha descubierto las algas las convierten en un alimento ideal para el anti envejecimiento de todas las células del cuerpo, incluyendo óvulos, espermatozoides y sistema reproductivo en general.

Aconsejo tomar Chlorella+Spirulina, de la casa Biotona.

• Aguacate

El aguacate es una gran fuente de vitamina E, vitamina A, ácidos grasos, proteínas y minerales. Mejora la función de los espermatozoides, ayuda a regular la ovulación y mejorar el moco cervical.

Se puede tomar uno al día, solo, en ensalada o batido junto a otras frutas o verduras.

• Cereales integrales

Los granos enteros como avena, arroz integral y arroz salvaje, trigo integral, cebada, centeno, quinoa y mijo son carbohidratos complejos que liberan el azúcar en el torrente sanguíneo lentamente. Ellos contienen una abundancia de vitaminas B, zinc y selenio.

Entre los cereales integrales más poderosos se encuentra la **avena** que es uno de los alimentos más completos ya que es rico en proteínas, fibras y vitaminas. Es el cereal con mayor proporción de grasa vegetal, un 65% de grasas no saturadas y un 35% de ácido linoleico. Contiene seis de los ocho aminoácidos imprescindibles para la síntesis correcta de proteínas. También contiene hidratos de carbono de absorción lenta y de fácil asimilación, además de sodio, potasio, calcio, fósforo, magnesio, hierro, cobre, zinc, vitaminas B1, B2, B3, B6 y E.

• Agua

Hay que tomar 8 vasos de agua mineral al día. Evitar el agua embotellada en plástico, ya que el plástico libera químicos que imitan a los estrógenos, causando desbalances hormonales. Hay que evitar también el agua de grifo, pues contiene múltiples químicos.

Es muy aconsejable beber agua con un poco de zumo de limón a lo largo del día.

El agua hidrata el cuerpo y es especialmente necesaria antes de la ovulación, para que el moco cervical sea lo suficientemente elástico para transportar los espermatozoides, por otra parte, tomar agua, es la mejor forma de liberarse de toxinas que podrían estar interfiriendo en nuestra fertilidad.

INFERTILIDAD FUNCIONAL EN EL HOMBRE

El espermatozoide: cómo se forma y desarrolla

Empiezan a formarse en la pubertad del niño, pero su desarrollo durará toda la vida: son los espermatozoides.

El ciclo de formación del gameto masculino dura unos cien días. Al salir de los testículos, los espermatozoides necesitan mezclarse con los líquidos seminales para formar el semen y lograr su meta, la fecundación del óvulo.

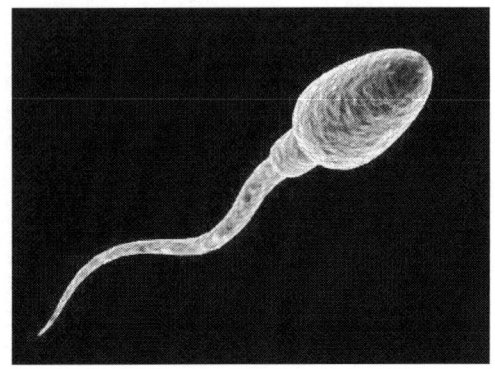

Figura 139. Espermatozoide.

El semen se fabrica en tres partes del cuerpo, no sólo en los testículos.

Primero proviene de la próstata, la cual forma una sustancia llena de enzimas, proteínas y minerales. La segunda son las vesículas seminales y la tercera los testículos.

Qué es la espermatogénesis

La espermatogénesis es el proceso por el que las espermatogonias (células germinales primitivas) se transforman en espermatozoides. Es un proceso continuo, que se produce en el testículo y que se inicia en el periodo prepuberal del niño, entre los 11 y 15 años.

A diferencia de lo que ocurre en el sexo femenino, la formación del gameto masculino no comienza hasta la pubertad y luego dura toda la vida. No obstante, en el recién nacido ya pueden identificarse en los cordones sexuales primitivos, macizos del testículo en forma de células voluminosas y pálidas rodeadas de células de sostén, que se convertirán en células de Sertoli.

Poco antes de la pubertad los cordones sexuales se hacen huecos y se denominan tubos seminíferos. Las células germinativas primordiales originan espermatogonios, que por diferenciación y tras sufrir divisiones mitóticas, se convierten en espermatocitos primarios. Después de duplicar el ADN, estas células comienzan con la profase de la primera división meiótica o de maduración.

Al terminar la profase, que dura unos 16 días, la célula pasa rápidamente por las demás fases y después origina los dos espermatocitos secundarios, que contienen un número haploide de cromosomas, lo que significa que contiene la mitad del número normal de cromosomas o un solo juego de los mismos. Estas células empiezan inmediatamente la segunda división de maduración o meiótica, que da por resultado dos espermátides. Como consecuencia de las dos divisiones de maduración, la espermátide posee 23 cromosomas y ADN.

Fases de la formación de un espermatozoide

En el varón, el ciclo espermatogénico se divide en tres fases:

- Duplicación de las células germinales o espermatogonias
  Que tras su proceso de división dará lugar a 16 espermatocitos. Cada espermatocito tiene 46 cromosomas, 23 de origen paterno y 23 materno. Durante esta etapa de división se produce la síntesis de ADN con duplicación de material genético, que da como resultado otro tipo de célula germinal, los espermatocitos primarios que entraran en la siguiente división llamada meiótica, porque supone una reducción cromosómica.

- Meiosis o división
  Que dará lugar a la formación de células dotadas de un número haploide de 23 cromosomas (la mitad de las que tienen las células normales). Esta fase de unos 24 días de duración, conlleva un apareamiento de los cromosomas con entrecruzamiento e intercambio de material genético entre ellos. La división de los espermatocitos primarios origina los espermatocitos secundarios, los cuales sufre una segunda división meiótica, dando lugar a las espermátidas con 23 cromosomas. Esta división es una mitosis o división normal sin replicación previa del ADN.

- Espermiogénesis o transformación en espermatozoides
  Que comprende una serie de procesos encaminados todos ellos a mejorar la capacidad de penetración del óvulo por el espermatozoide. Estos fenómenos serán la formación del acrosoma o gorro con alto contenido en glicoproteina y enzimas proteolíticos, desarrollo de la cola o flagelo que permite el movimiento del espermatozoide, transformación del núcleo en posición periférica y eliminación de casi todo el citoplasma. Una vez formados en los tubos seminíferos, pasan al epidídimo por acción de los elementos contráctiles de los primeros.

Como resultado de este proceso, se producen espermatozoides, con 23 cromosomas, la mitad que la célula de la que se origina (espermatogonia). El espermatozoide es una célula muy especializada. Se reduce el tamaño de la célula, eliminando gran parte del citoplasma y se desarrolla una larga cola denominada flagelo, que le permitirá moverse hasta alcanzar el óvulo. También presenta gran cantidad de mitocondrias que le proporcionarán la energía necesaria para moverse.

En el hombre, la espermatogénesis dura unos cien días, lo que es importante para valorar el efecto de cualquier tratamiento o sustancia tóxica sobre la calidad espermática.

> *El espermatozoide sale de los testículos y se mezcla con los líquidos producidos por las vesículas seminales y la próstata para formar el semen. Estos líquidos son imprescindibles para la alimentación y supervivencia de los espermatozoides hasta alcanzar el óvulo. Solamente el 10% del semen está formado por espermatozoides, que se pueden contar por cientos de miles.*

Al igual que con la formación de los óvulos, el proceso está regulado y controlado por el sistema endocrino y, a su vez, los testículos funcionan como glándulas endocrinas.

Función endocrina de los testículos

La función principal de los testículos es la espermatogénesis pero también es un órgano endocrino cuyas células de Leydig producen y secretan la hormona testosterona que es un andrógeno y la principal hormona masculina aunque también se secretan otros andrógenos como la dihidroepiandrosterona (DHA) y la androstenediona. También se fabrican pequeñas cantidades de estrógenos.

Las funciones de la testosterona son:

1. La testosterona interviene en el desarrollo embrionario del aparato genital externo masculino.

La información genética presente en las células fetales controla el desarrollo gonadal. Las gónadas se desarrollan, bajo control genético, a partir de la gónada primordial. Inicialmente esta gónada primordial, se divide en una parte externa y una parte interna, iguales para ambos sexos. En el hombre, la parte interna dará lugar al testículo. En la mujer es la parte externa la que se desarrolla y da lugar al ovario. Una vez formados, los testículos comienzan a producir testosterona, la cual influye sobre el desarrollo ulterior del aparato reproductor fetal. Para que se desarrolle el aparato genital externo del hombre sólo se requiere testosterona. En ausencia de testosterona, se desarrolla el aparato genital externo de la mujer. Es decir que en la mujer, es la ausencia de testosterona lo que determina los cambios femeninos.

2. La testosterona mantiene la espermatogénesis, actuando sobre receptores situados en las células de Sertoli.

La testosterona es incapaz de iniciar la espermatogénesis por sí sola. Controla la velocidad y el mantenimiento de la espermatogénesis actuando sobre las células de Sertoli, pero solamente cuando sobre éstas ya ha tenido lugar la acción de la hormona folículoestimulante (FSH) de la adenohipófisis. Por ello las células de Sertoli han de ser previamente preparadas por la acción de la FSH de la adenohipófisis.

3. La testosterona es responsable de diversas características del sexo masculino, como algunos aspectos del comportamiento, mayor masa muscular, modificaciones de la laringe. También del desarrollo de las glándulas accesorias del tracto reproductor masculino. Asimismo contribuyen a la libido o impulso sexual.

Los andrógenos son inactivados en el hígado y los productos resultantes de su degradación son eliminados por la orina.

Hormonas del sistema reproductor masculino

Igual que sucede en la mujer, en el sistema reproductor masculino intervienen hormonas secretadas por el hipotálamo y por la hipófisis.

La hipófisis anterior o adenohipófisis secreta unas hormonas proteicas, las gonadotropinas, que son de importancia fundamental para la función reproductora y, como indica su nombre, actúan sobre las gónadas o glándulas sexuales: testículos en el hombre y ovarios en la mujer. Son la hormona folículo-estimulante (FSH) y la hormona luteinizante (LH).

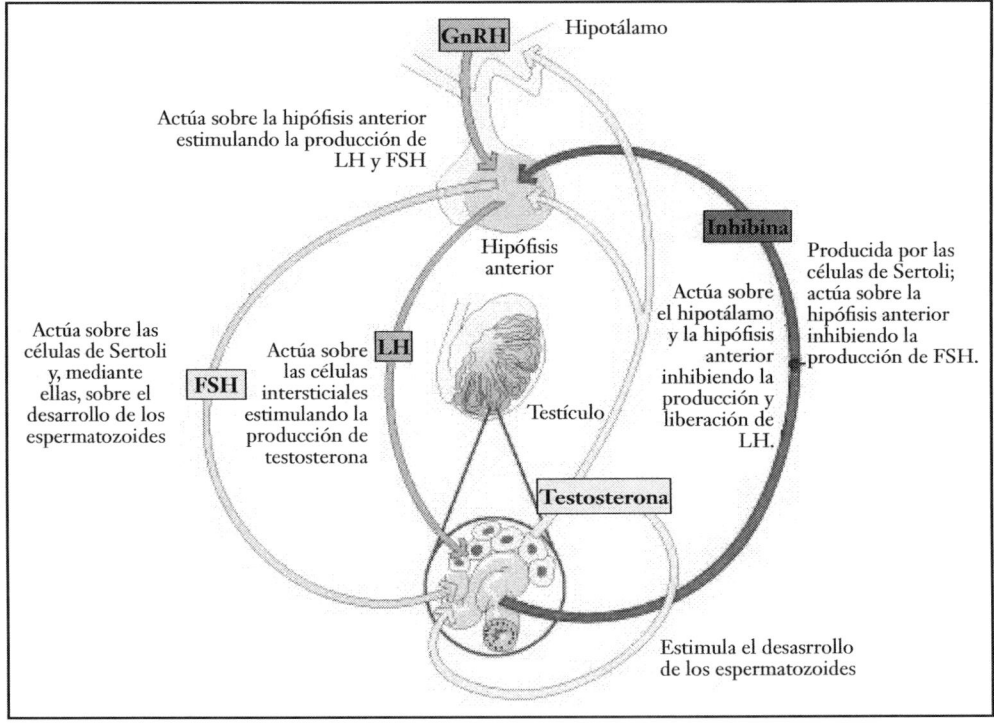

Figura 140. Regulación hormonal de la espermatogénesis.

La secreción de las gonadotropinas depende a su vez, del hipotálamo que es una estructura que se encuentra en el sistema nervioso central y es el responsable de la secreción de la hormona liberadora de gonadotropinas (GnRH) que es transportada por la sangre hasta la adenohipófisis o hipófisis anterior, en donde, como indica su nombre, estimula la liberación de las gonadotropinas. La LH actúa sobre las células de Leydig provocando la liberación de testosterona. A su vez, la testosterona, cuando alcanza un determinado nivel, inhibe la secreción de LH al ejercer un efecto de control negativo, tanto sobre la adenohipófisis como sobre el hipotálamo.

Por su parte la FSH actúa de modo sinérgico con la testosterona sobre las células de Sertoli estimulando la secreción de la proteína ligadora de andrógenos (ABP) hacia la luz de los tubos seminíferos, alrededor de las células germinales, y como la ABP se une a la testosterona, se consiguen niveles elevados de este andrógeno localmente, para que pueda estimular la parte final del desarrollo de los espermatozoides. Una vez alcanzado el nivel adecuado de espermatogénesis, las células de Sertoli secretan una hormona llamada inhibina que entonces reduce la secreción de FSH, mediante un mecanismo de control negativo sobre la adenohipófisis y el hipotálamo.

Control neurológico de la eyaculación

El fenómeno de la eyaculación, dada su complejidad, requerirá de la participación conjunta, coordinada y armónica de una serie de elementos de control neurológico entre los que se encuentran receptores, vías aferentes y eferentes y núcleos celulares a diferentes niveles del sistema nervioso (figura 141).

Receptores periféricos

El proceso de la eyaculación puede desencadenarse de distintas maneras, incluyendo la estimulación táctil del glande y otras zonas erógenas, así como las influencias de diversos estímulos corticales.

Las zonas sensitivas receptoras se dividen en:

- **Primarias:** localizadas en el pene, fundamentalmente en la mucosa del glande y, sobre todo, en la zona del frenillo.
- **Secundarias:** presentes en zonas erógenas como el resto de genitales externos y otras zonas extragenitales (pezones, cuello, etc.).

Estos receptores periféricos transmitirán las señales a los centros medulares, lo que provoca el reflejo de la eyaculación, y a centros corticales, haciéndolas conscientes y dando posibilidad a experimentar placer. Si esas señales son interrumpidas medularmente, como en el caso de los lesionados medulares, se pueden tener eyaculaciones sin experimentar sensaciones orgásmicas, o sin tener consciencia o placer por ello.

Vías aferentes y eferentes

Tras la estimulación de estos receptores periféricos, se inicia la conducción vía aferente a través del **nervio pudendo** y las astas medulares hasta el tálamo y la corteza cerebral (figura 141). A través de las astas medulares anterolaterales descienden las fibras eferentes hasta el centro simpático (T12-L2) y el parasimpático (S2-S4). A través del nervio hipogástrico, el sistema nervioso simpático es el encargado de la contracción de la musculatura lisa de los órganos internos genitales (epidídimo, deferente, vesícula seminal y próstata) y del cierre del esfínter interno y esfínter externo, regulando la fase de emisión. La eyaculación consiste en la expulsión de semen en la uretra prostática y ulterior eyección de la uretra al exterior. La eyaculación está sometida a un control simpático. Las fibras simpáticas preganglionares salen de la médula espinal en los segmentos lumbares L1-L2. El sistema nervioso parasimpático (S2-S4) regula la fase de expulsión. Mediado por el nervio pudendo interno, es el encargado de las contracciones clónicas eyaculatorias de los músculos isquiocavernoso y bulbocavernoso y de la relajación del esfínter externo. Se produce también el cierre completo del cuello de la vejiga evitando la eyaculación retrógrada. Ambos sistemas intervienen en la formación de la cámara de alta presión a nivel de uretra posterior.

Es necesaria una integración, en el centro de la eyaculación de la médula espinal, de las señales centrales y de las vías nerviosas para que se produzca un reflejo eyaculatorio normal y los músculos y estructuras de la pelvis y el periné puedan funcionar de una forma coordinada. Es imprescindible una participación conjunta de los sistemas simpáticos y parasimpáticos.

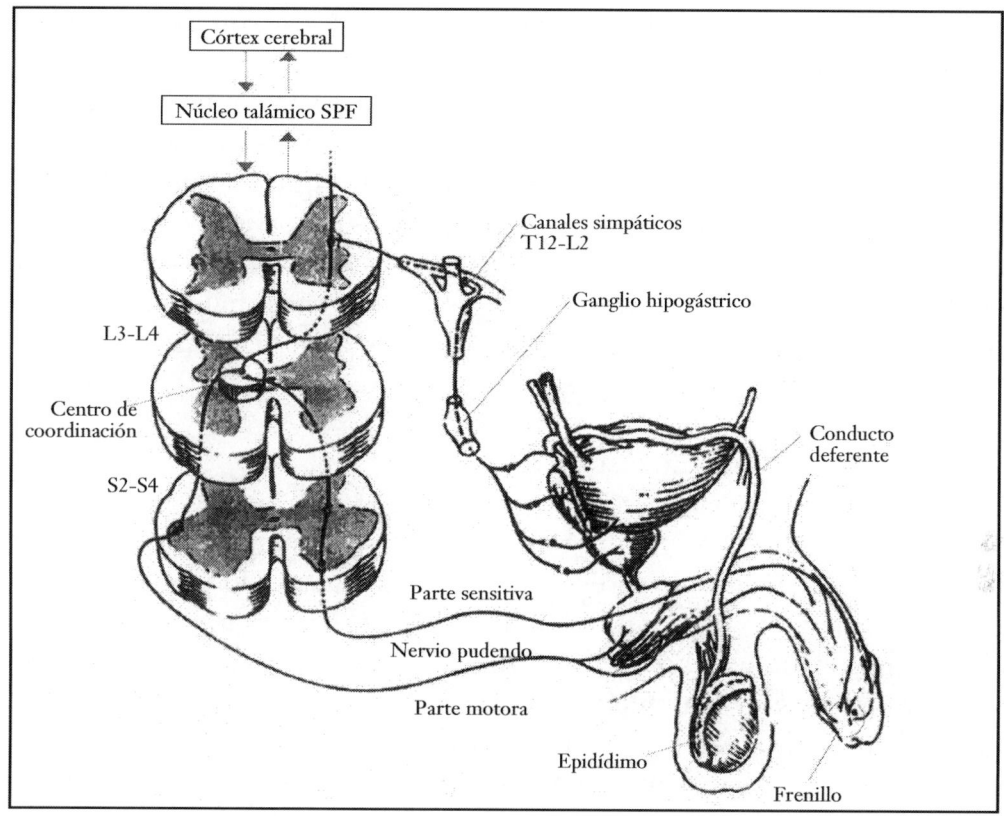

Figura 141. Control neurológico de la eyaculación.

Núcleos medulares

A nivel medular parece haber un grupo de conexiones interneuronales que conforman un núcleo de gran importancia en la eyaculación. Existe una gran evidencia que sugiere que este núcleo controla los mecanismos neuronales responsables de la generación de la respuesta eyaculatoria y que se encuentra localizado en la médula espinal lumbosacra. Por eso, se ha denominado **núcleo lumbar espinotalámico** (LST, del inglés lumbar spinothalamic nucleus).

Este núcleo LST está localizado en médula espinal, en las L3 y L4, y está directamente conectado con el núcleo supraespinal talámico subparafascicular. Se activa exclusivamente durante la eyaculación y no está relacionado con la cópula. Parece tener otras conexiones secundarias con las vías simpática, parasimpática y motora (pudenda), que se revisarán más adelante.

Por ser un núcleo **generador** de eyaculaciones en respuesta a estímulos aferentes será el responsable de dar origen a la respuesta en el arco reflejo de la eyaculación. Este reflejo estará disponible, pues, para desencadenar la eyaculación, tanto en personas sanas como en condiciones de sección medular por encima. Así, la estimulación vibratoria del pene será suficiente para inducir la eyaculación en individuos con una sección completa de la médula espinal a un nivel por encima de T10.

Estructuras supraespinales

Los núcleos que controlan la eyaculación se originan en la zona supraespinal en estructuras cerebrales especializadas como el núcleo de la estría terminal, el núcleo amigdalino medial, el área preóptica medial y el **núcleo talámico subparafascicular** (SPF). Constituyen un auténtico **subcircuito de la eyaculación**, cuyo elemento fundamental parece asentar en un pequeño grupo de células situadas en la parte posterior del tálamo: la porción medial del núcleo talámico subparafascicular parvocelular.

En una serie de estudios se ha sugerido que estas estructuras supraespinales pueden estar implicadas en la transmisión de información relacionada fundamentalmente con la cópula.

Parece que las estas estructuras de este subcircuito están involucradas en la **inhibición** de la eyaculación, y asociadas con el período refractario poseyaculatorio. No parecen tener un papel activo en la generación del comportamiento eyaculatorio.

Y, de hecho, en algunos estudios se ha demostrado una mayor actividad en el área preóptica medial de sujetos sexualmente satisfechos.

Existen estudios que demuestran relación entre la subdivisión medial del SPF y una población de interneuronas de la médula espinal lumbar. Se les denominó células lumbares espinotalámicas (LST) por su localización en la médula espinal, así como por la demostración de las proyecciones talámicas.

Las células LST se concentran entre las láminas T12 y L4 que rodean el canal central de la médula espinal.

Este hallazgo proporciona aún más evidencia de la vía de activación neuronal espinotalámica asociada con el comportamiento sexual.

Además de las conexiones supraespinales, las células LST mantienen proyecciones con las neuronas preganglionares simpáticas y parasimpáticas, así como con las motoneuronas pudendas, y reciben los estímulos sensoriales a través del nervio pudendo. Claramente, estas células presentan una conectividad adecuada para la transmisión de información relacionada con la cópula.

Así pues, parece confirmarse que la activación de las células LST de los núcleos espinales se asocia con la eyaculación, no con la actividad sexual que la precede, y que tiene un marcado carácter **generador** de esta respuesta. La actividad de los centros supraespinales se asocia, en cambio, fundamentalmente, con la satisfacción sexual y el período refractario, destacando su papel **inhibidor** de la eyaculación.

Neurotransmisores

Actualmente se considera que la **serotonina** (5-hidroxi-triptamina o 5-HT) es el principal neurotransmisor involucrado en el control de la eyaculación. Otros neurotransmisores, como la acetilcolina, la noradrenalina, la oxitocina, el ácido gamma-aminobutírico (GABA) y el óxido nítrico, han demostrado tener un papel secundario.

El **GABA** y la **dopamina** parecen más implicados en la excitación y el orgasmo. Los antagonistas de los receptores GABA han demostrado un efecto inhibidor sobre el comportamiento sexual en modelos animales. La **oxitocina**, por su parte, parece ser un mero mediador de las contracciones perineales que se producen durante la eyaculación y el orgasmo.

Etiologías de los trastornos de la eyaculación

• **Neurológicas**

  – Denervación (linfadenectomía, simpatectomía, cirugía abdominopelviana)

- Mielopatías (traumática, mielitis, esclerosis múltiple, esclerosis lateral amiotrófica, siringomielia)
- Neuropatías periféricas (diabetes mellitus, traumatismos)
- Fármacos (antidepresivos, antihipertensivos, benzodiazepinas, neurolépticos)

- **Anatómicas-estructurales**

  - Patología prostática (prostatitis, HBP y su tratamiento médico)
  - Cirugía (prostatectomía, cervicotomía)
  - Patología uretral (estenosis, uretritis)
  - Cirugía uretral (uretroplastias, uretrocistoplastias Y-V)
  - Patología congénita (extrofia, hipospadias, epispadias)

- **Psicógenas**

  - Trastornos de personalidad
  - Factores educativos o religiosos
  - Culpabilidad
  - Angustia
  - Temor a gestación
  - Malas relaciones de pareja

Etiologías de un bajo conteo de espermatozoides

Causa principal de infertilidad masculina.
- Problemas genéticos que afectan la producción de esperma como el Síndrome de Klinefelter
- Trastornos hormonales (nivel bajo de testosterona)
- Infecciones, lesiones, tumores y enfermedades en los testículos
- Desnutrición o deficiencia de ciertos nutrientes como vitamina C, Zinc y Selenio
- Exposición frecuente al calor en saunas, en bañeras, etc.
- Fumar y abusar de drogas como la cocaína y la marihuana (reduce la cuenta de esperma en un 50%)
- Beber demasiado alcohol (reduce la cantidad y la calidad de los espermatozoides)

- Algunos medicamentos (quimioterapia, esteroides anabólicos y otros)
- Toxinas ambientales, pesticidas y radiación
- Varicocele (dilatación de las venas en el área de los testículos)
- Obesidad
- Estrés
- Pasar demasiado tiempo montado en bicicleta (puede dañar los vasos sanguíneos y los nervios por la presión que se pone en los testículos)

TRATAMIENTO ALOPÁTICO PARA LA INFERTILIDAD MASCULINA

El tratamiento de la infertilidad masculina dependerá del problema específico. En los casos severos no hay tratamiento disponible. Sin embargo, muchas veces hay una combinación de medicamentos, abordajes quirúrgicos y técnicas de reproducción asistida (TRA) que se pueden utilizar para superar muchos de los problemas de fertilidad subyacentes. Las opciones son:

- **Cirugía:** para reparar venas escrotales dilatadas (varicoceles) normalmente se recurre a una cirugía menor (varicocelectomía) sin necesidad de internar al paciente. Hay estudios que demuestran que la reparación de estas venas dilatadas mejora el movimiento de los espermatozoides, así como su concentración y estructura. En algunos casos, la obstrucción que genera la infertilidad también puede corregirse quirúrgicamente.
- **Medicamentos:** mientras que los fármacos son un recurso clave para corregir la eyaculación retrógrada y la infertilidad inmunológica, el tratamiento hormonal con fármacos como el clomifeno o la gonadotrofina pueden ayudar a corregir los desequilibrios endocrinos.
- **Infertilidad inexplicada:** un 15% de las parejas no tienen una causa específica que pueda explicar su infertilidad. Ahora bien, la aparición de nuevos métodos de evaluación del esperma ha ampliado horizontes en la detección de causas definidas de la infertilidad.

INFERTILIDAD FUNCIONAL EN EL HOMBRE

1. Concepto osteopático

Las principales etiologías responsables de la infertilidad funcional masculina son:

- **Disfunciones de la biomecánica craneal**, ya que pueden repercutir en la correcta función del eje hipotálamo, hipófisis y gónadas. Las gónadas son las encargadas de la gametogénesis (producción de espermatozoides) mediante la activación de la hormona GnRH que se produce en el hipotálamo, que a su vez estimula la secreción de la hormona luteinizante (LH) por parte de la hipófisis, que estimula la producción de testosterona y la maduración final de los espermatozoides producida en el epidídimo. Los niveles de la hormona liberadora de gonadotropina (GnRH) están regulados por mecanismos de retroalimentación gracias a los andrógenos y estrógenos liberados por las gónadas, que actúan en el hipotálamo rápidamente.
  La incorrecta funcionalidad de este eje alterará la segregación hormonal dando lugar a alteraciones en la maduración del esperma.
- **Disfunciones somáticas** de los niveles:

  - C0-C1, en relación al eje cráneo-sacro
  - T12-L2, en relación contracción de la musculatura lisa de los órganos internos genitales
  - L1-L2, en relación al control simpático de la eyaculación
  - L3-L4, en relación al núcleo lumbar espinotalámico
  - Sacro (S2-S4), en relación al centro de la erección y eje cráneo-sacro
  - Eje cráneo-sacro, en relación al control hormonal y neurológico

- **Las adherencias abdomino-pélvicas** ya sea por procesos de inflamación, infecciones, traumatismos o cicatrices por cirugía, pueden limitar la funcionalidad de la próstata, vesículas seminales, testículos, conductos deferentes, etc.
- **Disfunciones de la próstata**, encargada, entre otras cosas:

– De la contribución a la creación del líquido seminal.
– Secreción de una encima responsable de la fluidez del esperma (el antígeno prostático específico, frecuentemente abreviado por sus siglas en inglés, PSA es una sustancia protéica sintetizada por células de la próstata). Su producción depende de la presencia de andrógenos (testosterona, la androsterona y la androstenediona) y del tamaño de la glándula prostática.
– La fabricación de esperma fecundante.
– La nutrición de los espermatozoides.
– La oposición a una eyaculación retrógrada.

2. Concepto emocional

La infertilidad se define como la ineptitud a reproducirse. La esterilidad puede indicar un rechazo, una resistencia inconsciente a la idea de tener un hijo. También puede que desee un niño únicamente para colmar las esperas de las personas que me rodean pero que, para mis adentros, no lo deseo realmente. Teniendo miedo o siendo incapaz de cumplir con mi papel de padre (miedo de la responsabilidad, problemas financieros…) o no deseando hacer vivir a mi hijo, los sufrimientos que viví, provoco la esterilidad. Debo comprender que el deseo de tener un hijo puede ser muy grande pero el miedo también, que sea consciente o no; es la diferencia que puede pesar en la balanza para que el proceso de embarazo se active o no. Debería comprobar si pude vivir experiencias en el pasado que pudieran estar produciéndome un bloqueo emocional.

- **Testículos**. Grave conflicto de pérdida. Seres humanos o animales. En los testículos se hace la producción de los espermatozoides esenciales a la reproducción. Si desarrollo un **cáncer de testículo**, debo comprobar si vivo un sentimiento intenso debido a la pérdida de un hijo, o algo en mi vida que era para mí tan importante o tan valioso como un hijo. Puedo haber vivido el fallecimiento de uno de mis hijos, tanto por enfermedad como en un accidente o después de un aborto. Puede ser también, por ejemplo, uno de mis hijos que se ha marchado "de un portazo" y que nunca volví a ver.

Al haber salido bruscamente de mi vida, puedo vivir esta situación como la pérdida de un ser querido, como si hubiera muerto. Otro ejemplo puede estar vinculado también a mí como hombre de negocios que, a causa de malas inversiones financieras, perdí la empresa "que había creado" y que consideraba como "mi bebé".

- **Próstata.** Es el equivalente al cuerpo del útero en la mujer.
  Hay dos tipos de vivencias posibles: conflicto sexual no limpio (fuera de lo normal), ya sea de uno mismo o de los demás (pareja, hijos, nietos, etc.); y pérdida de un elemento de la familia, drama familiar (accidente, enfermedad, muerte).

- **Vesículas seminales.** Territorio perdido, frustración sexual.

Recordar que el estilo de vida agitado de hoy día nos deja muy poco tiempo para la relajación. Sin tiempo para descansar, hacer frente al **estrés** se hace muy difícil. El estrés inmanejable puede tener consecuencias perjudiciales para la salud. Se observa que cuando una persona tiene dificultades para lidiar con el estrés, los niveles de testosterona descienden por debajo del rango normal. En otras palabras, los niveles de testosterona obtienen un golpe si uno no es capaz de controlar el estrés. La investigación también ha demostrado que el estrés es uno de los principales causas de los bajos niveles de testosterona. Ya sea el estrés agudo o crónico, la testosterona se hunde, como se revela a través de diversos estudios. Ahora, ¿por qué es que el estrés causa disminución en la producción de testosterona? ¿Cuál es la conexión entre los niveles de testosterona y el estrés crónico? Exponemos a continuación las razones.

Al ser sometido a un acontecimiento estresante, el cuerpo reacciona liberando cortisol (hormona del estrés) en el torrente sanguíneo. Esta hormona del estrés también reduce la producción de testosterona. Así, la secreción de cortisol como respuesta al estrés, bloquea la liberación de testosterona.

Los niveles bajos de testosterona asociadas con el estrés crónico puede conducir a:

- La impotencia
- La infertilidad
- La disfunción eréctil

- Los cambios de humor
- Fatiga
- Incapacidad para dormir bien

3. Concepto nutricional

Los consejos nutricionales que quedaron reflejados en la sección de la mujer, sirven globalmente también para el hombre.

Una alimentación rica en grasas e hidratos de carbono (azúcares) es responsable de un descenso en la calidad del esperma, pero hay más. Investigadores de la Escuela de Salud Pública de la Universidad de Harvard liderados por Myriam Afeiche han demostrado que los productos lácteos afectan negativamente a la calidad del semen. Así, tres vasos de leche entera al día no son buenos para tener un esperma de calidad.

De acuerdo con la Sociedad Americana de Medicina Reproductiva, el 83% de los hombres infértiles presentan un bajo consumo de frutas y verduras (menos de cinco porciones al día), frente a los fértiles.

Por lo cual, es indispensable incluir en una dieta diaria los siguientes alimentos para fortalecer la calidad y cantidad de espermatozoides:

1. **Ácidos grasos y linolénico (omega 3-6).** Benéfico para la maduración de espermatozoides. Sus principales fuentes son nueces, pescado, semillas de linaza y suplementos con aceite de pescado.
2. **Ácido fólico.** La deficiencia afecta al número y la movilidad de los espermatozoides. El ácido fólico es muy abundante en verduras de hoja verde, legumbres y cereales integrales.
3. **Zinc.** Esencial para el crecimiento y desarrollo de los órganos sexuales, favorece la cantidad y movilidad del esperma. Se encuentra en semillas de calabaza, mariscos, hígado, pescados, huevos, lácteos, frutos secos y legumbres.

   La cantidad de aminoácidos presentes en una comida lleva a un aumento de la ingesta de zinc y tiene un efecto positivo sobre la absorción de zinc, especialmente la histidina y la metionina. Agregar ácido cítrico a ciertas comidas puede estimular la absorción de zinc.

Un elevado consumo de fibra dietética impide su absorción, así como el estrés, la cirrosis hepática y la insuficiencia renal. La caseína, proteína presente en la leche muestra tener un efecto negativo sobre la absorción de zinc. El consumo de Antibióticos (tetraciclinas y quinolonas), anticonvulsionantes (valproato de sodio), diuréticos, anticonceptivos, y corticoides afectan al nivel de zinc. La glándula pineal (que regula la actividad sexual), y el hipocampo (que regula las emociones), contienen gran cantidad de zinc, de ahí que cuando se correlaciona bien los casos con dicho déficit, estos mejoran en un gran porcentaje con la administración de zinc y vitamina B6 siendo bastante provechoso para muchos pacientes psiquiátricos.

4. **Vitamina C.** Por su carácter antioxidante, favorece la desintoxicación de algunos metales pesados como el plomo y el cadmio, que afectan la calidad y cantidad del semen y funcionamientos de los órganos sexuales. Presente en frutas y verduras.

5. **Selenio.** Participa en la secreción de testosterona y mejora la movilidad y cantidad de esperma. Los cereales integrales, los frutos secos y las semillas los contienen.

6. **Vitamina E.** Por su cualidad de antioxidante, combate los radicales libres que afectan la calidad de semen y movilidad de el esperma. El germen de trigo es la fuente natural más concentrada de esta vitamina, presente también en frutos secos y aceite de oliva virgen.

7. **Vitamina A.** Favorece la fertilidad debido a que participa en la formación de esteroides, base de las hormonas sexuales. Presente en lácteos, huevos, hígado, zanahoria, calabaza, hortalizas de color anaranjado-rojizo, así como en las verduras de hoja verde (como betacarotenos).

8. **El ajo.** Es un alimento que favorece considerablemente la producción de esperma. La alicina, un compuesto organosulfurado que contiene el ajo, aumenta el volumen de esperma optimizando el flujo de sangre dirigido hacia tus órganos sexuales, creando así millones de espermatozoides más.

Además, el ajo mejora el funcionamiento del corazón, reduce los niveles de azúcar y colesterol, entre muchos otros beneficios.

9. **Los aminoácidos**. Que pueden encontrarse en las carnes (evitar la roja), las frutas y los vegetales, especialmente en el polen de abejas, las algas y los germinados, aumentan el conteo de espermatozoides y evitan que estos se aglutinen.

10. **Nuez de Brasil**. Es uno de los alimentos más recomendables para mejorar la calidad del semen, ya que es muy rica en nutrientes como el oligoelemento selenio, el cual posee propiedades antioxidantes, que ayudan a que las células de los espermatozoides se mantengan sanas. Así lo confirma un estudio de la Universidad de Padua en Italia.

Consejos para aumentar la testosterona

Tener la testosterona baja es un mal cada vez más habitual. Los estudios han demostrado la testosterona del hombre común en la sociedad actual es de casi 25% más bajo que en la década de los 1980.

Sin la testosterona adecuada, los hombres se vuelven estériles, impotentes y con menos fuerza. De hecho, los hombres con bajos niveles de testosterona tienen un 52,4% más de probabilidades de ser obesos; un 50% más propensos a desarrollar diabetes; 42,4% más propensos a tener presión arterial alta y un 40,4% más propensos a tener el colesterol alto. ¿Por qué es la testosterona baja es un mal actual?

Principales etiologías de la testosterona baja

• *Bisfenol A*

El bisfenol A, un producto químico sintético a menudo se encuentran en varios recipientes de plástico que se filtra hacia fuera a medida que se calienta. Cuando un grupo de control fueron expuestos a BPA, se observó que los niveles de testosterona y de androstenediona bajaron significativamente.

Un estudio reciente mostró que el 89% de los hombres que asisten a las clínicas de fertilidad tenían BPA en la orina. Los sujetos expuestos al BPA no sólo tenían niveles más bajos de testosterona, sino que también tenían una TSH más baja (hormona estimulante de la tiroides).

La tiroides ayuda a regular el metabolismo, un descenso de sus niveles puede conducir a una serie de graves problemas médicos.

- *La soja*

Hagas lo que hagas, si tienes la testosterona baja, no comas soja. Según un estudio de Harvard de 2008, se analizó que la cantidad de espermatozoides en sujetos que tomaban soja eran muchos menos en cuanto a los que llevaban una dieta sin alimentos que la incluyera. El estudio también encontró que la combinación de sobrepeso agrava los efectos perjudiciales de los alimentos de soja, provocando una disminución mayor de espermatozoides.

- *Trastornos del sueño*

La privación del sueño es un problema muy común en nuestros días debido a las presiones laborales, académicas y familiares que arrastramos. La falta de sueño, ya sea por cuestiones laborales o personales, o el insomnio relacionado con la ansiedad, constituye una forma de estrés que silencia los niveles de testosterona al aumentar los niveles de cortisol.

Para las personas de mediana edad y mayores, que ya secretan menos testosterona durante la noche que los hombres más jóvenes, consiguiendo menos sueño se correlaciona con niveles bajos de testosterona por la mañana.

- *Estrés*

El estrés hace que los hombres sean menos fértiles. El cortisol, la hormona del estrés producido por las glándulas suprarrenales, bloquea los efectos de la testosterona que suprime la libido, impotencia, infertilidad, disfunción eréctil, cambios de humor, fatiga, etc

- *Obesidad*

Los niveles bajos de testosterona deben ser uno de los factores adicionales que deben añadirse a la lista de complicaciones de salud que provoca la obesidad

En un estudio de hombres obesos con la función testicular de baja actividad, demostró que el cuerpo humano reduce hasta el 40% tenían niveles de testosterona. Esto especialmente se agrava si somos jóvenes, que todavía la caída es más pronunciada, ya que reduce los niveles por encima del 50%.

El tejido adiposo (tejido graso) contiene una enzima llamada aromatasa que convierte la testosterona en estrógeno. Si quieres los niveles de testosterona sean elevados, deberéis tener a ralla vuestro peso.

- *La dieta*

Nuestro cuerpo utiliza ciertas vitaminas y minerales para producir testosterona; especialmente el zinc. La vitamina C y los aminoácidos histidina y la metionina, favorecen la absorción del zinc.

Los hombres que siguen una dieta baja en grasas tienen niveles más bajos de testosterona, ya que esta hormona sexual esteroide se sintetiza a partir del colesterol.

- *El sexo*

Los estudios de investigación llevados a cabo con los hombres han demostrado que excitarse a menudo aumenta nuestra testosterona. Así como mantener relaciones sexuales regularmente

Consejos generales para mejorar la fertilidad

- Además de los sanos hábitos de vida, es importante tratar de prevenir la acción de agentes externos, como son el estrés por trabajo y la contaminación ambiental, debido a que cada día más hombres, que viven en países industrializados, presentan bajos niveles de cantidad y calidad de sus espermatozoides.
- El exceso de alcohol y tabaco, por el contrario, disminuyen el número de espermatozoides y los pocos que se producen pueden resultar defectuosos. Hay que dejar de fumar y reducir al mínimo el consumo de alcohol.
- No utilizar prendas ajustadas ni calor excesivo en el área genital.

- No montar en bicicleta si se tiene problemas de fertilidad.
- Evitar baños excesivamente calientes.
- Dormir al menos 8 horas.
- Reducir el estrés.
- Control del peso corporal.
- Hay que dejar de consumir esteroides. Si bien pueden ayudar a aumentar masa muscular, los testículos no musculares se encogerán. Además de los problemas con el conteo de espermatozoides, ¿quién querría que eso ocurriera? Los esteroides anabólicos son dañinos para la salud en general.
- Realizar ejercicios para fortalecer el músculo pubocoxígeo. Los hombres que realizan ejercicios para el músculo pubocoxígeo aumentan el volumen de su esperma. Hay muchos ejercicios para el músculo pubocoxígeo que puedes hacer para satisfacer a tu pareja y tener las mejores probabilidades de engendrar un hijo.
- No utilizar lubricantes durante el sexo. Si bien los lubricantes son útiles para el proceso, estos pueden ser dañinos para los resultados. Esto se debe a que los lubricantes (incluidos la saliva, las lociones y los geles) pueden interferir con el movimiento de los espermatozoides. Si necesitamos utilizarlos es preferible un aceite vegetal, aceite de maní o un lubricante como PreSeed, el cual no dañará a los espermatozoides.
- Limitar la exposición a los químicos tóxicos y a la radiación. Los químicos tóxicos y la radiación pueden causar daños permanentes en los espermatozoides. Si trabajamos con químicos tóxicos de forma frecuente, hay que asegurarse de utilizar coberturas protectoras (guantes, máscaras, etc.) para limitar la exposición de la piel.
- Es importante que el encuentro sexual con la pareja en busca de un embarazo se realice durante los días 14 y 15 del ciclo menstrual. Y es muy importante que el hombre no haya eyaculado al menos 7 días antes de esta relación.

CONSEJOS NUTRICIONALES GENERALES PARA LA MUJER Y EL HOMBRE

Dado que el cuerpo humano se renueva celularmente cada 6 meses, es muy importante que tanto la mujer como el hombre que están planificando tener un hijo realicen un proceso depurativo preembarazo. Este proceso consta de los siguientes pasos:

1. Limpieza renal y desparasitación
2. Limpieza hepática
3. Limpieza del colon

Este proceso depurativo debe seguirse siguiendo las indicaciones de un profesional cualificado. Así mismo, las pautas nutricionales que han quedado reflejadas, tanto para la mujer como para el hombre, han de seguirse fielmente.

PRIMEROS SÍNTOMAS Y SIGNOS DEL EMBARAZO

En los primeros días del embarazo ya existen unos síntomas y signos que indican el estado de gestación de la mujer. Sin embargo, estas señales pueden estar alertando de buen número de enfermedades diferentes.

Según el grado de seguridad de los síntomas de embarazo, podemos dividirlos en tres grupos por este orden:

- Signos de presunción de embarazo
- Signos probables de embarazo
- Signos de certeza de embarazo

1. Signos de presunción de embarazo

Los signos de presunción de embarazo son las primeras sospechas y alertan a la mujer de que puede estar embarazada. Se trata de cambios físicos muy comunes en todas las personas y a veces el embarazo no es ni siquiera la causa más probable.

- *Amenorrea*

Es la ausencia de regla y suele constituir el primer síntoma del embarazo. En las mujeres con ciclos regulares sugiere un embarazo si la regla se retrasa alrededor de una semana. Es más difícil de detectar si la mujer tiene ciclos menstruales irregulares; incluso en mujeres con ciclos regulares, en ocasiones la menstruación puede retrasarse o no presentarse un mes, normalmente después de un viaje, un choque emocional, una enfermedad...

Existen situaciones especiales en las que es natural que la mujer no tenga la regla. Por tanto, su ausencia se considera normal y el embarazo puede pasar desapercibido: es el caso de las niñas o adolescentes jóvenes, madres que dan el pecho o mujeres en sus primeros meses de menopausia. En otras ocasiones, pocas, la regla continua a pesar de haber un embarazo, siendo ésta más superficial y corta.

- *Náuseas y vómitos*

Son signos muy comunes de embarazo y aparecen principalmente por la mañana al despertarse o después de desayunar, pero pueden sucederse durante todo el día. Las náuseas y vómitos aparecen días después de la implantación del ovocito en el útero, debido a la alteración hormonal que provoca éste. Para aliviar estos síntomas es mejor comer poco y a menudo, de manera que el estómago esté siempre ocupado, pero nunca saturado.

- *Dolor premenstrual*

Es frecuente que las mujeres recién embarazadas tengan síntomas parecidos a la menstruación. El más típico es un dolor similar al premenstrual, es decir, localizado en la parte baja del abdomen, continuo y sordo, que se puede aliviar con el calor en la zona y tomando analgésicos. Ocurre normalmente durante las primeras semanas de embarazo, incluso antes de que la madre conozca su estado, por lo que lo interpreta como que la menstruación está por llegar. No hay que confundirlo con otros dolores abdominales que pueden surgir en el embarazo más avanzado.

- **Aumento de las ganas de orinar**

En las primeras semanas de embarazo, el útero comienza a crecer, redondeándose. De esta forma, el útero comprime la vejiga e impide que pueda llenarse completamente de orina; es otro signo de embarazo. La sensación de ganas de orinar aparecerá mucho antes. Durante este período es importante que la madre aumente su higiene íntima para evitar posibles infecciones de orina. Pasadas las primeras semanas, el útero crece hacia arriba, ocupando el resto de la pelvis y liberando la vejiga. Durante los últimos meses de embarazo las ganas de orinar volverán con más frecuencia.

- **Cansancio y sueño**

Pueden ser unos de los primeros signos de embarazo de la madre. En las primeras semanas de embarazo la madre puede sentirse muy cansada y con ganas de dormir a lo largo del día. En estos casos lo mejor descansar siempre que sea posible. Este estado suele remitir a las pocas semanas pero a veces persiste una sensación continua durante todo el embarazo; en este caso el médico debe descartar la existencia de una anemia o de hipersomnia (sueño o somnolencia excesivas en horas diurnas).

- **Cambio de gustos**

Los cambios hormonales que surgen en el cuerpo de la mujer embarazada pueden alterar las percepciones del gusto y olfato. Es normal que la mujer embarazada se antoje de ciertos alimentos que habitualmente no come o, por el contrario, rechace otros, ya que la percepción los mismos es más intensa. Lo mejor es que la mujer satisfaga sus gustos sin abandonar una dieta equilibrada en la gestación.

- **Mareos y desmayos**

Los cambios hormonales del embarazo producen que los órganos de nuestro cuerpo se alteren, entre ellos el corazón y el cerebro, que son los principales responsables de los mareos y desmayos. Los estrógenos y progesterona hacen que el flujo de sangre sea más lento y aumente hacia el útero con lo que es más fácil que se produzcan síncopes, es decir, que no llegue suficiente sangre al cerebro durante unos instantes y la madre se sienta mareada o caiga al suelo. La madre suele recuperarse rápidamente y sin mayores complicaciones. Para prevenir los desmayos lo mejor es sentarse con los pies en alto cuando se sienta mareada.

2. Signos probables de embarazo

• *Abdomen más abultado*

El agrandamiento del vientre de la mujer puede ser un signo probable de embarazo, pero no siempre es así: es posible que se trate de un embarazo ectópico (óvulo implantado fuera del útero). Además, en mujeres obesas, que el abdomen aumente de tamaño puede pasar desapercibido.

• *Útero: cambios de forma, tamaño y consistencia*

En una revisión ginecológica se pueden observar directamente algunos cambios genitales de la mujer embarazada. Las causas se deben a los cambios hormonales del embarazo y ninguno de ellos dificulta las relaciones sexuales:

- El cuello del útero estará reblandecido y se mueve fácilmente.
- Además, las paredes de la vagina son más elásticas y tienen una coloración más intensa.
- La propia mujer podrá observar que la piel de la vulva tiene una coloración más azulada. Los cambios genitales en las primeras etapas del embarazo empiezan a ser evidentes.

• *Pecho: Aumento del tamaño*

Las mamas están congestionadas y en tensión. Pueden estar hipersensibilizadas, incluso puede doler al tacto: para algunas mujeres es difícil llevar sujetador. Los cambios en los senos se notan desde los primeros días de embarazo. El organismo se empieza a preparar poco a poco para alimentar al bebé.

Hinchazón y más sensibilidad

Éste puede ser uno de los primeros signos de embarazo en muchas mujeres. Se puede notar gran sensibilidad, cosquilleos e incluso cambios de temperatura en la zona. El aumento de tamaño es debido al aluvión de hormonas femeninas y a la acumulación de grasa que se produce durante las primeras semanas de embarazo. En la sexta semana de gestación el pecho puede haber subido una talla completa, incluso más. No obstante, los senos seguirán creciendo hasta el momento del parto y posteriormente, con la subida de la leche.

Cambio de coloración, picores y estrías

La piel del pezón y de la areola se oscurece y su perfil se hace más sobresaliente. Unas pequeñas glándulas que hay alrededor de las areolas segregan una sustancia grasa para que el pezón no se seque y resquebraje, y pueda desempeñar su función alimenticia. El crecimiento de los senos hace que las estrías y los picores de la piel sean habituales. También se notan más venas azuladas en el pecho, dado que se necesita un mayor aporte de sangre.

Secreciones de calostro

A partir de la semana 12 o la semana 14 de embarazo es posible que la mujer experimente secreciones mamarias; este líquido (más espeso y amarillo al principio del embarazo) es el calostro, la sustancia que alimentará al bebé los primeros días después del parto y que precede a la subida de la leche. El calostro se tornará más ligero y casi transparente en el momento del alumbramiento.

• Cambios de humor

Los cambios de humor severos durante el embarazo, especialmente en el primer y tercer trimestre, son muy similares al síndrome premenstrual. La mujer que los sufre durante la regla es muy posible que los reproduzca en la gestación, debido al aluvión de hormonas que entran en juego durante este periodo. En un sólo día, la embarazada puede pasar del llanto a la risa varias veces, enfadarse con su pareja o compañeros de trabajo, notar síntomas de depresión o tristeza profunda...

Se calcula que el 10% de las gestantes sufre depresión durante los meses de embarazo. Es importante consultar con el médico si se detectan cambios de humor exagerados, problemas serios de sueño y cambios de los hábitos de alimentación como inapetencia severa o incapacidad para dejar de comer. Todo ello interfiere en el desarrollo de un embarazo sano.

Desde la osteopatía podemos abordar todos estos problemas.

3. Signos de certeza de embarazo

• *Primera ecografía*

Lo normal es que acudas a la consulta del médico con sospechas o sabiendo que ya estás embarazada. En esa primera consulta el médico deberá confirmar el embarazo y para ello utilizará principalmente la ecografía.

Mediante la misma podrá observar el interior del útero de la mujer para comprobar que hay embrión en crecimiento.

- A partir de la quinta semana de embarazo se podrán ver partes del cuerpo del bebé con más facilidad.
- Para comprobar el latido fetal, se suele esperar hasta la sexta u octava semana de embarazo, que es cuando se puede verificar correctamente. Para ello se suele utilizar un eco-doppler, ecógrafo que es capaz de detectar el movimiento del líquido, en este caso de la sangre.

• *Primeros movimientos fetales*

Los movimientos fetales pueden ser detectados por la propia embarazada a partir de la semana 20 de embarazo, antes en las mujeres que han tenido más gestaciones. La madre los interpreta como "patadas", aunque en realidad son movimientos variados que el feto hace con las extremidades y que sacuden el líquido amniótico, impactando en la pared del vientre materno.

Los movimientos también se pueden observar con ecografía y son especialmente importantes los movimientos respiratorios del feto. El feto no respira aire en el interior del útero, pero el líquido amniótico entra y sale de los pulmones lo que es importante para el buen desarrollo de éstos, y además indican que el sistema nervioso y muscular del bebé es correcto.

- *Análisis de orina: mejor esperar una semana*

Cuando se implanta el óvulo fecundado en la pared del útero, sus células comienzan a segregar una sustancia llamada gonadotropina coriónica humana (HCG, por sus siglas en inglés). Esta sustancia es importante para que el embarazo siga su curso sin problemas. En las primeras consultas con el obstetra se analizarán los niveles de esta hormona en el cuerpo, que cada vez serán mayores. Puede detectarse en sangre y en orina, pero más cómodo analizar la orina que extraer sangre.

Esta sustancia es la misma que se detecta con las pruebas de embarazo, de venta libre en farmacias desde hace dos décadas:

- Son capaces de detectar la HCG después de unos días de retraso de la regla, aunque es mejor esperar una semana como mínimo.
- La prueba es sencilla: consiste en coger unas ocho gotas de orina y depositarlas en un soporte donde después aparecerá un signo que indique si hay HCG o no, es decir si la mujer está embarazada o no.
- Puede dar errores y confirmar un embarazo que no hay o viceversa. Hay que acudir al médico si continúan los síntomas antes descritos o si la prueba confirma el embarazo.

- *Análisis de sangre: confirmar el embarazo*

Las hormonas que aparecen días después de la implantación del óvulo en las paredes del útero también se pueden encontrar en sangre. Con un análisis de sangre sencillo se pueden encontrar niveles elevados de HCG que indiquen que la mujer está embarazada. Para poder llevarla a cabo se necesita una extracción de sangre realizada por un sanitario, generalmente se realiza en la primera visita al ginecólogo para confirmar el embarazo, pero normalmente antes la embarazada ya ha realizado previamente la prueba de orina.

2. ENFOQUE OSTEOPÁTICO DEL EMBARAZO

EL EMBARAZO MES A MES

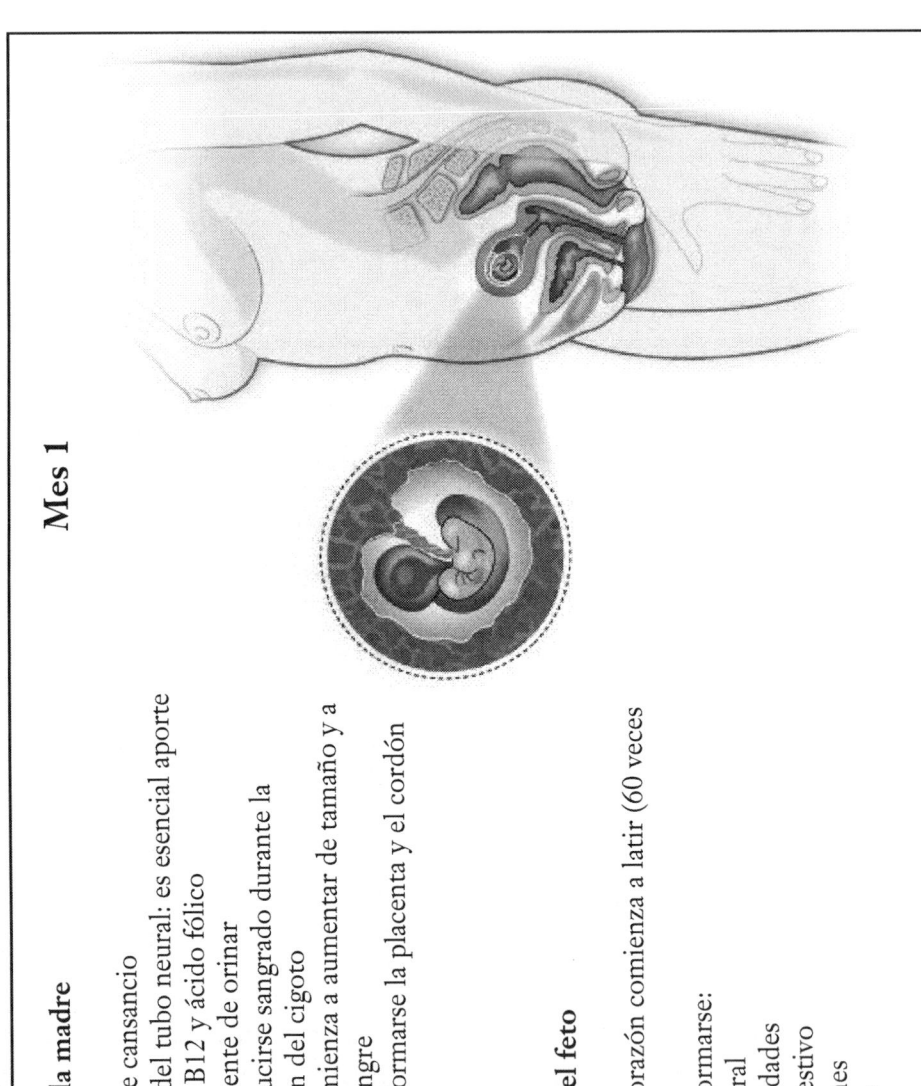

Mes 1

Cambios en la madre

- Sensación de cansancio
- Formación del tubo neural: es esencial aporte de vitamina B12 y ácido fólico
- Deseo frecuente de orinar
- Puede producirse sangrado durante la implantación del cigoto
- El útero comienza a aumentar de tamaño y a acumular sangre
- Empieza a formarse la placenta y el cordón umbilical

Cambios en el feto

El día 25 el corazón comienza a latir (60 veces por minuto)
Empiezan a formarse:

- El tubo neural
- Las extremidades
- El tubo digestivo
- Los pulmones
- Los riñones
- El hígado

Figura 142. El embarazo mes a mes. Mes 1.

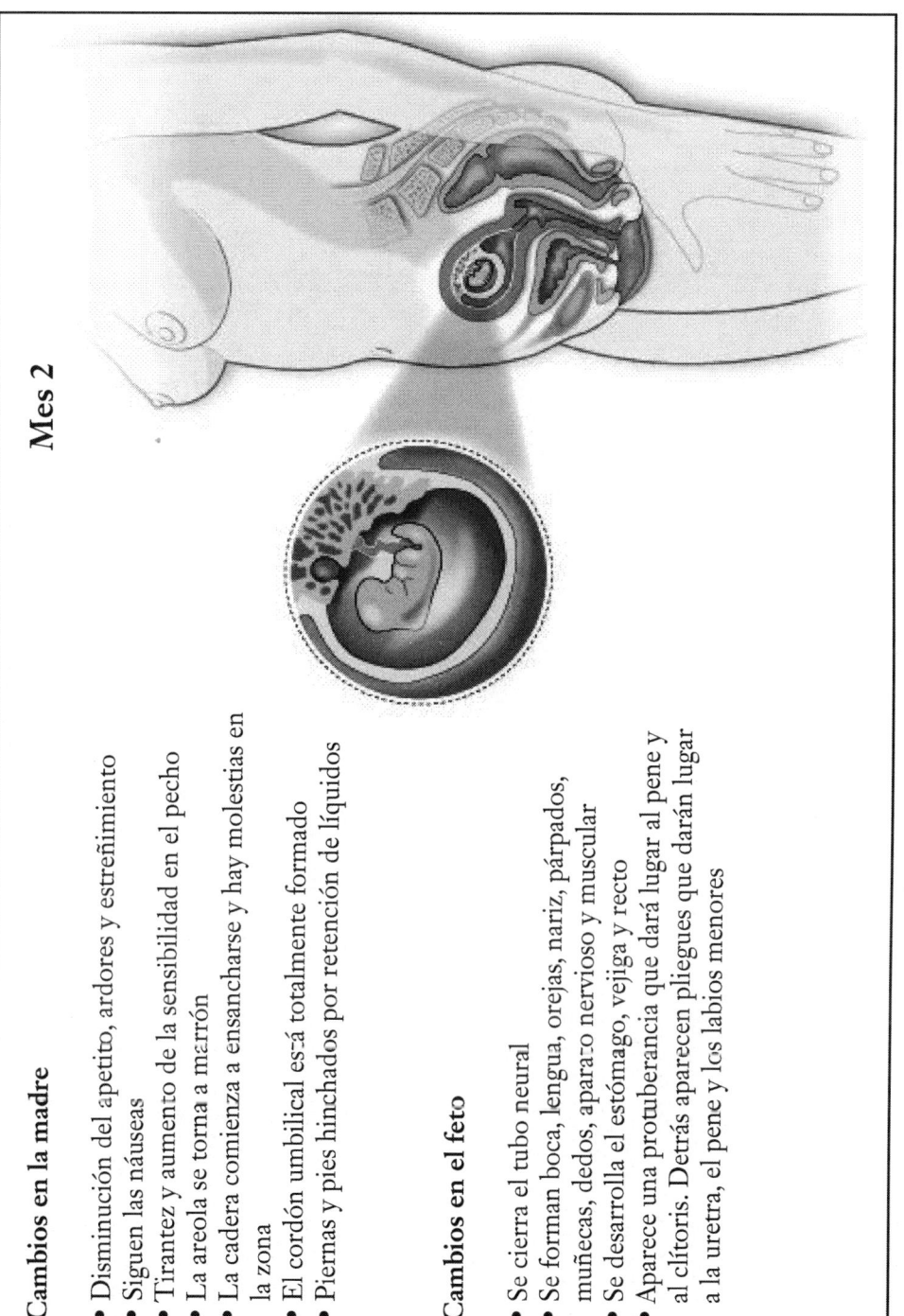

Mes 2

Cambios en la madre

- Disminución del apetito, ardores y estreñimiento
- Siguen las náuseas
- Tirantez y aumento de la sensibilidad en el pecho
- La areola se torna a marrón
- La cadera comienza a ensancharse y hay molestias en la zona
- El cordón umbilical está totalmente formado
- Piernas y pies hinchados por retención de líquidos

Cambios en el feto

- Se cierra el tubo neural
- Se forman boca, lengua, orejas, nariz, párpados, muñecas, dedos, aparato nervioso y muscular
- Se desarrolla el estómago, vejiga y recto
- Aparece una protuberancia que dará lugar al pene y al clítoris. Detrás aparecen pliegues que darán lugar a la uretra, el pene y los labios menores

Figura 143. El embarazo mes a mes. Mes 2.

Mes 3

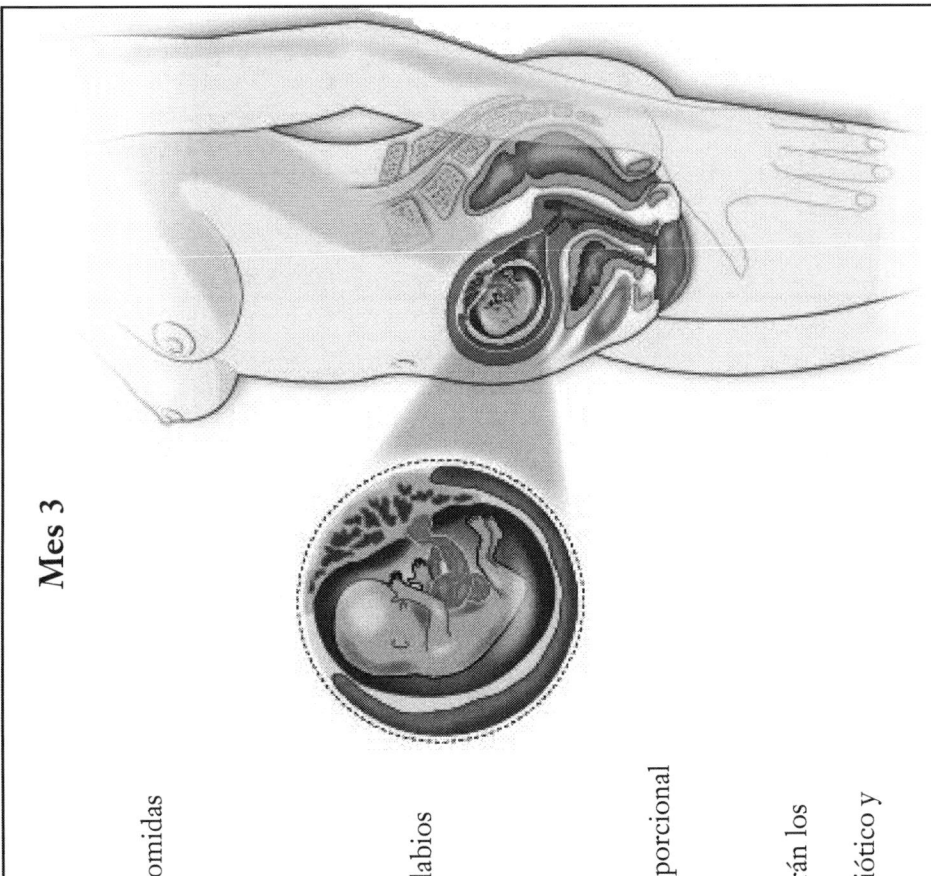

Figura 144. El embarazo mes a mes. Mes 3.

Cambios en la madre

- Es el mes con mayor peligro de aborto
- Aparecen antojos y aversiones a olores y comidas
- Disminuyen o cesan las náuseas
- Se toleran mejor los alimentos
- Cambios bruscos de humor
- Las encías se inflaman
- Aumenta la glandula tiroidea
- La base del cuello puede engrosarse
- Aumenta el volumen de sangre
- Aparecen manchas en la cara, abdomen y labios mayores, ahora de color marrón oscuro

Cambios en el feto

- Se oyen los latidos fetales
- Las extremidades tienen una longitud proporcional al cuerpo
- Sistema nervioso totalmente formado
- Es sensible al tacto
- Aparecen 20 botoncitos en la boca que serán los dientes de leche
- Comienza a excretar orina al líquido amniótico y puede moverse

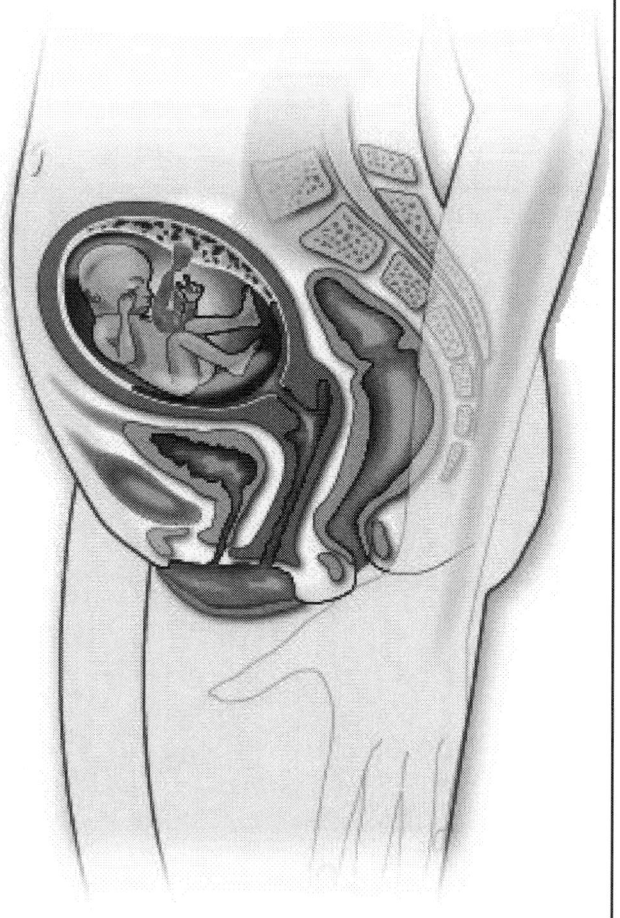

Figura 145. El embarazo mes a mes. Mes 4.

Mes 4

Cambios en la madre

- Disminuyen las náuseas y los vómitos
- Aumentan los ardores y el estreñimiento
- El útero y el pecho siguen en aumento
- La placenta completa su formación
- Se comienza a disfrutar del embarazo

Cambios en el feto

- El cordón umbilical sigue creciendo
- Comienza a formarse el pelo
- Piel rosácea y transparente
- Rasgos faciales más definidos
- Se mueve libremente
- Oye la voz de la madre
- Al final de este mes, el feto pesa 170 gramos y mide entre 15 a 18 centímetros

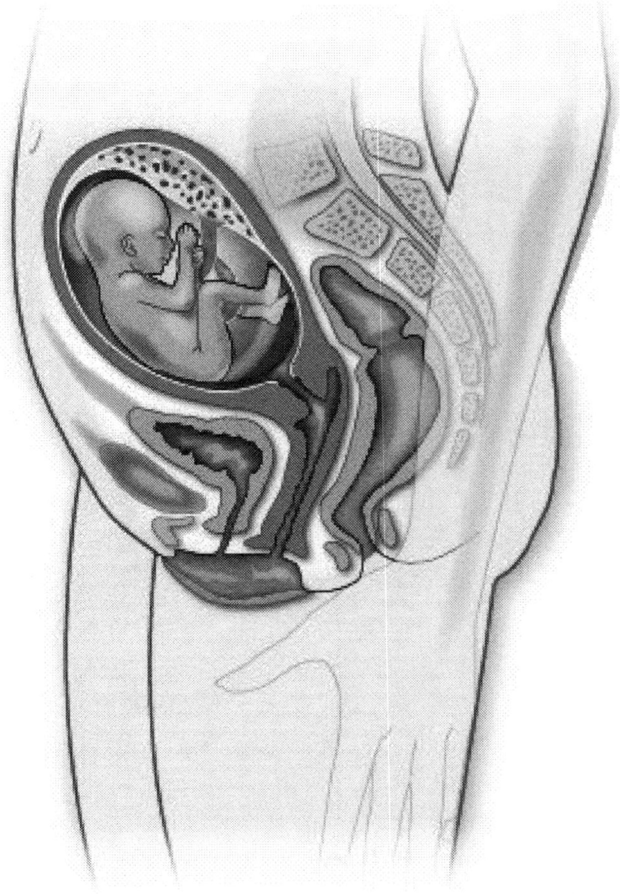

Figura 146. El embarazo mes a mes. Mes 5.

Mes 5

Cambios en la madre

- Útero y mamas siguen creciendo
- Picazón y estrías debido al estiramiento de la piel
- La línea que une el pubis con el ombligo se torna marrón oscuro
- Sensación de pesadez en las piernas por la retención de líquidos
- Se empieza a sentir los movimientos del feto, que está activo

Cambios en el feto

- El cuerpo de recubre del vérnix caseoso
- Rápido crecimiento del feto
- La sangre comienza a formarse en la médula ósea
- El tejido adiposo comienza a producir calor
- En las mujeres se forma el útero
- En los varones bajan los testículos
- Al final de este mes, el feto pesa 450 gramos y mide 20 centímetros

Mes 6

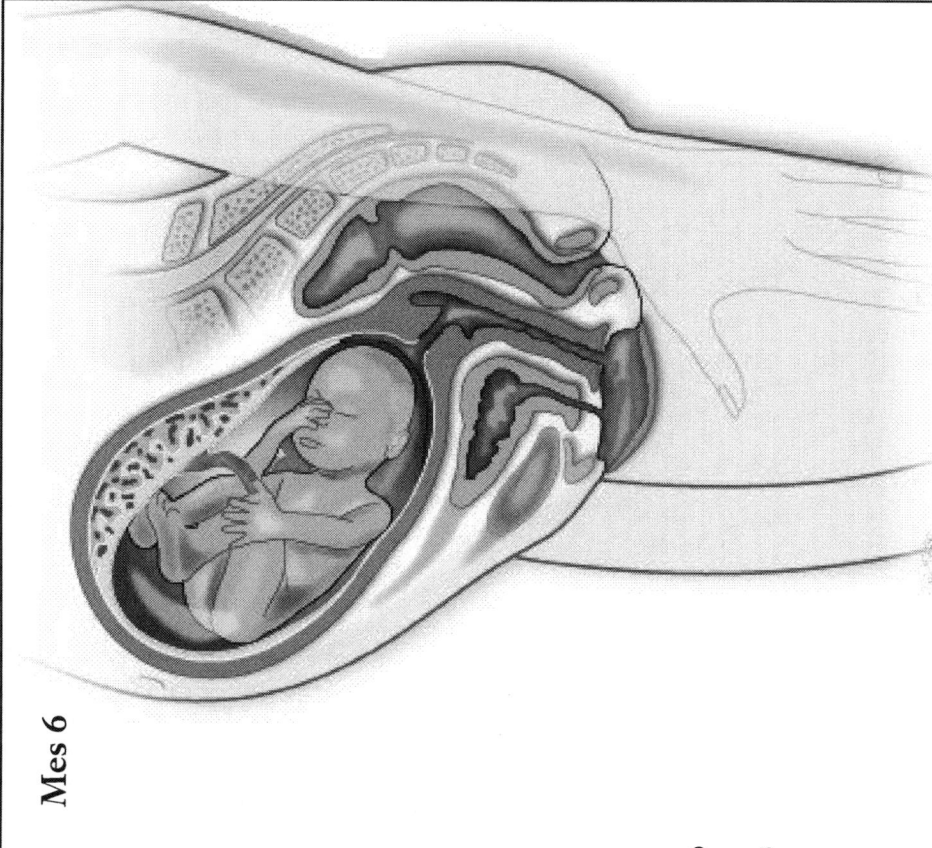

Cambios en la madre

- El útero sigue creciendo
- Aumentan los ardores
- Comienza la dificultad para respirar
- El útero comienza a contraerse y relajarse, pueden sentirse pinchazos leves
- La espalda comienza a resentirse por el peso

Cambios en el feto

- Aumenta el peso, comienza a acumular grasa
- La piel está roja y arrugada
- Se separan los dedos de manos y pies
- Las cejas se diferencian
- El aparato respiratorio y el sistema nervioso siguen su evolución
- Al final de este mes, el feto pesa 820 gramos y mide 30 centímetros

Figura 147. El embarazo mes a mes. Mes 6.

Mes 7

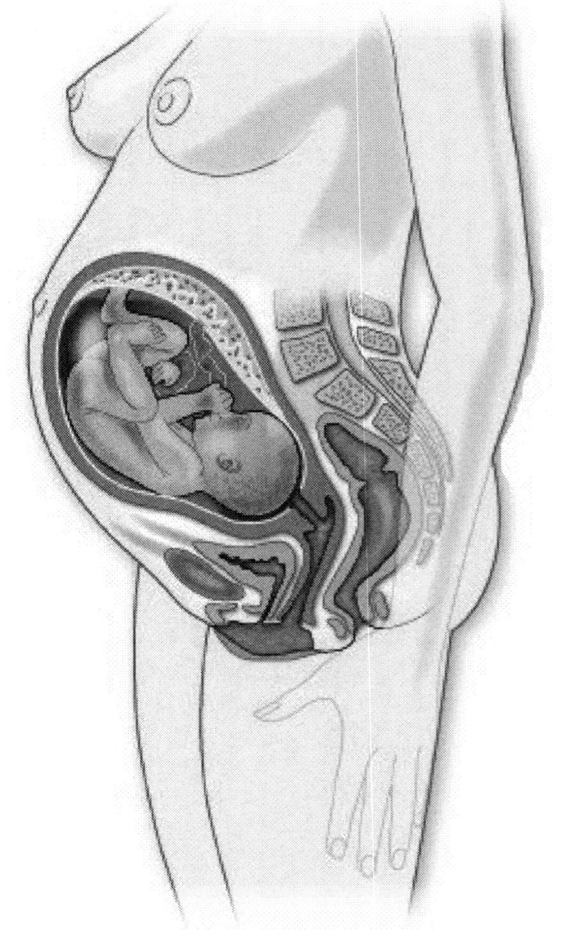

Figura 148. El embarazo mes a mes. Mes 7.

Cambios en la madre

- El útero crece más deprisa
- Disminuye la cantidad de líquido amniótico
- El dolor abdominal va en aumento
- Dolor en la pelvis
- Lo ideal es dormir sobre el lado izquierdo para no disminuir el flujo de sangre
- Aparecen las hemorroides
- Puede sufrirse calambres en las piernas
- Hay que cuidar el calcio en la dieta

Cambios en el feto

- Comienza a moverse a la posición cefálica (cabeza abajo) para prepararse para el parto
- Aumenta la masa ósea
- Los pulmones cumplen su función
- El sistema nervioso controla los movimientos involuntarios
- Sigue el acúmulo de grasa, que supone el 3,5% del cuerpo del bebé
- El feto llora, responde a los estímulos de luz y sonido
- Al final de este mes, el feto pesa 1.400 gramos y mide 40 centímetros

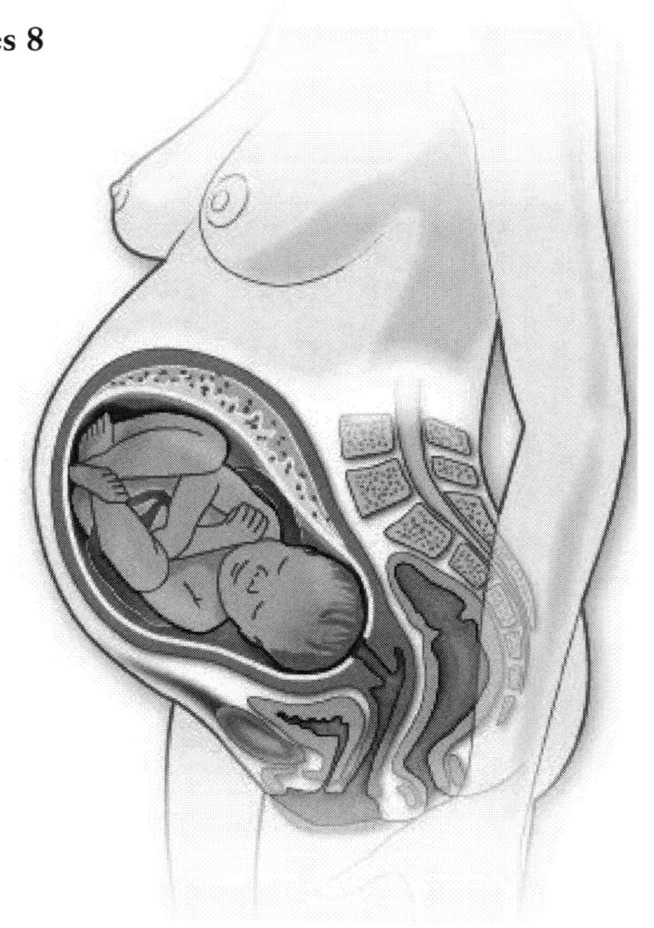

Figura 149. El embarazo mes a mes. Mes 8.

Mes 8

Cambios en la madre

- Siguen los ardores, la dificultad para respirar y el dolor de espalda
- El abdomen se endurece
- La cadera termina de adaptarse para el parto
- El feto está en posición cefálica (cabeza abajo)
- El útero sigue creciendo
- Comienzan las contracciones uterinas
- El cuello del útero comienza a estirarse

Cambios en el feto

- Gana la mayor parte del peso
- El acúmulo de grasa es del 7-8%
- Piel lisa y rosada
- Desarrolla el reflejo pulmonar
- El cerebro sigue creciendo
- Recibe anticuerpos de la madre
- Huesos suaves y flexibles
- Descienden los testículos de las bolsas escrotales
- Al final de este mes, el feto pesa 2.200 gramos y mide entre 40 y 45 centímetros

Mes 9

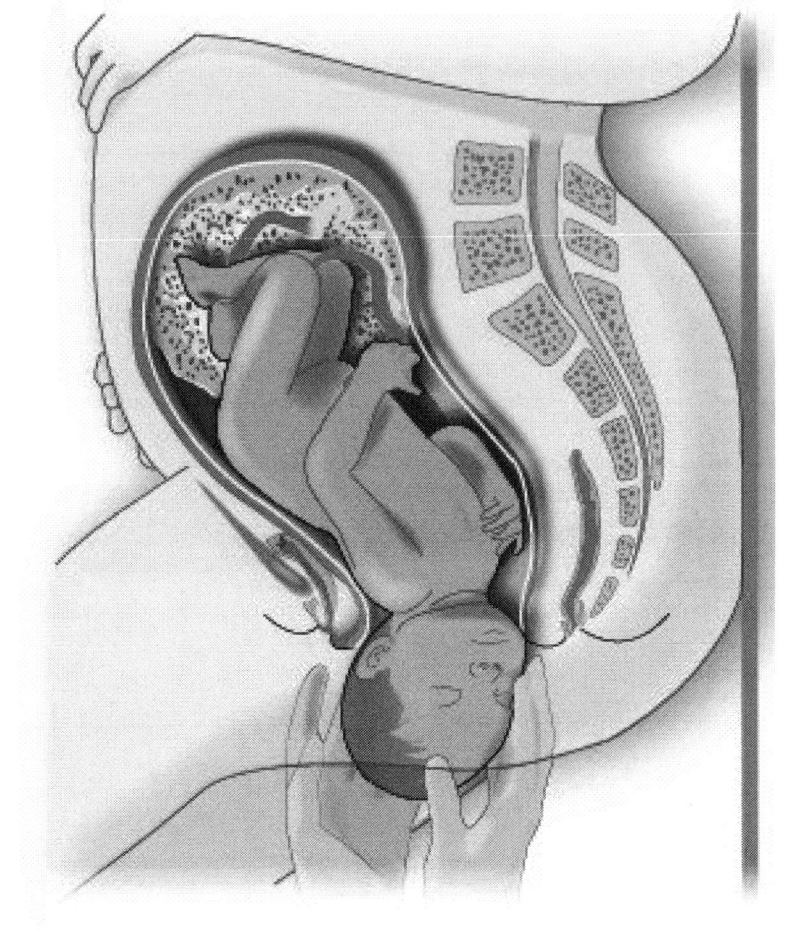

Figura 150. El embarazo mes a mes. Mes 9.

Cambios en la madre

- Siguen las sensaciones dolorosas
- Aumenta la preocupación por el parto
- Se notan las primeras señales de que el parto se acerca

Cambios en el feto

- Se completa la maduración de los pulmones
- El acúmulo de grasa en el feto llega al 16%
- Orientación espontánea a la luz
- La piel es blanca o rosada azulada
- Al final de este mes, el feto pesa 3.000 gramos y mide entre 45 y 50 centímetros

En esta nueva etapa, el hombre queda fuera de la misma. Aquí nos centramos exclusivamente en la mujer, auténtica protagonista durante los 9 meses de gestación.

Una vez ambos progenitores han seguido de manera seria todos los consejos profesionales y sesiones osteopáticas correspondientes, ahora el embarazo conlleva nuevas directrices que han de ser cumplidas estrictamente por la madre.

1. CONCEPTO OSTEOPÁTICO

El enfoque osteopático en la mujer embarazada constará de las siguientes áreas de actuación:

1. **Tratamiento estructural general**, con especial atención a la pelvis y a las regiones vertebrales T9 a L2.
2. **Tratamiento cráneo-sacro**, con especial atención al tratamiento de las membranas intracraneales e intraespinales, al eje cráneo-sacro, a la SEB, al hipotálamo y a la hipófisis.

Nota: el tratamiento osteopático en la mujer embarazada sigue los mismos principios y utiliza las mismas técnicas que en la mujer no embarazada. Únicamente hay que tener el sentido común de no utilizar técnicas que compriman el abdomen, especialmente a partir del tercer mes. Simplemente hay que tratar con mucho respeto, cariño y profesionalidad a nuestra paciente.

2. CONCEPTO EMOCIONAL

Cuidar el estado emocional y psicológico de una mujer embarazada es tan importante para su salud y la del futuro bebé como atender su estado físico. De hecho, el Colegio americano de Obstetras y Ginecólogos aconseja realizar un cribado psicosocial en cada trimestres del embarazo. De ello se ocupa la Psicología Prenatal y Perinatal, una disciplina muy desarrollada en países como Alemania, Reino Unido y Estados Unidos, que ahora empieza a despuntar en España y donde hace poco que se ha constituido la Asociación Española de Psicología Perinatal (Aepp).

Los primeros estudios sobre el efecto del estrés y la ansiedad en el embarazo se centraron en observar las consecuencias del estrés en los resultados obstétricos. Así por ejemplo se sabe que las mujeres con acontecimientos vitales estresantes durante el primer trimestre del embarazo tienen un mayor riesgo de tener un aborto espontáneo o de que su bebé tenga alteraciones congénitas por una alteración del desarrollo de la cresta neural, como por ejemplo el labio leporino (Hansen, D., Lou, H. C. & Olsen, J. (2000) Serious life events and congenital malformations: a national study with complete follow-up. Lancet, 356, 875-880). Los efectos más conocidos del estrés materno son el parto prematuro y bajo peso (Hedegaard, M., Henriksen, T. B., Sabroe, S., et al, 1993, Psychological distress in pregnancy and preterm delivery. BMJ, 307, 235-239 / Lou, H. C., Hansen, D., Nordentoft, M., et al, 1994, Prenatal stressors of human life affect fetal brain development. Developmental Medicine and Child Neurology, 36, 826-832). En general, el hallazgo más repetido es que la ansiedad materna prenatal favorece el parto prematuro.

Los principales estudios prospectivos sobre el efecto de la ansiedad materna en la conducta infantil han observado una asociación muy significativa entre la ansiedad materna en el tercer trimestre y las alteraciones de conducta y problemas emocionales en la primera infancia. Hay una relación directa entre el estado de ánimo materno y la conducta fetal observada en ecografías a partir de la semana 27 o 28 de la gestación. Más de catorce estudios prospectivos independientes han hallado una relación entre la ansiedad materna prenatal y alteraciones cognitivas, conductuales y emocionales en los hijos (Van den Bergh B., Mulder E., Mennes M., Glover V Antenatal maternal anxiety and stress and the neurobehavioural development of the fetus and child: links and possible mechanisms. A review.Neurosci Biobehav Rev 2005 Apr;29(2):237-58).

Aunque ya se conocía que la ansiedad materna puede provocar el parto prematuro o afectar al crecimiento intrauterino del bebé, las investigaciones más recientes demuestran que el estrés y la ansiedad de la madre pueden además tener repercusiones significativas sobre la salud mental infantil. En concreto parece probable que la ansiedad materna en la segunda mitad del embarazo puede producir cambios persistentes en el sistema de adaptación al estrés del niño (a nivel del eje hipotálamohipófisis-suprarrenal), cambios que lo harán más vulnerable e incrementarán considerablemente el riesgo de que padezca trastornos de conducta, emocionales o de hiperactividad. Este hallazgo por si mismo confirma la necesidad de prevenir, diagnosticar y tratar precozmente los trastornos de ansiedad en el embarazo. Desde luego que los motivos para ello no son sólo la prevención de las patologías mentales en el futuro niño, sino aliviar el mismo sufrimiento materno.

El desarrollo del sistema límbico y el córtex prefrontal también parecen ser afectados por la ansiedad prenatal y el estrés. Todo esto parece apoyar la hipótesis de la programación fetal, según la cual algunas estructuras cerebrales como el hipotálamo o la hipófisis quedarían programadas para la vida adulta en algunas semanas críticas del tercer trimestre del embarazo: el estrés materno en dichas semanas podría tener consecuencias imborrables por lo tanto. La magnitud del efecto a largo plazo de la ansiedad prenatal es sustancial (O'Connor T., Heron J., Golding J., Glover V Maternal antenatal anxiety and behavioural/emotional problems in children: a test of a programming hypothesis. J Child Psychol Psychiatry 2003 Oct;44(7):1025-36).

El primer alimento que llega al embrión durante el embarazo es el ambiente que vive: el útero y las hormonas que determinan su clima.

Las condiciones psicológicas, físicas, sentimentales y sensoriales de la futura madre influyen en el funcionamiento del cuerpo gracias a la diferencia de calidad y cantidad de las secreciones hormonales. El estado de ánimo durante el embarazo es de máxima importancia porque influirá sobre el ambiente en el que el feto se desarrolle e incluso en su propio desarrollo.

Por todo ello, es necesario desarrollar programas de intervención destinados a prevenir y disminuir el estrés y ansiedad de las madres embarazadas así como a la detección y tratamiento precoz de dichos cuadros. Ademas del apoyo inestimable de un psicólogo especializado, un osteópata que domine las técnicas somato emocionales y otras técnicas de reequilibrio emocional (como M.C.I., Movimientos de Cabeza Inducidos, método de Roberto Aguado) puede conseguir que la mujer embarazada gestione mejor su estado emocional.

3. CONCEPTO NUTRICIONAL

El primer "alimento" que damos a nuestro hijo es **ser consciente de lo que sentimos por él y dejarle sentir emociones y sensaciones**. No hay nada peor para el desarrollo del feto que ser ignorado por la madre que lo está "construyendo"; no ser alimentado con emociones y sensaciones beneficiosas (curiosidad, admiración, seguridad, alegría), que se traducirán en amor hacia el bebé que viene en camino.

A través del cordón umbilical el feto recibe el alimento físico que crea materialmente todos los órganos de su cuerpo, incluido el cerebro, con las sustancias que la madre ingiere durante el embarazo. Como ya señalábamos anteriormente, un estudio realizado en Estados Unidos (Julio 2005. Human Toxome Project, Washiton DC. (www.ewg.org/sites/humantoxome/), detecto la presencia de 287 químicos distintos (pesticidas, aditivos industriales, teflón…) en el cordón umbilical de niños recién nacidos:

- 76 producen cáncer,
- 94 son tóxicos para el cerebro y el sistema nervioso,
- 79 de estas sustancias causan defectos de nacimiento o desarrollo anormal.

Por lo tanto, la mujer embarazada ha de ser consciente que el buen desarrollo del feto depende no solamente del amor y del estado emocional en equilibrio, sino de un planteamiento nutricional racional, con sentido común. Donde aportemos al cuerpo todo cuanto precisa para la elaboración de este nuevo ser que viene en camino y donde eliminemos cualquier tóxico que comprometa este proyecto de vida que es nuestro bebé.

Una dieta sana y equilibrada es indispensable en cualquier etapa de la vida de una persona. En el caso de la mujer embarazada, el cuidado de la dieta tiene todavía más importancia. Los alimentos deben cubrir necesidades energéticas para alimentar en condiciones al bebé, además de prepararse para la etapa de lactancia.

La necesidad de nutrición del embrión es muy reducida por lo que en el primer trimestre no es necesario que la madre aumente su consumo diario de calorías.

A partir del tercer mes, el feto sufre un mayor desarrollo que se traduce en el aumento de la cantidad de calorías necesarias. Pero no se requiere ningún esfuerzo para comer más. En realidad, dado que nuestra alimentación diaria supera nuestras necesidades, se tratará de continuar con la alimentación usual que ya hemos descrito en la fase de preembarazo. Hay que evitar "comer por dos". El mejor consejo es seguir en la línea nutricional del preembarazo añadiendo unas puntualizaciones.

Durante el embarazo la CDR (cantidad diaria recomendada) de todos los nutrientes aumenta en un 10% aproximadamente, respecto a la CDR de las mujeres adultas, excepto en el caso de los folatos, el hierro, el calcio, y las vitaminas B1 y B6, que aumenta mucho más.

Requerimientos de minerales durante el embarazo

Los minerales son los elementos químicos inorgánicos de la dieta. Son muy importantes durante el embarazo porque desempeñan funciones como: formar parte de los tejidos como hueso y dientes, regular el impulso nervioso al músculo, intercambio de iones en las membranas celulares, etc.

- **Hierro:** aumentan las necesidades de este mineral, aunque ello no justifica la administración rutinaria de suplementos. Es inútil tomar fármacos que contengan hierro, ya que en la mayoría de los casos no se absorben provocando estreñimiento (las embarazadas ya de por si son propensas), dolor de estómago y acidez. Es muy frecuente que este aporte artificial provoque, varios años después, enfermedades graves como las hemosiderosis y la cirrosis, debidas a la acumulación de hierro en diversos órganos (hígado, bazo, páncreas) que responden con una reacción inflamatoria de evolución fibrosa. La suplementación con hierro afecta negativamente a los niveles de zinc en el organismo. Una deficiencia de zinc es bastante común y es agravada en muchos casos al tomar suplementos de hierro en exceso. Por eso, si al final decidimos tomar hierro por un período a medio o largo plazo deberíamos tener la precaución de acompañarlo con zinc.

En el caso de las mujeres embarazadas el hierro representa una situación especial, ya que además de necesitarlo para su organismo, necesitan cubrir necesidades del feto y la placenta.

Los alimentos ricos en hierro (ver página 462) pueden ser suficientes para compensar el aumento de necesidades. La vitamina C aumenta la absorción de hierro.

Una mujer embarazada debería tomar un licuado al día compuesto de:

– Una remolacha roja (ha de ser cruda y pelada, pero nunca cocida)
– Una manzana (bien limpia pero con la piel)
– Una zanahoria grande
– Medio limón
– Medio vaso de agua

- **Calcio:** es uno de los minerales que más abunda en el cuerpo. El 99% del calcio corporal está localizado en los huesos y dientes.

  Es necesario para el crecimiento y desarrollo de los huesos y dientes del bebé, para la coagulación de la sangre, para las transmisiones nerviosas, etcétera.

  En el embarazo el metabolismo de este mineral se ve alterado por los cambios hormonales, que producen un aumento en la absorción y retención, entre otras. La existencia de vitamina D es indispensable para la absorción de calcio.

  La ingesta de calcio conduce a un aumento de 400 mg sobre la ingesta normal de una mujer mayor de 25 años.

  Fuentes de calcio: ver página 461.

- **Fósforo:** mineral que, junto con el calcio y la vitamina D, es el ingrediente fundamental para la formación de huesos y dientes sanos. Además, junto con el calcio, es esencial para las transmisiones nerviosas. Por lo general el fósforo se le encuentra en los mismos alimentos que contienen calcio.

- **Yodo:** es un elemento natural necesario para el organismo. El yodo es fundamental para la correcta fabricación de las hormonas por parte de la glándula tiroides, que a su vez son imprescindibles para el desarrollo del sistema nervioso y el crecimiento.

Su ingesta puede producirse a través de sal yodada, alimentos que contengan yodo o mediante suplementos.

La deficiencia de yodo puede causar la enfermedad denominada hipotiroidismo fetal, que tiene como consecuencia complicaciones como cretinismo (retraso mental), anomalías, aborto, etcétera.

Ademas, los estudios han demostrado que la falta de yodo en la dieta puede provocar el crecimiento de la glándula tiroides, letargo, fatiga, debilidad del sistema inmunológico, un lento metabolismo, aumento de peso y posiblemente hasta estados mentales como ansiedad y depresión.

La CDR de yodo en una embarazada es de 290 mcg al día.

Los principales alimentos que contienen yodo son:

1. Las algas, especialmente la alga Kelp (tiene la mayor cantidad de yodo en el planeta y una ración ofrece 4 veces más que el mínimo requerido a diario).

2. Arándanos. Esta fruta rica en antioxidantes es otra estupenda fuente de yodo. Unos 110 gramos de arándanos contiene aproximadamente 400/mcg de yodo.

3. Alubias blancas. Sólo 1/2 taza de estos alubias blancas contiene alrededor de 32 mcg de yodo.

4. Fresas. 1 taza de fresas tiene aproximadamente 13 mcg de yodo.

5. Sal cristalizada del himalaya. Esta clase de sal, también conocida como sal gris, es una excelente fuente de yodo natural. Mientras que muchos tipos de sal de mesa son ricos en yodo, también carecen de sus propiedades naturales para la salud, y fueron procesados químicamente. Sólo un gramo de sal del Himalaya contiene alrededor de 500 mcg de yodo.

Requerimientos de vitaminas durante el embarazo

Existen vitaminas que son imprescindibles para la reproducción y el crecimiento. Durante el embarazo es muy importante recibir una cantidad suficiente de ellas para el correcto desarrollo del bebé. Las más importantes para esta etapa de la mujer son:

- **Vitamina D**: es transportada activamente desde la placenta al feto. Entre sus funciones se encuentran:

  - El crecimiento y reparación de los huesos.
  - Mantenimiento de la fortaleza de dientes y huesos.
  - Favorecer la absorción del fósforo y del calcio, asegurando su fijación en los huesos y dientes del bebé.

  Para que el calcio se fije en los huesos necesita la presencia de la vitamina D. Por ello, tan importante es el contenido de calcio como el de vitamina D en la alimentación. Fuentes de Vitamina D: ver página 457.

  Se precisan aproximadamente 10 mcg día (400 UI), lo que supone un incremento de 5 mg al día respecto a la cantidad recomendada a las mujeres no embarazadas.

  Si hay deficiencia, puede darse una disminución de calcio en el organismo (hipocalcemia neonatal), hipoplasia infantil del esmalte dental, etcétera.

  Es una vitamina que se acumula en el organismo, por ello no se debe olvidar que no se debe recurrir a ella como suplemento sin control.

- **Vitamina B6:** las mujeres embarazadas suelen tener cantidades de vitamina B6 más bajas que las mujeres no embarazadas, sin embargo el feto contiene niveles elevados. Se necesitan 2.2 mg día aproximadamente. Pertenece al grupo de vitaminas B. Sus funciones son:

  - Formación y desarrollo del sistema nervioso y el cerebro del bebé.
  - Influye en el desarrollo del sistema inmunitario.
  - Ayuda a digerir los hidratos de carbono, las proteínas y las grasas.
  - Crecimiento y desarrollo.

- **Ácido fólico o vitamina B9:** las necesidades antes y después de la concepción se duplican respecto a las de las mujeres adultas. Las legumbres, las verduras y los frutos secos son las mejores fuentes de folatos (ver página 460). La carne, el pescado y la leche son pobres en este nutriente, además de no ser muy aconsejable el consumo de carne roja (especialmente cerdo) y lácteos en general.

– Los beneficios que apota a la mujer embarazada son:
– La formación de glóbulos rojos.
– La formación y desarrollo del sistema nervioso y el cerebro.
– El crecimiento del bebé.

La carencia materna de folatos produce las siguientes consecuencias negativas para el feto:

– En las semanas anteriores a la concepción y en el primer trimestre del embarazo, aumenta el riesgo de que se produzcan diversas malformaciones como la espina bífida o la fisura palatina.
– En el tercer trimestre de la gestación, se asocia con un mayor riesgo de desprendimiento prematuro de placenta.
– Durante todo el embarazo, incrementa el riesgo de parto prematuro y de bajo peso al nacer.

El suplemento necesario para mantener niveles normales de ácido fólico en los glóbulos rojos de la sangre (eritrocito) en casi todas las mujeres embarazadas es como mínimo de 400 mcg día.

• **Vitamina C:** los cítricos aportan gran cantidad de vitamina C. Es una vitamina importante, que no es difícil de encontrar en los alimentos, pero bastante frágil por ser sensible al calor, al oxígeno y a las sustancias alcalinas. Aquellas mujeres que han tomado anticonceptivos orales durante largos períodos de tiempo, las consumidoras de salicilatos, fumadoras o que consumen alcohol y otras drogas, tienen más necesidades de vitamina C, por lo que es aconsejable recibir algún suplemento e incrementar el consumo de frutas y verduras.

– Es importante porque:
– Ayuda a la absorción del hierro y del calcio.
– Protege de las infecciones actuando como protector del bebé de sustancias nocivas que puedan ingerirse inadvertidamente.

En general, la mujer embarazada tiene unas necesidades de ingesta de 70 mg día superiores a las de las mujeres no embarazadas que es de 60 mg.

Otras cuestiones importantes sobre nutrición en el embarazo

Frecuencia de comidas

La ingesta de comidas se debe repartir en cinco o seis moderadas. Comer poco a poco y masticar bien los alimentos. De esta manera disminuye la sintomatología gastrointestinal.

El aporte diario de agua durante el embarazo no debe ser inferior a litro y medio, y siempre agua mineral; nunca agua del grifo.

Ardores, náuseas y otros síntomas

Para evitar estos síntomas, se recomienda disminuir las comidas irritantes para el estómago, como el chocolate, las bebidas que contienen cafeína (prohibida en embarazadas), la menta y los alimentos grasos. Además de las comidas copiosas.

Al principio del embarazo la sangre suele estar más ácida, por ello, si nos alimentamos de refinados, bollería, azúcares, carnes, etc. nuestra sangre será ácida y empezaremos a notar las primeras náuseas e incluso vómitos. Esta acidez afecta al hígado, huesos y dientes produciendo finalmente al cansancio y agotamiento. Una manera muy eficaz para prevenir estos mareos, náuseas y vómitos sería eliminar todo alimento acidificante:

- café,
- carnes, especialmente la roja y por encima de todas la de cerdo,
- azúcares,
- carbohidratos refinados, pero también los integrales si se consumen en exceso

Tomar media ciruela umeboshi en cada comida hasta nuestra recuperación, esta ciruela ha sido nombrada "la reina de la comida alcalina". Consumiendo 10 gramos de umeboshi podemos neutralizar la acidez creada por consumir 100 gramos de azúcar.

Antojos

Mientras que algunos expertos relacionan los antojos con los cambios hormonales que se producen durante el embarazo y que tienen un impacto muy poderoso en los sentidos del gusto y el olfato, otros especialistas, entre ellos algunos nutricionistas, creen que los antojos surgen para compensar una necesidad nutricional.

En el plano psicológico, se cree que los antojos de la embarazada responden, por un lado, a una mayor necesidad de afecto por parte de la mujer hacia su pareja y, por otro, a la desviación de la sensación de ansiedad que provoca el embarazo. El hecho de que los alimentos que más se antojan sean los "prohibidos", como el chocolate, también hace pensar en una causa psicológica.

Hay que tener mucho cuidado y no dejarse llevar por los "antojos" que pueden tirar por tierra el trabajo nutricional que la mujer está realizando durante el embarazo.

Alimentos y productos a evitar especialmente durante el embarazo

Un mujer embarazada debe tener totalmente prohibido consumir durante el periodo de gestación los siguientes productos:

- **Alcohol.** No hay ninguna cantidad "segura" conocida de consumo de alcohol durante el embarazo. El consumo de alcohol parece ser más dañino durante los primeros tres meses del embarazo; sin embargo, tomar alcohol en cualquier momento del embarazo puede ser perjudicial.

  Cuando bebes, el alcohol pasa rápidamente por tu torrente sanguíneo, cruza la placenta y llega a tu bebé. Tu bebé procesa el alcohol más despacio que tú, por lo que puede acabar con niveles de alcohol superiores a los tuyos.

  Tomar mucho alcohol durante el embarazo puede llevar a un grupo de defectos en el bebé conocido como síndrome de alcoholismo fetal. Los síntomas pueden abarcar:

  - Problemas de comportamiento y atención
  - Anomalías cardíacas
  - Cambios en la forma de la cara
  - Crecimiento deficiente antes y después del parto

- Problemas con el movimiento y el equilibrio, y tono muscular deficiente
- Problemas con el pensamiento y el habla
- Problemas de aprendizaje

- **Tabaco.** Está comprobado que fumar unos pocos cigarrillos por día expone al feto a más de 7.000 sustancias tóxicas y dañinas que pueden afectar su desarrollo y crecimiento. Cuando hay humo de tabaco en el ambiente, el feto recibe menos oxigeno, aumentan los latidos de su corazón y se altera el crecimiento de sus pulmones. También disminuye la circulación de sangre por la placenta, por lo que el feto recibe menos nutrientes.

La mujeres fumadoras tienen menos leche para amamantar a su bebé.

Las mujeres fumadoras o las no fumadoras expuestas al humo tienen mayor riesgo de sufrir complicaciones durante el embarazo, como aborto o parto prematuro o bebés de bajo peso al nacer.

Los bebés de madres fumadoras tienen mayor riesgo de contraer infecciones y de tener otros problemas de salud como ser:

- Nacer con algunas malformaciones congénitas entre ellas labio leporino, paladar hendido y malformaciones cardíacas.
- Tener síndrome de abstinencia a la nicotina al nacer (sobre todo en las mujeres que fuman mucho): los bebés nacen muy irritables.
- Morir de muerte súbita del lactante (los recién nacidos de madres fumadoras tienen el doble de riesgo de muerte blanca o muerte en la cuna).
- Sufrir infecciones respiratorias (otitis, bronquitis, neumonías, asma).
- Tener que ser internados.

Además, las madres fumadoras tienen menor probabilidad de comenzar a amamantar y mayor probabilidad de amamantar por menor tiempo que las no fumadoras. La leche materna tiene muchísimos beneficios, protege al bebé contra las infecciones y fomenta la relación madre hijo por lo cual si una mamá no puede dejar de fumar es importante que igual siga dando la teta lavándose muy bien las manos antes, poniendo una tela limpia entre su ropa y el bebé y dejando pasar al menos 30 minutos después del último cigarrillo.

- **Café.** Inhibe la absorción del hierro durante el embarazo.

Los descendientes de ratas que fueron expuestos a la cafeína durante el embarazo, nacieron con un cuerpo, hígado, y cerebro más pequeño, comparados con aquellos que no fueron expuestos. El comportamiento de las ratas fue igualmente de agresivo no importa si recibieron café descafeinado o no comparado con aquellos. Pequeñas cantidades de cafeína consumida durante el embarazo causaron disfunción del sistema nervioso en animales de laboratorio. Estos cambios no se manifiestan enseguida del nacimiento. Estos cambios pueden durar hasta la etapa adulta. Algunos de estos cambios pueden pasar hasta la siguiente generación.

Madres que consumen cafeína en cualquier forma, corre el riesgo de dar a luz un bebé de bajo peso. Un estudio del departamento de Salud Publica de Massachusetts reveló que la cafeína puede causar retardo del crecimiento.

Durante el embarazo el metabolismo de la cafeína se prolonga (hasta 11 horas), lo cual puede aumentar la posibilidad de un acumulamiento excesivo en el cuerpo. El corazón del feto ha demostrado sensibilidad al efecto de la cafeína tan temprano como el primer trimestre.

Estudios en animales sugiere que la ingesta de cafeína durante el embarazo puede causar un desarrollo anormal y cambios corporales en el manejo del colesterol y el zinc.

El uso de la cafeína antes y durante el embarazo aumenta los riesgos de pérdida del feto. 6 o más tazas de café al día aumentan los riegos de aborto espontáneo en especial durante el segundo trimestre. Los efectos pueden durar hasta 11 horas en la mujer embarazada y hasta 100 horas en el bebé. La vida media de la cafeína en el cuerpo se dobla en las mujeres que toman la píldora anticonceptiva.

Un equipo de investigadores suecos y norteamericanos revelaron que aquellas mujeres que consumen más de 100 miligramos de cafeína tuvieron más abortos que las que ingirieron menos. Si tomaban más de 500 miligramos, este riesgo aumentaba el doble

Por otro lado un estudio hecho en Connecticut, USA, demostró que el consumo, aunque sea poco, aumenta las posibilidades de aborto espontáneo, en especial durante los primeros dos trimestres. Una disminución del flujo sanguíneo placentario se presenta en las mujeres que toman más de dos tazas de café al día, en especial durante el ultimo trimestre del embarazo. Esto conlleva retraso en el crecimiento fetal.

Además, la mujer embarazada debe evitar o anular totalmente de su alimentación los siguientes alimentos o productos:

- **Estimulantes:** especias (chile, curry, pimientas), Té, Mate, vinagres de vino y de frutas, café, alcohol, ginseng, Red Bull, guaraná, Taurina, Gingko Bilova (es un anticoagulante natural y podría incrementar el volumen de la sangre perdida durante el parto. Dicho estimulante puede además interferir con determinados medicamentos contra la tensión arterial o la diabetes).

   El aumento de la frecuencia cardíaca, respiratoria, la presión arterial, insomnio y un alto grado de excitación, son característicos cuando se consumen este tipo de bebidas, y son justamente reacciones físicas que hay que tratar de evitar en el embarazo.

- **Productos de supermercado procesados:** comidas preparadas, comidas congeladas, fast-food, enlatados, refinados como arroces, pastas blancas y panes blancos, salsas comerciales, mayonesas, productos con aditivos, estabilizadores, emulsionantes y colorantes (casi todos los productos de supermercado los llevan).

- **Carnes curadas:** diversas investigaciones muestran que la ingestión de carnes curadas durante el embarazo (jamón, embutidos, bacon, etc.), aumenta el riesgo de que el hijo sufra diversos tipos de tumores del sistema nervioso, como el cáncer cerebral.

   Pruebas experimentales: investigaciones realizadas en la Universidad del Sur de California con animales de experimentación, han puesto de manifiesto que, al administrar nitrito sódico y otros precursores de las nitrosaminas a hembras gestantes, se produce una gran incidencia de tumores cerebrales en sus descendientes (Preston-Martin, S; Pogoda, J.M.; mueller, B.A. et AL. maternal consumtion of cured meats and vitamins in relation to pediatric brain tumors. Cancer epidemiol, Biomarkers Prev., 5:599-605, -1996-).

Pruebas estadísticas:

- Según el estudio citado en el párrafo anterior, el riesgo de que un niño presente cáncer cerebral es más del doble si su madre consumió carnes curadas durante el embarazo, que si no lo hizo. Una ingesta elevada de vitaminas C y E, que se encuentran sobre todo en las frutas y frutos secos, protege parcialmente del efecto cancerígeno de las carnes curadas.
- Otros estudios muestran que las mujeres embarazadas que toman uno o más hot dogs (perritos calientes) o salchichas por semana, tienen un 230% más de riesgo que aquellas que no los consumen, de que sus hijos presenten tumores cerebrales. (Sarasua, S.; Savitz, D.A. Cured and broiled meat consumption in relation to childhood cancer. Denver, Colorado. Cancer Causes Control, 5:141-148, -1994-).

El efecto cancerígeno de los nitritos empleados en el curado y conservación de la carne es bien conocido. Lo que de algún modo sorprende es que pueda manifestarse también en la descendencia de las mujeres embarazadas que los ingieren.

- **Contaminación por pesticidas:** los pesticidas organoclorados como el DDT, los PCB (difenilos policlorados) y las dioxinas, que se encuentran en los alimentos contaminados, atraviesan la barrera placentaria y pasan de la madre al feto.
  Los pesticidas resultan muy tóxicos para el nuevo ser, produciendo, entre otras cosas, alteraciones en el desarrollo cerebral. Estas se manifiestan durante la infancia como trastornos de la conducta y pérdida de memoria.(Hall, R.H. A new threat to public health: organochlorines and food. Nutr. Helth. 8: 33-43, -1992-).
  Las cames, los pescados, los lácteos y las frutas de cultivos tratados son las principales fuentes alimentarias de pesticidas.
- **Drogas tóxicas:** las sustancias tóxicas que se hallan en las bebidas alcohólicas, en el tabaco, en los opiáceos, en la coca, en la marihuana o hachís, e incluso en el café, circulan por la sangre materna, atraviesan la placenta y alcanzan al feto.
  El daño que le producen al hijo en formación se manifiesta ya en el momento del nacimiento con un menor peso y vitalidad (Legi-

do, A. Intrauterine exposure to drugs. Rev. Neurol. 25: 691-702, -1997-), pero no acaba ahí, sino que sus secuelas persisten durante años.

La nicotina del tabaco y otras drogas también pasan a la leche, afectando negativamente al bebé.

El consumo de drogas tóxicas durante el embarazo y la lactancia puede ser considerado como una forma de maltrato a la infancia, y constituye una grave amenaza para la salud de los niños.

- **Medicamentos:** existen fármacos que atraviesan la placenta y pueden dañar al feto. Lo mejor es procurar no medicarse durante el embarazo. Una alimentación sana y natural evita la toma de medicamentos.

Aproximadamente el 5% de las embarazadas tienen que continuar tomando algún medicamento por padecer alguna patología crónica (enfermedad psiquiátrica, diabetes, asma). Un estudio realizado por la OMS encontró que el 86% de las gestantes tomaba algún medicamento durante dicho periodo y que el promedio de fármacos consumidos era de 2,9 por gestante. Además, para aumentar la dimensión del problema, un porcentaje de ese consumo se realiza a través de automedicación.

Las malformaciones congénitas de importancia acontecen en el 2-5% de embarazos, estando relacionadas con la toma de fármacos algo menos del 5% de las mismas.

Se entiende como fármaco teratógeno aquel que administrado durante el periodo embrionario o fetal es capaz de producir, directa o indirectamente, una alteración morfológica o funcional (alteraciones bioquímicas, metabólicas, hormonales, inmunológicas, del crecimiento y del comportamiento) en el embrión, el feto o, incluso, en el niño después del nacimiento.

La FDA y otras administraciones (Reino Unido) promueven la creación de registros de exposición de pacientes embarazadas a diferentes medicamentos, con el fin de aumentar el conocimiento sobre la seguridad de los mismos en el embarazo (http://www.fda.gov/ScienceResearch/SpecialTopics/WomensHealthResearch/ucm251314.htm2).

Clasificación de los medicamentos durante el embarazo

La Administración de Alimentos y Fármacos (FDA por sus siglas en inglés) ha establecido un sistema para controlar las consecuencias del uso de los medicamentos durante el embarazo. Se trata de un sistema de clasificación que usa una letra, dependiendo de lo peligrosa que pueda ser esa medicina para una mujer embarazada.

- Categoría A: Incluye los medicamentos que se consideran seguros durante el embarazo, porque se han realizado pruebas para determinarlo. Por ejemplo, el ácido fólico o la vitamina B6.
- Categoría B: Son medicamentos que se usan mucho durante el embarazo y que no parece que causen problemas, como es el caso de la insulina para la diabetes, la cortisona, o incluso el aspartamo para endulzar.
- Categoría C: Agrupa los medicamentos que pueden tener efectos dañinos para la madre o para el feto. Incluye medicamentos cuyos efectos aún se están estudiando. Generalmente los medicamentos del grupo C vienen con una etiqueta que advierte de estos riesgos.
- Categoría D: Incluye las medicinas que se sabe positivamente que han causado problemas de salud en la madre o en el feto, por ejemplo, la fenitoína.
- Categoría X: Son los medicamentos que han causado defectos de nacimiento y que bajo ninguna circunstancia deben tomarse durante el embarazo, como por ejemplo, la talidomida.

Lista con los nombres en español de algunos de los medicamentos con los que se debe tener cuidado durante el embarazo

Esta lista es sólo una orientación. Para más información consultar con tu médico o con la Organización de Servicios de Información de Teratología.

- Antibióticos: tetraciclina, doxicilina y estreptomicina. No tomarlos bajo ninguna circunstancia en el embarazo.
- Anticoagulantes de la sangre: derivados de la cumarina como la warfarina. No tomarlos bajo ninguna circunstancia en el embarazo

- Anticonvulsivos (tratamiento de la epilepsia): fenitoína, carbamacepina, timetadiona, parametadiona y ácido valproico. Si tomas anticonvulsivos, habla con tu médico antes de quedar embarazada o tan pronto como sepas que estás esperando para que cambien tus medicinas a otras que no estén asociadas con malformaciones congénitas
- Antidepresivos: litio, paroxetina, fluoxetina.
- Antimetabolitos y medicamentos contra el cáncer: aminopterina, busulfán, citarabina, metotrexato (está completamente contraindicado en el embarazo), etc.
- Antitiroideos (disfunción de la tiroides): tiouracil, propyltiouracilo. La tiroides se puede controlar con un betabloqueador durante el embarazo.
- Hormonas: andrógenos (hormonas masculinas) y DES (dietilestilbestrol). No se usan bajo ninguna circunstancia.
- Inhibidores ECA (enzima conversora de la angiotensina, [para la hipertensión y otros problemas]): benazepril, captopril, enalapril, ramipril y otros. No se usan bajo ninguna circunstancia, particularmente en el tercer trimestre del embarazo.
- Medicamentos contra el acné y la soriasis: medicamentos que contengan isotretinoina y etetrinato son contraindicados durante el embarazo.
- Tratamiento de complicaciones de la lepra: talidomida. Se ha retirado del mercado.

4. CONSEJOS GENERALES

- Llevar control sanitario del embarazo.
- Alimentación sana, natural y equilibrada.
- Control del peso corporal.
- Llevar una buena higiene diaria.
- Realizar ejercicio físico con moderación a diario (andar).
- Tener un control y buena gestión de nuestras emociones.
- Dormir y descansar al menos 8 horas al día. Descansar tumbada sobre el lado izquierdo todo lo que sea posible. Dormir sobre este

lado desplaza el útero de manera que éste no comprime los grandes vasos (la arteria aorta y la vena cava). Esto optimiza el flujo sanguíneo hacia la placenta y, por lo tanto, al bebé. También ayuda a prevenir la hinchazón de las piernas de la madre.

- Comunicarse con el bebé. Así como las situaciones de estrés o depresión materna tienen efectos negativos sobre el niño por nacer, comunicarse con el bebé en el embarazo es muy beneficioso para su desarrollo emocional.

Las experiencias y sensaciones que vive el bebé dentro del útero materno serán esenciales para la formación de su personalidad.

La personita que se está gestando es un ser sensible, con una gran capacidad para procesar los estímulos que provienen del exterior. Puede escuchar la voz de sus padres, la música y sentir las caricias.

Estar conectados con el bebé, sentirlo y hablarle contribuye a crear un vínculo afectivo temprano con el hijo por nacer, incluso antes de verle la carita. Además, conectar con el bebé le permite a la madre disfrutar más plenamente de su embarazo.

Sabemos que los fetos oyen desde la semana 16 (cuando miden 11 cm).

Diferentes estudios indican que en el último trimestre de embarazo el bebé siente, piensa y recuerda", afirma Thomas Verny, prestigioso psiquiatra y coautor del libro "La vida secreta del niño antes de nacer". A los seis meses de gestación el bebé tiene desarrollado el sistema nervioso y también el auditivo. Existen trabajos realizados con ecografía y electroencefalografía que demuestran que a los seis meses el feto tiene sueño REM (movimiento rápido de los ojos cuando duerme). "El sueño REM en el adulto indica que está soñando y soñar significa que hay una función intelectual", explica este psiquiatra.

Cómo comunicarse con el bebé

Para comunicarse con el bebé se debe utilizar el tacto y el sonido. Pero sobre todo, se debe trasmitirle mucho amor. "Es muy importante que el padre también hable con el bebé durante todo el embarazo", aconseja Thomas Verny.

- El tacto. Con el simple hecho de tocarte o masajearse el abdomen ya se le está trasmitiendo calor y comunicación. No son ejercicios específicos, basta con tocarte cariñosamente el abdomen, al mismo tiempo piensas que quieres al bebé y lo visualizas dentro del útero.
- El sonido. Escucha música clásica o relajante. No es necesario que coloques los auriculares sobre el abdomen, basta con que la música suene en la habitación donde te encuentras.
- El baile. También te puedes comunicar con tu hijo a través del baile, pero han de evitarse los movimientos o ejercicios bruscos (por ejemplo, el aeróbic). "Es muy bueno el yoga y la danza del vientre".

Para qué sirve la comunicación con el feto

- Estimula su desarrollo. La comunicación le ayuda a desarrollar su sistema nervioso de manera óptima.
- Se siente amado y deseado. Si el bebé siente que es querido aumentará su autoestima. "La madre que habla con su bebé durante el embarazo, que le canta, que se masajea el abdomen, que baila, le está comunicando amor y afecto", afirma Thomas Verny.

3. ENFOQUE OSTEOPÁTICO DEL PARTO

Si la mujer ha seguido todos los consejos que le hemos facilitado, el parto se desarrollará sin ningún tipo de problemas ni para la madre ni para el bebé.

Lo más habitual en las mujeres que han tenido un seguimiento osteopático, nutricional y emocional es que la dilatación sea rápida, que no sea necesaria la episiotomía y que el parto sea sencillo, sin sufrimiento materno ni sufrimiento fetal; y que el bebé nazca sano y sin ningún tipo de problema.

¿CUÁNDO COMIENZA EL PARTO?

Un embarazo normal dura entre 37-42 semanas. Durante este periodo, el feto se considera completamente maduro y el parto puede suceder en cualquier momento. La fecha más probable de parto son las 40 semanas.

El parto es un proceso natural que precisa su tiempo desde el inicio de las primeras contracciones hasta la salida del niño. Raramente hay problemas para llegar a la clínica o al hospital.

La expulsión del tapón mucoso no indica necesariamente que empiece el parto, aunque si le preocupa mucho, no hay que dudar en consultar al médico.

El parto empieza con contracciones rítmicas o con la rotura de la bolsa de las aguas.

FASES DEL PARTO

El período desde la primera contracción hasta el nacimiento se llama dilatación y su duración es muy variable, suele durar entre 8 y 12 horas en el primer parto y unas 7-5 horas en partos posteriores.

Las primeras contracciones son suaves pero progresivamente se hacen más regulares y más intensas.

Durante la dilatación la responsable del control del parto es la comadrona que permanecerá siempre a su lado y mantendrá informado al médico de la evolución del parto en todo momento.

Se considera que el parto está claramente establecido cuando el cuello tiene una dilatación de alrededor de 4 centímetros. Se considera "dilatación completa" cuando se han alcanzado los 10 centímetros, que es lo máximo que se abre el cuello.

En algunos casos el ginecólogo puede decidir la inducción del trabajo de parto. Esto quiere decir que no esperamos a que el parto se inicie espontáneamente de forma natural sino que desencadenamos las contracciones mediante unos medicamentos que se denominan oxitocina y prostaglandinas. Las indicaciones para la inducción del parto son múltiples como por ejemplo el embarazo prolongado, riesgo de parto precipitado.

El período del expulsivo o la salida del niño habitualmente es corto y se inicia con la dilatación cervical completa. En este momento le colocarán en posición ginecológica (tumbada, con las piernas levantadas y separadas) y el médico le indicará que realice pujos en el momento de la contracción uterina. Existen dos tipos de pujos:

- El pujo en valsalva, aquel que se realiza bloqueando la respiración tras haber hecho una inspiración profunda
- El pujo en espiración, que es aquel que se realiza dejando salir el aire mientras realizas el pujo. Aunque en general el pujo en espiración es menos traumático tanto para el suelo pélvico de la madre como para el bebé, cuando se ha utilizado analgesia peridural suele ser menos eficaz puesto que la madre tiene poca sensación de pujo.

Esto provocará el descenso de la cabeza que es lo primero que sale y posteriormente todo el cuerpo del niño sin dificultad. Frecuentemente en el primer parto hay que realizar un corte en el periné, al lado de la vagina para ampliar el canal de parto y evitar un desgarro. Se denomina episiotomía y puede producir algún dolor durante algunos días, y posteriormente causar problemas musculares y fasciales en el periné y en el conjunto del sistema urogenital de la mujer.

Posteriormente a la salida del niño se inicia el periodo del parto denominado alumbramiento. Una vez pinzado y cortado el cordón umbilical se puede proceder a recoger la sangre del cordón para su criopreservación.

Posteriormente se produce la expulsión de la placenta y contracción uterina.

El cordón umbilical se remite a un laboratorio especializado y se procede a su congelación. En esta sangre fetal se encuentran estas células madres hematológicas que se pueden conservar con seguridad durante décadas. En la actualidad existen tres campos para su aplicación: la medicina regenerativa, el tratamiento de enfermedades autoinmunes y la terapia contra el cáncer. En el 50 % de los trasplantes de médula ósea que se realizan en nuestro país las células proceden de bancos de sangre de cordón.

El actual marco legal español no contempla la posibilidad de que estas células se guarden para uso propio. Los bancos de sangre de cordón son de utilidad pública y las muestras allí guardadas están a disposición de cualquier enfermo que lo precise.

No obstante, varios laboratorios en Barcelona ofrecen la custodia de estas células en otros países de Europa. En ese caso la sangre aquí recogida se manda al extranjero donde es congelada y almacenada, con unos costes económicos para su procesamiento y almacenaje que tienen que ser abonados por los padres.

Para más información puede dirigirse a su médico y consultar las webs:
www.futurehealthbiobank.es
www.vidacord.es
secuvita.es

LA ANESTESIA EPIDURAL

Cuando las contracciones ya son intensas, se ha adquirido un cierto grado de dilatación cervical y siempre que la mujer lo desee, se puede proceder a la anestesia peridural.

La epidural la realiza un médico anestesista infiltrando el anestésico local en la proximidad del canal medular mediante la punción con una aguja fina en la zona lumbar. Poco después la mujer notará que el dolor desaparece, pero puede persistir la sensación de tacto. Se deja colocado un fino catéter para poder infiltrar más anestésico en caso de ser necesario. El efecto durará hasta después del nacimiento del niño.

En caso de haber tenido algún accidente con lesión de la espalda o caso de operaciones o desviaciones de columna, antes del parto se deberá hacer una consulta al traumatólogo y al anestesista para valorar la posibilidad de realizar la anestesia epidural.

¿QUÉ INSTRUMENTOS SE PUEDEN UTILIZAR EN EL PARTO?

En un primer parto es frecuente que el ginecólogo deba ayudar a la salida de la cabeza mediante algún instrumento obstétrico para evitar prolongar el parto y abreviar el período expulsivo, especialmente si esta mujer no ha seguido las directrices marcadas por un osteópata experimentado en preembarazo y embarazo.

Los instrumentos más utilizados son:

- Las Espátulas de Thierry que actúan a modo de calzador (foto 81).
- La Ventosa que actúa aplicando un ligero vacío y tracción en la cabeza (foto 82).
- El Fórceps que nos permite rotar y extraer la cabeza (foto 83).

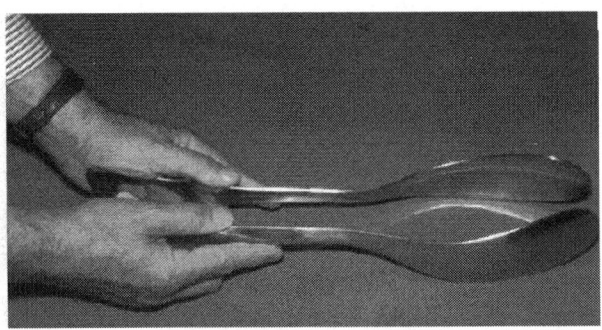

Foto 81. Espátulas de Thierry.

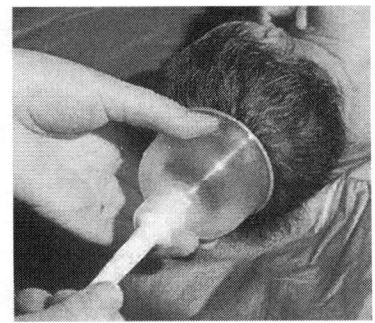

Foto 82. Ventosa.

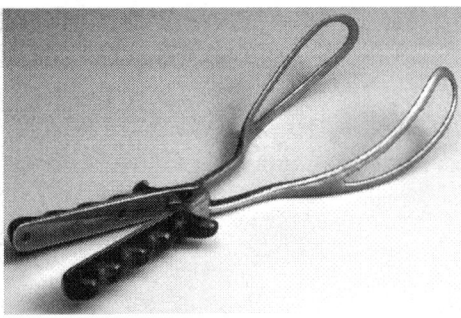

Foto 83. Fórceps.

Todos estos instrumentos aplicados con delicadeza y con las indicaciones de la obstetricia moderna no son perjudiciales para el recién nacido según los médicos, y desde luego cuando se precisan no hay que dudar en su utilización.

Ahora bien, el 100% de los bebés que han nacido mediante parto instrumentado presentan disfunciones osteopáticas de diversa consideración, que precisan la atención especializada y seguimiento de un osteópata. Estas disfunciones osteopáticas craneales pueden ser la causa de posteriores migrañas, dolores cervicales, trastornos visuales, auditivos, escoliosis, parálisis cerebrales, etc.

LA CESÁREA

La cesárea es una intervención frecuente en nuestros días. Sus indicaciones son muchas y han aumentado en los últimos años. Estas indicaciones las dividimos en maternas y fetales. La cesárea puede ser programada o de recurso con el parto iniciado.

La cesárea puede ser necesaria por causa fetal, en caso de presentaciones anómalas como la de nalgas en un primer parto, o presentación transversa, la prematuridad extrema, la pérdida del bienestar fetal o incluso el sufrimiento fetal intraparto.

También puede estar indicada por causa materna en enfermedades asociadas a la gestación como la preclamsia grave, o la falta de dilatación o parto estacionado.

La cesárea se puede realizar bajo anestesia peridural, mediante una incisión baja y transversa en el abdomen. La recuperación es algo más lenta que el parto vaginal y habitualmente requiere dc una estancia de 4-5 días en clínica.

Osteopáticamente sabemos que los bebés nacidos mediante cesárea presentan:

- Un MRP más lento
- Un sistema inmunitario más bajo
- Una tendencia natural a padecer patologías respiratorias a lo largo de su vida

Todas estas eventuales patologías pueden evitarse con el tratamiento osteopático adecuado lo antes posible tras el parto.

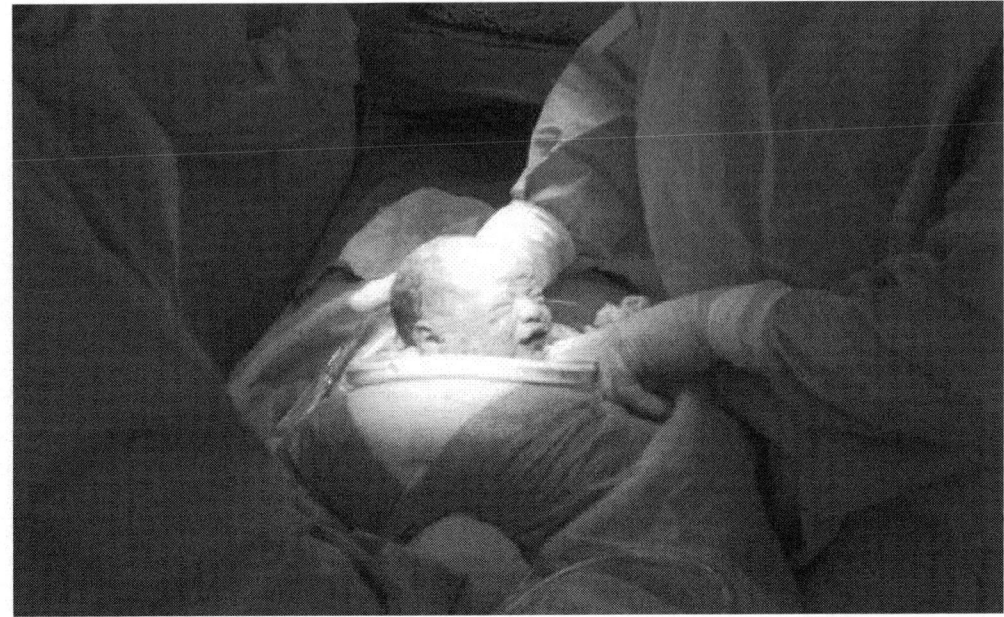

Foto 84. Cesárea.

4. ENFOQUE OSTEOPÁTICO DEL POSPARTO

El puerperio o posparto es el periodo después del parto en el que el organismo recupera la situación previa al embarazo; comprende las seis semanas siguientes al parto.

Durante el puerperio (la cuarentena) van a existir pérdidas de sangre (loquios), que son las diferentes secreciones uterinas que debe expulsar, pueden durar unos 30-40 días, durante los cuales irán cambiando de aspecto. Si en algún momento la mujer considera que presentan muy mal olor hay que ponerse en contacto su médico.

Si se ha tenido un parto vaginal, a las pocas horas y asegurándose de que no se marea, la mujer ya puede darse una ducha completa. Si le han practicado una episiotomía la debe lavar sin miedo con agua y jabón y luego secar bien la herida, no es imprescindible ninguna otra medida. Se puede lavar el cabello tan pronto como la mujer lo desee.

Si le han practicado una cesárea deberá esperar un poco más a darse una ducha, hasta que su médico le permita levantarse.

Durante la cuarentena es preferible evitar el baño (incluso si se ha dado a luz mediante cesárea) porque al sumergirse en el agua pueden entrar bacterias en la vagina, lo que aumenta el riesgo de infección. Así mismo, debe evitarse el coito hasta finalizada la cuarentena.

1. CONCEPTO OSTEOPÁTICO

Tras el parto, cada mujer puede presentar una serie de disfunciones diferentes fruto del mismo. Las disfunciones más habituales que se presentan son:

- **Disfunciones estructurales:** dolores lumbo-pélvicos, síndrome del nervio pudendo, dolores de columna vertebral en general, dolores púbicos, dolores de cadera, sensación de "cuerpo movido" (trastornos posturales), etc.
  Los músculos de la pelvis y el abdomen volverán poco a poco a su tono normal, a veces dificultado por la sobredistensión y los desgarros musculares que se pueden producir durante el embara-

zo y parto. Por ello se deben realizar ejercicios de rehabilitación abdominales y pélvicos para prevenir prolapsos y hernias; pero no es adecuado iniciarlos antes de pasada la cuarentena, que será el periodo en el que comencemos con el tratamiento osteopático estructural.

- **Disfunciones viscerales:** incontinencia urinaria, dispareunias, dismenorreas, pérdida de la libido, estreñimiento, etc. que pueden ser causados por ptosis vesicales, ptosis uterinas, malposiciones uterinas, ptosis de las asas intestinales, adherencias, etc.

  Es habitual un cierto estreñimiento tras el parto, debido a los enemas, a la falta de ingesta, a la disminución de la actividad física, a la presencia de hemorroides...

  Aproximadamente en dos semanas se normalizarán el tono y la motilidad de los intestinos, que será en un tiempo récord si la mujer ha seguido los consejos dietético en las fases de preembarazo y embarazo, y continúa con las mismas.

  También se puede presentar en las primeras horas dificultad para la micción espontánea, debido a la disminución del tono de la vejiga en partos muy prolongados o instrumentados y a la anestesia peridural. Es importante en las primeras horas obligarse a una micción frecuente pues un vaciamiento correcto de la vejiga permite una mejor involución uterina. Más adelante la mujer puede presentar incontinencia urinaria, debiendo realizar ejercicios de rehabilitación miccional (Ejercicios de Kegel, página 334) para prevenir las incontinencias prolongadas y que se pueden agravar con el tiempo, que le serán descritos por el osteópata. Así mismo el tratamiento osteopático visceral comenzará pasada la cuarentena.

- **Disfunciones cráneo-sacras:** con afectación del eje cráneo-sacro y repercusión sobre la SEB, la hipófisis, el tiroides y el eje hipotálamo-hipófisis-gonadal. Disfunciones hormonales. Disfunciones de la mecánica craneal con alteración del MRP y del IRC. Alteración de la mecánica de la libre circulación de los fluidos.

- **Disfunciones emocionales:** las abordaremos en el siguiente punto, concepto emocional.

2. CONCEPTO EMOCIONAL

La depresión posparto es sin duda el componente emocional más común, pero no el único.

En la **depresión posparto** hay que valorar el sacro y comprobar que no se encuentra descendido traumático, patología que habitualmente produce la depresión posparto de origen estructural.

La depresión posparto puede surgir en cualquier momento durante los dos primeros meses después de tener al bebé.

Los síntomas de la depresión posparto incluyen:

- Dificultad para dormir
- Llanto o tristeza
- Enojo
- Pérdida de interés en actividades que antes resultaban agradables
- Dificultad para concentrarse
- Cambio en el apetito o hábitos alimenticios
- Ansiedad y preocupación
- Mal humor e irritabilidad
- Dolores de cabeza, estómago, músculos y espalda
- Sentimientos negativos. Sentirse triste, sin esperanzas y con culpa excesiva
- Cansancio o fatiga

Existen un cúmulo de circunstancias que pueden favorecer o desencadenar esta depresión:

- **Ciertos trastornos físicos,** como la anemia o una alteración de las hormonas tiroideas, pueden favorecerla. Por eso, ante la primera sospecha de que la madre no está bien, conviene que visite a su médico para que descarte cualquier otra alteración. O que valoremos el componente emocional del tiroides:

  - *Hipertiroidismo:* hay un aumento del metabolismo y aparece calor en el organismo y transpiración. A veces coincide con haber tenido una gran decepción por no manifestarme como soy y esperar siempre la opinión de los demás, a sus expectativas. Eso produce frustración, rencor e incluso odio. Muchas veces no nos escuchamos interiormente.

– *Hipotiroidismo:* hay que revisar cómo me comunico con mi familia, amigos, compañeros de trabajo y sobre todo prestar atención a la comunicación conmigo mismo. A veces es síntoma de la incapacidad para afrontar ciertas situaciones que aparecen de manera reiterativa en mi vida sin saber cómo reaccionar.

- **La experiencia del parto.** Haber tenido un parto traumático, con fórceps o cesárea urgente, o un bebé prematuro, o que ha requerido un ingreso hospitalario, son experiencias duras que pueden desencadenar una depresión o incluso un síndrome de estrés postraumático.

- **La falta de sueño y el agotamiento.** Por eso es muy importante aprovechar cada ratito en que el bebé duerme para descansar o dormir junto a él; incluso las pequeñas siestas de 20 minutos mejoran el estado de ánimo de la madre.

- **Obsesión por el bebé.** En otras ocasiones, la depresión se manifiesta en forma de obsesión por la salud del bebé o por su alimentación. Muchas madres visitan al pediatra repetidamente buscando un apoyo que haga más soportable la inseguridad que sienten con su bebé. Y algunas llegan a tener pensamientos angustiosos, como expresaba una mujer que se sentía incapaz de bañar a su hijo por miedo a ahogarlo.

  En realidad, el primer consejo para cualquier madre deprimida es que no esté sola con su bebé. Así, todo es menos agobiante. Las posibilidades de que le haga daño son remotas, pero la angustia que siente la madre mejora bastante al sentirse acompañada.

En definitiva, la depresión posparto puede ser el síntoma de un sentimiento de desesperanza. Frecuentemente relacionada con el hecho de querer quitarme presión en mi vida. Entonces, hago una "de-presión". Sentimiento de culpabilidad, baja auto-estima, ideas y pensamientos negativos recurrentes.

¿Qué pasará después del nacimiento de este hijo? ¿Seguiré siendo tan deseable para mi cónyuge? ¿Soy una buena madre? ¿Tiene mi hijo todo lo que necesita?

El efecto de la depresión posparto en el bebé

Al igual que ya vimos como la mujer embarazada con problemas emocionales puede transmitir estos problemas al feto, la madre con depresión posparto o cualquier otro desequilibrio emocional se lo parasará al 100% a su bebé.

Es muy importante el tratamiento osteopático enfocado a solventar este tipo de situaciones con técnicas somato emocionales y otras técnicas de reequilibrio emocional (como M.C.I., Movimientos de Cabeza Inducidos, método de Roberto Aguado) puede conseguir que la mujer embarazada gestione mejor su estado emocional.

Igualmente podemos realizar tratamientos de liberación somato emocional al bebé siempre que la madre haya sufrido disfunciones emocionales durante en embarazo y/o tras el parto.

3. CONCEPTO NUTRICIONAL

En este momento es muy importante cuidarse y seguir una dieta sana; sobre todo si la mujer está dando el pecho a su hijo necesita un aporte calórico correcto y con todos los nutrientes necesarios. Hay que recordar que no es el momento de hacer dietas estrictas.

Si la madre se decide dar el pecho a su bebé (la mejor de las opciones), será suficiente con que siga las pautas generales nutricionales que aprendió durante el preembarazo y embarazo.

Necesidades nutricionales durante la lactancia

Las madres que amamantan necesitan todavía mayor cantidad de nutrientes que las embarazadas. La CDR (cantidad diaria recomendada) de la mayor parte de los nutrientes aumenta aproximadamente entre un 10% o 20%, excepto la de vitamina A (ver página 456), que aumenta en más de un 50%, y la de vitamina C (ver página 456), que lo hace en más de un 35%.

La CDR de hierro y de folatos para las madres lactantes, disminuye respecto a la CDR para las embarazadas.

4. LA LACTANCIA MATERNA

La lactancia materna es la mejor forma de alimentar al bebé, y esta afirmación está avalada por muchos organismos nacionales e internacionales. La Organización Mundial de la Salud (OMS) y UNICEF recomiendan mantener la lactancia materna exclusiva durante los primeros **seis meses**, y complementada con otros alimentos, al menos, hasta los dos años de vida.

Beneficios de la lactancia

1. *Debe ser exclusiva durante los primeros seis meses de vida*

- Iniciar la lactancia en la primera hora de vida
- Dar el pecho "a demanda", cuando el niño lo reclame, de día y de noche
- No utilizar biberones ni chupetes

A partir de los seis meses, reforzarla con alimentos complementarios y mantenerla al menos hasta los dos años.

2. *Es el alimento ideal para el bebé*

- Alimentación: proporciona todos los nutrientes necesarios para los primeros 6 meses de vida; la mitad de las necesidades nutricionales de la segunda mitad del primer año y hasta un tercio de las del segundo año.
- Inmunidad: protege de enfermedades infecciosas porque contiene anticuerpos de la madre
- Neurodesarrollo: favorece el desarrollo sensorial y cognitivo

3. *También es beneficiosa para la madre*

- Control de la natalidad: ayuda a espaciar los embarazos – 98% de protección durante los primeros 6 meses
- Obesidad: reduce la obesidad y ayuda a recuperar el peso
- Cáncer: reduce el riesgo de cáncer de mama y de ovario

- Economía: su coste cero incrementa los recursos de la familia, indirectamente del país, y resulta beneficiosa para el medio ambiente

4. Tiene beneficios a largo plazo

La lactancia materna mejora la salud durante toda la vida, disminuye el riesgo de obesidad y diabetes tipo 2. Además los niños amamantados obtienen mejores resultados en las pruebas de inteligencia.

5. La lactancia materna previene el autismo

Para llegar a esta conclusión, los investigadores analizaron los datos de docenas de estudios especializados, así como sus propios datos extraídos de la comparación de cordones umbilicales de niños autistas con los de niños que no padecen este trastorno. Los científicos afirman que la proteína IGF (insulin-like growth factor, factor de crecimiento insulínico) cumple un importante papel en el desarrollo y crecimiento de las neuronas de los bebes, y que serviría como biomarcador de riesgo de autismo.

La IGF estimula las células del cerebro que producen un material aislante denominado mielina. Esta sustancia aísla los nervios en proceso de desarrollo y mejora la transmisión de todo tipo de señales de control del cerebro, desde funciones físicas a motrices pasando por funciones mentales tales como la percepción sensorial, el pensamiento o las emociones. En el cerebro de un feto y de un recién nacido, la mielina refuerza las fibras nerviosas en el área cerebral que forma vías de comunicaciones con otras regiones. La carencia de IGF supone carencia de mielina. Se ha comprobado por medio de biopsias que los cerebros de personas autistas tienen carencia de mielina.

Los autores del estudio proponen una posible relación entre autismo y deficiencia de IGF. De confirmarse dicha hipótesis, la extensión del período de lactancia materna sería un factor preventivo importante que estaría asociado a un descenso de la incidencia de casos de autismo. Asimismo, también sería relativamente fácil diseñar un test de riesgo de autismo en base a este biomarcador. Otro factor a tener en cuenta en la práctica clínica sería que las mujeres embarazadas deberían evitar tomar ciertos fármacos que disminuyen los niveles de proteína IGF.

6. *Prolongar la lactancia materna favorece la salud mental infantil*

Prolongar la lactancia materna durante más de seis meses reduciría el riesgo de sufrir trastornos mentales en el futuro. La lactancia ayuda a los bebés a superar mejor el estrés y, además, refuerza el vínculo entre la madre y el hijo.

En el estudio publicado en The Journal of Pediatrics, participaron 2.366 niños a los que se les realizó un estudio de salud mental a los 2, 5, 8, 10 y 14 años. El 11% nunca había recibido leche materna, el 38% la había tomado por lo menos durante seis meses y la mitad durante más de seis meses.

Las madres que optaron por la lactancia materna durante menos de seis meses eran más jóvenes, tenían menos educación formal, eran más pobres, estaban más estresadas y fumaban más que aquellas que optaron por un amamantamiento prolongado. Además, también eran más propensas a sufrir depresión posparto y sus bebés solían presentar problemas de desarrollo. Los resultados mostraron que los niños alimentados con lactancia materna durante menos tiempo se comportaban peor. La conducta mejoraba por cada mes adicional de lactancia prolongada.

Generalidades sobre la lactancia

En la lactancia materna es bueno poner al recién nacido al pecho cuanto antes, la succión es un estímulo para la subida de la leche. Normalmente sucede entre el tercer y cuarto día posparto. ¡No hay que desesperarse! Se acompaña de un aumento del volumen de las mamas, de una cierta retención de líquidos y de un aumento normal de la temperatura, que no dura más de 24 horas.

La primera secreción del pecho es el calostro (los cinco primeros días posparto) con un alto contenido en inmunoglobulinas ("defensas") que protegerán al recién nacido de las infecciones.

No es aconsejable "reforzar" la comida al bebé suministrándole biberones de leche de vaca, la cual va a ocasionar múltiples trastornos al bebé. Todos los bebés que toman biberones de leche de vaca presentan:

- Peso excesivo, rollizos
- Cólicos del lactante
- Reflujo gastroesofágico
- Diarreas o estreñimiento
- Trastornos cutáneos (eccema, psoriasis, etc.)
- Problemas respiratorios (asma, bronquiolitis, mucosidad, etc.)
- Otitis

El **dolor durante la succión** es frecuente, pero no es normal. La lactancia materna no debe doler. Durante los primeros días, este proceso puede ser molesto, raro, pero no doloroso. En este caso, el dolor nos alerta de que la postura de enganche no es correcta y, por tanto, no será eficaz. Suele ocurrir porque el bebé no ha abierto la boca lo suficiente, y realiza la succión sobre el pezón, por lo que lo lesiona (pueden salir grietas) y no estimula la subida de la leche.

La succión debe realizarla sobre la areola, pues debajo de ella se encuentran los conductos de la leche, y al estimularlos el calostro comenzará a salir.

Hay tamaños diferentes de areolas y de bocas de bebé, es algo por lo que no hay que preocuparse, mientras que la succión se haga sobre ésta y no sobre el pezón, es suficiente. Si te fijas, observarás que introduce más areola en la parte del labio inferior, que del superior.

Por tanto, si duele, hay que **corregir la postura de enganche**, todas las veces que sea necesario. No hay que despegar al bebé mientras está succionando, pues estiraríamos el pezón provocando dolor. Hay que mete un dedo por la comisura de su boca para romper el vacío y retirarlo entonces. Comenzamos de nuevo. Estimulamos su mejilla con el pezón, permitiéndole que busque, y que se enganche cuando abra la boca.

La mujer, en alguna ocasión durante la lactancia materna puede presentar:

- Grietas en el pezón: es aconsejable valorar la correcta posición del bebé cuando mama, porque si no poco le van a ayudar la cremas preventivas.
- Ingurgitación (congestión) mamaria: se produce cuando el pecho no se vacía por completo. Puede aliviarse aplicando calor local, analgésicos y con un sujetador ajustado.

- Mastitis: se trata de una inflamación de la mama, que se presenta enrojecida, caliente y dolorosa, en este caso avise a su ginecólogo, sin interrumpir la lactancia.

¿Hay leche cuando el bebé acaba de nacer?

El calostro está presente desde el séptimo mes de embarazo. Por ello, cuando el bebé nace, ya hay leche en el pecho. El calostro es la leche de los primeros días. Es justo lo que el bebé necesita. Le proporciona defensas (inmunoglobulinas) y facilita la expulsión del meconio. Poco a poco, y con la succión frecuente, se estimula la producción, aumenta la cantidad y ocurre la subida de la leche. Es el paso del calostro a la leche tal y como la entendemos.

Calostro	Leche de transición	Leche madura
Hasta 3º-4º día	4º a 15º día posparto	Desde 15º día
Poca cantidad 2 a 20 ml/toma	Aumenta cantidad: ingurgitación mamaria 600 a 700ml/día	Cantidad estable adaptada a bebé
Rico en defensas (proteínas)	Aumenta grasa	Complejo en sus nutrientes
Amarillento	Amarillo pálido	Blanco

Precaciones durante la lactancia

Mientra de el pecho, la madre debe seguir evitando fumar, consumir bebidas alcohólicas, tomar café y cualquier medicamento que no le haya sido indicado por su médico, así como comer cerdo.

Todo tóxico que entre en el cuerpo de la madre será transmitido al bebé a través de la leche materna. No tomar lácteos.

Es importante que la madre evite comer cualquier alimento que produzca gases (especialmente durante los 4 primeros meses, ya que el sistema digestivo del bebé no ha terminado de formarse. Con ello evitaremos los temidos cólicos del lactante y la formación de gases en el bebé, los cuales le producen dolor.

Entre los principales alimentos que producen gases tenemos a las legumbres, las coles (coliflor, brócoli, coles de Bruselas, col), patatas, cebolla y ajo crudos, los lácteos, el maíz, la pasta blanca, las peras, las ciruelas, las uvas, las uvas pasas, los champiñones, bebidas gaseosas, etc.

En cualquier caso es importante comer despacio, masticar bien los alimentos, procurar no hablar mucho durante la comida y no ingerir mucho líquido comiendo.

¿Si se está dando el pecho puede quedarse embarazada la mujer?

Durante la lactancia disminuye la fertilidad debido a la falta de la ovulación y muchas mujeres se encuentran amenorreicas (sin regla) pero no siempre está fuera de riesgo de volver a quedar embarazada, por tanto debe tomar medidas y consultar con su ginecólogo respecto a cuál es el método más adecuado en su caso.

Anatomía de la mama durante la lactancia

Anatomía externa: pecho, areola y pezón

Todos los pechos son válidos para amamantar, independientemente del tamaño y la forma.

Durante el embarazo la mama alcanza su máximo desarrollo, se forman nuevos alvéolos y los conductos se dividen.

La areola se oscurece durante el embarazo, para una mejor localización por el bebé, aunque el reconocimiento también es olfativo, el recién nacido reconoce a su madre por el olor. Rodeando la areola, se encuentran los tubérculos de Montgomery.

El pezón, está formado por tejido eréctil, cubierto con epitelio, contiene fibras musculares lisas. Musculatura circular, radial y longitudinal, que actúan como esfínteres controlando la salida de la leche. En el pezón desembocan los tubos lactíferos por medio de unos 15-20 agujeros, es como una criba. Figura 151.

Todos los pezones son buenos para amamantar, se dice dar el pecho, no el pezón Todas las estructuras de la mama (conductos, venas, arterias, linfáticos, nervios) son de disposición radial en la mama.

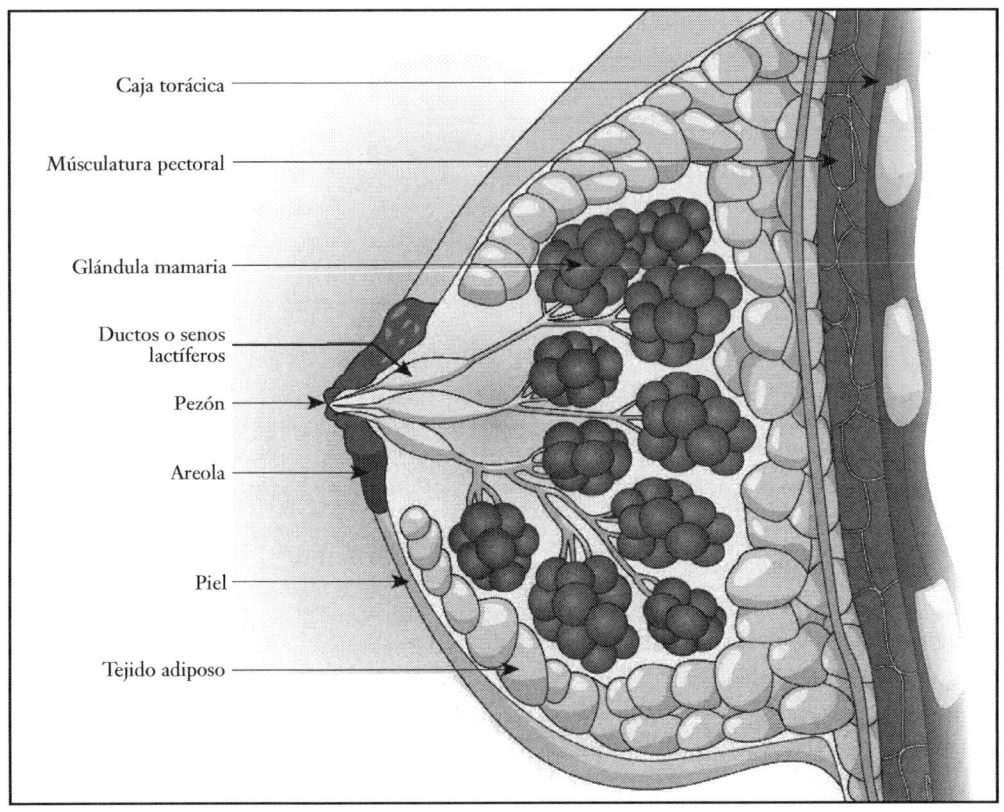

Caja torácica

Músculatura pectoral

Glándula mamaria

Ductos o senos
lactíferos

Pezón

Areola

Piel

Tejido adiposo

Figura 151. Anatomía externa del pecho, areola y pezón.

La base de la mama se extiende:

- Desde la segunda a la sexta costilla
- Desde el borde lateral del esternón a la línea media axilar

La mayor parte de la glándula mamaria está situada en la fascia superficial. Una porción pequeña, denominada cola axilar, se extiende hacia arriba y lateralmente, perfora la fascia profunda en el borde inferior del músculo pectoral mayor y penetra en la axila.

Las mamas están separadas de la fascia profunda que recubre los músculos subyacentes por un área de tejido conjuntivo laxo, llamado espacio retromamario.

Está irrigada en su mayor parte por la arteria mamaria lateral y la rama de la subclavia y, en menor proporción, por la mamaria interna y la rama de la epigástrica. El plexo linfático es abundante y desemboca en los conjuntos ganglionares de la axila y del cuello.

La inervación la recibe de los nervios intercostales (probablemente el más importante es el cuarto nervio intercostal, que tiene terminaciones eferentes y aferentes que llegan al pezón). Los nervios de la glándula mamaria provienen de ramas cutáneas anteriores y laterales desde el 4° hasta el 6° nervio intercostal. Las ramas comunicantes unen cada rama ventral con un tronco simpático.

Las ramas de los nervios intercostales atraviesan la fascia profunda que cubre el músculo pectoral mayor y llegan hasta la piel, incluida la mama, situada en el tejido subcutáneo sobre el músculo citado. Las ramas de los nervios intercostales llevan fibras sensitivas a la piel mamaria y fibras simpáticas a los vasos sanguíneos de la glándula mamaria y el músculo liso de la piel suprayacente y del pezón.

Las ramas de los nervios intercostales atraviesan la fascia profunda que cubre el músculo pectoral mayor y llega hasta la piel, incluida la mama situada en el tejido subcútaneo, sobre el músculo citado. Las ramas de los nervios intercostales conducen fibras sensitivas hacia la piel mamaria y fibras simpáticas hacia los vasos sanguíneos de la glándula mamaria, del musculo liso de la piel de encima y del pezón.

A través de este sistema se establecen los reflejos neurovegetativos que se originan en la estimulación sensorial de pezón y de la areola, la cual da lugar a descargas de prolactina y oxitocina. Estas hormonas desempeñan un papel muy importante en la lactogénesis y la lactopoyesis.

Anatomía interna

El tamaño de la mama no tiene relación con la secreción, la mayor parte es grasa.

La mama contiene de 15 a 20 lóbulos mamarios (figura 152), cada uno de los cuales desemboca en un conducto galactóforo independiente. Cada lóbulo se divide en lobulillos

Bajo la areola, los conductos se ensanchan formando los senos lactíferos donde se deposita la leche durante la mamada.

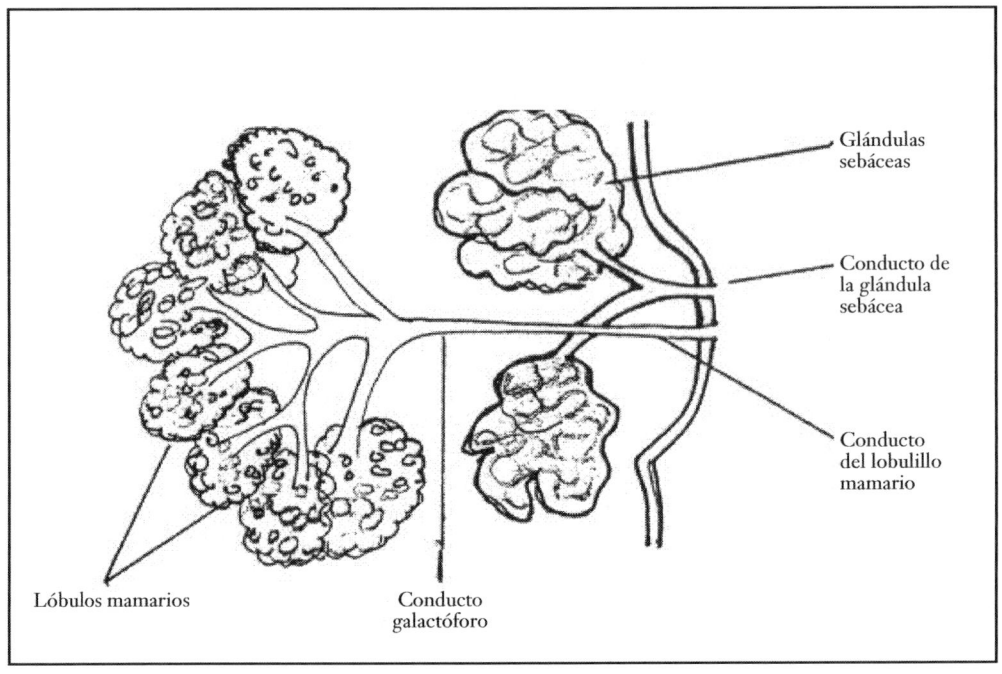

Figura 152. Anatomía interna: lóbulos mamarios.

Anatomía microscópica

Las ramificaciones de los conductos terminan en conductillos cada vez más pequeños, de forma arbórea y terminan en los alvéolos (figura 153), donde se encuentran las células alveolares, formadoras de la leche. Dichos alvéolos están rodeados de una malla mioepitelial, la cual al comprimirse por efecto de la oxitocina, hace salir la leche por los conductos galactóforos.

El epitelio secretorio alveolar, tiene una sola capa de células alveolares, secretoras de leche. Las células mioepiteliales estrelladas, comprimen el alvéolo como una red, bajo la acción de la oxitocina.

Nota: el tubérculo de Montgomery (figura 154), en el borde de la areola, contiene las llamadas glándulas de Morgagni formadas por glándulas sebáceas que producen sustancias protectoras y lubricantes para la piel y glándulas mamarias en miniatura, que aportan leche con anticuerpos y factor de crecimiento epidérmico.

Por tanto no es necesario aplicar cremas y el lavado con jabón retira la protección natural y es contraproducente.

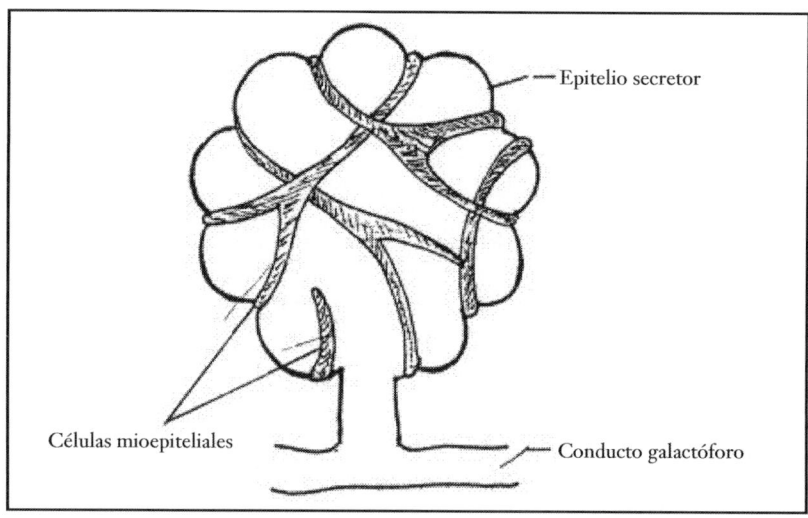

Figura 153. Alvéolo mamario.

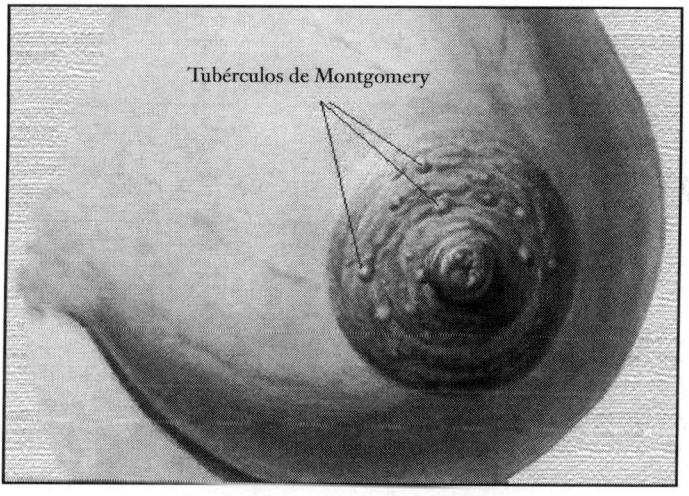

Figura 154. Tubérculos de Montgomery.

Fisiología de la lactancia

Reflejo de producción de leche

El estímulo nervioso del pezón y de la areola produce, mediante un reflejo neuroendocrino, la liberación en la hipófisis de la prolactina y de la oxitocina (figura 155).

La succión del bebé estimula las terminaciones nerviosas de la areola que pasan el mensaje a la hipófisis que inmediatamente libera (en las células lactotropas del lóbulo anterior) la prolactina y posteriormente la oxitocina, la cual comprime la malla mioepitelial que envuelve a los alvéolos y permite la salida de la leche.

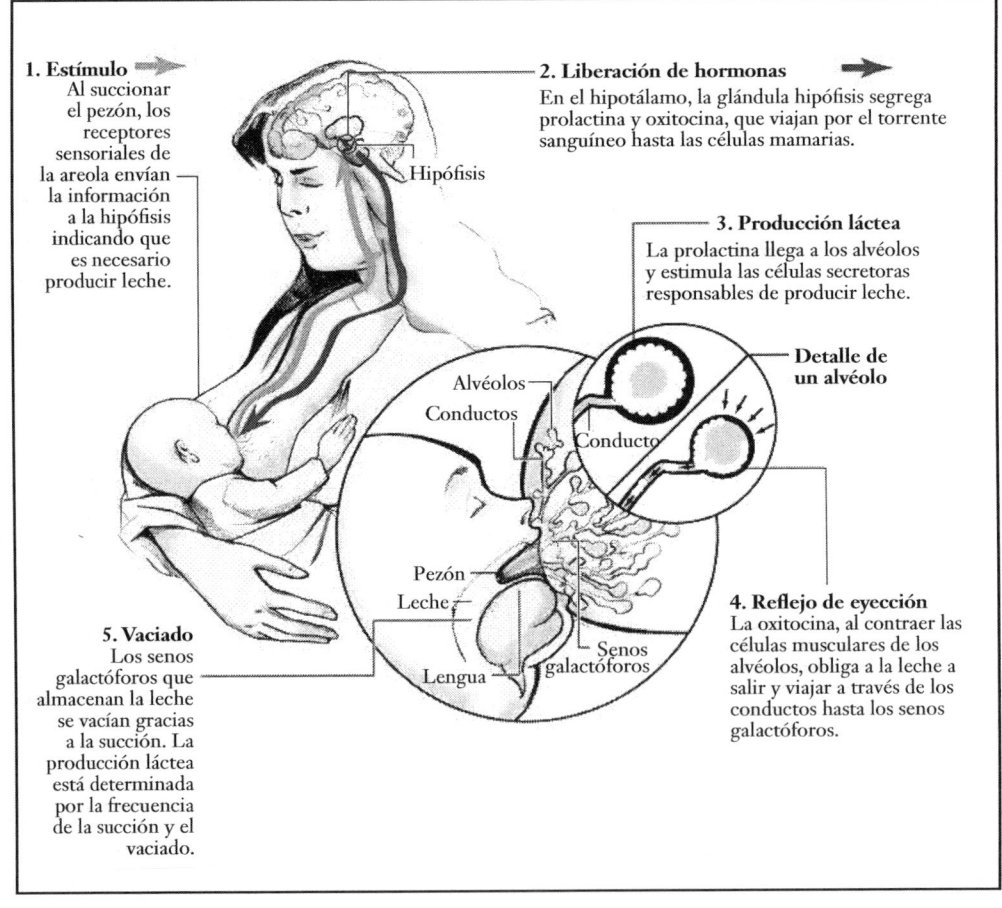

1. Estímulo
Al succionar el pezón, los receptores sensoriales de la areola envían la información a la hipófisis indicando que es necesario producir leche.

Hipófisis

2. Liberación de hormonas
En el hipotálamo, la glándula hipófisis segrega prolactina y oxitocina, que viajan por el torrente sanguíneo hasta las células mamarias.

3. Producción láctea
La prolactina llega a los alvéolos y estimula las células secretoras responsables de producir leche.

Detalle de un alvéolo

Alvéolos
Conductos
Conducto

Pezón
Leche
Lengua
Senos galactóforos

5. Vaciado
Los senos galactóforos que almacenan la leche se vacían gracias a la succión. La producción láctea está determinada por la frecuencia de la succión y el vaciado.

4. Reflejo de eyección
La oxitocina, al contraer las células musculares de los alvéolos, obliga a la leche a salir y viajar a través de los conductos hasta los senos galactóforos.

Figura 155. Reflejo de producción de leche.

Prolactina

Se libera en la hipófisis anterior. Activa la formación de la leche en los alvéolos mamarios.

Los niveles de prolactina se mantienen muy elevados durante las últimas semanas de gestación. Sin embargo no se produce leche debido al efecto inhibidor de los estrógenos y la progesterona.

Pasado el parto, y con la expulsión de la placenta, disminuyen los niveles de estrógenos y progesterona, y la prolactina puede desarrollar su actividad lactogénica.

Se produce en todas las mujeres, los hombres también producen prolactina. Entre los hindúes de casta superior, es frecuente la lactancia materna prolongada, hasta los 5 años, y los hombres practican la meditación, y en este estado se liberan endorfinas, las cuales activan la formación de prolactina y estos hombres presentan desarrolladas las mamas.

Durante el parto, si la madre no ha sido tratada con analgésicos, y en el momento del nacimiento del hijo, durante la primera hora, están en contacto madre y bebé, se alcanzan los niveles más altos de endorfinas (sustancias opiáceas, fabricadas en el hipotálamo).

Las endorfinas permiten a la madre identificar al bebé y crear lazos afectivos. Las endorfinas inducen la liberación de la prolactina.

Nota: "A más tiempo de succión, más producción de prolactina" y por lo tanto "más leche". "Hay más liberación de prolactina durante las mamadas nocturnas" (Stern, Reichlin Glassier A. S, Home PW. 1984. The Prolactin Response to Suckling Clinical).

La prolactina es la hormona que empuja a los animales a construir su nido. Desencadena comportamientos agresivos característicos de las hembras que amamantan. Algunos de sus efectos en los comportamientos humanos han sido establecidos por el estudio de los síntomas de tumores secretores de prolactina en hombres y mujeres.

Bajo los efectos de la prolactina, la madre tiene una disponibilidad máxima frente a las exigencias del bebé, y el grado de ansiedad le aumentará la capacidad de vigilancia y una tendencia a no experimentar fases de sueño profundo.

En el momento del parto, se alcanzan los niveles más altos de prolactina. Cada la vez que la madre amamanta se alcanzan valores de prolactina, durante al menos una hora, semejantes a los niveles que se consiguen en el parto y al final del embarazo.

"La prolactina ayuda a atender al hijo sin esfuerzo".

Nota: según la OMS, la ansiedad, los dolores provocados por episiotomías que se podrían haber evitado, ejercen acciones negativas sobre la producción de prolactina y oxitocina.

Reflejo de eyección de la leche
La oxitocina

Secretada por el cerebro primitivo (el que tenemos en común con los mamíferos) y liberada por el lóbulo posterior de la hipófisis, actúa sobre la célula mioepitelial que se contrae y provoca el reflejo de eyección o bajada de la leche.

En la primera hora posparto, se alcanzan los niveles más altos de oxitocina, si están juntos el bebé y la madre "piel con piel"

En los primeros días, el reflejo de eyección es incondicionado, y no puede ser inhibido por la ansiedad.

Pero después, la oxitocina se produce por un reflejo condicionado a ver y escuchar al bebé o como resultado de la preparación para darle el pecho.

Al ser un reflejo condicionado, queda bajo control de centros cerebrales superiores y también se inhibe por el miedo, este es un mecanismo de protección que permite en los mamíferos, huir a la hembra sin dejar rastro.

Reflejo de inhibición local

Hay que vaciar el pecho para una buena producción posterior, cuanto más mama el bebé más leche se produce, así la madre de gemelos produce el doble de leche, debido al doble estímulo.

Existe un mecanismo regulado por la hormona autocrina, la cual inhibe la producción de más leche si la mama no se vacía.

La velocidad de producción de leche es proporcional al grado de vaciamiento.

Igual que el pulmón que retiene aire residual, en la mama siempre hay leche, aunque se vacíe mucho.

Si no se produce un buen vaciamiento, el tejido mamario se congestiona porque se acumula leche en el sistema ductal y hay un estancamiento venoso y linfático, lo que provoca un aumento de la presión intramamaria.

Los vasos sanguíneos comprimen el alvéolo y llega la oxitocina en menor cantidad a las células mioepiteliales.

Las células alveolares disminuyen su Retículo endoplasmático rugoso, su Aparato de Golgi y aumentan los lisosomas que se abren y destruyen la célula, saliendo a la luz alveolar células secretoras muertas con los núcleos retraídos y fragmentados.

Si el drenaje excede a la producción, se incrementa la circulación sanguínea y la producción de leche.

La hipogalactia

Llamamos hipogalactia a la escasa producción de leche materna, que no permite obtener un suministro de leche adecuado para satisfacer en exclusiva las necesidades nutricionales del bebé.

Es un trastorno multifactorial. Es decir, los factores que pueden desencadenarla son numerosos y variados. A veces guardan relación con la madre (por enfermedades o por trastornos emocionales), otras con el manejo de la lactancia y otras con una deficiente o escasa estimulación de la glándula mamaria. También puede haber varios de estos factores implicados (por ejemplo, una patología materna agravada por una deficiente succión del bebé).

Hipogalactia producida por un mal manejo de la lactancia

En estos casos no existe ninguna dificultad en la producción de leche materna pero por ciertos motivos, que veremos a continuación, la producción de leche merma lo que hace imposible mantener una lactancia materna exclusiva si no se resuelve.

Las causas más probables de una baja producción de leche materna causado por un mal manejo de la lactancia son:

- **Lactancia insuficiente o con horarios:** menos de 8 tomas en 24 horas, o tomas controladas por la madre (X minutos en cada pecho) lo que no permite al bebé conseguir extraer la leche que necesita y falsea la producción.
- **Mal agarre al pecho:** ya sea por mala postura o por la existencia de un frenillo sublingual corto.
- **Succión deficiente o poco efectiva:** a veces un bebé muy dormilón estimula poco la glándula y extrae poca leche lo que puede causar una bajada de la producción.

En todos estos casos la hipogalactia se revierte al mejorar lo que la causaba y aumentando la frecuencia de la estimulación y la extracción de leche. También es posible aumentar rápidamente la producción de leche con la técnica de la extracción poderosa.

Una vez comprobado todo esto, si aún así observamos que el bebé se queda con hambre y no aumenta de peso deberíamos buscar otras causas de hipogalactia permanente.

Hipogalactia debida a enfermedades/patologías maternas

Las causas maternas por las que se produce una baja producción de leche materna son muy variadas y podemos afirmar que seguramente aún no las conocemos todas. La lactancia materna funciona mediante una determinada y estructurada partitura hormonal, cualquier desarreglo en las hormonas que se encargan de fabricar la leche puede causar una escasa producción de leche.

Desde el punto de vista osteopático es importante el tratamiento de la SEB y técnicas para el hipotálamo y la hipófisis.

Hipogalactias de origen emocional

Especialmente en relación al miedo y la inseguridad.

El pecho izquierdo representa el aspecto más emocional, más afectivo de mi faceta maternal; en cambio el pecho derecho se asocia al papel y a las responsabilidades de la mujer en la familia o en la sociedad.

Causas de una hipogalactia temporal

Cuando la placenta se separa del útero la subida de la leche se pone en marcha. Esta es la señal que el cuerpo espera, después de la gestación, para empezar a producir leche. Si durante este proceso se produce algún inconveniente, a nivel físico u hormonal, la subida de la leche se puede inhibir o retrasar más horas de las consideradas habituales.

- **Obesidad mórbida y diabetes.** En estos casos, a veces, se puede producir un retraso más allá de estas 72 horas habituales.
- Cesáreas de emergencia o cesáreas programadas. En ocasiones, las mujeres que han sido sometidas a una cesárea de emergencia y han pasado mucho miedo o madres a las que se les somete a cesáreas programadas, sin estar de parto, pueden sufrir un retraso en la subida de leche.
  El miedo puede ser un inhibidor temporal de la producción de leche y puede retrasar unos días más de lo habitual la subida de la leche.
- **Retención de placenta.** Como hemos dicho la producción de leche se inicia en el momento en que la placenta se separa del útero. Si queda algún resto de placenta dentro del útero, puede darse una inhibición en la subida de leche ya que el cuerpo no detecta que deben poner el mecanismo de lactogénesis en funcionamiento. La madre produce calostro, pero la subida de leche no se inicia y el calostro se mantiene cuando debería haber aparecido la leche.
- Inhibición farmacológica. Existen ciertos fármacos que pueden inhibir la producción de leche, hay medicamentos específicos para inhibirla, como es el caso de Dostinex (Cabergolina) o medicamentos, como algunos antihistamínicos, que como efecto secundario causan la inhibición de la producción de leche.
  Cuando una madre toma Dostinex, después del parto, para no lactar, pero luego cambia de opinión puede sufrir dificultades para normalizar su producción de leche. Ya que el medicamento inhibe la prolactina de manera temporal. Si una mujer ha tomado Dostinex pero desea revertir el proceso puede poner a su bebé a mamar sin que esto suponga un riesgo para el bebé. Y es posible recuperar la producción de leche iniciando una relactación.

- **Bajada de producción posmastitis.** Después de sufrir una mastitis, en los días posteriores, la madre puede percibir un descenso en la producción de leche. Esta situación se resuelve a los pocos días, una vez la glándula ha recobrado la normalidad: baja la inflamación y se recobra el equilibrio bacteriano.

Causas de hipogalactia permanente

- **Hipoplasia mamaria.** Al llegar a la pubertad el pecho de las niñas empieza a desarrollarse. Este desarrollo ocurre por efecto de las hormonas: estrógenos, progesterona. En el caso de la hipoplasia el pecho tiene un crecimiento imperfecto que da lugar a unas mamas de tamaño menor y con escaso tejido mamario en su interior. Las causas de la hipoplasia mamaria pueden ser:
  - Que se produzca un desarrollo imperfecto del tejido mamario, durante la etapa embrionaria.
  - Que la glándula reciba un estímulo hormonal insuficiente o que el tejido del pecho responda inadecuadamente a un estímulo hormonal normal.

No se trata de un pecho de tamaño pequeño, las mujeres que tienen el pecho pequeño disponen de tejido mamario para poder amamantar. El pecho con falta de tejido mamario tiene un aspecto característico:

- Son pechos muy separados entre ellos
- La areola y el pezón pueden aparecer más engrosados que el resto del pecho
- El pecho tiene una forma tubular parece un cono o un tubo.
- También pueden presentar diferencias muy significativas de volumen entre un pecho y otro.

Son pechos muy característicos que no se pueden confundir con un pecho de tamaño pequeño que lo que le falta es grasa, que les de volumen, pero no tejido mamario.

Durante el embarazo el pecho termina de desarrollarse y se prepara para la lactancia, otro indicativo de posible hipogalactia es que durante la gestación la mujer no nota el típico aumento de volumen del pecho, y a veces tampoco la areola modifica su color y no se oscurece.

- **Trastornos alimentarios que producen amenorreas sostenidas.** Las mujeres que han sufrido trastornos alimentarios durante la pubertad y no han tenido la regla durante meses o, incluso, años pueden sufrir un escaso desarrollo de la glándula, lo que compromete su lactancia en un futuro. Como resultado de esas amenorreas el pecho puede ser hipoplásico y tener poco tejido mamario que puede resultar insuficiente para conseguir una lactancia materna exclusiva.

- **SOP (Síndrome de Ovarios Poliquísticos).** El SOP es un desequilibrio hormonal que afecta entre un 10 y un 15% de las mujeres. Este desequilibrio afecta de diversas maneras: menstruaciones irregulares, problemas de fertilidad, abortos espontáneos, vello facial o corporal excesivo, caída del pelo, acné, problemas de peso y lo que más nos concierne cuando somos madres, es decir, la creación inadecuada de los receptores de prolactina, responsables de la producción de leche materna.

- **Alteraciones de la tiroides.** Sufrir desarreglos tiroideos durante el embarazo o anteriormente puede afectar a la producción de leche materna, por ello, es necesario una supervisión inmediata tras el parto.

  La glándula tiroides secreta especialmente tiroxina (T4) y triyodotironina (T3). En cuanto a la lactancia, la presencia de T3 es necesaria para que exista una adecuada respuesta a la prolactina de la mama, vital para la producción de leche.

  La disfunción tiroidea, especialmente el hipotiroidismo, puede asociarse a una hipogalactia o poca producción de leche. El déficit de yodo, puede producir hipotiroidismo y de igual modo podría producirlo el exceso.

  Las enfermedades tiroideas que pueden asociarse a una hipogalactia son las que de alguna manera pueden afectar la función de la glándula, así: el hipertiroidismo, el hipotiroidismo, la tiroiditis. Tanto el hipertiroidismo y el hipotiroidismo pueden producir una hipogalactia o falta de leche, por una disminución de la secreción de leche. Por lo que ante una situación de hipogalactia es recomendable el estudio de la función tiroidea. La medicación, en estos casos, es compatible con la lactancia materna.

Y cabe recordar que durante la lactancia, se estima que las necesidades de yodo son de 250 microgramos al día.

- **Síndrome de Shehann.** Es el infarto de la glándula hipofisaria secundario a una hemorragia posparto (sólo ocurre en mujeres). Se produce entonces un hipopituitarismo, encontrándose niveles bajos de la hormona estimulante del tiroides, hormona adrenocorticotrópica, hormonas sexuales, prolactina y oxitocina.
- **Cirugía de reducción mamaria.** Una cirugía de reducción de pecho puede provocar una baja producción de leche materna. Cuando una mujer ha pasado por una reducción de pecho en su juventud, no suele haber sido informada de las consecuencias de esta intervención, si posteriormente se plantea amamantar a su bebé.

En la mayoría de los casos, en la primera lactancia, la producción de leche será insuficiente para poder mantener una lactancia materna exclusiva y tendrá que recurrir a la lactancia mixta.

Las intervenciones suponen un trauma físico para la glándula porque aparte de eliminar grasa también se elimina tejido mamario en la operación y los conductos se seccionan. Las incisiones que se practican en la areola causan la sección de los nervios mamarios que son los encargados de regir y determinar oferta y demanda.

Es cierto que los conductos seccionados tienden a buscar la luz del pezón y a menudo se puede ver calostro en el pezón durante la gestación pero esta no resulta ser suficiente para garantizar una lactancia materna exclusiva.

Consejos naturales para estimular la bajada de la leche

Las siguientes plantas ayudan en la estimulación de producción de leche:

- **Comino.** En infusión, 1 cucharilla por taza. Como cataplasma en los pechos.
- **Hinojo.** En infusión o tintura (1/2 cucharadita, 2-3 veces al día).

Nota: la salvia se puede tomar para finalizar la producción de leche materna. En infusión o tintura (1 cucharilla, 3 veces al día).

- **Relajarse lo máximo posible.** La producción de leche puede ser muy baja cuando se trabaja excesivamente. El estrés producido por la preocupación de la lactancia materna o por el hecho de ser una nueva madre, puede disminuir su producción de leche.
- **Semillas de comino negro.** También se cree que las semillas de comino estimulan la producción de leche. Además, las semillas de comino mejoran la digestión y proporcionan alivio del estreñimiento, acidez y distensión abdominal. También son una fuente de hierro que proporciona resistencia a las nuevas madres después del parto.
- **Canela.** La canela también ayuda a aumentar la secreción de la leche materna. Cuando las madres amamantan deben comer la canela para ayudar a mejorar el sabor de la leche materna. Además, ayuda a retrasar la aparición de la menstruación después del parto y previene la concepción temprana.
- **Ajo.** El ajo estimula la lactancia. Se ha encontrado que las madres lactantes que comen ajo tienden a alimentar durante más tiempo a los bebes, y que mejora el sabor de la leche.
  Hay mujeres a las que el ajo les produce gases, que posteriormente pasarán al bebé.
- **La zanahoria y remolacha.** Ambas, zanahorias y remolachas, contienen una buena cantidad de beta-caroteno, que sirve para aumentar el suministro de leche materna. Además, el beta-caroteno es beneficioso para el crecimiento global de los recién nacidos. Además, estas verduras son ricas en minerales y nutrientes que una madre lactante necesita.
  Tomarlas juntas licuadas.

Consejos generales

- Mantener el cuerpo hidratado bebiendo agua durante todo el día.
- Seguir una dieta nutritiva y saludable.
- Mejora la posición de enganche para que tanto la madre como el bebé se sientan cómodo durante las sesiones de alimentación.
- Amamantar al bebé con frecuencia. Cuanto más se amamante, se generará más leche.

- Amamante al bebé de un pecho hasta que se vacíe, y luego cambiar al otro.
- Usar un sacaleches para extraer la leche durante unos 15 minutos cada dos o tres horas para aumentar la producción de leche materna.
- No fumar ni beber alcohol durante el periodo de lactancia.

Tratamiento osteopático

Desde el punto de vista osteopático es frecuente encontrar disfunciones de las 4ª a 6ª costillas, principalmente, y del cuarto nervio intercostal, responsable de la inervación eferente y aferente al pezón. Las ramas de los nervios intercostales que conducen las fibras simpáticas hacia los vasos sanguíneos de la glándula mamaria pueden ser el origen, en caso de disfunción somática costal, de una alteración neurovegetativa que repercute sobre la mama.

Las lesiones fasciales también pueden afectar a las fascias que compartimentalizan los lóbulos, principalmente, el ligamento suspensorio de Cooper, que es una fascia fibrosa que discurre transversalmente por la piel hasta la aponeurosis del pectoral mayor, proporcionando un armazón fibroso que sostiene los lóbulos mamarios y es responsable de dar sostén a la mama. Estas lesiones fasciales pueden justificar un trabajo fascial de la glándula mamaria, que además de suprimir las tensiones fasciales anormales, estimula la secreción de leche.

Es importante trabajar la SEB y técnicas para el hipotálamo y la hipófisis.

El bebé que no coge el pecho

En ocasiones no es la madre quien no tiene leche debido a una hipogalactia, sino que es el bebé quien no coge el pecho o pareciera que no sabe succionar.

Osteopáticamente sabemos que el nervio encargado de la succión es el XIIº par craneal, el hipogloso. Este importante nervio para la succión y el amamantamiento del bebé sale por el foramen hipogloso que se encuentra próximo a la unión cóndilo-basilar del occipital. Por lo tanto, las lesiones intracraneales en esta área pueden afectar al nervio hipogloso y ser responsable de que el bebé no pueda succionar. Se soluciona habitualmente desde la primera sesión.

La relactancia

Relactar es volver a producir leche para un bebé que ha sido destetado con anterioridad y también se podría decir que lo es cuando una mujer está dando lactancia mixta y quiere que sea una lactancia materna exclusiva.

Incluso cuando han pasado semanas, e incluso cuando han pasado meses, es posible volver a dar el pecho (o al menos es posible hacer que vuelva a salir leche… otra cosa es que el bebé se agarre correctamente si ha pasado mucho tiempo).

Cómo se consigue relactar a un bebé

Hay dos cosas que hay que tener claras: conseguir que la cantidad de leche aumente y que el bebé se coja al pecho.

Para conseguir que la cantidad de leche aumente basta con tener muchas ganas de tener más leche y obrar en consecuencia. Esto es estimulando tantas veces como sea posible el pecho con extracción, ya sea manual, ya sea con sacaleches. Pasados unos días empieza a salir un poco de leche (si es que hacía tiempo que no se daba el pecho) y a medida que se va estimulando más la cantidad sigue aumentando.

No se puede garantizar que la cantidad de leche pueda llegar a ser suficiente como para dar leche de manera exclusiva al bebé, pero sí se puede hacer, seguro, una lactancia mixta; llegando muchas madres a acabar retirando los biberones cuando el bebé come otras cosas, siendo entonces la leche materna la única fuente de leche.

Lo otro necesario es que el bebé se coja. Cuanto mayor sea y cuanto más tiempo haya pasado desde que tomó el pecho más difícil puede llegar a ser que se coja bien al pecho. Siempre es recomendable hacer la técnica del afianzamiento espontáneo, porque lo mejor que puede pasar es que el bebé se coja y empiece a mamar y lo peor que puede pasar es que no se coja, pero madre y bebé pasen un buen rato juntos, disfrutando del calorcito corporal que uno transmite al otro.

Si se coge al pecho siempre será un poco más fácil que si no se coge, básicamente porque en la imagen mental que una mujer se hace dando el pecho otra vez aparece ella y su bebé mamando, pero si no llega a cogerse siempre se puede hacer lactancia diferida, que es dar la leche extraída mediante biberón.

Problemas de la lactancia materna: prevención y soluciones

Mastitis

Es la infección de la mama. Los síntomas son dolor, inflamación, zonas endurecidas en el pecho, acompañada de malestar general y fiebre mayor de 38 C°. Siempre hay que acudir a las urgencias del hospital para que se descarten otras infecciones y comience el tratamiento antibiótico. No es necesario abandonar la lactancia por las razones que explicamos a continuación.

Los gérmenes de la piel suelen entrar por las grietas del pezón, y como el interior del cuerpo no es su medio, lo infectan. Pero infectan la mama, no la leche. Como es un germen de la piel que ya ha estado en contacto con el bebé, y que en la piel y el tubo digestivo no es patógeno, no hay ningún problema en continuar dando el pecho. Se suelen recetar antibióticos compatibles con la lactancia.

Emocionalmente la mastitis, siempre en relación con la maternidad, provoco una dolencia que me obligará a dejar de dar de mamar sin vivir ninguna culpabilidad. También puedo ser yo quien tenga la sensación de estar demasiado protegida maternalmente, bien por mi cónyuge, o por alguien de mi entorno. Estos dolores en los pechos pueden demostrar también que soy demasiado dura hacía mí. Así que acepto dejar a los demás libres de sus elecciones, aprendo a amarme. Reconozco que cada uno de nosotros crece con sus experiencias.

Ingurgitación mamaria

Se trata de un proceso natural de la lactancia materna pero puede suponer la causa del abandono de la lactancia, si no sabe manejarse correctamente. ¿Qué es lo que sucede? El pecho se hincha por el aumento de la cantidad de leche cuando el calostro da paso a la leche de transición. Su incidencia es bastante frecuente entre las mujeres que dan el pecho. La ingurgitación mamaria puede superarse, poniendo en práctica los consejos adecuados; tanto es así que incluso puedes pasarla casi sin darte cuenta.

Si se nota la subida de la leche, se tiene el pecho más lleno y sensible. Se da de amamantar al bebé, pero todavía se nota pleno, ya que el bebé no está acostumbrado al nuevo volumen de leche y se sacia antes de que la mujer note alivio. ¿Qué se puede hacer? Extraer leche. ¿Hasta cuándo? Hasta notar alivio. ¿Y no hay que vaciar el pecho? No, pues entonces mandaríamos la orden al cerebro de que hay que producir más para la siguiente toma, con lo que la llamada ingurgitación mamaria sería mayor.

Grietas en el pezón

La causa más frecuente de aparición de las grietas es la succión del bebé no en la areola, sino en el pezón: no estimula la subida de la leche y, además, lesiona el pezón.

Al ser un problema "mecánico" es inútil intentar prevenir las grietas o heridas en los pezones durante el embarazo, ni con cremas, ni con masajes, ni con frotamientos. Y una vez que salen, no se curan con pomadas ni aerosoles.

Es frecuente que el bebé esté bien colocado y la posición sea correcta pero el bebé tenga una succión disfuncional o un problema de falta de movilidad de la lengua: anquiloglosia o frenillo sublingual corto.

Pezón plano o invertido: qué hacer

Es el pezón que con el estímulo queda plano o se retrae hacia el interior. En estos casos no se contraindica la lactancia, pues como hemos visto, el niño realiza la succión en la areola, pero puede ser más complicado conseguir el enganche correcto.

Facilita la posición de tu hijo, corrige la postura de enganche siempre que sea necesario. Aunque se puede lactar sin ellas, algunas mujeres necesitan utilizar pezoneras. Éstas pueden intentarse retirar a lo largo de la toma o de la lactancia, para favorecer el moldeamiento del pezón con la succión directa del bebé.

Los verdaderos pezones invertidos en los que los filamentos musculares que hacen salir el pezón no existen o son muy cortos son extremadamente raros y comportan serios problemas. El intento de amamantar o extraer leche provoca heridas y dolor importantes, ya que el pezón sale a costa de romper los tejidos internos. Incluso una madre muy motivada para amamantar puede tenerlo imposible.

5. CONSEJOS GENERALES

La mujer tras un parto necesita readaptarse a su fisiología original, y nada mejor que practicar algún deporte varias veces a la semana, siempre comenzando tras la cuarentena.

El ejercicio no sólo ayudará a bajar el peso ganado en el embarazo, también permitirá recuperar la forma física y recobrar la firmeza de los músculos.

Por supuesto, se debe esperar a que acabe la cuarentena para practicar deporte, pero mientras tanto se pueden realizar diariamente los ejercicios de Kegel y caminar, al menos, media hora al día.

Así mismo son aconsejables la realización de ejercicios de readaptación del suelo pélvico, como los ejercicios hipopresivos o ejercicios de Kegel (ver página 334).

RESUMEN FINAL DEL PREEMBARAZO, EMBARAZO Y PARTO

Que una pareja decida traer un hijo al mundo es una decisión muy seria y que no se puede dejar fruto de la casualidad. Cuando dejamos que así sea, el resultado en muchísimas ocasiones son imposibilidades para conseguir que la mujer se quede embarazada, embarazos llenos de dolores, molestias, riesgos, abortos...y partos complicados, donde en muchos casos los bebés presentan problemas fruto de la ignorancia y dejadez de los padres. En muchos casos, el bebé nació "sano", o eso es lo que los médicos dijeron, pero al poco de nacer comienza con enfermedades constantes. También es frecuente que a los pocos años desarrolle alguna enfermedad grave que podríamos haber evitado siguiendo los consejos que acabamos de describir.

Somos lo que comemos, y en base a ello, lo que la madre y el padre comen antes del periodo de fecundación va a repercutir directamente sobre la genética que le vamos a transmitir a nuestro futuro hijo. Por ello, es imprescindible que con una antelación de 6 meses (que es lo idóneo), o como mínimo 3 meses, se comiencen a seguir los consejos nutricionales que hemos desarrollado en este libro.

Nuestras emociones son uno, si no el principal, de los motores que nos facilitan nuestra supervivencia, equilibrio en la vida y bienestar.

Cuando una mujer decide quedarse embarazada ha de tener muy claro que todo problema que padezca, especialmente durante el embarazo, va ser traspasado directamente al feto, que nacerá con estos mismos miedos, inseguridades, rabias, frustaciones, angustias, depresiones, etc.

Es importante que la mujer que se encuentre en un estado emocional disfuncional, acuda a un buen psicólogo y/o a un buen osteópata que domine las técnicas de liberación somato emocionales y otras, como la técnica M.C.I. (Movimientos de Cabeza Inducidos), del psicólogo Roberto Aguado.

Así mismo, los desequilibrios emocionales (tanto en la mujer como en el hombre) pueden ser los culpables de que la mujer no pueda quedarse embarazada.

El tratamiento osteopático es muy importante también, especialmente en la mujer. Si esta se queda embarazada con la pelvis en disfunción, con lesiones en el ilíaco y/o sacro, disfunciones de la columna vertebral, piso pélvico, disfunciones craneales, etc. la concepción, el embarazo y el parto pueden convertirse en toda una odisea, con resultados muy graves para el futuro bebé y la madre.

Es muy importante que desde el lugar que ocupamos, los osteópatas seamos los encargados de divulgar nuestro saber y nuestro buen hacer en esta materia. Es importante que los futuros padres reciban amplia información sobre los pormenores que atañe a ambos en este proyecto en el que se quieren embarcar.

BIBLIOGRAFÍA

ELENA MARTÍNEZ LOZA. Tratamiento osteopático de la mujer. Editorial Medos, 2012.

ERIC HEBGEN. Osteopatía visceral. Fundamentos y técnicas. 2ª edición. McGraw-Hill-Interamericana, 2005.

FRANCISCO FAJARDO. Cuadernos de osteopatía. Libro 5. Las líneas de gravedad. La columna Dorsal. Las costillas. Editorial Dilema, 2007.

FRANCISCO FAJARDO. Cuadernos de osteopatía. Libro 8. La osteopatía visceral. El síndrome premenstrual. Las amenorreas. El sistema nervioso autónomo. La cavidad torácica. Editorial Dilema, 2008.

FRANCISCO FAJARDO. Cuadernos de osteopatía. Libro 10. La osteopatía craneal. Tratamiento de las membranas. La Sincondrosis esfenobasilar. Editorial Dilema, 2009.

FRANCISCO FAJARDO. La osteopatía somato-emocional. Editorial Dilema, 2012.

FRANCISCO FAJARDO. La osteopatía al servicio de las emociones. Editorial dilema, 2015.

FRANCISCO FAJARDO. Tratado de ostcopatía. Tomo 1. Historia de la osteopatía. Posturología. Abordaje osteopático de las disfunciones miofasciales. La pelvis I: ilíaco y pubis. Editorial dilema, 2014.

FRANCISCO FAJARDO. Tratado de osteopatía. Tomo 3. La líneas de gravedad del cuerpo humano. La columna torácica. Las costillas. La columna cervical. Editorial dilema, 2016.

JACQUES MARTEL. El gran diccionario de las dolencias y enfermedades. Editions Quintessence.

JEAN-PIERRE BARRAL. Manipulations de la prostate. Elsevier, 2005.

JEAN PIERRE BARRAL-PIERRE MERCIER. Manipulaciones viscerales 1. 2ª edición. Elsevier Masson, 2009.

JORGE D. PAMPLONA ROGER. Enciclopedia de los alimentos y su poder curative. Editorial safeliz, 1999.

KEITH L. MOORE-ARTHUR F. DAILEY-ANNE M.R. AGUR. Moore. Anatomía con orientación clínica. 7ª edición. Wolters Kluwe/ Lippincott Williams & Wilkins, 2013.

OLIVIER BAZIN-MARC NAUDIN. Manipulations des dysfonctions pelviennes féminines. Elsevier-Masson, 2016.

RAYMOND RICHARD. Ostéopathie gynécologique fonctionnelle. Simep, 1992.

RICARD. Tratado de osteopatía visceral y medicina interna. Sistema genitourinario. Editorial Médica Panamericana, 2009.

SCHÜNKE-SCHULTE-SCHUMACHER-VOLL-WESKER. Prometheus. Texto y atlas de anatomía, 2ª edición. Tomo 2. Órganos internos. Editorial Médica Panamericana, 2011.

SCHÜNKE-SCHULTE-SCHUMACHER-VOLL-WESKER. Prometheus. Texto y atlas de anatomía, 2ª edición. Tomo 3. Cabeza, cuello y neuroanatomía. Editorial Médica Panamericana, 2011.

http://www.neurowikia.es/content/anatom%C3%AD-del-sistema-nervioso-aut%C3%B3nomo

http://es.slideshare.net/EdvinGuzmanJimenez/estructura-y-funcin-del-sistema-nervioso-perifrico

http://hnncbiol.blogspot.com.es/2008/01/anatomia-y-fisiologia-del-sistema_20.html

http://definicion.de/hipotalamo/

https://www.nlm.nih.gov/medlineplus/spanish/ency/esp_imagepages/19148.htm

http://es.slideshare.net/AlejandroMejia2/plexo-lumbosacro-2

http://www.hgiocoli.com/lumbosacro01.htm

http://medicinadeldolor.es/tratamientos/suelo-pelvico-tratamiento-de-dolores-e-incontinencia/bloqueos-simpaticos/

http://comofuncionaque.com/funciones-principales-del-utero/

http://diplomadomedico.com/anatomia-de-utero-y-ovarios/

http://gineendoscopia.blogspot.com.es/2008/03/anatomia-del-utero.html

http://es.slideshare.net/malaverry/distopia-genital-presentation

http://www.verasaludpilates.com/?p=104

http://slideplayer.es/slide/21084/

http://www.uv.es/~jvramire/apuntes/passats/ginecologia/TEMA%20G-12.pdf

http://www.saugella.es/blog/cuando-el-utero-esta-en-retroversion/

http://es.slideshare.net/RRGutz/utero-10325860

http://www.sumsa.es/es/blog/Posts/show/que-es-el-prolapso-genital-femenino-546

http://screening.iarc.fr/colpochap.php?lang=3&chap=1

http://salud.ccm.net/faq/20000-rectocele-y-cistocele

http://www.sabelotodo.org/anatomia/trompasfalopio.html

https://jafer1309.wordpress.com/2015/04/23/utero-y-trompas-de-falopio/

http://www.fertilab.net/ver_impresion.aspx?id_articulo=115

https://es.wikipedia.org/wiki/%C3%9Atero

http://www.sabelotodo.org/anatomia/ovarios.html

http://www.anatolandia.com/2014/02/sistema-reproductor-femenino.html

http://www.gynsurgery.org/pelvic-pain/

http://www.uterine-fibroids.org/es/about-es.html

http://www.embarazoymaternidad.info/que-significa-tener-un-mioma-o-fibroma-uterino/

http://www.medicosdeelsalvador.com/Detailed/Im_genes_M_dicas/Ginecolog_a/Fibroma_uterino_gigante_y_tumor_de_mama_2952.html

http://www.cun.es/enfermedades-tratamientos/enfermedades/miomas-uterinos

http://endometriosisweb.com/

http://www.irdc.es/endometriosis-como-afecta-la-fertilidad-y-al-embarazo/

http://www.webconsultas.com/endometriosis/diagnostico-de-la-endometriosis-501

http://ginemartin.blogspot.com.es/2011/06/hiperplasia-endometrial.html

http://www.hvn.es/servicios_asistenciales/ginecologia_y_obstetricia/ficheros/cr.hiperplasia_endometrial.pdf

http://www.tuotromedico.com/temas/hiperplasia-endometrial.htm

https://es.wikipedia.org/wiki/C%C3%A1ncer_uterino

http://www.cancer.gov/espanol/tipos/cuello-uterino/paciente/tratamiento-cuello-uterino-pdq

http://www.patagoniaconsultores.cl/noticias.php?id=112

https://www.nlm.nih.gov/medlineplus/spanish/ency/article/000888.htm

http://www.onmeda.es/enfermedades/anexitis.html

https://es.wikipedia.org/wiki/Salpingitis

https://www.youtube.com/watch?v=sYtLJ_4cWY4

https://www.nlm.nih.gov/medlineplus/spanish/ency/article/000369.htm

http://www.saludactual.cl/sop/sop-mujeres-jovenes.php

http://www.cancer.org/espanol/cancer/ovario/guiadetallada/cancer-de-ovario-early-signs-and-symptoms

hhttps://www.youtube.com/watch?v=j8PUN_jYfV0ttp://ovariopoliquistico.org/sintomas/complicaciones/torsion-ovarica/

http://es.slideshare.net/JhenyDavid/vejiga-urinaria-y-uretra

http://es.slideshare.net/lalamora1992/sistema-urinario-vanessa-castilla-8020132

http://www.cun.es/diccionario-medico/terminos/trigono-vesical

https://es.wikipedia.org/wiki/Micci%C3%B3n

https://es.wikipedia.org/wiki/Vejiga_urinaria

http://www.sochog.cl/descargas-congreso09/uro/disfunciones_miccionales_dr_raul_valdebenito.pdf

https://www.youtube.com/watch?v=VVAsgZhuUow

https://es.scribd.com/doc/112773639/Anatomia-y-Fisiologia-PISO-PELVICO

https://es.scribd.com/doc/105355291/DIAFRAGMA-UROGENITAL

http://apps.elsevier.es/watermark/ctl_servlet?_f=10&pident_articulo=90360847&pident_usuario=0&pcontactid=&pident_revista=202&ty=1&accion=L&origen=zonadelectura&web=www.elsevier.es&lan=es&fichero=202v24n02a90360847pdf001.pdf

https://es.wikipedia.org/wiki/M%C3%BAsculo_cox%C3%ADgeo

https://es.wikipedia.org/wiki/M%C3%BAsculo_transverso_superficial_del_perin%C3%A9

https://es.wikipedia.org/wiki/M%C3%BAsculo_bulboesponjoso

https://es.wikipedia.org/wiki/Perin%C3%A9

https://musculoamusculo.wordpress.com/anatomia-muscular/cintura-pelvica/constrictor-de-la-vulva/

https://es.wikipedia.org/wiki/M%C3%BAsculo_esf%C3%ADnter_externo_de_la_uretra

https://es.wikipedia.org/wiki/M%C3%BAsculo_isquiocavernoso

https://es.scribd.com/doc/33553680/Perineo-en-El-Hombre-y-La-Mujer

https://physiowomenhealth.wordpress.com/2014/10/30/anatomia-funcional-del-suelo-pelvico/

https://physiowomenhealth.files.wordpress.com/2014/10/jaja.jpg

http://madridurologia.blogspot.com.es/2015/04/cistitis-intersticial-sindrome-de-la.html

http://www.elsevier.es/es-revista-gastroenterologia-hepatologia-14-articulo-patologia-del-suelo-pelvico-13128299

http://www.dmedicina.com/enfermedades/urologicas/incontinencia-urinaria.html

http://www.dmedicina.com/enfermedades/ginecologicas/infeccion-urinaria.html

http://www.hca.es/huca/web/contenidos/servicios/dirmedica/almacen/preventiva/Comisi%C3%B3nInfeccionesyPAntibi%C3%B3tica/ITU%20Comisi%C3%B3n%20Infecciones%20_versi%C3%B3n%20definitiva%20para%20imprimir_.pdf

http://www.miherbolario.com/articulos/plantas-que-curan/84/cistitis-remedios-naturales-y-eficaces

http://www.cancer.gov/espanol/tipos/vejiga/paciente/tratamiento-vejiga-pdq

http://www.dmedicina.com/enfermedades/cancer/cancer-vejiga.html

http://scielo.isciii.es/scielo.php?script=sci_arttext&pid=S0004-06142006000300004

http://hoypuedeserungrandia55.blogspot.com.es/2015/06/monografico-cancer-de-vejiga.html

http://www.cancer.gov/espanol/tipos/colorrectal

http://www.cancer.gov/espanol/tipos/colorrectal/paciente/tratamiento-rectal-pdq

http://www.cancer.gov/espanol/tipos/colorrectal/paciente/tratamiento-rectal-pdq#section/_26

http://espanol.babycenter.com/a700442/episiotom%C3%ADa

http://embarazoyparto.about.com/od/ElParto/f/La-Episiotomia-Que-Es-Y-Quien-La-Necesita.htmhttps://www.nlm.nih.gov/medlineplus/spanish/ency/patientinstructions/000482.htm

https://es.wikipedia.org/wiki/Episiotom%C3%ADa

http://eusalud.uninet.edu/misapuntes/index.php/Reparaci%-C3%B3n_Conjuntivo

http://www.natalben.com/parto/episiotomia/tipos-episiotomia

http://www.bebesymas.com/parto/tipos-de-episiotomia

http://www.iidca.net/investigacion/articulos-cientificos/134-el-suelo-pelvico-una-preocupacion-con-50-anos-de-historia.html

http://hector.solorzano.com.mx/030.html

http://www.larazon.es/historico/un-tercio-de-las-mujeres-tiene-problemas-de-suelo-pelvico-MJLA_RAZON_84484#.Ttt10Bh63wIqy6E

http://www.clevelandclinic.org/health/shic/html/s14459.asp

https://centradaenti.es/causas-debilitamiento-suelo-pelvico/

ht http://tulesion.com/publicaciones-suelo_pelvico_y_protocolo_de_ejercicios_pericalm.3phptp://www.ensuelofirme.com/causas-debilidad-suelo-pelvico

http://sabesloquequieres.com/salud/%C2%BFquien-fue-arnold-kegel/

http://es.wikihow.com/hacer-ejercicios-Kegel

http://www.mayoclinic.org/healthy-living/womens-health/in-depth/kegel-exercises/art-20045283?pg=1

http://www.nlm.nih.gov/medlineplus/ency/patientinstructions/000141.htm

http://www.prevention.com/sex/sex-relationships/how-do-kegel-exercises

http://www.dolor.com/paciente/dolor-ginecologico-8

https://es.wikipedia.org/wiki/S%C3%ADndrome_premenstrual

http://www.medigraphic.com/pdfs/ginobsmex/gom-2014/gom146k.pdf

http://www.geosalud.com/ginecologia/menst.fases.htm

https://www.emaze.com/@ALWCQTZO/El-ciclo-menstrual

http://www.dmedicina.com/familia-y-embarazo/embarazo/diccionario-de-embarazo/progesterona.html

http://www.dmedicina.com/vida-sana/sexualidad/diccionario-de-sexualidad/estrogenos.html

http://fisiomorfosis.com/articulos/general/xenoestrogenos-una-verdad-oculta

http://www.botanical-online.com/medicinalesomega6.htm

http://www.botanical-online.com/fuentes_de_omega_3.htm

http://www.drajulianalobato.com.br/post/xenoestrogeno-saiba-como-evitar-a-ingestao-desse-vilao

https://es.wikipedia.org/wiki/Leucorrea

http://www.chospab.es/area_medica/obstetriciaginecologia/docencia/seminarios/2009-2010/sesion20100324_1.pdf

https://es.wikipedia.org/wiki/Metrorragia

http://www.solosalud.es/ginecologia/sangrado-por-deprivacion-hemorragia-sangrar-o-no-sangrar

http://www.scielo.cl/scielo.php?script=sci_arttext&pid=S0717-75262010000400001

http://juanchismv.galeon.com/aficiones2664802.html

https://es.wikipedia.org/wiki/M%C3%A9todo_Ogino-Knaus

http://juanchismv.galeon.com/aficiones2664838.html

https://www.elblogdelasalud.info/ligadura-de-trompas/2929

http://www.fertilab.net/ginecopedia/anticoncepcion/vasectomia/que_es_la_vasectomia_1

http://vivirsanos.com/remedios-caseros-para-la-frigidez/

http://sexualidad.doctissimo.es/sexualidad-femenina/falta-deseo-sexual/frigidez-causas-tratamiento.html

http://www.embarazada.com/articulo/amenorrea-secundaria-causas-sintomas-y-tratamiento

http://revista.consumer.es/web/es/19981001/salud/32045.php

http://www.webconsultas.com/salud-al-dia/amenorrea/causas-de-amenorrea-primaria-9179

http://www.webconsultas.com/salud-al-dia/amenorrea/diagnostico-de-la-amenorrea-9180

http://www.pulevasalud.com/ps/contenido.jsp?ID=59587&TIPO_CONTENIDO=Articulo&ID_CATEGORIA=811&ABRIR_SECCION=5&RUTA=1-5-10-811

http://terapiasnaturalesparatodos.blogspot.com.es/2009/05/amenorrea.html

http://vitaminas.org.es/vitamina-e-alimentos

http://www.zonadiet.com/nutricion/folico.htm

http://alimentosvitaminas.com/alimentos-vitamina-b12

http://libredelacteos.com/nutricion/fuentes-vegetales-de-vitamina-b12/

http://www.aarp.org/espanol/salud/La-buena-vida/info-03-2012/alimentos-con-flavonoides-para-corazon-estudio.html

http://terapiasnaturalesparatodos.blogspot.com.es/2009/05/leucorrea.html

http://www.mujerhoy.com/salud/dietas/dieta-buen-rollo-alimentos-838867112014.html

http://www.dietistasnutricionistas.es/dieta-sindrome-premenstrual/

http://tunutriologadecabecera.blogspot.com.es/2016/05/embarazo-la-importancia-de-acudir-con.html

http://www.natalben.com/consejos_preembarazo

http://salud.ccm.net/faq/3736-niveles-de-la-hormona-beta-hcg-durante-el-embarazo

https://es.wikipedia.org/wiki/Gonadotropina_cori%C3%B3nica_humana

http://www.innaifest.com/diferencia-entre-esterilidad-e-infertilidad

http://www.ingenes.com/primeros-pasos/entendiendo-la-infertilidad/causas/factor-tubarico/adherencias-pelvicas/

http://www.clinicasilviamolins.com/tratamientos-osteopatia-fisioterapia-valencia/tratamiento-infertilidad-masculina-y-femenina/

http://www.psicofertilidadnatural.com/index.php/tecnicas-naturales?id=48

http://terapiasnaturalesparatodos.blogspot.com.es/2009/05/esterili-dad.html

http://www.natalben.com/antes-del-embarazo/micronutrien-tes-esenciales-vitaminab12-vitaminad-zinc

http://www.hormone.org/audiences/pacientes-y-cuidadores/pre-guntas-y-respuestas/2012/infertility-and-women

http://www.elsuelopelvico.com/informaci%C3%B3n-y-articu-los/29-la-infertilidad-funcional-femenina.html

http://www.federacioncafe.com/Documentos/CafeYSalud/Otros/Dieta%20para%20la%20fertilidad.pdf

http://proyectomama.net/wp-content/uploads/2012/10/Libro-Co-mo-Quedar-Embarazada-Naturalmente.pdf

http://www.livestrong.com/es/fuentes-alimenticias-acido-lis-ta_15293/

http://www.natalben.com/beneficios-acido-folico

http://www.zonadiet.com/nutricion/folico.htm

http://www.vitonica.com/alimentos-funcionales/alimen-tos-que-nos-ayudan-a-producir-la-coenzima-q10

http://www.dietametabolica.es/q10.htm

http://www.e-huntington.com/2012/11/conozca-5-formas-natura-les-de-consumir.html

http://www.vegetarianismo.net/nutricion/hierro.html

http://www.vegetarianismo.net/nutricion/hierro.html

https://medlineplus.gov/spanish/ency/article/002414.htm

http://www.elmundo.es/salud/1994/111/00283.html

http://www.cdc.gov/pregnancy/spanish/infections-listeria.html (XXXXXXX)

https://www.plannedparenthood.org/esp/temas-de-salud/salud-se-xual masculina/infertilidad-masculina

http://www.clinicadefertilidadmexicodf.com/wp-content/uploads/2015/08/Fallas-reproductivas-02.jpg

http://www.elpopular.pe/actualidad-y-policiales/2015-06-08-sexua-lidad-20-cosas-que-no-sabias-sobre-el-semen

http://www.natalben.com/espermatozoide

https://www.infermeravirtual.com/files/media/file/104/Siste-ma%20reproductor%20masculino.pdf?1358605633

https://www.flickr.com/photos/31577218@N08/2949295295

http://media.axon.es/pdf/89278.pdf

http://www.vidaysalud.com/diario/hombres/que-es-la-cuenta-baja-de-espermatozoides/

https://es.wikipedia.org/wiki/Espermatozoide

http://salud-reproductiva.institutomeridians.com/la-ostepatia-y-la-infertilidad/

https://es.wikipedia.org/wiki/Hormona_liberadora_de_gonadotrofina

https://es.wikipedia.org/wiki/Ant%C3%ADgeno_prost%C3%A1tico_espec%C3%ADfico

https://es.wikipedia.org/wiki/Andr%C3%B3geno

http://lasaludi.info/el-estres-y-los-niveles-de-testosterona.html

https://www.elblogdelasalud.info/como-aumentar-la-cantidad-de-espermatozoides-y-mejorar-la-calidad-del-esperma-de-forma-natural/12507

http://www.serpadres.es/antes-del-embarazo/quedar-embarazada/articulo/dieta-y-ejercicio-por-un-semen-de-calidad

http://enforma.salud180.com/nutricion-y-ejercicio/alimentos-para-mayor-calidad-de-esperma

http://www.neurowikia.es/content/trastornos-de-la-eyaculaci%-C3%B3n-asociados-disfunci%C3%B3n-auton%C3%B3mica

http://www.neurowikia.es/content/trastornos-de-la-funci%-C3%B3n-sexual-en-la-disfunci%C3%B3n-auton%C3%B3mica

http://relaciones.uncomo.com/articulo/alimentos-para-mejorar-el-esperma-23102.html

http://es.wikihow.com/aumentar-el-volumen-de-esperma

http://ejerciciosencasa.es/testosterona-baja/

http://www.natalben.com/sintomas-embarazo

http://www.natalben.com/sintomas-embarazo/signos-probables-de-embarazo

http://www.natalben.com/sintomas-embarazo/signos-certeza-de-embarazo

http://www.abc.es/familia-padres-hijos/20131009/abci-psicologo-embarazada-consejos-201310081036.html

https://docs.google.com/a/institutoioa.com/file/d/0B7Bu-6CyY1zXXZ2hnV3R5Zl9hek0/edit

http://www.webconsultas.com/dieta-y-nutricion/nutricion-en-las-diferentes-etapas-de-la-vida/nutricion-en-el-embarazo/requerimien-tos-2576

http://www.webconsultas.com/dieta-y-nutricion/nutricion-en-las-diferentes-etapas-de-la-vida/nutricion-en-el-embarazo/mincra-les-2578

http://www.globalhealingcenter.net/salud-natural/alimentos-ri-cos-yodo.html

http://www.webconsultas.com/dieta-y-nutricion/nutricion-en-las-diferentes-etapas-de-la-vida/nutricion-en-el-embarazo/vitami-nas-2577

http://www.webconsultas.com/dieta-y-nutricion/nutricion-en-las-diferentes-etapas-de-la-vida/nutricion-en-el-embarazo/conse-jos-2580

http://www.guiainfantil.com/articulos/embarazo/antojos-de-emba-razada-por-que-se-producen/

http://www.biomanantial.com/ciruelas-umeboshi-propieda-des-efectos-fisiologicos-como-tomarlas-a-247-es.html

http://espanol.babycenter.com/x25008335/puedo-tomar-red-bu-ll-u-otras-bebidas-energ%C3%A9ticas-durante-el-embarazo

http://espanol.babycenter.com/a700268/puedo-tomar-alcohol-du-rante-el-embarazo

https://medlineplus.gov/spanish/ency/article/007454.htm

http://www.msal.gob.ar/tabaco/index.php/informacion-para-ciuda-danos/consumo-de-tabaco-durante-el-embarazo

http://www.msssi.gob.es/biblioPublic/publicaciones/recursos_pro-pios/infMedic/docs/CompletoVol35n4.pdf

http://espanol.babycenter.com/a900691/medicamentos-terat%C3%B-3genos-que-producen-graves-da%C3%B1os-durante-el-embarazo

http://www.bebesymas.com/embarazo/diez-consejos-para-un-em-barazo-sano-y-feliz

http://www.consultapediatricaonline.com/index.php/articulos/por-categorias/embarazo/196-embarazo-saludable-recomendaciones-ge-nerales

http://www.hola.com/ninos/2010060214632/cuidados/basicos/embarzo/

http://www.bebesymas.com/embarazo/comunicarse-con-el-bebe-en-el-embarazo

http://www.masquepadres.com/embarazo/hay-alguien-ahi

http://institutomarques.com/obstetricia/embarazo-y-parto/parto/

http://institutomarques.com/obstetricia/embarazo-y-parto/las-celulas-del-cordon-umbilical/

http://www.natalben.com/embarazo-mes-a-mes

http://m.exam-10.com/pravo/31245/index.html

http://portalbebes.net/parto-a-forceps-vacuo-extrator/

http://bebesencamino.com/articles/que-es-y-cuando-se-utiliza-el-forceps--2

http://www.vejadetudo.com.br/portal/cesarea-gravidez-entenda

http://espanol.babycenter.com/a900409/depresi%C3%B3n-posparto

http://www.serpadres.es/embarazo/parto-posparto/articulo/depresion-posparto-detecta-los-sintomas-y-combatela

http://www.natalben.com/despues-del-embarazo/como-empezar-la-lactancia-materna-tras-el-parto

https://neuropediatra.org/2014/07/31/lactancia-materna-todo-ventajas/

http://www.medicina21.com/Especialidad/Neurologia/V3851/La-lactancia-materna-previene-el-autismo.html

http://www.neurologia.com/sec/RSS/noticias.php?idNoticia=1982

http://salud.ccm.net/faq/12615-areola-anatomia-definicion

http://www.dmedicina.com/vida-sana/alimentacion/dietas/2015/12/16/como-eliminar-gases-intestinales-97409.html

http://www.natursan.net/alimentos-que-producen-gases-y-no-lo-sabes/

http://www.unizar.es/med_naturista/lactancia%203/-Anatomia%20y%20Fisiologia.pdf

http://uma2012.lactivistas.org/2013/12/29/lactancia-anatomia-y-fisiologia/

http://albalactanciamaterna.org/lactancia/tema-2-como-superar-dificultades/hipogalactia-o-baja-produccion-de-leche-materna/

https://es.wikipedia.org/wiki/S%C3%ADndrome_de_Sheehan

http://top10remedioscaseros.com/como-producir-mas-leche-materna/

http://www.bebesymas.com/lactancia/mitos-sobre-la-lactancia-materna-si-has-dejado-de-dar-el-pecho-no-puedes-volver-atras

http://www.sanateysana.com/diccionarioemocional.html#_PECHO

http://www.natalben.com/despues-del-embarazo/como-manejar-la-ingurgitacion-mamaria

http://albalactanciamaterna.org/lactancia/tema-2-como-superar-dificultades/grietas-y-pezones-doloridos/

http://www.natalben.com/despues-del-embarazo/problemas-lactancia-prevencion-soluciones

http://www.rdnattural.es/plantas-y-nutrientes-para-el-organismo/frigidez-3/

OTRAS OBRAS DEL MISMO AUTOR

—Cuadernos de osteopatía. Tomos 1 al tomo 12
—Tratado de osteopatía. Tomos 1 al tomo 6
—La osteopatía fascial
—La osteopatía funcional
—La osteopatía Somatoemocional
—Osteopatía al servicio emociones
—Dime Qué Comes
—Terapéutica manual de la columna vertebral
—Tratado integral de osteopatía pediátrica
—Tratado de terapia manual de la columna vertebral
—Osteopatía psicobiológica
—Integración global del diagnóstico en osteopatía
—Osteopatía pediátrica neonatal
—Evaluación radiológica osteoarticular para osteópatas
—Aproximación osteopática a los trastornos del sueño
—Concepto osteopático del cáncer

DVDS

—Dvd + Libro Tratado Osteopatía -1
—Osteopatía Lumbar y Pelvis (DVD)
—Osteopatía, Miembro Inferior y Superior (DVD)
—Terapéutica manual columna vertebral (DVD)
—El masaje deportivo profesional (DVD)
—El masaje transverso profundo de Cyriax (DVD)
—El masaje terapéutico profesional (DVD)
—Osteopatía, Dorsal, Costillas, Cervical (DVD)
—El Masaje terapéutico y deportivo +DVD

PEDIDOS

Delegación central en:
Paseo Duque de Mandas, nº 30 – bajo.
20012 Donostia (Guipúzkoa)
Teléfono: 943 420 458
www.institutoioa.com

Francisco Fajardo, D.O. MROE
www.franciscofajardo.es

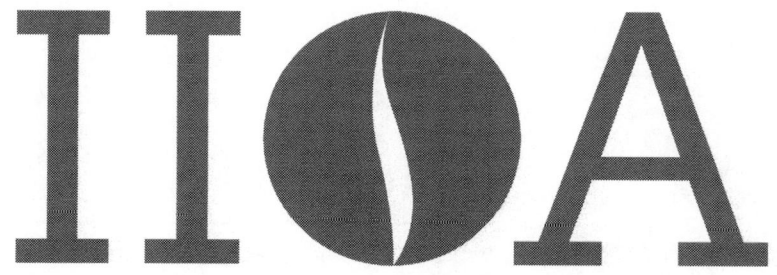

INSTITUTO INTERNACIONAL
DE OSTEOPATÍA AVANZADA

CURSOS PROFESIONALES DE OSTEOPATÍA

Director: Francisco Fajardo, D.O. MROE

Sedes en
IIOA Donostia
Paseo Duque de Mandas, nº 30 – bajo.
20012 Donostia (Guipúzkoa)
Tel.: 943 420 458

IIOA Barcelona
Calle del Rosellón, 518 - local.
08026 Barcelona
Tel.: 640 368 492

www.institutoioa.com

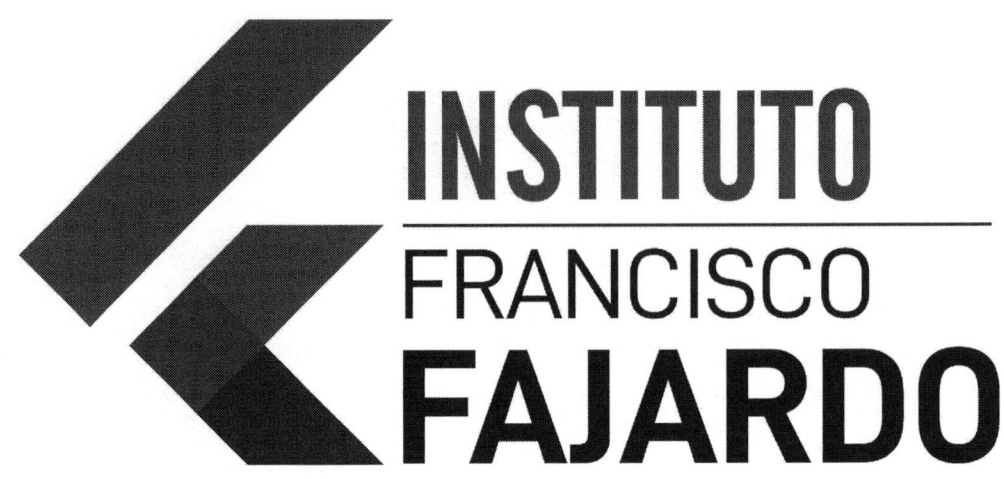

FORMACIONES AVANZADAS DE OSTEOPATÍA

POSGRADO Y MÁSTER

Formaciones en cualquier país del mundo

Director: Francisco Fajardo, D.O. MROE

Tel.: 943 420 458

instituto@franciscofajardo.es
www.franciscofajardo.es